AF368742

CHIRURGIE CLINIQUE

DE MONTPELLIER.

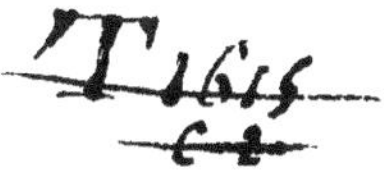

MONTPELLIER , IMPRIMERIE DE JEAN MARTEL LE JEUNE.

CHIRURGIE CLINIQUE

DE MONTPELLIER,

OU

OBSERVATIONS ET RÉFLEXIONS

TIRÉES DES TRAVAUX

DE CHIRURGIE CLINIQUE DE CETTE ÉCOLE;

Par le Prof.ʳ Delpech,

Conseiller-Chirurgien ordinaire du ROI; Chirurgien ordinaire de S. A. R. Monsieur le DAUPHIN ;
Chevalier de l'Ordre Royal de la Légion d'honneur; Professeur de Chirurgie Clinique en la Faculté
de Médecine de Montpellier; Chirurgien en chef de l'Hôpital S.ᵗ-Éloi de la même Ville; Membre-
Correspondant de l'Académie des Sciences de l'Institut Royal de France ; de l'Académie Royale
de Médecine de Paris; Associé-Honoraire des Sociétés de Médecine de Marseille et de Toulouse;
Membre-Correspondant de la Société Médico-Chirurgicale de Londres , de celles de Copenhague
et de Naples, de celle des Sciences, Inscriptions et Belles-Lettres de Toulouse, de celle de Médecine du Gard ; Membre-Titulaire de celle de Montpellier, etc., etc., etc.

TOME SECOND.

A PARIS,

Chez GABON, libraire, rue de l'École de Médecine, N.° 10;

A Montpellier, chez le même libraire;

ET A Bruxelles, au dépôt général de la librairie médicale française,
Marché aux Poulets, N.° 1218 , au coin de la rue des Fripiers.

1828.

AVANT-PROPOS.

EN entreprenant l'ouvrage dont nous publions aujourd'hui la suite, nous avions en vue, ainsi que nous l'avions annoncé, de faire connaître les faits qui ont servi de texte à l'enseignement clinique de la Chirurgie à la Faculté de Montpellier. Dans un temps où l'on regarde comme indigne de fixer l'attention, tout ce qui n'est pas extraordinaire, paradoxal, nous ne pouvions pas prétendre à un succès de vogue, en faveur d'un travail où l'on ne s'écarte nullement de la voie pénible et peu brillante de l'observation. Nous n'avions pas promis au public des choses extravagantes, des jongleries indignes de gens graves et sensés; nous avions promis des observations exactes, authentiques, des narrations fidèles, des discussions de bonne foi , et nous croyons avoir tenu parole : aussi , avons-nous la satisfaction de voir notre travail recherché des médecins studieux et sans passion , cherchant la vérité sans préventions et sans systèmes.

Un Écrivain moderne a dit, peut-être avec un peu trop d'humeur, qu'il est presque honteux que l'on soit réduit à répéter aujourd'hui les observations les plus triviales. La médecine a subi le sort de toutes les sciences naturelles : des faits nouveaux ont déplacé quelques-unes de ses bases ; des ambitieux ont voulu étendre ce déplacement au-delà des bornes prescrites par la saine logique ; on en est venu à douter de tout ; on a proposé de substituer à quelques vérités, sans liaison sensible entre elles , des théories plus séduisantes que solides , des inductions morales dont le moindre vice est d'imposer aux faits que l'on veut expliquer par elles , une torture qui n'est pas faite pour eux. Pour trouver ainsi une sorte de sanction dans ce que l'on appelle l'expérience, dans cette expérience si docile et qui

a servi tour à tour de démonstration affirmative et négative aux systèmes le plus opposés,
qui a fait des fanatiques, des séides des mille
et une variations successives que la Science
a subies, on a toujours eu grand soin de choisir les faits que l'on a mis en œuvre. C'est à
ceux que leur devoir oblige à interroger la nature publiquement, qu'il appartient de restituer les tableaux tronqués sur lesquels les
idées fausses s'appuient. Il faut tenir compte
de toutes les révélations de la nature ; et si un
tel ordre de faits, dans un même sujet, peut
autoriser certaines conclusions, d'autres faits
conduisant à des conclusions différentes ou
contraires, en sont d'autant plus importans
à connaître. Ainsi, sur un sujet qui peut passer
pour bien connu, de nouvelles observations
peuvent être intéressantes. Si elles sont conformes à ce qui était déjà su, elles ajoutent
de nouvelles preuves à la vérité ; et il n'est
peut-être pas sans utilité que ces preuves nouvelles se trouvent puisées dans une source que
sa publicité rend authentique. Si elles sont

contraires, elles peuvent ramener l'attention sur les démonstrations précédemment usitées; elles peuvent faire reconnaître quelque erreur ; elles peuvent modifier les formules propres à exprimer les vérités acquises; elles peuvent a-grandir le sujet et faire voir un nouveau champ de recherches à exploiter.

Ces réflexions, qui ne sont pas plus propres à la médecine qu'à tout autre science du mê-me ordre, donneront la mesure de l'équité de certains juges, qui ont cru signaler un grand défaut dans le premier volume de la Clinique chirurgicale, en faisant remarquer qu'il con-tenait tels travaux dont les prémices et les conséquences se trouvaient en entier dans tel autre ouvrage, dont nous n'avions pas cité l'auteur (1). Nous n'avions pas pris la plume

---

(1) Ce reproche nous a été fait notamment par un critique italien, à propos de notre travail sur les Pieds-bots, qu'il trouve trop ressemblant à celui de l'illustre *Scarpa*. Nous avons saisi toutes les occasions de témoigner la haute estime que nous portons au professeur de Pavie ; mais le critique, pour être juste, aurait dû reconnaître que nous n'avions pas entrepris un tra-

pour faire de l'érudition : ce mérite est trop
facile, et ce genre de travail est trop déplacé
dans une École clinique. Là, on ne néglige
pas les traditions; on les consulte avec soin,
pour comparer les témoignages du passé avec
ceux du présent ; mais on y est surtout, et
avant tout, occupé de l'étude de la nature ;

---

vail dogmatique ; mais que, procédant par l'observation, nous
avions été conduit à quelques conclusions semblables, et souvent aussi à des procédés différens et heureux de leur application. Nous croyons avoir réduit au seul principe de la brièveté
du tendon d'Achille, les causes générales des pieds-bots. Nous
avons démontré par des observations de cette espèce, qu'un
degré déterminé de tension dans les muscles, est une condition essentielle à la plénitude de leur nutrition ; qu'en dessous et en dessus de ce degré, l'atrophie et la paralysie sur-
viennent ; et que l'une et l'autre peuvent cesser, par la seule
restitution de la situation et de la tension naturelles. Nous
avons, le premier, après *Thilénius*, qui était bien loin de notre
conception, pratiqué la section du tendon d'Achille, provoqué
sa réunion par une substance intermédiaire égale au defaut
d'étendue de cet organe, dans un cas où l'extension permanente ne pouvait plus rendre aucun service. Quoi qu'en dise
le critique étranger, l'illustre professeur de Pavie, que nous
n'hésiterons pas de placer au premier rang parmi les praticiens
de l'Europe, n'a pas poussé jusque-là ses travaux, d'ailleurs
dignes de la plus haute estime.

et , après l'avoir soumise à l'attention de tous
les assistans , après avoir fait servir son témoignage de texte à l'instruction de ceux qui nous
entourent , ne pouvant considérer notre jugement , ni celui de nos disciples , comme souve-
rain et sans appel , nous transmettons les pièces
du procès au public. Que notre jugement soit
vrai ou faux , il importe peu à la Science ; les
matériaux sont là : si notre récit est fidèle
comme nous croyons pouvoir le garantir ,
chacun peut opérer sur eux après nous , et
mieux que nous.

Pour faciliter ce travail de rectification , qui
peut n'intervenir qu'après beaucoup de temps ,
une condition est rigoureusement nécessaire ;
sans elle , tout redressement d'erreurs est impossible. Il faut que les faits soient racontés
dans leur entier , quelle que soit leur étendue. On nous a pourtant reproché d'avoir raconté trop longuement les faits sur lesquels
nous avons opéré. Ceux à qui le travail des recherches est familier, et qui s'y livrent moins
dans l'intention puérile de faire un vain et

stérile étalage d'érudition , que dans celle de
trouver les raisons de la dissidence d'opinions
qui se fait remarquer entre des écrivains également recommandables par leur goût pour
l'observation de la nature, savent de quel prix
sont les détails. Souvent, une seule expression suffit pour faire pénétrer la cause d'une
erreur dans le jugement de l'écrivain, par rapport à l'objet dont il traite ; et la source de
cette erreur en est quelquefois une de nouvelles lumières. Or , ce trait original et instructif se trouve quelquefois hors de la narration, dans des réflexions plus ou moins étendues , que les érudits superficiels se dispen-
sent volontiers d'approfondir. Il n'est même
pas rare que l'on soit encore mal instruit de
ce qui occupe un écrivain , après une lecture
fort étendue, et qu'on en apprenne plus par
l'examen d'une gravure , dans laquelle l'artiste
plus scrupuleux observateur de la nature, devient aussi par cela même plus éloquent. Alors
les expressions d'un écrivain deviennent plus
claires et ses détails plus précieux.

Cette remarque, dont l'étude des travaux des autres nous a si souvent fourni l'occasion, pourquoi ne l'aurions-nous pas mise à profit dans les nôtres ? Sommes-nous sûr, malgré les soins particuliers que nous y apportons, d'avoir exposé nos pensées avec toute la clarté nécessaire ? Eh ! pourquoi supprimerions-nous l'exposition d'une idée, quand elle est afférente au sujet, et quand elle a influé sur notre conduite ? Elle fait partie du compte que nous avons.entrepris de rendre, et notre tâche serait incomplète sans cela.

Un autre motif nous a maintenu dans cette habitude, que nous ne croyons pas aussi vicieuse qu'on l'a pensé. Nous observons au sein d'une École : les faits que nous recueillons et que nous publions, ont servi de texte à l'enseignement; ils ont servi de base aux doctrines que nous avons enseignées, et les doctrines ont réglé notre conduite. Cet enchaînement des objets et des idées est d'une grande importance à connaître, pour s'élever jusqu'à la vérité. Nous l'avons recherchée souvent

dans des auteurs difficiles à comprendre sans
cela, et quelquefois nous ne l'avons trouvée
que dans l'étude des écrits contemporains.
Nous n'avons pas une assez haute opinion de
nous, pour croire que nos écrits aillent à la
postérité, et que nos doctrines doivent nous
survivre ; mais des faits sont immuables,
quand ils sont racontés avec exactitude et dans
leur entier. Sous ce rapport, un livre peut
être utile dans tous les temps. D'un autre côté,
c'est un monument historique appartenant à
l'École, au nom de laquelle ce travail est publié ; et, sous ce rapport, il peut devenir intéressant de constater l'esprit de l'École et ses
doctrines sur tel ou tel point, à une époque
déterminée. Dans cette vue, nous avons eu
l'intention de publier, avec un fait pathologique et tous ses détails, les réflexions, les vues
pathologiques et physiologiques qui ont déterminé le choix des méthodes et des procédés
thérapeutiques. Les résultats sont d'ailleurs
exposés avec naïveté, soit par l'analyse de la
restauration des fonctions, soit par les dé-

tails de l'autopsie ; en sorte que nous mettons vraiment en scène, l'École de clinique et ses travaux.

Nous devons ajouter, touchant la Nécropsie que nous venons de mentionner, que l'examen des cadavres est toujours fait en public, dans l'École de Chirurgie clinique. Le moment en est publiquement indiqué, plusieurs heures à l'avance ; et l'on y admet sans distinction, et les élèves internes attachés au service de l'Hôpital, et les élèves de la clinique chargés spécialement d'observer le malade, et tous ceux qui suivent habituellement les exercices publics. Ce fait est d'autant plus important à signaler, que la Faculté de Médecine de Montpellier passe pour faire peu de cas, en général, des études d'anatomie pathologique. Elle a certainement plus de mérite qu'une autre École, d'avoir senti le prix de cette source de vérités : nous avons lutté seul, pendant plus de dix ans, contre des difficultés et des préjugés de toute sorte. Nos honorables collègues, les Professeurs

Lallemand, Bérard et Dugès, et notre savant ami le Professeur Dubreuil, sont venus partager avec nous ce fardeau; et l'on trouvera peut-être méritoire, un jour, de ne l'avoir pas abandonné par dégoût.

Le choix des sujets que nous avons traités, a dû nécessairement être fortuit et seulement inspiré par la nature des matériaux que nous nous sommes trouvé posséder. C'est ainsi qu'un quartier assez nombreux de vénériens se trouvant dans le service dévolu à l'enseignement, à la Chirurgie clinique, les faits que nous y avons recueillis s'étant prêtés sans effort à l'édification de doctrines qui ont pu paraître extraordinaires, mais que nous croyons devoir regarder comme solides, nous avons été naturellement conduit à traiter ce sujet dans le premier volume de cet ouvrage. Nous n'avons pu le présenter que d'une manière très-sommaire, dans un travail destiné à présenter une série de mémoires, et non pas des traités dogmatiques approfondis; mais nous nous sommes attaché à y développer suffisamment les points de doctrine qui s'écartent des idées reçues, nous réservant de traiter, d'une manière plus complète, une matière qui pourra ne pas paraître dépourvue d'intérêt, malgré le grand nombre d'écrits qu'elle a inspirés, et les occasions nombreuses que chacun a pour la bien connaître.

Nous avons cru, dans ce même sujet, pouvoir soumettre avec utilité, les moyens thérapeutiques à des principes théoriques propres à en diriger l'application, et à rendre cette dernière plus méthodique et plus sûre. Nous avons cru devoir dire aussi notre pensée tout entière sur chacune des méthodes recommandées, et que nous avons eu l'occasion d'employer assez souvent pour nous former une opinion ; nous l'avons fait avec la réserve convenable à des sujets de cette espèce, dans lesquels il est si aisé à chacun de croire son intérêt personnel engagé. Nous respectons l'âge et l'expérience de ceux qui ont vécu plus que nous et qui nous ont précédé dans la carrière de l'observation. Néanmoins, les sciences s'accroissent

dans les proportions de la marche du temps;
les plus beaux génies ne peuvent prétendre
qu'une part définie dans les progrès des sciences qu'ils ont cultivées ; les générations sub-
séquentes recevant des précédentes le dépôt,
l'héritage des lumières, peuvent et doivent
naturellement en agrandir le cercle, sans
pouvoir rien reprocher à leurs légataires, pas
même l'erreur qu'ils sont appelés à redresser,
s'ils le peuvent. Nous nous sommes donc
efforcé de connaître et d'assigner les principes
d'après lesquels on doit préférer, dans telles
circonstances données, des méthodes et des
procédés qui ont été recommandés d'une manière générale et trop vague ; beaucoup trop
différens entre eux pour ne pas être capables
de produire des effets très-variés, et vantés
avec trop de chaleur par des hommes véridi-
ques, pour n'avoir pas rendu, en effet, de très-
grands services. La recherche des motifs de
préférence n'est sans doute pas épuisée ; elle
est peut-être même à peine ébauchée. Nous ne
serions nullement étonné que l'observation

ultérieure apprît incessamment tout le contraire de ce que nous croyons devoir penser
sur ce point. Nous nous hâterions d'abjurer
l'erreur et d'embrasser la vérité, aussitôt que
nous l'aurions reconnue ; et nous avons lieu
de croire que ceux dont les opinions pourraient
se croire blessées par la différence des nôtres,
ne ressentiront, comme nous, que ce noble
désintéressement qui fait tout sacrifier à la
vérité. Telle est la beauté des sentimens qui
animent sans cesse, les hommes dignes d'une
profession dont la vérité est le but constant
et unique.

Nous n'avons pris conseil que de l'observation et de ses inductions naturelles, en nous
élevant à quelques abstractions théoriques
concernant la syphilis ; et nous nous sommes
exposé par là, au blâme d'une École qui
ne reconnaît partout qu'un état inflammatoire, dont elle ne peut assigner ni la nature,
ni le siége, et peut-être aussi, à celui d'une
autre École, qui soutient que, bien que dé-
pendante d'une cause spécifique, la syphilis

s'éteint, le plus souvent, d'une manière spontanée ; que l'art ne doit intervenir que quand
des symptômes graves se prononcent ; et que
l'action intempestive du mercure produit les
plus dangereux parmi ces derniers. Il sera
peut-être curieux un jour, de voir la balance
tenue égale entre des opinions exagérées ,
dans une École qui s'est distinguée aussi par
les nouveautés qu'elle a enfantées, mais surtout par la modération, c'est-à-dire, la vérité
à laquelle elle a su ramener les opinions ou-
trées. Sans nous alarmer du reproche de mécanisme grossier , dont on suppose que nos
opinions étaient entachées, nous ne nous éloi-
gnons pas des inductions les plus prochaines,
qui nous ont conduit à d'heureuses applications thérapeutiques , préférant le mérite de
l'utilité à celui de brillantes hypothèses, que
le moindre examen est prêt à démentir.

Cette impulsion simple de l'observation
a conduit à des résultats qu'il était difficile ,
ou plutôt impossible de prévoir. On connaît
les préventions qu'un grand nombre d'hom-

mes éclairés , et notamment toute l'École écossaise ont conservées contre le mercure : on lui a imputé tous les symptômes qui caracté-risent la troisième période de la syphilis. On sait cependant, que ce même médicament calme d'abord les symptômes qu'il semble exaspérer dans la suite ; on sait aussi que de hardis empiriques ont réussi solidement , en administrant de grandes doses du même remède qui s'était trouvé dangereux dans des mains plus habiles et plus circonspectes. D'aussi grandes disparates ont leurs raisons suffisantes : elles sont, à notre avis , dans la période avancée de la maladie , ses combinai-sons avec d'autres principes morbifiques , le mode d'administration du médicament , la nature des accessoires qu'il importe de lui as-socier, etc.; mais nous avons acquis la certitude que, dans des cas de cette nature , il y a tou-jours une saturation complète des solides et des humeurs à opérer (1) ; que si l'action du

---

(1) Nous croyons devoir expliquer le sens de cette expres-sion , dont l'emploi nous a été reproché par des hommes

corps étranger est importante, sa présence
n'est jamais exempte de dangers ; qu'il faut
néanmoins qu'il puisse être introduit jusqu'au
maximum nécessaire , pour produire d'heureux résultats, que ce maximum est variable
suivant les divers individus , mais toujours
fort élevé ; qu'en général , sur ce point seulement , le succès dépend de la juste proportion
entre les quantités admissibles à la fois , et
la durée suffisante de la médication ; enfin,
que cette durée a dû s'élever , sous peine
d'insuccès , à plusieurs années consécutives,
comme deux, cinq , et jusqu'à huit , la santé

---

d'un esprit juste et à l'opinion desquels nous faisons gloire de
déférer. Nous n'employons pas ce mot dans son sens chimi-
que ; mais bien dans le sens physiologique. Il est vraisemblable
que le *contagium* syphilitique porte une atteinte au mode de
sentiment ou de sensibilité des solides , et à la crase des humeurs ; il est probable aussi que quand l'action du *contagium*
est portée à son comble , son atteinte s'étend jusqu'à la nutrition des organes , qui en est notablement altérée. Pour
effacer une semblable altération physiologique , il est probable
que l'action mercurielle doit tout atteindre , et être portée à
un point déterminé ; conditions sans lesquelles la médication
n'est jamais qu'incomplète , et par conséquent insuffisante.

générale s'améliorant et les symptômes syphilitiques ne s'effaçant qu'à mesure de ce
prolongement de la méthode médicatrice.

Dans le volume que nous publions aujour-
d'hui, et que notre santé a pu seule retarder,
nous nous sommes montré fidèle à la marche
que nous nous étions prescrite. Notre choix
est également tombé sur les sujets dont nous
avions observé les exemples les plus instructifs.

Le premier mémoire de ce second volume
est relatif à l'*éléphantiasis*; maladie qui, pour
être plus rare dans nos climats que dans des
latitudes plus méridionales, n'en mérite pas
moins toute notre attention. Des malheureux
viennent en Europe des extrémités de l'Asie
ou de l'Amérique, nous redemander la santé.
Ce fléau n'est d'ailleurs pas inconnu parmi
nous; on l'observe encore dans les villes anciennes et presque abandonnées du Roussillon,
près des rivages de la Méditerranée, et dans
bien d'autres points de la vieille Europe. Nous
n'avons pas eu le bonheur de trouver des

méthodes rationnelles ou empiriques de traitement, applicables à cet horrible fléau ; mais nous avons pu démontrer jusqu'où pouvait aller la puissance de l'art opératoire, dans des cas où tout autre ressource est nulle. Une énorme masse dans laquelle étaient renfermés les testicules et la verge , a pu être abattue en conservant les parties sexuelles, qui ne participaient pas à la maladie , et en conservant même assez de tégumens sains, pour les revêtir de nouveau selon les formes naturelles (1).

---

(1) Nous avons eu des occasions nombreuses , surtout en Roussillon et notamment à Perpignan , de vérifier combien la *lèpre* et l'*éléphantiasis* sont loin d'être contagieux : nous avons vu des époux vivant ensemble dans la plus parfaite intimité depuis plus de quarante ans , l'un d'eux dévoré et défiguré de la manière la plus hideuse , sans avoir nullement infecté l'autre. Lorsque nous observions ce trait de l'histoire de ces maladies , et quand nous l'écrivions avec naïveté , nous étions bien éloigné de penser qu'il fût encore de quelque importance à constater. Puisse la mention expresse que nous en avons faite, effacer les préventions malheureuses qui subsistent encore sur ce point ! Puissent les malheureux qui sont atteints de cette affreuse maladie, n'être plus traités comme des pestiférés , j'ai presque dit

Les résultats de ce fait vraiment gigantesque, avaient déjà fixé l'attention de quelques médecins étrangers qui en avaient vu l'image dans notre cabinet. L'un d'eux même a publié, dans un Journal américain, une notice et un dessin que nous lui avions donnés ; un des élèves de notre Faculté en a fait le sujet de sa thèse inaugurale ; il a été communiqué à l'Académie royale de médecine, par notre habile confrère, le docteur Talrich, à qui nous devons la communication d'un fait de la même nature. Mais ces publications prématurées, que l'étonnement et la curiosité ont provoquées, sont privées des détails nécessaires.

Ceux qui accompagnent la publication que nous faisons en ce moment, sont propres à

---

comme des bêtes féroces ; n'être pas repoussés des lieux où l'étude dont ils seraient l'objet, pourrait conduire à la connaissance des moyens propres à les soulager ! Puissent les yeux des hommes sensés, n'être plus affligés du spectacle de ces malheureuses victimes du sort, ramenées comme des criminels vers les lieux où leur cruelle destinée avait su les atteindre !

montrer par anticipation , l'intérêt dont est susceptible un sujet que nous traiterons dans la suite : les avantages et l'immense parti que l'on peut tirer du rapprochement immédiat des parties intéressées dans une opération , et de leur réunion par le procédé de l'inflammation adhésive. Cet exemple et un grand nombre d'autres aussi instructifs , que nous publierons dans le temps , sont propres à démontrer que l'habitude dans laquelle nous sommes depuis plus de vingt ans , et dont nous ne nous sommes jamais écarté depuis que nous pratiquons publiquement dans une École célèbre, de profiter , autant qu'il se peut , de la liberté de rapprocher les parties, après avoir scrupuleusement lié tous les vaisseaux ouverts , est la véritable source de la confiance avec laquelle nous avons pu entreprendre des opérations prodigieuses pour leur étendue, et du succès qui a couronné de semblables entreprises. Pour n'en mentionner ici que deux exemples, en outre de celui qui est renfermé dans le premier mémoire de ce

second volume , et qui pourra paraître intéressant sous ce rapport , nous pouvons citer
une masse cancéreuse de près de quarante
livres, enveloppant tout le côté droit de la
poitrine, depuis l'omoplate jusqu'au sternum , et qui a pu être enlevée sans accidens
et avec un succès très-rapide , à la faveur
de ces soins , sur une femme déjà fort dégradée par l'ancienneté de la maladie , et
qui aujourd'hui , cinq ans après l'opération,
jouit encore d'une santé robuste , est rede-
venue mère , et a nourri son enfant avec le
sein qui lui reste. Nous pouvons citer encore deux succès de la désarticulation de la
cuisse, opération que , naguère encore , on
croyait devoir considérer comme impraticable, et qui le serait , en effet, sans tous les
soins par lesquels on peut assurer l'heureuse
issue du rapprochement des parties, la réunion immédiate ; soins de la nature desquels on est encore loin de se douter, parce
que les études touchant cette opération, n'ont
été faites que sur le cadavre , et que l'étude

profitable ne pouvait être faite que sur l'homme vivant.

Ces exemples nombreux et singuliers de kystes, variés pour leur texture autant que pour leur situation, nous ont fourni la matière du second mémoire. Nous y avons consacré la distinction entre les kystes proprement dits, qui sont une véritable organisation nouvelle, tantôt séro-muqueuse, tantôt cornée, tantôt fibreuse, et le feutrage du tissu cellulaire opéré par l'inflammation autour d'un corps étranger qui n'a pas provoqué des abcès, ou par le développement d'un animal parasite, comme les acéphalocystes, etc. Ces derniers cas étaient, sans doute, les seuls qui eussent été étudiés avec attention, puisque l'on avait transporté leur étiologie à tous les autres. On peut voir, en effet, dans les écrits des pathologistes, et même dans les travaux anatomico-physiologiques de notre ingénieux *Bichat*, que telle est la manière dont on conçoit la formation de ces sacs insolites et de leur cavité. Une altération morbifique dans une aréole du tissu cellulaire, ferait dégénérer le produit des sécrétions et ses parois: de là, l'accroissement de la cavité par l'accumulation du nouveau produit, l'écartement violent des lames du tissu cellulaire, lesquelles, par cette violence même, se confondraient, etc. Un coup-d'œil superficiel sur la structure apparente des lipomes, semblait propre à justifier cette opinion erronée, que que nous avons partagée et professée nous-même (1), jusqu'à ce que l'observation soit venue nous désabuser. Nous publierons incessamment des faits propres à démontrer que, même dans cette sorte d'affection, où la texture normale paraît si clairement conservée, et seulement altérée, exagérée dans ses formes, il y a production d'un organe nouveau, lequel a des limites très-distinctes, et n'est uni que faiblement avec les parties au milieu desquelles il a été engendré par des procédés

____

(1) Voyez Précis élément. des Mal. rép. chirurg. ; tom III, pag. 471.

vitaux ou physiologiques , qui sont encore inconnus.

Il en est de même et à plus forte raison, des kystes, dont la structure variée est si différente de celle des parties environnantes. Quoi de plus différent , en effet , du tissu cellulaire , par exemple, au milieu duquel ils sont ordinairement plongés ; quoi de plus curieux en eux-mêmes, que les kystes séro-muqueux , dont l'on a cherché à expliquer la structure, à cause de leurs rapports ordinaires avec la peau et du développement des poils qu'ils renferment souvent , par on ne sait quel renversement du tissu dermoïde ? Explication qui , pour être intelligible , supposerait comme constante une condition qui n'est pas même la plus fréquente ; le développement de ces tumeurs à la surface extérieure du corps.

La formation de sacs d'un tissu corné , dont la face interne jouit, soit par elle-même, soit par une membrane qui la tapisserait , de la propriété de sécréter une matière épaisse , dont la consistance variée a donné lieu aux distinctions consacrées d'*athéróme* , de *stéatóme* , de *mélicéris* , est encore un phénomène curieux en physiologie , et d'une grande importance en thérapeutique ; car , si l'on peut provoquer une altération médicatrice des kystes séro-muqueux par l'inflammation, on n'obtient, par le même procédé , que la gangrène des kystes cornés , ou bien une dégénération fongueuse, alarmante par son mauvais aspect, par les douleurs dont elle est la source, par les accidens fàcheux qu'elle occasione , et la nécessité d'une extirpation tardive qu'elle ne manque pas d'imposer.

L'organisation des kystes fibreux , toujours formés sur une bien plus grande échelle que tous les autres, présentant souvent dans leurs cavités intérieures une matière demi-coulante, dense , séreuse, semblable à la lave liquide, quelquefois des ossifications plus ou moins avancées ; organisation qu'il faudra peut-être un jour rapprocher des enveloppes fibreuses de certaines masses cartilagineuses isolées des

os et placées même fort loin de ces derniers ;
qu'il faudra peut-être aussi rapprocher de
l'état du périoste normal servant d'enveloppe
et de moyen d'organisation à des masses semblables développées dans un os, ou présidant à
la formation d'un cal, paraîtra digne d'attention aux pathologistes accoutumés à penser.

Les observateurs qui cherchent principalement des applications thérapeutiques, s'ar-
rêteront peut-être aussi aux réflexions dont
les kystes fibreux de l'ovaire nous ont paru
devoir être l'objet. On n'a point hésité jusqu'à
présent, de conseiller la ponction de ces kystes
à travers les parois de l'abdomen ; on est même
allé jusqu'à conseiller d'ouvrir ces mêmes kystes et les parois de l'abdomen par d'amples
incisions, dans l'intention de modifier l'organe
malade par des médications immédiates, sans
tenir compte du péritoine qu'il faut intéresser deux fois, exposer à l'air, aux agens phy-
siques, ni de tant d'autres difficultés. Les
revers qui ont suivi de semblables manœuvres, et ceux bien plus nombreux dont on

n'a pas jugé à propos de parler, n'ont pas
été comptés ; la structure anatomique et les
dangers qu'elle entraîne, n'ont pas été considérés. Nous avons tiré du peu de faits sincèrement observés, qui ont été portés à la
connaissance du public, des conséquences qui
nous avaient fait lancer l'anathème contre
toutes sortes d'opérations dans ces cas (1) ; et
l'observation n'a pas tardé à nous démontrer
que, en effet, le trois-quarts peut tomber sur
l'un des nombreux et volumineux vaisseaux
sanguins qui enlacent, pour ainsi dire, la tumeur dans toute sa circonférence, et surtout
dans sa partie supérieure, et donner lieu, de
la sorte, à une hémorragie promptement
mortelle. Nous avons tiré de cette observation,
des préceptes thérapeutiques nouveaux, que
nous croyons d'une grande importance.

A la faveur d'un nombre considérable de
faits, dont quelques-uns étaient déjà connus,
mais n'avaient pas été classés philosophique-

---

(1) Voy. Malad. réput. chirurg. , tom. III. , pag. 458.

ment, nous avons essayé de compléter l'histoire naturelle des kystes de l'ovaire ; et nous croyons y avoir ajouté quelques traits importans encore mal observés , et qui étaient restés épars dans des recueils peu connus : tels que les adhérences d'un kyste énorme et capable de remplir l'abdomen, tellement complètes, qu'elles ont fait croire que les viscères manquaient ; la rupture du kyste et l'effusion de son contenu dans le péritoine ; la gravité de cet accident, qui est extrême d'ordinaire , mais qui peut devenir nulle, si la sérosité du péritoine vient promptement délayer la matière épanchée ; la rupture du kyste de concert avec celle de la cicatrice ombilicale , adhérente sans doute auparavant ; la transformation de l'ouverture en fistule , le kyste demeurant plissé , chiffonné derrière la paroi antérieure de l'abdomen ; les dangers du tiraillement auquel donnent lieu les adhérences que le kyste a contractées en cet état de flétrissure , si la fistule vient à s'oblitérer et l'épanchement à se reproduire ; etc.

Un trait historique commun à toutes ces tumeurs, quelle que soit leur structure, c'est de tenir infiniment peu aux parties environnantes, à moins qu'il n'y soit survenu de l'inflammation ; exception qui, avec les observations précédentes, est bien propre à démontrer que, en effet, ces tumeurs sont des organes de création nouvelle, et combien l'inflammation qu'on a essayé de leur assigner pour cause commune, est loin d'avoir participé à leur formation, puisqu'elle y introduit une véritable dégradation aussitôt qu'elle s'y manifeste.

Un supplément qui se trouve à la fin du volume, renferme un fait curieux de kyste développé dans la cavité orbitaire, ayant son analogue dans le mémoire auquel le supplément se rapporte. Dans les deux, sa tumeur avait donné à l'orbite une extension prodigieuse ; mais, dans l'un, le kyste étant borné à la cavité orbitaire, la maladie a pu être guérie ; dans l'autre, la tumeur s'étant étendue jusqu'au cerveau par le trou optique très-dilaté, l'inflammation provoquée dans l'intention d'oblitérer le kyste, a produit une méningite mortelle : exemple mémorable de l'impossibilité d'un diagnostic et d'un pronostic suffisant dans certains cas ; car il n'existait auparavant aucun symptôme d'affection cérébrale.

L'Europe a recouvré, depuis quelques années, un moyen de restauration qu'elle avait connu long-temps auparavant, qu'elle avait laissé tomber en désuétude, faute d'attention, et qu'elle doit, sans doute pour la seconde fois, à des peuples qui passent pour barbares; tant il est vrai que l'on ne peut juger sainement de rien, sans se dépouiller sincèrement de toute prévention, et sans faire un appel sérieux et suffisant à l'épreuve de l'expérience. L'opération de la *rhinoplastique*, désormais jugée et adoptée en Angleterre et en Allemagne, est encore à peine connue en France, où nous avons pourtant donné, depuis plus de six ans, l'exemple et tout à la fois une démonstration réitérée du parti qu'on en peut tirer. Les élèves qui ont fréquenté cette école depuis, ont vu pratiquer et réussir cette opération dans un assez grand nombre de cas, pour que son utilité ne puisse plus paraître douteuse. Un de nos disciples en a publié un exemple, dans un Journal de Marseille ; nous en avions publié un autre, dans la Revue médicale ; nous en publions d'autres en ce moment, dont plusieurs rejetés au Supplément à la fin du volume, contiennent l'histoire des derniers perfectionnemens que nous avons cru devoir ajouter au procédé opératoire, pour rendre ses suites moins difformes. Un exemple extraordinaire de difformité congéniale, qui consistait dans un défaut de développement des voies lacrymales et l'ouverture de toute une fosse nasale, donne la mesure de l'utilité dont cette opération peut devenir, hors les cas de mutilation accidentelle du nez. Cet exemple fait voir que, sans doute, on peut utiliser des procédés analogues pour d'autres restaurations, comme celle d'une lèvre, etc.; mais, c'est à l'expérience seule qu'il appartient de prononcer, et nous ne pouvons anticiper sur

ses révélations : nous n'avons encore là-dessus
que de résultats incomplets. Nous pouvons
pressentir que la chose deviendra praticable,
usuelle même ; mais, ce sera à des conditions
difficiles à remplir, qu'il faut s'appliquer à
rendre plus simples, et qui ne pouvaient être
devinées.

Les préceptes thérapeutiques les plus vagues, dépourvus de vues pathologiques bien
arrêtées, des principes absurdes qui supposent
l'absence de toute bonne observation sur le
sujet lui-même et sur ses analogues, sont tout
ce que l'on trouve dans les travaux des auteurs les plus estimés, touchant le *trichiasis :*
ce sujet a fixé depuis long-temps notre attention, et il est devenu celui du Mémoire
suivant. La maladie, proprement dite, est
rare ; l'*entropion* ou renversement en dedans
de la paupière est bien plus commun ; la
résection d'une partie des tégumens suffit
pour faire cesser ce dernier : de là, les causes
de la confusion qui règne dans les idées à cet
égard. Il ne manque pas de praticiens habiles

et instruits qui assurent avoir guéri le *trichia-*
sis par les procédés propres à l'*entropion* ou
entropium : ils équivoquent et rapportent aux
deux maladies, ce qui appartient exclusivement
à l'une d'elles seulement. Ils ont été induits en
erreur par les mauvaises descriptions, beaucoup plus que par les mauvaises doctrines, lesquelles en imposent rarement à des gens versés dans la pratique et l'observation. Eh! comment la résection des tégumens de la paupière
aurait-elle pu changer quelque chose au *tri-*
chiasis ? Cette opération ne peut agir sur la
paupière que dans un sens déterminé ; et, dans
le *trichiasis*, des cils peuvent être déviés dans
toutes les directions, et ils présentent en effet
souvent cette espèce de dissémination. Il a
donc fallu, pour montrer le vide de l'art à ce
sujet, remonter aux principes, et commencer par établir la véritable étiologie de la
maladie. Après l'exposition préliminaire de
ces bases, les résultats de quelques recherches scientifiques deviennent bien plus curieux : il est très-instructif de voir comment

l'esprit de l'homme marche de chute en chute, du moment qu'il s'écarte du flambeau de l'observation. Qui le croirait ! des hommes graves, qui n'ont pas connu les véritables raisons pour lesquelles un cil se dévie de sa direction normale, ont proposé de cautériser l'orifice du bulbe, dans l'espérance que la cicatrice qui en résulterait, parviendrait à exclure le poil nouveau et l'obligerait à se frayer une voie nouvelle dans une direction différente ! Nous avons montré par l'observation, que le même principe en vertu duquel le *trichiasis* a lieu, peut être employé à sa guérison. Des ulcérations, suites d'ophthalmies nombreuses et prolongées, sont l'occasion de la maladie; c'est la coarctation de la cicatrice qui succède à une véritable perte de substance située en dedans du bord libre de la paupière, qui incline les cils en dedans : en pratiquant au dehors du bord libre, une perte de substance par un moyen propre à entretenir une suppuration prolongée, on obtient une cicatrice dont les bords se rapprochent avec un grand effort , et entraînent les cils dans le même sens. Nous avons prouvé que le feu est l'agent qui donne le plus sûrement de semblables résultats.

Le dernier fragment de ce volume est un travail relatif à la véritable structure des cicatrices : une organisation nouvelle et sans analogue dans l'espèce humaine , résulte du travail médicateur , ou plutôt de l'inflammation suppurative , et donne la clef , par ses propriétés , d'une foule de phénomènes dont les causes étaient entièrement inconnues. L'observation de ces phénomènes conduit à l'établissement de quelques principes théoriques , dont nous avons indiqué un assez grand nombre d'applications à la thérapeutique. Le travail relatif au *trichiasis* , qui précède celui-ci , n'est même qu'une de ces applications ; mais une des plus heureuses.

Tels sont les sujets traités dans ce second volume d'un ouvrage qui n'est pas entrepris dans des vues de vanité, d'illustration personnelle , ni dans les intérêts d'une doctrine exclusive. C'est au hasard que nous écrivons, et selon l'espèce et le nombre d'observations que nous avons l'occasion de recueillir; nous mettons les faits en regard, et nous attendons leur expression naturelle pour adopter des théories. Ce que sont ces dernières ne peut nous être imputé, qu'autant que nos conclusions ne seront pas fondées sur les principes de la saine logique. Nous poursuivrons dans la même direction, persuadé qu'elle est la seule qui puisse conduire à la connaissance de la vérité.

OBSERVATION

D'UN CAS

D'INTUMESCENCE ÉNORME

DU SCROTUM ,

SYMPTOME D'ÉLÉPHANTIASIS (1).

JEAN-BAPTISTE AUTHIER , âgé de 55 ans , né à Perpignan ,
département des Pyrénées-Orientales , était doué d'une forte
constitution , d'un tempérament bilieux et d'un caractère doux
et un peu enclin à la mélancolie. Sa taille était haute , ses
proportions régulières , ses muscles très-développés , et ses che-

---

(1) Le fait que nous rapportons ici , a été l'objet d'un scandale pour
les élèves de la Faculté de Médecine de Montpellier, et l'occasion d'une dé-
cision du Conseil royal de l'Instruction publique. Un étudiant que nous
avions distingué entre ses condisciples par des bontés et des soins particuliers pour son instruction, n'eut pas la force de résister à des insinua-
tions dictées par une passion indigne de gens honnêtes, et se laissa
persuader de publier, sans notre aveu, un fait important dont il n'avait
pas été le témoin, et dont le résultat n'était même complétement connu
de personne à cette époque (le 25 décembre 1820); et, comme il devait
arriver, sa narration est pleine d'inexatitudes.

veux et ses yeux de couleur brune. Il était né d'un père doué d'une constitution athlétique comme la sienne , et qui, n'ayant jamais éprouvé d'affection grave , a succombé à l'âge de 55 ans, à une maladie aiguë rapide. La mère d'Authier est aussi douée d'une forte constitution : aujourd'hui dans sa 65.ᵉ année, elle n'a jamais éprouvé de maladies graves. Authier s'est uni à une femme saine et forte, qui n'a jamais éprouvé de maladie contagieuse , ni surtout d'affection cutanée : elle est mère de trois enfans, dont le premier mourut, âgé de six mois, d'une maladie consomptive ; les deux autres sont, une fille âgée de 14 ans , qui se fait remarquer par le développement précoce de ses formes, et un garçon âgé de 7 ans , également très robuste.

Jusqu'à l'âge de 14 ans, Authier jouit d'une santé parfaite : à cette époque , il entra dans un corps de troupes légères , et suivit l'armée française en Portugal.

Après quatre ans passés au service militaire , il rentra dans ses foyers et y exerça la profession de boulanger. En même temps , il contracta une blennorrhagie , qui céda à l'usage des boissons mucilagineuses suivies de quelques préparations mercurielles.

A 25 ans , il reprit du service et fut admis dans la gendarmerie à cheval. Deux ans plus tard , il se manifesta au prépuce une légère ulcération , qui fut aussitôt touchée légèrement avec un caustique : la cautérisation fut suivie de vives douleurs et d'une inflammation intense. Authier obtint un congé de trois mois , et se rendit dans le sein de sa famille, où il subit un traitement anti-syphilitique par les frictions mercurielles.

A l'expiration du congé, l'ulcération n'était pas entièrement cicatrisée ; mais le malade voulut rejoindre son corps, et les fatigues de l'équitation renouvelèrent bientôt les douleurs et l'état inflammatoire. L'engorgement faisait des progrès, lesquels ,

en deux mois, s'étendirent à tout le prépuce ; mais il devenait
en même temps de plus en plus indolent, et la peau, dont le
tissu propre était infiltré, était dure, tuberculée et chargée
de rides profondes. Tels étaient les premiers symptômes d'une
tumeur qui devait devenir énorme.

Cette même affection de la peau fit perdre sa consistance
naturelle à celle de tout le scrotum, particulièrement de sa
partie inférieure : elle devint successivement partout brune,
dure, épaisse, tuberculée, et coupée de rides profondes. Le tissu
cellulaire sous-jacent contracta également un engorgement considérable : là, l'intumescence était d'abord pâteuse ; elle devenait
ensuite consistante, dure et très-lourde. Cette dernière circonstance entraînait le scrotum vers le bas, et distendait avec lui
le fourreau de la verge : cette partie des tégumens se roulait
en dedans à mesure qu'elle suivait le scrotum, en s'éloignant
du membre viril ; en sorte que ce dernier disparaissait successivement, et se laissait confondre et comme enfouir dans la
masse commune de la tumeur. L'engorgement du tissu cellulaire plaçait aussi les deux testicules à une profondeur plus
grande, de manière qu'il devenait à chaque instant plus difficile de les distinguer à l'extérieur.

En cet état, Authier ne put plus supporter l'équitation : il
quitta la gendarmerie et rentra dans sa famille, où il ne put
se livrer de nouveau aux exercices de sa profession, ni à ceux
de toute autre. Pendant l'année suivante, l'accroissement de la
tumeur fut très-rapide, et sa partie inférieure devint très-
irrégulière : elle semblait se diviser en trois masses inégales,
deux latérales et une antérieure. Sous cette dernière, on remarquait une sorte d'ombilic, par lequel se faisait l'émission
des urines.

Pendant les trois dernières années, l'accroissement de la
tumeur, dont le caractère n'était plus équivoque, fut bien

moins rapide ; mais il avait été si grand jusque-là, que son volume était déjà excessif. C'est alors qu'il se présenta à l'hôpital de Perpignan, où l'on essaya, pendant peu de temps, quelques préparations mercurielles. Bientôt après, il fut envoyé à Montpellier, où il fut admis à l'hôpital S.ᵗ-Éloi, dans les premiers jours de juillet 1820.

Il y avait alors sept ans que la maladie avait commencé, et voici quel était l'état des choses (1).

Il était évident que la peau du pénil, celle du scrotum et tout le tissu cellulaire de cette dernière partie, étaient affectés d'éléphantiasis; mais aucun autre symptôme de la même affection ne se montrait nulle part.

La tumeur à peu près piriforme, aplatie transversalement, divisée en trois lobes principaux dans sa partie inférieure et antérieure, s'étendait jusqu'au-dessous du mollet, présentait une grande saillie en arrière, et tenait au périnée et à l'hypogastre par un collet ou pédicule, qui occupait tout l'espace compris entre la région pubienne, les deux aines et l'anus.

Ce collet présentait 18 pouces de circonférence dans sa moindre épaisseur; il était beaucoup plus large en avant, où il enveloppait les deux anneaux et les cordons spermatiques, que l'on ne pouvait distinguer à l'extérieur; il était beaucoup moins étendu en arrière, où il semblait réduit, par la compression des fesses, à la largeur du périnée. Dans les parties postérieure et latérales du contour de ce collet, la peau paraissait saine, souple, et d'autant plus mince, qu'elle avait été plus distendue; en devant et jusqu'à la région villeuse du pubis, elle était beaucoup plus épaisse, mais d'une consistance telle que l'on pouvait, lorsque le malade était couché horizonta-

---

(1) Voy. les planches XVII, XVIII, XIX et XX, et leur explication.

lement, y former des plis, dans l'épaisseur desquels l'infiltration du tissu cellulaire sous-jacent était dissipée par la compression des doigts. Dans quelque position que l'on plaçât le malade et la tumeur, on ne pouvait distinguer, dans ce même collet, aucune partie des organes génitaux.

A partir d'une zone horizontale répondant au point moyen de la hauteur de cette masse, la peau était dure, bosselée, adhérente; et cet état n'était nullement changé par la compression exercée avec les doigts. Les parties sous-jacentes présentaient là, une grande consistance : cependant, la forme de la masse entière pouvait être légèrement altérée par une forte compression, exercée d'avant en arrière ou d'un côté à l'autre. Le malade assurait qu'il éprouvait la sensation particulière qui résulte de la pression des testicules, lorsqu'il comprimait les côtés de la tumeur, à environ un pied de distance des anneaux.

La partie la plus déclive était d'une teinte rouge-brun, divisée en trois lobes principaux, dont un antérieur incliné à droite, et deux postérieurs. Ces trois lobes étaient couverts de bosselures formées par la peau, beaucoup plus nombreuses et plus saillantes que partout ailleurs. Sous le terbucule antérieur, représentant une sorte de gros champignon ou de chou-fleur, on remarquait une grande rainure transversale, au fond de laquelle était un sinus profond, se dirigeant en haut et légèrement à gauche : telle était la disposition du prépuce et celle du conduit par lequel les urines étaient expulsées. Au-dessus, on ne distinguait rien qui annonçât la présence de la verge ; mais le malade assurait qu'il éprouvait, par intervalles, des érections et des éjaculations.

Cette masse avait été pesée à Perpignan, et estimée environ soixante livres. Elle rendait la marche et la station fort pénibles. Le malade avait abandonné depuis long-temps les vête-

mens de son sexe, et avait renoncé presque à toute sorte
d'exercices. Du reste, il n'éprouvait aucun dérangement dans
les fonctions nutritives ; il n'y avait jamais de coliques, et
le volume de la tumeur n'offrait par des variations relatives
au travail de la digestion. La respiration était libre; il n'y
avait jamais, ni toux, ni expectoration. Partout ailleurs que
sur les parties sexuelles, la peau ne présentait aucune altération : elle était souple, douce, halitueuse, et partageait la
température du reste du corps ; seulement, elle était d'une
blancheur remarquable, et à la face, elle offrait une très-légère
nuance plombée, que le malade disait lui être naturelle.

Nous ne vîmes le malade que le 1.ᵉʳ août. En examinant
les choses attentivement, nous remarquâmes la souplesse, l'état
naturel de la peau vers les parties postérieure et latérales du
collet de la tumeur ; que la peau antérieure dans ce même
collet, beaucoup épaisse, était pourtant susceptible d'être
amincie par la compression, laquelle semblait expulser la
sérosité dont elle aurait été infiltrée. Cet état de la peau antérieure, dans une étendue de six pouces verticalement, à partir
de la région du pubis et de l'une à l'autre aine, contrastait,
d'une manière remarquable, avec la dureté et l'adhérence des
tégumens dans tout le reste de la tumeur.

Ces premières remarques donnèrent une lueur d'espoir.
Nous conçûmes la possibilité de former trois lambeaux des
tégumens sains qui embrassaient le collet de la tumeur, pour
en envelopper les parties sexuelles, si ces dernières pouvaient
être dégagées de la masse morbifique (1). Eu effet, ces organes

____

(1) On n'avait pas d'abord acquis la certitude que la peau qui recouvrait la partie antérieure et supérieure de la tumeur, n'était qu'infiltrée ;
elle semblait partager l'état de tout le reste du scrotum : et cette circons-

devaient être dans l'état naturel ; ils se livraient à leurs fonctions avec les symptômes et les résultats ordinaires. Ils ne pouvaient être dégagés , que par une dissection qui les dénuderait
entièrement ; mais l'amputation de la tumeur étant faite ensuite , au niveau du périnée , ces mêmes organes pouvaient être
revêtus tout aussitôt par des tégumens sains , avec lesquels ils
pouvaient se confondre, au moyen de l'inflammation adhésive.
Le membre viril et les testicules étaient comme perdus dans
cette masse ; les indications que donnait le malade, et qu'il tirait
de ses propres sensations , étaient beaucoup trop vagues pour
pouvoir y compter. Mais l'orifice du prépuce existait au fond
de la tumeur ; il était probable qu'après avoir disséqué les trois
lambeaux des tégumens , il serait possible de placer, avec une
certaine précision, une incision dans le tissu cellulaire selon
la direction de l'anneau inguinal, de manière à tomber bientôt
sur le cordon spermatique : ce dernier devait être un guide
sûr , et conduire jusqu'au testicule en assez peu de temps. Ces
derniers organes devaient être placés assez loin des anneaux ;
les sensations du malade le faisaient présumer : il était très-vraisemblable qu'ils n'avaient pu se conserver complétement isolés ;
et alors le poids de la tumeur scrotale devait avoir alongé les

---

tance rendait douteuse la possibilité d'une entreprise chirurgicale. Nous
fûmes conduit d'abord , à l'idée de former deux lambeaux latéraux avec
les tégumens des parties latérales et postérieure du collet de la tumeur,
et à celle de tirer , des deux côtés de l'hypogastre , deux bandelettes longues
et étroites, que l'on pourrait renverser et tordre , de manière à leur faire
envelopper la verge, l'une à droite , l'autre à gauche, en suivant les procédés usités dans la *rhinoplastique*. Mais nous découvrîmes plus tard, que
l'infiltration du tissu cellulaire était purement symptomatique , à l'*hypogastre* et vis-à-vis le pubis, et n'annonçait pas une extension véritable de
la lésion organique.

cordons spermatiques. Ces considérations faisaient présumer qu'il faudrait porter très-loin vers le bas de la tumeur, la dissection propre à dégager les testiscules ; mais on pouvait regarder comme certain , puisque ces organes exerçaient leurs fonctions , que leur tissu et celui du cordon s'étaient préservés de l'affection organique: dès-lors, on pouvait compter jusqu'à un certain point , que ces parties auraient peu de liaisons avec la masse morbifique, et que leur dégagement serait facile et pourrait être rapide. Les mêmes raisons s'appliquaient à l'état présumable du membre viril; il existait , même , un moyen particulier , propre à simplifier les investigations: on pouvait compter que le doigt pourrait être porté par le sinus dans lequel le prépuce avait été transformé, jusqu'à la hauteur du gland , et la dissection pouvait être rapidement poussée de là jusqu'au pubis.

La verge devait se trouver prolongée , aussi bien que les cordons spermatiques , par le poids de la tumeur : l'étendue excédante de ces parties pouvait faire appréhender une disproportion fâcheuse de la part des lambeaux de peau saine destinés à les revêtir ; mais on pouvait compter que la distension venant à cesser , les cordons spermatiques, les corps caverneux, les tissus de l'urètre, se rétracteraient avec assez de rapidité, et que l'on retomberait ainsi bientôt dans les proportions naturelles.

Un semblable projet exigeait beaucoup de temps pour son exécution , à cause de l'inévitable précision qu'il réclamait ; mais le malade était jeune, robuste, d'une constitution athlétique , doué d'un grand courage, et animé d'un désir de guérir proportionné à l'immense étendue que sa maladie avait acquise, à l'impuissance de l'art, qu'on ne lui avait dissimulée nulle part, et à la détresse de sa position et de celle de sa famille.

Enfin , une aussi grande entreprise avait pour objet, il est vrai , le symptôme d'une diathèse incurable: mais il était unique ; la constitution était dans un état satisfaisant; et, sous ce dernier rapport, le cas ne différait guère de tant d'autres. En effet, ne pratique-t-on pas, tous les jours, l'amputation d'un membre à l'occasion des lésions organiques articulaires, que l'on désigne sous la dénomination vague et collective de tumeurs blanches des articulations ; et ces lésions organiques ne sont-elles pas, le plus souvent, un symptôme de la diathèse scrofuleuse ? N'ampute-t-on pas, tous les jours, des cancers volumineux et fort avancés, malgré la certitude qu'ils proviennent d'une cause inhérente à la constitution, et qu'il n'est pas au pouvoir de l'art de faire cesser ?

Toutes considérations bien pesées, l'opération fut regardée comme praticable, proposée au malade, qui l'accepta avec empressement, et mise à exécution, le 11 septembre 1820 (1).

Le malade fut couché horizontalement et exposé au grand jour dans la salle des opérations (2). Il fut contenu par un nombre d'aides suffisant, dans une attitude telle que les épaules et le bassin portaient sur le même plan horizontal : la tête était légèrement relevée, les fesses répondaient à l'extrémité du lit, et les jambes et les cuisses étaient dans la flexion et l'abduction. La tumeur étant embrassée horizontalement, dans sa zone moyenne, par une large ceinture faite d'une grande nappe, deux aides placés debout sur le lit, un de chaque côté du malade, furent chargés de soutenir et varier la position de la tumeur, à la faveur de cette ceinture, dans la durée de l'opération.

---

(1) Quoique cette époque fût la saison des vacances, l'attente de cette opération avait piqué suffisamment la curiosité, pour que le nombre des spectateurs dépassât celui de trois cents. Nous n'en faisons ici la remarque, que pour constater la publicité de l'opération et l'authenticité de ses détails.

(2) Cette salle est éclairée par une lanterne percée au milieu du plafond, et qui, par conséquent, éclaire sous tous les aspects.

Placé en face du malade, vis-à-vis la tumeur et entre les membres inférieurs, nous traçâmes d'abord, avec de l'encre, les incisions que nous nous proposions de faire (1). Les deux principales devaient commencer, chacune dans la région de l'anneau inguinal; décrire, en descendant, une grande courbe, dont le sinus serait tourné en haut, en interceptant obliquement un des côtés du collet de la tumeur, pour venir finir devant l'anus : là, ces deux principales incisions devaient se réunir sous un angle assez aigu. Trois autres incisions furent également tracées. Les deux premières décrivaient chacune une courbe, dont le sinus était dirigé en dehors ; elles commençaient, de chaque côté, sous le cinquième antérieur de la grande incision courbe latérale, et se terminaient, l'une et l'autre, quatre pouces plus bas, au point où une ligne verticale aurait fait la tangente de cette nouvelle courbe. La troisième et dernière section fut tracée par une ligne horizontale, qui réunissait l'extrémité inférieure des deux dernières sections courbes. L'ensemble de ces cinq incisions devait intercepter trois lambeaux de peau, dont un antérieur de forme pentagone, tenant à une base plus étroite, qui pouvait représenter un sixième côté, et deux lambeaux demi-circulaires, séparés entre eux par le lambeau antérieur, et réunis postérieurement attenant l'anus (2).

Un bistouri convexe divisa les tégumens, en suivant exactement le dessin que nous venions de tracer. Les deux lambeaux laté-

---

(1) Voyez les planches XXI et XXII, et leur explication.

(2) Nous négligeons à dessein, pour ne pas trop compliquer la description, de mentionner une légère déviation à gauche qu'il fallut donner à l'ensemble des trois dernières lignes, lesquelles traçaient la forme du lambeau antérieur; cette déviation fut exigée, par la nécessité d'éviter un point défectueux de la peau, qui se trouvait du côté droit.

raux furent disséqués d'abord, en poussant leur isolement jusqu'à la hauteur de l'arcade des os pubis. L'aponévrose *fascia-lata* se trouva dénudée à la base de chacun des lambeaux, parce que tout le tissu cellulaire du périnée et une partie de celui de la racine de la cuisse, avaient été attirés vers la tumeur, et intéressés, jusqu'à un certain point, dans l'affection du scrotum. Le troisième lambeau fut également disséqué jusqu'à sa base, c'est-à-dire, jusqu'à la hauteur de l'arcade crurale et des os pubis. Dans la dissection de ces trois lambeaux, nous eûmes soin de ne prendre que la peau et le tissu cellulaire lâche et tout-à-fait exempt d'infiltration : la chose fut aisée pour les lambeaux latéraux, où le tissu cellulaire sous-jacent était sain. Il n'en fut pas de même du lambeau antérieur, où l'infiltration s'étendait jusqu'au tissu dermoïde lui-même : à la vérité, les parties n'étaient pénétrées que de sérosité coulante. Plusieurs ligatures furent faites de suite, à la base des trois lambeaux.

Nous fîmes alors, sous l'extrémité antérieure du lambeau latéral droit, et vis-à-vis l'anneau inguinal correspondant, une section dans le tissu cellulaire, que nous prolongeâmes de plusieurs pouces vers le bas, en suivant la direction de l'axe de l'anneau. Nous creusâmes de la sorte, à deux pouces de profondeur, et nous rencontrâmes un paquet de vaisseaux marchant de concert vers le fond du scrotum, et dans la direction déjà décrite : en les poursuivant rapidement vers le bas, nous les vîmes se disséminer ; ce qui les fit reconnaître pour ceux qui sont désignés sous le nom de honteux externes. Ils furent coupés et liés, un à un, au niveau de l'aine.

Pour lever sur-le-champ tous les doutes sur ce qui venait de se passer, des recherches de la même espèce furent exécutées de suite dans le côté gauche ; elles donnèrent le même résultat. Après avoir également lié et coupé les vaisseaux honteux externes du côté gauche, nous fîmes, de ce même côté,

des recherches plus étendues dans la même direction, et nous
trouvâmes, à une profondeur bien plus grande, le cordon des
vaisseaux spermatiques, que son enveloppe musculaire fit reconnaître aussitôt.

En découvrant le muscle crémaster, nous fîmes plusieurs
remarques : il paraissait plus épais, plus rouge et plus étendu
qu'à l'ordinaire ; il semblait envelopper un cylindre beaucoup
plus volumineux que n'est le cordon spermatique dans l'état
naturel ; ce qui pouvait faire présumer, comme nous l'avions
pensé d'avance, que ce même cordon avait souffert de grandes
violences par le tiraillement de la tumeur, et qu'il faudrait
chercher les testicules à une grande distance de l'anneau,
conformément aux indications que le malade avait données.
Nous avions déjà pénétré au moins à quatre pouces de profondeur dans l'épaisseur de la tumeur, suivant une ligne diagonale qui se serait étendue de l'aine gauche vers la fesse droite ;
et l'on pouvait être frappé de la différence entre le tissu dense,
lardacé, en partie fibreux, qui la composait, et un tissu cellulaire lâche, transparent, perméable, facile à déchirer, qui
enveloppait immédiatement le cordon spermatique : le doigt
pénétrait facilement dans ce dernier tissu, et isolait sans obstacle
le cordon, lequel semblait ainsi logé dans une sorte de cavité
cylindrique pratiquée dans la masse de la tumeur ; on pouvait
inférer de là, que le testicule serait libre et facile à dégager.

Le doigt indicateur gauche étant engagé le long du cordon
spermatique, à la faveur de la délicatesse du tissu qui l'entourait immédiatement, servit de guide pour l'étendue et la
direction des incisions à pratiquer dans toute l'épaisseur de la
tumeur, pour mettre le testicule à découvert : la distance de
l'anneau à laquelle il fallut parvenir de la sorte, fut d'un pied. Le
testicule fut trouvé un peu plus volumineux que dans l'état naturel,
mais souple, mollet, blanc, sans épanchement dans la tunique

vaginale , et fixé beaucoup plus solidement par son extrémité postérieure , au fond de l'espèce de cavité qui le contenait, que ne l'était le cordon spermatique dans toute sa longueur. Néanmoins, on ne trouvait aucun caractère du tissu propre de la tumeur , dans cette partie du tissu cellulaire qui unissait plus intimément le testicule aux parties environnantes. En jugeant des choses par l'aspect, il était probable qu'il y avait eu là un point inflammatoire. Du reste , le testicule avait conservé cette sensibilité exquise qui lui est propre ; et lorsque, dans les efforts qui furent faits pour le dégager entièrement , on le comprimait fortement , le malade se plaignait d'une douleur atroce, et telle que , disait-il , il cesserait bientôt de respirer et de vivre , si elle se prolongeait. En effet , cette douleur semblait suspendre les mouvemens de la respiration; ce qui obligea à laisser , par intervalles, quelques instans de relâche. Le testicule gauche fut entièrement dégagé , le cordon spermatique dénudé jusqu'à l'anneau , et l'un et l'autre furent déposés sur l'abdomen.

Des recherches de la même espèce firent bientôt découvrir le cordon spermatique droit près de l'anneau inguinal : il fut reconnaissable également , au développement du muscle crémaster, et à la disposition particulière du tissu cellulaire qui l'environnait immédiatement : le cordon tout entier paraissait logé dans une cavité cylindrique pratiquée aux dépens de la tumeur , d'environ un pied de longueur , et aux parois de laquelle il ne tenait que par un tissu cellulaire fort mou et facile à déchirer. Le doigt indicateur servit également de guide pour les incisions à la faveur desquelles nous mîmes le testicule droit à découvert ; cet organe était beaucoup plus libre que le testicule opposé , dans l'excavation qui le contenait : il fut aisé de l'isoler en déchirant le tissu cellulaire qui l'environnait ; et cette partie de l'opération , qui fut bien moins difficile qu'elle ne l'avait été du côté gauche, causa aussi beaucoup moins de douleur au malade. Néanmoins, on eut l'occasion de remarquer la sensibilité exquise de l'organe, telle qu'elle existe dans l'état naturel. Ce testicule et son cordon, dans l'isolement desquels nous découvrîmes l'anneau inguinal et l'extrémité interne de l'arcade crurale, comme dans la dissection de celui du côté gauche, furent déposés aussi sur l'abdomen.

Nous cherchâmes à découvrir les corps caverneux devant la région du pubis, en faisant plusieurs incisions transversales dans la masse des parties molles qui occupait l'intervalle des deux anneaux; mais la grande densité des tissus que nous incisions, fit appréhender quelque erreur et nous fit adopter un procédé plus sûr. Le doigt indicateur gauche fut porté dans le sinus du fond de la tumeur par lequel les urines étaient répandues, et qui répondait à l'orifice du prépuce; il servit de guide pour les incisions qu'il fallut pratiquer de bas en haut, dans l'intention de fendre ce conduit et l'espèce de chou-fleur qui en surmontait l'orifice, et de remonter ainsi jusqu'au gland. Le doigt reconnut ce dernier organe à un pied d'élévation; et nous mîmes plus de circonspection dans les incisions qui pénétraient jusqu'à lui. Aussitôt, cette même section verticale fut prolongée jusqu'à la partie supérieure; et tout le devant de la tumeur ayant été fendu de la sorte, depuis la base du gland jusque vis-à-vis la symphyse du pubis, cette grande incision favorisa la dissection au moyen de laquelle on mit à nu les corps caverneux à droite et à gauche, en procédant toujours du gland vers la racine de la verge. Ce soin était nécessité par la densité des parties au milieu desquelles la verge était plongée : si l'on avait perdu de vue un instant le tissu fibreux des corps caverneux, pour laisser une couche de tissu cellulaire attaché à la verge, on se serait certainement égaré. Il n'en fut pas de même des rapports de la face postérieure de la verge et du canal de l'urètre : nous disséquâmes

de même ces parties , en procédant de bas en haut , après avoir
coupé le prépuce tout autour de la base du gland ; elles furent
trouvées ne tenant au corps de la tumeur , que par un tissu
cellulaire lâche et demi-transparent, tout-à-fait distinct de la
masse morbifique : aussi , cette dissection fut-elle très-rapide ,
et permit de laisser une couche de tissu cellulaire sain attaché à la face inférieure de la verge. Le membre viril étant
entièrement isolé , fut déposé sur l'abdomen avec les deux testicules. Nous procédâmes alors à la section du pédicule de
la tumeur ; mais nous avions de trop bonnes raisons de suspec-
ter sa structure, pour négliger de la faire avec soin : ce fut
donc en mettant à nu , par une dissection attentive, tous les
organes du périnée. Nous découvrîmes d'abord, le pilier gauche
de l'arcade du pubis , puis le corps caverneux gauche, et successivement le canal de l'urètre avec son bulbe et sa partie membraneuse , les muscles ischio et bulbo-caverneux, les sphincters
de l'anus, le corps caverneux droit et le pilier droit de l'arcade
du pubis , par lequel cette dissection fut terminée.

La tumeur étant enfin abattue, nous eûmes encore plusieurs
vaisseaux à lier ; parmi lesquels , l'artère de la cloison du scrotum , les artères dorsales de la verge , l'artère transversale du
périnée, celle du bulbe à droite et à gauche, et plusieurs rameaux des hémorroïdales inférieures. Tous ces vaisseaux furent
assujettis par des ligatures distinctes : le grand nombre de ces
dernières fit renoncer à la conservation de leurs chefs , que
nous coupâmes tout contre les nœuds , afin de n'avoir pas d'interposition dangereuse.

Les testicules furent déposés sur le périnée (1) , des deux côtés
de la racine de la verge : la grande étendue des cordons sper-

____

(1) Voyez planche XXII, et son explication.

matiques mit dans la nécessité de disposer ces derniers de manière à former plusieurs courbes ou zigzags, pour qu'ils pussent tenir dans le petit espace qui régnait entre l'anneau et la nouvelle situation du testicule. Ces parties furent assez difficiles à contenir dans cette position. Les deux lambeaux latéraux des tégumens furent rapprochés entre eux et assujettis par des points de suture entrecoupée, qui se succédaient de pouce en pouce, depuis l'anus, dans les quatre cinquièmes postérieurs du bord libre de ces mêmes lambeaux.

Nous étions parvenu de la sorte jusque sous la racine de la verge, et nous suspendîmes cette suture médiane pour former le fourreau du membre viril. Le lambeau pentagone ou antérieur fut roulé autour de ce dernier, de manière que les deux côtés du lambeau qui partaient des anneaux inguinaux, furent laissés libres, que les deux suivans furent affrontés entre eux le long du canal de l'urètre, et assujettis de huit en huit lignes par autant de points de suture entrecoupée. Le côté moyen, que nous appellerons aussi antérieur ou inférieur, de ce même lambeau, tournait ainsi circulairement au-dessus de l'extrémité du gland, et représentait le bord libre d'un prépuce. Dès les premiers points, on s'aperçut que le poids de la verge entraînerait cette partie vers l'arcade du pubis, et qu'elle pourrait abandonner ainsi le nouveau fourreau dont nous l'enveloppions : alors, nous prîmes le parti de comprendre quelque peu de tissu cellulaire de la verge dans les points de suture. Les côtés de ce même lambeau que nous avions laissés libres à droite et à gauche, entre l'anneau inguinal et la racine de la verge, furent affrontés, chacun avec le cinquième antérieur du lambeau latéral correspondant, et assujettis aussi, de huit en huit lignes, par autant de points de suture entrecoupée.

Jusqu'au moment où la dissection du pédicule de la tumeur fut terminé, l'opération avait duré cinquante-sept minutes ; il

parut important de faire cesser , au plus tôt, les sensations douloureuses que le malade éprouvait : en conséquence, tandis que
nous procédions aux sutures, il prit soixante gouttes de laudanum liquide dans deux onces d'eau.

Des plumaceaux longs et étroits, chargés d'une couche de
cérat, recouvrirent les traces qui résultaient du rapprochement
des parties et les points de suture. Des masses de charpie brute
furent entassées autour du nouveau scrotum , depuis l'anus
jusqu'aux aines ; des compresses longuettes qui croisaient en arrière, et qui s'écartaient en avant sur les côtés de la verge,
recouvrirent cette masse de charpie ; le tout fut contenu par un
bandage en double T , dont les chefs croisaient sur le scrotum
et passaient en diagonale sur l'aine opposée avant de se rattacher
à la partie antérieure de la ceinture. Cet appareil fut convenablement serré, afin de s'opposer à l'engorgement excessif des
parties , et de tenir dans un contact immédiat, complet et très-
intime , les lambeaux qui constituaient le scrotum , les cordons
spermatiques , les testicules et la nouvelle surface du périnée.
La compression s'exerçait aussi, mais plus légèrement, par ce
même appareil , sur les aines et autour de la base de la verge ;
mais il ne parut pas possible de faire mieux , que de laisser
tout le reste de cet organe , avec sa nouvelle enveloppe , entièrement libres.

La tumeur pesée environ une heure après son extirpation,
pesa cinquante-quatre liv. On estima environ six liv., la quantité
de sérosité qui s'était écoulée pendant ou depuis l'opération.

Immédiatement après l'opération , pouls profond et insensible,
membres froids, face décolorée, esprit sain.

A midi , pouls plus sensible , membres moins froids.

A trois heures après midi, température à peu près naturelle ;
pouls très-distinct et à cent huit pulsations par minute. (*Un
grain d'opium.*)

A cinq heures, vomissement léger d'un peu d'eau de veau que le malade venait de boire.

Dans la nuit, cinq heures de sommeil, à diverses reprises.

Le 12 septembre: température un peu plus élevée; pouls plus consistant et aussi fréquent; calme d'esprit; souplesse du ventre; point d'urine; légère douleur aux lombes; mortification de la peau qui correspond à l'extrémité de la verge. (*Quatre crèmes de ris ; eau de veau nitrée et oxycrat alternativement.*)

Le soir, le pouls donne cent trente pulsations par minute; la température est plus haute que le matin, la langue nette et humide, la soif médiocre, les idées libres, le ventre souple. La mortification de la peau de la verge n'a fait des progrès, que jusqu'à une heure après midi ; elle comprend à peu près le tiers du lambeau de tégumens qui recouvre le membre viril ; elle n'exerce aucune influence fâcheuse sur la constitution. Le malade n'a point uriné, mais il sent quelques envies; néanmoins, la vessie n'est pas distendue. (*Saignée de six onces.*)

La nuit a été tranquille, presque tout entière au sommeil, qui n'a été interrompu que pour prendre des crèmes de ris. Le malade a rendu environ dix onces d'urine à sept heures du soir, et vingt onces à deux autres reprises dans la nuit. Leur émission a été facile et nullement douloureuse.

Le 13 septembre : le pouls est à cent dix pulsations ; la température est douce, le calme parfait ; l'appareil est changé. Les lambeaux qui forment le nouveau scrotum, sont légèrement tuméfiés, renitens, un peu chauds, point rouges. Les plaies sont coaptées partout exactement, excepté à l'angle postérieur devant l'anus, où il y a un petit hiatus. En comprimant légèrement les parties, on exprime un peu de sérosité par cette issue. La mortification du fourreau de la verge est bornée; elle ne s'étend que jusqu'à la base du gland: apparition de la ligne inflammatoire. (*Deux bouillons de viande ; deux crèmes de ris ; même tisane.*)

Le soir, la température est plus élevée; le pouls donne toujours cent dix pulsations par minute. (*Saignée de dix onces.*) Nuit très-calme.

Le 14 septembre, pouls à quatre-vingt-seize pulsations; température du corps douce; tout dans l'état le plus parfait; sensibilité sur les côtés et la partie postérieure du nouveau scrotum; en le comprimant en devant, on exprime du pus en petite quantité par la partie moyenne de la plaie, et en comprimant la base du scrotum dans la partie moyenne, du pus s'échappe par l'hiatus postérieur. La réunion paraît faite dans les aines. (*Biscuit et vin, matin et soir ; un vermicelle ; quatre bouillons.*)

Le 15 septembre, état naturel sous tous les rapports; désirs d'alimens. On accorde un peu de poisson et le demi-quart de pain. L'intumescence du nouveau scrotum est médiocre ; en le comprimant sur les deux côtés, on expulse par la partie antérieure du pus blanc, et par l'hiatus postérieur, un peu de matière brunâtre, entraînant quelques lambeaux de tissu cellulaire. On fend les escarres du fourreau de la verge, pour mettre le gland à découvert et faciliter l'excrétion des urines.

Le 16 septembre, tout est en bon état : l'escarre se détache; quatre points de suture ont été supprimés dans les aines. (*Même régime.*) Dans la nuit, le malade souffre par l'urine qui humecte l'appareil, du côté droit.

Le 17 septembre, à quatre heures du matin, un pansement est fait et le malade se trouve soulagé. Au pansement de la visite, la peau de l'aine est trouvée enflammée et excoriée par l'urine. Ces parties sont défendues par l'interposition d'un corps gras : on recommande au malade de s'incliner sur le côté opposé. La séparation des escarres du nouveau prépuce est presque complète. Une nouvelle petite escarre celluleuse s'est échappée par l'hiatus postérieur. (*Demi-quart; infusion de centaurée.*)

Le 18 septembre, le pouls a soixante-cinq pulsations par minute ; la température est fraîche; tout est dans un calme parfait. Le malade a mangé un peu de viande, qu'il a bien digérée. Suppression de tous les points de suture, dont plusieurs avaient usé les parties qu'ils embrassaient. La réunion est faite dans un grand nombre de points ; dans plusieurs autres, il s'est détaché des lambeaux cellulaires. L'irritation occasionée par les urines dans l'aine droite, a désuni la plaie de cette région. La verge, quoique un peu dénudée, ne se rétracte point. (*Demi-quart, m. et s. ; côtelette le soir ; infusion de centaurée.*)

Le 19 septembre, pouls petit et rare, température fraîche, tête libre, respiration bonne, ventre souple. Une légère inflammation occupe le tissu cellulaire de la région pubienne; elle fournit du pus qui s'échappe par la plaie inguinale droite désunie : on en exprime aussi de la partie antérieure du scrotum sous la verge. La suppression des points de suture n'a permis d'écartement, que dans la partie inférieure de la plaie inguinale droite. Le corps de la verge est à nu, recouvert de bourgeons celluleux bien conditionnés. Le dégorgement est complet dans les deux tiers postérieurs du scrotum et autour de la verge. Le malade est affaibli par le défaut de nourriture ; il est rebuté du bouillon de la maison; on pourvoit autrement à sa subsistance. (*Six bouillons ; infusion de centaurée ; potion avec :*

Eau de fleurs d'oranger. . . . . }
Sirop d'écorce d'orange. . . . . } de chaque 2 onc.
Éther sulfurique. . . . . 1 gr.
Résine de kina. . . . . demi-gr.
A prendre par cuillerées, de deux en deux heures.)

Le 20 septembre, pouls naturel, température fraîche, ventre indolent. Il y a eu hier au soir quelques tranchées, qui se sont terminées par l'émission de quelques vents. Le sommeil est bon et assez durable; la faiblesse est encore grande, mais l'expression de la figure est plus rassurante. La langue est toujours nette. Le scrotum s'est fort dégorgé depuis la veille; le séjour du pus à sa base est presque nul, ainsi que sous la racine de la verge. On en exprime davantage de la région inguinale droite et de la région du pubis, lesquelles sont moins sensibles; mais partout, la suppuration est de bonne qualité. Le nouveau fourreau de la verge est réuni au corps de cet organe, dans tout son contour. Le malade est plus satisfait de son état. (*Six bouillons ; vin ; oxycrat pour boisson.*)

Le 21 septembre, les forces renaissent, le désir de la nourriture se fait sentir, la suppuration diminue, et les surfaces découvertes sont revêtues de bourgeons charnus plus colorés. Il y a moins de sensibilité à l'aine droite et à la région du pubis. On soutient les parties qui avaient été écartées, au moyen de quelques bandelettes agglutinatives.

Le 23 septembre, le malade a été à la garde-robe; il a poussé une selle très-copieuse. L'engorgement du pubis se dissipe; la suppuration qui s'échappe par la plaie inguinale droite, est assez abondante. C'est le seul séjour de pus qu'il y ait encore. Il s'est échappé une ligature. (*Même régime; même tisane.*)

Le 25 septembre, l'engorgement situé au-dessus du pubis est en grande partie dissipé; la suppuration est moins abondante et de bonne nature. Les parties se dégorgent et se rapprochent chaque jour. Le malade est dans un état très-satisfaisant.

Le 29 septembre, on remarque un point dur à l'angle postérieur de la plaie ; il est recouvert d'un cataplasme. L'appétit est assez prononcé; les digestions se font bien, ainsi que toutes les fonctions.

Tom. II.   4

Le 30 septembre, le point le plus déclive de la plaie moyenne présente quelques duretés, causées, sans doute, par la suppuration que les ligatures entretiennent. On reprend le cataplasme émollient pour la région pubienne et la plaie inguinale, où l'on remarque encore trop de consistance, malgré les progrès de la résolution. Le fourreau s'avance tous les jours davantage vers la couronne du gland ; la cicatrice circulaire qui régnera sur ce point, est presque complète du côté gauche.

Le 2 octobre, en écartant les bords de la plaie longitudinale du scrotum, on voit qu'elle ne s'est pas réunie avec elle-même ; mais la face profonde des deux lambeaux est complètement recollée contre les testicules et le périnée, et la réunion arrive jusqu'au bord de la section cutanée. Ceux-ci se replient en dedans et se rapprochent chaque jour davantage du fond de l'espèce de gouttière que cette plaie représente. Cet état de choses est ce qui entretient un peu de consistance sur les bords des plaies. Le malade s'est levé hier, et a pu parcourir la longueur de deux salles formant une distance de 120 pieds, et revenir.

Le 6 octobre, il est survenu un nouvel engorgement à l'aine droite ; la partie est très-douloureuse au toucher. A midi, le malade est pris d'un frisson qui dure près de trois quarts d'heure, lequel est suivi d'une chaleur douce qui se prolonge jusqu'à six heures du soir. (*Diète ; cataplasme émollient sur la partie douloureuse.*)

Le 7 octobre, la fièvre a cessé, le malade est mieux ; on distingue la fluctuation à l'aine droite. Au pansement du soir, l'abcès s'ouvre et donne issue à une assez grande quantité de pus.

Le 8 octobre, le malade est soulagé ; la fièvre n'a plus reparu. La cicatrisation se fait avec rapidité ; le dégorgement des parties est presque complet ; la suppuration est moindre.

Jusqu'au 15 novembre, ce qui reste de ligatures se sépare

et est expulsé successivement. Les forces renaissent chaque
jour; le malade se promène dans la maison; on profite de tous
les beaux jours pour le transporter au dehors, et lui faire
prendre de l'exercice à l'air libre; enfin, les forces sont suffisantes pour qu'il sorte seul et qu'il se promène à pied dans la
ville et au dehors. A cette même époque, la cicatrisation est
complète, excepté dans l'angle postérieur attenant l'anus, et
sur le pubis, où il y a encore deux petits sinus, entretenus sans
doute, par quelque ligature. On sent très-distinctement sur
les deux côtés de la cicatrice linéaire du nouveau scrotum, les
deux testicules : ils ont le volume et la consistance de l'état
naturel; ils sont libres au milieu du tissu cellulaire ambiant,
et peuvent ainsi être rapprochés de la région inguinale. La
verge ne paraît pas avoir plus de deux pouces de saillie dans
l'état ordinaire; mais elle s'étend dans l'état d'érection, et tous
les jours de plus en plus. Les cicatrices acquièrent chaque jour
plus de souplesse.

Le malade fut gardé à l'hôpital de Montpellier, jusqu'au
commencement de février : ce temps n'était pas nécessaire à
son rétablissement, qui se trouvait complet dès la fin du mois
de novembre; mais nous aurions désiré le garder auprès de
nous, et nous cherchions à lui procurer un emploi propre à
le faire vivre sans trop de fatigues. Les autorités vivement
intéressées par le sort de ce malheureux, s'y employaient avec
zèle. Pendant deux mois et demi, il fréquentait les promenades, marchant avec beaucoup d'assurance, toujours suivi de
deux porteurs, dont il n'usait que fort rarement. Cette liberté
affermissait visiblement sa santé; mais il en abusait quelquefois, et se livrait à l'intempérance avec ses porteurs. Nous
fûmes prévenu de ces excès par les Sœurs et les infirmiers de
l'hôpital, qui l'avaient vu rentrer plusieurs fois dans un état
d'ivresse. Authier en convint, en eut honte, se montra sensible

à nos reproches; il promit de se corriger, et devint effectivement plus réservé, pendant les derniers mois de son séjour à
Montpellier. Mais il éprouva le désir de revoir sa famille; et
ne pouvant le retenir plus long-temps, nous sollicitâmes pour
lui la bienveillance des autorités de Perpignan, que nous
n'eûmes pas de peine à obtenir (1).

Au moment où il s'éloigna de nous, voici quel était son état.
Les plaies résultant de l'opération étaient entièrement cicatrisées, affermies, et les cicatrices, pour la plupart, linéaires,
étaient devenues souples, blanches et mobiles. Celle qui régnait à la partie moyenne du nouveau scrotum, placée régulièrement selon la ligne médiane et faisant suite au raphé,
s'étendait depuis l'anus jusque sous la verge: elle était un
peu déprimée, rétractée dans le sens de sa longueur, de manière que les nouvelles bourses en étaient légèrement ridées
transversalement (2). Cette cicatrice avait des adhérences avec
la partie inférieure de la racine de la verge; par où les deux
testicules étaient tenus constamment séparés, comme ils l'étaient
auparavant, par la cloison du scrotum.

La cicatrice qui s'élevait obliquement vers l'aine gauche,
était linéaire, blanche, souple, et libre de toute adhérence avec
les parties sous-jacentes. Celle qui s'élevait vers l'aine droite,
était plus profonde, encore consistante, rétractée, et bridant
la verge vers ce même côté.

---

(1) La justice nous oblige à payer ici un tribut de reconnaissance à
l'empressement que manifestèrent de concert, pour la conservation d'un si
beau monument de la puissance de l'art, MM. Le Préfet et le Maire de
Perpignan, les MM. Durand, députés, et surtout l'excellent docteur
Massot, qui a bien voulu nous succéder dans l'intérêt et les sollicitudes
que le malheureux Authier nous inspirait.

(2) Voyez planche XXIII et son explication.

La verge était étroitement embrassée par la portion des tégumens qui formait son nouveau fourreau ; celui-ci ne régnait
que jusqu'à la base du gland et ne jouissait d'aucune mobilité.
Rien ne remplaçait le prépuce ; mais le gland, qui d'abord
avait été enflammé et même légèrement excorié, par l'effet
de sa récente et constante dénudation, avait recouvré un derme
convenable à sa nouvelle condition. Une cicatrice linéaire, mais
encore adhérente, régnait le long de la face inférieure du membre viril ; une autre plus large et comprenant le tiers antérieur
ou inférieur de sa longueur, occupait son côté droit, et con-
tribuait avec celle de l'aine droite, à incliner habituellement la
verge de ce côté.

La saillie de cette dernière partie était d'environ deux pouces,
dans l'état de repos ; et sa direction était alors horizontale,
avec une légère déviation à droite. Dans l'état d'érection, cette
étendue était au moins doublée, et le diamètre du membre
ne s'éloignait pas beaucoup des conditions de l'état sain : alors,
la verge se dirigeait légèrement en haut ; et le gland, aussi
bien que le tissu spongieux de l'urètre, se gonflaient, autant
que les corps caverneux. En cet état, quoique l'inclinaison habituelle vers le côté droit subsistât, il n'y avait de sensation douloureuse, ni dans la verge elle-même, ni dans aucune des
cicatrices. Enfin, les renseignemens que nous avons obtenus
depuis, prouvent que cet organe, non plus que les testicules,
n'avaient rien perdu de leurs facultés naturelles, sans néanmoins qu'il y ait eu aucun symptôme remarquable de salacité
extraordinaire.

Les testicules et leur cordon, dont le volume et la consistance n'offraient rien de particulier, fournissaient la matière
de deux remarques, dont une fort curieuse. 1.° Ils avaient
conservé une sensibilité exquise, comme celle qui avait coûté
tant et de si vives douleurs au malade, pendant l'opération.

2. Ils n'étaient nullement assujettis dans la position où ils se trouvaient dans le nouveau scrotum : ils étaient logés chacun dans le fond du repli cutané correspondant; ils ne pouvaient s'en écarter en dehors, ni en dedans, la tension naturelle de la peau de la cuisse et l'adhérence de la cicatrice médiane s'y opposaient. Mais ils pouvaient se rapprocher et s'éloigner de l'anneau inguinal; et ce déplacement pouvait être opéré par la pression des doigts, et l'était souvent d'une manière très-remarquable, et dans les cas ordinaires, par la contraction ou le relâchement du muscle crémaster; ce qui prouvait deux choses qui ont été vérifiées dans la suite : que les cordons testiculaires n'avaient point été altérés, et qu'il avait été conservé assez de tissu cellulaire exempt d'altération, dans l'épaisseur des lambeaux latéraux des tégumens.

Le malade n'avait point recouvré tout l'embonpoint dont il jouissait avant son opération; mais la contraction musculaire avait acquis une grande force, et la coloration de sa peau avait quelque chose de plus satisfaisant. Les facultés intellectuelles, l'appétit, la digestion, la respiration, le sommeil, étaient comme dans l'état naturel. Il n'y avait surtout, pas la moindre toux, et le pouls était grand et lent; caractères qui étaient propres au sujet, et que nous avions constatés antérieurement.

Nous avions obtenu d'Authier, la sobriété que son état exigeait, surtout en nous chargeant de fournir nous-même à ses repas: nous avions acquis par là, les moyens et le droit de les régler. En le quittant, nous lui fîmes considérer sérieusement les heureux effets du régime que nous lui avions imposé, et l'importance dont il devait être pour l'avenir. Nous regardions le régime presque entièrement végétal comme expressément indiqué, et lui recommandâmes fortement de s'abstenir de la plus grande partie des viandes, de ne se permettre que celles des jeunes animaux, de temps en temps et en petite quantité, et d'être très-réservé dans l'usage du vin. Nous nous attachâmes aussi à lui faire sentir combien il serait utile qu'il pût éviter tout exercice pénible, et nous lui apprîmes que, pour cette raison, nous avions sollicité pour lui un emploi de concierge, qui nous était promis. Il nous parut convaincu, et nous étions bien loin de penser qu'il oublierait si promptement les sages avis que nous lui donnions. Nous le recommandâmes particulièrement au docteur *Massot*, de Perpignan, avec prière de nous prévenir si Authier devenait malade, afin que nous pussions nous rendre auprès de lui. Voici ce que nous en apprîmes par deux lettres de cet excellent confrère, qu'il nous a permis de rendre publiques.

« Perpignan, le 1.ᵉʳ mars 1821.

» MONSIEUR,

» C'est avec une peine extrême que je me détermine à vous
» annoncer l'événement le plus fâcheux, qui afflige ici les vrais
» amis de le science, qui produira le même effet sur nos collè-
» gues de Montpellier, et qui sera plus particulièrement senti
» par vous, Monsieur.

» J.-B. Authier, votre opéré, est mort le 25 du mois dernier.
» Les accidens de sa maladie ont été si précipités et ont duré si
» peu de temps, que j'ai cru inutile de vous engager à venir,
» ainsi que je vous avais promis de le faire, dans le cas où
» une maladie survenant à cet individu, votre présence lui au-
» rait été nécessaire; mais il est mort avant que vous eussiez
» pu être rendu auprès de lui.

» Authier arriva de Montpellier avec une petite toux, qui me
» porta à lui faire diverses questions sur sa date, et sur les
» causes auxquelles il croyait pouvoir l'attribuer. Il m'assura

» qu'il n'était pas enrhumé à son départ de Montpellier , et il
» attribuait son rhume uniquement à un peu de froid qu'il
» avait eu en route. Il avait conservé un excellent appétit. Je
» lui prescrivis une tisane pectorale, lui recommandai de rester
» chez lui , de beaucoup se ménager dans le boire et le manger;
» je lui donnai quelques secours, en lui en faisant espérer de
» plus considérables : il me promit de venir me voir , tous les
» trois ou quatre jours. Il tint parole : je le voyais souvent, mais
» je ne trouvais pas qu'il acquît des forces; il restait pâle , entiè-
» rement décoloré, et nourrissant un grand fond de tristesse;
» son pouls était régulier, mais d'une petitesse extrême; sa toux
» était la même , petite , et ne lui était pas très-incommode ,
» parce que jamais il ne toussait par quintes. Quelques jours
» s'écoulèrent sans qu'il vînt me voir; j'en fus inquiet, et j'allai
» chez lui pour savoir quelle pouvait être la cause de cette inexac-
» titude. Je le trouvai avec un peu plus de toilette que de cou-
» tume ; il me dit qu'il allait dîner avec des amis qui tour à
» tour le *régalaient* depuis son retour. Je le grondai sur sa
» facilité à céder à des invitations , et il me promit de ne plus
» en accepter. Il cessa de paraître chez moi, et j'appris par ses
» voisins , qu'il avait été à la fête patronale d'un village à deux
» lieues de Perpignan , qu'il y avait beaucoup bu et mangé, et
» qu'il y avait dansé aux danses publiques, qui, dans nos contrées,
» ont toujours lieu en plein air (1). Il revint de ce village très-

---

(1) Des informations ultérieures nous ont appris que ce voyage n'était
pas le seul de cette espèce qu'il eût fait; qu'il avait fait ce dernier à
cheval , mais que s'étant retardé, il avait fait le trajet au galop , sur une
monture très-dure. On assure d'ailleurs, qu'il s'était livré, avec sa femme
et bien d'autres , à des excès qui n'auraient pas été possibles , si son rétablissement eût été moins avancé et sa délivrance moins complète.

»mal disposé , et il fut languissant pendant plusieurs jours.
»Le 19 du mois dernier , il fit appeler un chirurgien de son
»quartier , logé très-près de chez lui : ce chirurgien , homme
»instruit, jugea la maladie très-grave, et connaissant tout l'inté-
»rêt que j'avais témoigné au malade , m'envoya chercher. Mon
»étonnement fut extrême : Authier avait totalement perdu ses
»forces; sa langue annonçait évidemment une congestion de
»matières saburrales; sa respiration était précipitée; le bas-
»ventre tendu dans toutes ses régions; et le côté droit, dans
»la ligne qui sépare le bas-ventre de la poitrine , était extrê-
»mement douloureux. Le pouls se faisait à peine sentir. Des
»cordiaux, alternativement avec quelques cuillerées d'une infu-
»sion de sureau sucrée et légèrement stibiée , furent admi-
»nistrés ; un vésicatoire sur le côté douloureux ne produisit
»d'autre effet qu'une escarre gangréneuse. Le bas-ventre se tendit
»de plus en plus , et la vie était près de s'éteindre, lorsque
»je fis appliquer des vésicatoires aux jambes , sans avoir égard
»à la gangrène locale qui pouvait résulter de leur application.
»Le malade mourut le 25 février , à sept heures du matin.

»Une mort aussi prompte venant de frapper un sujet aussi
»précieux à l'art de guérir, demandait l'ouverture du cadavre.
»Je la sollicitai et ne pus l'obtenir qu'après des difficultés inouïes,
»que je fis enfin céder au grand argument auquel rien ne
»résiste........ (1).

»Les parties contenues du bas-ventre mises à découvert par
»une grande incision cruciale ,....... l'hypocondre droit attira
»nos premiers regards. Nous allâmes directement au foie, que
»nous reconnûmes d'un volume extraordinaire; il fut question

---

(1) Elle fut faite en présence de MM. Massot , ses deux frères , et Fabre ,
tous docteurs en médecine et praticiens distingués.

» de le soulever, et M. Fabre, qui en fut chargé, le saisit des
» deux mains, une légère adhérence céda, et les quatre doigts
» de la main droite recourbés, serrant fortement la convexité
» du viscère, pénétrèrent dans le lobe droit, sans qu'il y eût eu
» intention de la part de M. Fabre, et firent jaillir du centre
» de ce lobe, environ une pinte de pus, ne différant nullement
» de celui des abcès qu'on a vu s'y former. Les environs du
» foyer étaient d'un rouge-brunâtre. Les reins, plus volumineux
» que de coutume, étaient dans un bon état; les intestins n'of-
» fraient rien d'extraordinaire.

» Il m'importait de savoir dans quel état se trouvaient les
» testicules et l'enveloppe que vous leur aviez ménagée, ainsi
» que le canal déférent, et les autres parties des cordons jus-
» qu'aux vésicules séminales inclusivement. Je pense que c'est
» là ce que vous auriez fait vous-même, si vous aviez dirigé
» l'examen du cadavre. Je fis faire une incision au scrotum, qui
» comprenait la longue cicatrice par laquelle vous aviez voulu
» représenter le raphé, et avec lequel elle avait une parfaite
» ressemblance. Cette incision faite, les deux testicules se présen-
» tèrent : ils étaient de la grosseur d'un œuf de pigeon ; leur
» tunique albuginée était d'un blanc d'azur; tous les deux avaient
» leur épididyme ; ils étaient séparés l'un de l'autre par la cica-
» trice longitudinale déprimée, qui, depuis l'opération, leur ser-
» vait de cloison et semblait suffire pour les empêcher de se
» froisser. Je ne vis pas de trace de la tunique vaginale. Les
» conduits déférens furent suivis jusqu'aux vésicules séminales,
» qui furent trouvées plus petites qu'elles ne le sont ordinai-
» rement. Les vaisseaux et les nerfs spermatiques poursuivis,
» furent abandonnés aux environs des reins, et jusque-là, ne
» nous avaient rien présenté qui fût digne de remarque.

» La poitrine fut ouverte, et la capacité droite fut trouvée plus
» petite que celle du côté gauche : le volume considérable du

» foie était la véritable cause de cette différence. Le poumon du
» même côté était d'un rouge-noir. Le cœur ne présentait rien
» de particulier.

» M. Talrich, de cette ville, avait moulé la tumeur scrotale
» avant le départ d'Authier pour Montpellier ; après la mort de
» celui-ci, il a moulé les parties dans l'état où elles s'étaient
» conservées depuis l'opération. Les deux pièces de comparaison
» sont très-curieuses ; elles existent en cire chez M. Talrich, qui
» conserve les plâtres (1).

» Les muscles étaient rouges et fermes, ce qui m'a paru n'être
» nullement en rapport avec la pâleur et la faiblesse d'Authier,
» depuis son retour de Montpellier.

» Il est incontestable que votre opéré, parfaitement rétabli,
» arriva à Perpignan, assez fort pour éloigner toute crainte sur
» l'avenir. Sa toux seule pouvait faire naître quelques inquié-
» tudes ; mais il assurait n'en être incommodé que depuis son dé-

---

(1) M. Talrich, dont les lumières médico-chirurgicales ne peuvent être
comparées qu'à sa modestie, joint à ces rares mérites, un talent décidé
pour mouler en cire les morceaux d'anatomie pathologique les plus difficiles. Rien ne peut surpasser la perfection du travail et l'exactitude de la
ressemblance des deux pièces que M. Massot cite dans sa lettre, que M.
Talrich a eu l'extrême bonté de déposer dans mon cabinet, et dont je
m'estimerais heureux de pouvoir lui témoigner toute ma reconnaissance.
Ces deux pièces représentent : l'une, la tumeur dans ses rapports avec le
corps d'Authier ; l'autre, l'état des choses au moment où le malade venait
de nous quitter. Nous serons redevable également au talent de M. Delmas,
habile chirurgien de Montpellier, élève distingué du célèbre Laumonier, de
Rouen, d'une troisième pièce moulée sur la tumeur, au moment où son
amputation venait d'être accomplie, avec l'indication fort exacte, des espèces
de sinus dans lesquels la verge et les testicules étaient enfoncis, et dont
ils ont été retirés par l'opération.

» part de Montpellier. A la vérité, il était resté pâle, faible ;
» mais il avait perdu beaucoup de sang dans l'opération...... Une
» longue suppuration avait dû l'affaiblir, de telle sorte que je ne
» voyais rien en lui qui fût de nature à me tenir en défiance.
» Quelle a donc pu être la cause de l'énorme collection de pus
» qui s'est faite dans la substance du foie ? Je n'oserais hasarder
» d'opinion à cet égard ; l'intempérance du malade a pu n'y être
» pas étrangère, ou plutôt, a pu en être la cause directe......»

En répondant à une lettre, par laquelle je le priais de me
donner de nouveaux détails, M. le docteur Massot s'exprimait
ainsi, à la date du 10 mars :

« La lettre que j'eus l'honneur de vous écrire après ce fatal
» événement, et à laquelle vous ne pouvez attacher de prix que
» par la vérité des faits qu'elle renferme, me parut...... Il a dû
» être cruel pour vous, que, par son intempérance, et peut-être
» par d'autres excès, dont quelques voix l'ont accusé, Authier
» ait ainsi abrégé ses jours.... Le foyer purulent était plus près de
» la partie convexe du foie, que de la partie concave ; la partie
» la plus mince de ses parois, précisément là où pénétrèrent
» les doigts de M. Fabre, n'avait pas plus de trois lignes d'épais-
» seur ; le pus était d'une couleur cendrée, faiblement nuancée
» d'une teinte vineuse ; il était sans odeur ; sa consistance était
» à peu près celle qu'on observe dans les matières qui constituent
» les flux lientériques. L'adhérence était bien peu de chose. Le
» diaphragme dans toute son étendue correspondante au foie,
» était d'un rouge-brunâtre ; toute la partie convexe du lobe
» droit du foie présentait cette couleur, à laquelle participait,
» mais faiblement, le poumon droit.

» Je ne suppose pas, Monsieur, que l'on puisse tirer de la
» mort inattendue d'Authier, l'induction que la tumeur scrotale
» que vous avez si heureusement opérée, n'eût pas dû l'être. A
» la vérité, en séparant Authier de son énorme tumeur, on le

» privait de la masse qui semblait lui être devenue nécessaire
» pour résister à l'état de pléthore lymphatique, devenu comme
» l'élément particulier de sa nouvelle constitution. Il est malheu-
» reux que, hors de vos mains, il se soit cru guéri à jamais, et
» qu'au mépris de mes remontrances, il se soit livré à un genre
» de vie si peu en rapport avec ses forces, considérablement
» affaiblies. La mort de l'intempérant Authier ne conclut donc
» rien par rapport à l'opération qui lui a été faite ; et je suis
» sûr que vous agiriez de la même manière, s'il se présentait à
» vous un second cas semblable : vous auriez, n'en doutez pas,
» l'assentiment des personnes de l'art, etc. »

Ce fait, que nous avons raconté avec une grande naïveté,
nous a paru important à faire connaître dans tous ses détails.
C'est dans son ensemble seulement, qu'il peut inspirer des réflexions utiles et qu'il peut jeter quelques lumières sur la
thérapeutique d'une maladie, heureusement rare aujourd'hui,
mais qui fait le désespoir des praticiens. Loin de nous, la pensée
de dissimuler ou d'ensevelir dans le silence, des faits dont le
résultat n'a pas été aussi heureux qu'on pouvait l'espérer : dans
la double carrière que le sort nous a appelé à parcourir, nous
avons cru devoir considérer la candeur comme la plus précieuse de toutes les qualités, la sincérité comme le plus
important de nos devoirs. Telle est la règle de notre conduite
dans l'enseignement ; et nous ne nous en écarterons jamais, en
faisant part au public de ce qui s'est passé dans la clinique
chirurgicale de Montpellier.

En considérant les symptômes de la maladie elle-même, il
est difficile d'en méconnaître la nature; et l'aspect seul suffisait
pour faire reconnaître au premier coup-d'œil, l'*éléphantiasis*
des Arabes (1) ; le symptôme de cette affection que l'on ob-

---

(1) Voyez les planches.

serve à la côte de Malabar , à l'isle de Ceylan, au Japon , à l'isle de Barbade , en Égypte , et dans quelques points de l'Europe , et que l'on a tour à tour appelé *Andrùm , Hydrocèle endémique , Maladie glandulaire de Barbade , Hernie charnue , Sarcocèle ,* etc.

Quoique , sans doute , bien des détails sur la formation de la tumeur eussent échappé au malade , il était aisé de se défendre de la seule erreur possible, touchant l'origine et la nature de la maladie. Une légère ulcération a d'abord lieu au prépuce ; et sa situation , plus que son caractère , la fait considérer comme syphilitique, malgré les doutes du malade, qui croyait n'avoir pas encouru le danger de la contagion. Des cautérisations produisent de l'irritation , et un engorgement considérable , qui ne se dissipe plus, malgré l'intervention d'un traitement méthodique. L'ulcération elle-même n'était pas entièrement cicatrisée alors : et cependant, quoique tous les symptômes sur lesquels on s'était décidé à faire subir au malade un traitement anti-syphilitique , subsistassent encore , les femmes avec lesquelles il cohabite , n'en éprouvent point d'infection. La maladie s'accroît avec une grande lenteur, du moins pendant long-temps , mais avec une persévérance remarquable. La peau devient dure, épaisse, rugueuse, monstrueuse ; elle prend des teintes variées depuis le rose léger ou jaunâtre , jusques à la couleur de lacque la plus foncée ; et l'intensité de ces nuances garde des rapports directs avec l'ancienneté de l'engorgement et la dureté morbifique des parties tuméfiées. Les parties sous-jacentes ont subi les mêmes changemens , et le tout a acquis presque la consistance du bois. Cette énorme tumeur est indolente, du moins dans son plus haut degré de développement ; elle n'impose pas d'autre gêne, que celle de rendre l'exercice impossible , et de mettre un père de famille hors d'état de pourvoir à la subsistance de ses enfans et à la sienne. Sous cette masse

informe sont enfouis la verge et les testicules , et leur état
naturel se décèle par des érections et des éjaculations.

A la vérité, le malade ne fait aucune mention de ces accès
érysipélateux , accompagnés de fièvre, de frissons, de vomissemens, de chaleur, de soif, de sueur , et quelquefois de délire ;
travail morbifique, à la faveur duquel la tuméfaction des parties
s'accomplit lentement en pareil cas ; travail que l'on pourrait
comparer , du moins pour sa marche, à celui de la goutte, et
que le docteur *Alard* a si bien fait ressortir, soit en exposant ses
propres observations, soit en analysant , d'une manière lumineuse , les faits connus auparavant, et les écrits qui avaient
précédé le sien. Mais, d'un côté, ces symptômes sont quelquefois
assez légers pour être négligés facilement, surtout par un homme
que la nature avait doué de beaucoup de force vitale et de
courage; d'un autre côté , des observateurs exacts et judicieux, et parmi eux *Kœmpfer*, ont constaté que ces mêmes
phénomènes paraissent manquer totalement dans quelques cas
rares, du nombre desquels notre malade pouvait bien se trouver.

Authier était né à Perpignan , et y avait passé la plus grande
partie de sa vie. Nous savions que l'éléphantiasis se montre encore assez fréquemment dans le Roussillon, particulièrement dans
les environs d'Elne, et, ce qui pourra paraître singulier , que
l'on y observe tout à la fois celui qui est décrit par les Arabes,
et celui dont on trouve la description dans les écrivains Grecs :
ces deux maladies, qui affectent des formes si différentes entre
elles, dont la distinction a coûté tant de peine aux observateurs
les plus recommandables , qui paraissent n'avoir d'autres simi-
litudes que celles du funeste sort qu'elles réservent également
à leurs victimes, et d'une semblable impuissance des secours
de l'art, la nature semble s'être plue à les réunir dans le
même lieu, comme si ce n'était pas assez d'un seul fléau de
cette espèce. Dans un de nos voyages, nous avons été consulté

à Perpignan, par un assez grand nombre de personnes des deux sexes, présentant des tubercules cutanés, durs, ulcérés, et plus ou moins avancés, recouvrant diverses parties du corps, et notamment la face; des ulcères anciens et fétides, ayant déjà dévasté les fosses nasales, l'arrière-bouche, les orbites, une plus ou moins grande étendue de la peau et des muscles, dans les membres ou le tronc : ces ulcérations, toujours peu douloureuses, étaient accompagnées d'engorgemens d'une dureté extrême, dans les parties environnantes. Presque tous ces malades avaient la voix rauque et voilée ; plusieurs se plaignaient d'oppression, d'angoisses, de palpitations de cœur, de syncopes soudaines, et d'une foule de symptômes nerveux, dont le peu de danger était démontré par le long espace de temps que la plupart avaient déjà parcouru en ce misérable état. Chez presque tous, en général, les premiers symptômes de leur maladie avaient été imputés à l'infection syphilitique et combattus par un ou plusieurs traitemens mercuriels; mais, loin de céder, la maladie en avait paru aggravée le plus souvent. Il en avait été à peu près de même de toute autre médication active; les adoucissans avaient presque toujours borné leurs effets au rétablissement du calme, que des méthodes turbulentes avaient troublé. Un grand nombre de ces malheureux étaient engagés dans les liens du mariage; et soit qu'ils aient acquis la certitude, par l'expérience, que le contact n'est pas dangereux, soit que, dans le principe, les symptômes soient si légers qu'on puisse les dissimuler aisément, soit enfin que l'horreur que cette maladie peut inspirer à juste titre, puisse être adoucie, ou tout-à-fait dissipée par les prestiges de l'amour conjugal ou par les effets de l'habitude, les époux, dans la plupart des cas, n'avaient pas cessé de vivre familièrement, sans que l'un des deux eût été infecté par l'autre. Nous avons vu un exemple, dans lequel le mari s'est exposé de la sorte pendant seize ans, sans cesser de jouir d'une santé fort solide et de porter un teint fleuri, tandis que sa malheureuse femme avait perdu un œil, était tombée dans le mutisme presque complet, et avait la jambe gauche dévorée par des ulcères horribles. Nous n'avons pu voir, dans le pays, d'autre exemple d'*andrùm*; mais nous savons qu'il y existe une femme, dont les parties sexuelles extérieures sont prodigieusement tuméfiées (1), condition qui est l'équivalent de la tuméfaction du scrotum, et où les choses sont absolument dans le même état: nous y avons, d'ailleurs, vu un assez grand nombre d'exemples de cette intumescence dure de la peau et du tissu cellulaire des jambes, avec ou sans gerçures ulcéreuses, et que les habitans de la côte de Malabar appellent *Pérical*. Ce n'est là qu'un autre symptôme de l'éléphantiasis des Arabes, qui, chez Authier, s'était manifesté au scrotum.

Enfin, le diagnostic avait été favorisé par d'autres exemples de la même maladie que nous avions observés, et qui nous avaient laissé tout le loisir de nous désabuser des conseils vagues, des fallacieuses promesses, des formules insignifiantes, dont les livres de l'art sont remplis, des méthodes rationnelles, des théories plus ou moins subtiles, dont l'application a été recommandée aux cas difficiles et obscurs, et notamment à ceux de cette espèce. Ces observations n'ont fait que nous convaincre plus profondément de l'impossibilité de guérir une affection aussi cruelle, du moins avec les moyens connus jusqu'à présent. Quoique ces faits soient loin de pouvoir inspirer

______

(1) Cette femme a été opérée depuis, et avec succès, par notre honorable confrère M. le docteur *Tatrich*. On trouvera l'observation de ce fait curieux, à la fin de ce mémoire, et, parmi les planches, une représentation exacte de la maladie, et de l'état des choses après la guérison.

un intérêt aussi grand que l'histoire d'Authier, ils nous paraissent, cependant, renfermer des choses utiles, et qui nous engagent à les consigner ici succinctement.

Une fille, âgée de 24 ans, réglée depuis l'âge de 14 ans, douée d'une constitution lymphatique, et sujette à de fréquentes fluxions aux yeux, née à Toulouse, et n'ayant jamais cessé d'habiter cette même ville, nous fut adressée par des dames charitables, dans l'hiver de l'année 1800. Elle portait sur l'abdomen trois tumeurs coniques, adhérentes aux parois de cette cavité, situées vers l'hypogastre et l'ombilic, deux du côté droit, et la troisième du côté gauche. Ces tumeurs existaient depuis un temps que la malade ne pouvait assigner ; mais elle se rappelait que, dans le principe, la peau seule paraissait affectée : elle était épaisse, dure, inégale, ne pouvant être plissée avec les doigts comme auparavant, et *douloureuse par intervalles*. Insensiblement, ces points de la peau s'étaient laissé soulever par le tissu cellulaire sous-jacent, lequel était devenu d'une dureté extrême, tout en conservant son indolence, et qui avait formé avec les tégumens, les tumeurs dont nous parlons, dont l'élévation à leur sommet, était d'environ huit pouces, et la circonférence de la plus volumineuse, de plus de trente. Au moment où nous vîmes la malade, la gangrène avait entrepris la destruction de la peau qui recouvrait le sommet de la plus volumineuse de ces trois tumeurs, et une rougeur qui annonçait une inflammation de mauvaise nature, se montrait sur le sommet des deux autres. Des symptômes d'adynamie très-prononcés démontraient la funeste influence de la mortification.

Quoique nous n'eussions que fort peu d'espoir, nous entreprîmes la destruction de ces tumeurs, en interceptant d'abord, autant qu'il se pourrait, les communications entre les points gangrénés et l'ensemble de la constitution. La base de la principale tumeur, qui présentait une sorte de collet, fut en-

tourée avec un cordon de coton trempé de potasse déliquescente.
Il en résulta une trace circulaire de mortification, que nous
divisâmes dans le même sens avec un bistouri ; en sorte que,
dans la rainure que nous avions pratiquée ainsi, il fut aisé
de loger une ligature épaisse, que nous fîmes agir fort lentement. Au bout d'une vingtaine de jours, cette tumeur fut entièrement détachée ; et les heureux effets qui résultaient de cette
séparation, nous encouragèrent à tenter les autres : les forces
parurent relevées et meilleures, quoiqu'il y eût un état de fièvre
plus prononcé. La deuxième et la troisième tumeur furent
attaquées et détruites de la même manière ; leur chute laissa
des plaies de bonne nature, mais fort étendues, à cause de
la perte de substance. Pendant plusieurs mois, le resserrement
progressif de ces nouvelles surfaces, la diminution de l'état
fébrile, le rétablissement des fonctions nutritives, nous firent
espérer un succès sur lequel nous n'avions pas osé compter :
mais, dans la suite, les forces diminuèrent de nouveau, sans
que rien pût les relever ; et la malade succomba évidemment à l'épuisement provenant de la suppuration de trois
grandes plaies, à la guérison desquelles la nature n'avait pas
cessé de travailler. On ne trouva dans le cadavre aucune autre
lésion organique. Les tumeurs présentaient la structure connue
des engorgemens qui constituent l'*andrùm* ou le *périeal* ; c'est-
à-dire, un tissu cellulaire à mailles ou aréoles très-spacieuses,
séparées par des lames fort étendues et à demi-opaques ; les
interstices occupés par une sérosité, moitié coulante, moitié
solidifiée, et rendue presque opaque par une forte proportion
d'albumine ; des vaisseaux lymphatiques très-dilatés, des vaisseaux sanguins rares, déliés et peu divisés.

Dans l'été de l'année 1817, on admit aux salles de clinique
chirurgicale de Montpellier, un jeune garçon de 19 ans, natif
et habitant des environs de Castres. Il avait une taille assez

avantageuse, la peau blanche et fine, les yeux bleus, les cheveux blonds, les traits agréables, beaucoup d'intelligence, mais
le teint blafard, et les formes d'un adolescent dont le développement aurait été retardé. Il portait au scrotum, un engorgement semblable à celui d'Authier, mais beaucoup moins
volumineux, dans lequel la peau de la verge ayant été entraînée,
formait une sorte d'ombilic, placé vers le milieu de la face
antérieure de la tumeur, et par où les urines s'échappaient. Ce
scrotum se prolongeait jusque vers le milieu des cuisses ; la
peau y était dure, inégale, mais pâle et beaucoup moins consistante qu'elle ne le devient ordinairement dans les cas de cette
espèce. Le tissu cellulaire infiltré ne présentait pas non plus
la dureté accoutumée ; et, lorsque la tumeur était agitée ou per-
cutée, on y remarquait des ondulations : cependant, quelque
fortement qu'on la pressât avec les doigts, on ne pouvait y
laisser une trace. Elle s'était formée lentement, en commençant par la partie antérieure du scrotum, où la peau était
d'abord devenue épaisse, dure, inégale : bientôt après, le
tissu cellulaire correspondant avait acquis du volume et de la
consistance. L'accroissement s'était fait par saccades; et chaque
fois que de nouveaux points étaient envahis, il ne fallait plus
espérer de résolution, quoique les soins les plus méthodiques
n'eussent pas manqué au malade, à cause de la singularité
de son affection. Un de nos disciples, fils de l'un des plus
habiles praticiens de l'ancien Albigeois, nous apprit que son
père avait cherché à soulager ce malheureux jeune homme, et
nous assura qu'il avait eu à se louer de l'emploi de quelques
sétons et de vésicatoires volans. Nous avions de la peine à croire
à cette assertion ; mais le malade ne la démentait pas. Pressé
par les étudians qui nous entouraient, et peu curieux de revenir
à une foule de médicamens que le malade avait déjà vainement essayés, nous consentîmes à l'application de quelques

vésicatoires volans. Le premier sembla avoir rendu la peau un
peu plus mince, dans le lieu de son action, lorsqu'il fut entièrement desséché. Le second décida le développement d'un
érysipèle, qui s'étendit à toute la tumeur, à l'abdomen et aux
cuisses, qui fut accompagné de symptômes alarmans, et à
l'issue duquel la tumeur se trouva manifestement accrue. Alors
seulement, le malade, qui n'avait pu répondre à nos questions
à ce sujet, se rappela que pareil événement, mais jamais aussi
grave, avait succédé à l'action de quelques-uns des vésicatoires
employés auparavant; que même, avant l'emploi de ce moyen,
il avait essuyé un grand nombre d'érysipèles légers, à l'occasion desquels sa tumeur avait constamment augmenté de volume.
Nous renonçâmes aussitôt, comme on le pense bien, à un
essai que nous n'avions entrepris qu'à regret ; et le malade
désespérant de guérir, mais ne connaissant pas encore toute
l'horreur de son sort, quitta l'hôpital dans un moment de surcharge. Nous ignorons ce qu'il est devenu; mais il est vraisemblable que sa tumeur, qui n'était pas encore très-ancienne, aura
beaucoup augmenté. Nous avons regretté, depuis, de n'avoir
pas essayé la compression ; non pas que nous eussions pu
opérer une guérison par ce moyen, mais parce qu'il était
vraisemblable qu'il existait encore dans la masse, beaucoup de
simple œdème, susceptible de résolution, comme nous l'avons
éprouvé dans d'autres cas de la même espèce, quoique le siége
fût différent.

Un an après l'époque où le fait précédent avait été observé,
on reçut dans les salles de clinique chirurgicale, un homme
âgé de 4o ans, marin de profession, doué d'une constitution
assez forte, mais fort dégradée par les souffrances qu'il avait
éprouvées dans des voyages de long cours. Il portait à la jambe
gauche un engorgement qui en occupait toute l'étendue, aussi
bien que le pied. Les orteils, qui partageaient l'intumescence

générale du membre, étaient néanmoins comme ensevelis sous l'engorgement du dos du pied, lequel formait plusieurs plis à la partie antérieure du métatarse : pareil phénomène se présentait au bas de la jambe, où les plis nombreux et irréguliers de la peau cachaient entièrement la saillie des malléoles. Partout, la peau était épaissie, dure, inégale, colorée en rouge-jaunâtre, ou violacée, ouverte par des gerçures ulcéreuses plus ou moins profondes, fournissant un suintement de sérosité jaunâtre, que l'air desséchait le plus souvent, sous forme de squammes ou de lames plus larges et adhérentes, d'un gris-jaunâtre. Il n'y avait que très-peu de douleur, mais des démangeaisons incommodes. Le malade ne pouvait donner que des renseignemens vagues, et ne racontait, sur la marche de sa maladie, rien qui ressemblât aux érysipèles fréquens que l'on y observe ordinairement. Cependant, la maladie était évidente : on reconnaissait aisément un symptôme de l'éléphantiasis des Arabes, le *pérical* des Malabares.

Nous n'espérâmes pas grand'chose des moyens indiqués en pareil cas, et qui avaient déjà été employés dans les divers hôpitaux que le malade avait parcourus : cependant, nous fîmes remarquer aux élèves qui nous entouraient, que lorsque l'on comprimait long-temps et fortement le même point de la jambe, sans avoir opéré aucun changement dans les formes bizarres que le membre présentait, on déprimait un peu les parties profondes. Dès-lors, il nous parut vraisemblable que, en outre de l'affection essentielle dont les parties extérieures étaient atteintes, le tissu cellulaire profond avait contracté un engorgement symptomatique, œdémateux, n'étant lié à l'éléphantiasis que comme à sa cause occasionelle, destiné peut-être à dégénérer dans la suite, mais susceptible encore de résolution. En même temps, on nota que le malade avait éprouvé quelques symptômes d'affection dartreuse à la face, avant l'état

actuel de la jambe. Il fut prescrit *un bain local*, tous les jours,
avec l'*eau hydro-sulfurée* factice, à la température de trente
degrés; la *compression* pratiquée à l'issue du bain, sur le pied
et la jambe, au moyen d'une bande de flanelle, ayant soin
d'effacer les inégalités de la surface, par l'interposition de
masses de charpie; *dix grains de fleurs de soufre*, matin et
soir, à prendre dans *un verre de décoction de douce-amère*.

Au bout d'un mois, les lames, les écailles de la jambe,
étaient moindres; le volume du membre avait sensiblement
diminué, mais il conservait toute la bizarrerie de ses formes.
On augmenta les doses du soufre sublimé; on y ajouta une
dose de *six grains, matin et soir, d'extrait de douce-amère,*
que l'on porta, peu à peu, à un gros. Les *bains locaux* furent
continués.

Trois mois plus tard, le volume du membre était encore diminué ; mais la couleur, l'inégalité, la dureté de la peau,
les plis bizarres qu'elle formait, les gerçures ulcéreuses qu'elle
présentait, tout était dans le même état : les croûtes squam-
meuses, seulement, étaient beaucoup moindres ; mais cet effet
doit, sans doute, être rapporté à la propreté insolite du membre,
car il cessait avec l'usage des bains. Le malade se retira en cet
état, et nous lui recommandâmes de continuer l'usage de la compression. Nous n'espérons pas que ce moyen puisse empêcher
les progrès de la maladie, mais vraisemblablement il les rendra
plus lents.

Au mois de septembre 1822, nous trouvâmes dans les salles
de clinique chirurgicale, un jeune homme de 22 ans, agri-
culteur, doué d'une constitution assez forte et d'une bonne
santé, fleuri et habituellement gai, lequel avait été reçu à
cause d'une intumescence considérable de tout le membre inférieur gauche. L'engorgement occupait les orteils, le pied, la
jambe et la moitié inférieure de la cuisse. Au dos du pied,

sur le bas de la jambe et le côté interne du mollet, étaient des plis saillans, séparés par des rainures profondes, où la peau avait l'épaisseur et la consistance qu'elle présente dans l'éléphantiasis ; seulement, on n'y remarquait ni tubercules, ni gerçures, ni la coloration violacée qu'elle présente ordinairement. Dans tout le reste du pied, de la jambe, et même dans une partie de la cuisse, la peau était évidemment épaissie et endurcie ; mais l'augmentation de son volume et de celui du tissu cellulaire, n'y était pas portée à tel point, qu'il en résultât des difformités, comme dans les points que nous venons d'indiquer. La totalité du membre offrait, cependant, une intumescence que l'on pouvait estimer un tiers en sus du volume naturel ; mais la consistance de cet engorgement, dont le siége paraissait être dans le tissu cellulaire inter-musculaire, annonçait un œdème simple de ce même organe.

Cette maladie était fort ancienne : elle avait commencé huit ans auparavant, à l'occasion d'un voyage que le malade avait fait à pied, depuis Millau, sa patrie, jusqu'à Montpellier. Il survint en route un peu de rougeur et une très-légère tuméfaction à la face interne de la jambe : ces phénomènes furent accompagnés de malaise, et vraisemblablement d'un peu de fièvre. L'état naturel se rétablit au bout d'une semaine ; mais l'engorgement se maintint.

Le malade entra au service d'un limonadier ; et, pendant deux ans qu'il y fut, l'engorgement de la jambe fit des progrès, en s'étendant du point où la rougeur s'était montrée d'abord, vers le bas du membre, la face interne de la cuisse, et enfin vers le pied. Dans ce même ordre, la peau acquit de la dureté et une surface raboteuse dans les mêmes points.

Dans le moment où nous l'examinions, sous les yeux des élèves de la clinique, les points tuméfiés de la peau et du tissu cellulaire sous-cutané n'étaient pas susceptibles de réduction

par des compressions; mais, par le même moyen, on pouvait
diminuer l'engorgement des parties situées plus profondément.
Le malade n'éprouvait pas d'autre sensation douloureuse, qu'un
léger tiraillement, lorsqu'il était debout.

Nous ne pouvions nous promettre de succès d'aucune méthode
de traitement; mais nous annonçâmes la possibilité de faire
disparaître l'engorgement profond, qui avait le caractère œdémateux, et nous nous mîmes en devoir de le combattre par la
compression. Elle fut exercée au moyen d'une bande de flanelle,
dont nous formâmes des dolaires ascendans, depuis les orteils
jusqu'à l'aine, que l'on restaurait tous les matins. Le malade
supporta cet appareil sans impatience, malgré que la compression fût quelquefois portée fort loin : d'une part, l'élasticité de
l'étoffe; d'autre part, la résorption rapide de l'œdème situé
au-dessous des aponévroses, rendaient l'effort beaucoup plus
doux. Le volume du membre diminua et fut bientôt réduit à
peu près aux proportions naturelles ; mais l'engorgement particulier de la peau et de son tissu cellulaire propre, se maintint
comme auparavant : rien ne put l'altérer.

Le sujet était jeune et robuste ; il offrait les apparences de
la meilleure constitution : l'occasion était favorable pour désabuser les spectateurs, sans danger pour le malade, touchant
les espérances que l'on pourrait fonder sur les médications
empiriques les plus actives. Nous choisîmes à dessein celles
que l'on avait vantées à l'occasion de l'opération d'Authier. Nous
prescrivîmes donc, d'abord, des pilules de sublimé, dans lesquelles ce sel était incorporé avec l'amidon seulement. Le malade
en consomma, de la sorte, quarante grains, sans autre résultat
que quelques légères cardialgies, qui se dissipèrent par le repos,
l'abandon du remède et un régime adoucissant. En quittant
le sublimé, nous adoptâmes l'emploi de la teinture arsenicale
de *Fowler*, que le malade continua pendant plus de deux

mois : il n'en résulta qu'une diminution de l'appétit , un peu de dévoiement et d'amaigrissement; mais les points affectés du membre inférieur demeurèrent dans le même état. Le muriate d'or fut aussi mis en usage , sans plus de succès. Nous avions le dessein d'essayer encore les frictions mercurielles, et divers autres médicamens par la même voie; mais nous quittâmes le service avant d'avoir pu exécuter notre projet. Du reste, les effets de la compression avaient été invariables; mais ils disparurent , et l'œdème profond se restitua, aussitôt que la compression fut supprimée (1).

Nous fûmes consulté à Nismes, dans l'hiver de 1816, pour une jeune personne d'Anduze , dans le département du Gard , âgée de 19 ans, douée d'une constitution lymphatique et irritable , ayant été rachitique dans son enfance , réglée depuis cinq ans , et affectée, depuis à peu près le même temps, d'un engorgement considérable du bras , de l'avant-bras et de la main du côté gauche. Cette intumescence était formée par le tissu cellulaire sous-cutané , qui avait acquis une grande consistance, et par la peau , qui était devenue dure, épaisse, rugueuse, ridée dans le sens transversal , et couverte de croûtes légères en forme d'écailles , de couleur jaune ou grise, mais qui avait conservé partout sa couleur naturelle , excepté dans quelques cicatrices dont nous indiquerons bientôt l'origine. Quelque fortement que

---

(1) Le malade est encore en ce moment (mai 1825) à l'hôpital : il a continué, pendant près de trois mois, le muriate d'or ; il a repris la teinture arsénicale ; il a employé des onctions avec la pommade stibiée d'*Autenrieth* , celles d'ongent d'hydriodate de soude. On a abandonné la compression pendant quatre mois : ce dernier moyen est repris depuis peu. La maladie a beaucoup augmenté ; l'œdème , qui s'était rétabli , cède de nouveau , depuis que la compression est reprise.

l'on comprimât la tumeur, on ne pouvait y imprimer la trace
des doigts. Les mouvemens du membre, même ceux des doigts,
éta ent assez libres, ce qui ne permettait guère de supposer
que le tissu cellulaire inter-musculaire fût intéressé.

Cette maladie avait commencé par un léger engorgement à
la peau de l'avant-bras, suite d'un érysipèle; affection très-
familière à la malade, mais qui jusque-là s'était toujours montrée à la face. L'érysipèle se renouvela fréquemment sur le
même membre pectoral, et porta successivement, à un point
extrême, l'engorgement qui l'accompagnait et qui lui survi-
vait chaque fois. Enfin, un long usage du suc des plantes
chicoracées dans du petit-lait, ou plutôt le temps, fit cesser
les érysipèles; mais l'engorgement subsista et s'accrut même
encore. Les croûtes qui se formèrent alors, donnèrent l'idée
d'une affection dartreuse, à laquelle on opposa une foule de
méthodes de traitement fort actives, mais sans succès. Parmi les
moyens employés, furent les préparations antimoniales, les
martiales, celles d'or, les sels alcalins, les purgatifs, et le mercure sous diverses formes : ces derniers médicamens furent évidemment nuisibles, et l'on fut forcé d'y renoncer bientôt. Un
praticien qui jouissait de quelque célébrité, fut long-temps
chargé de la malade ; et après avoir épuisé toutes les ressources
de la thérapeutique, il proposa le cautère actuel, dont cette
jeune personne soutint l'application avec une constance digne
d'un meilleur sort. Dans cinq ou six séances différentes, et
séparées entre elles par vingt à trente jours chaque fois, on
plongea dans divers points du contour du bras et de l'avant-
bras, un cautère cultellaire, fort épais, rougi à blanc, et dont
on se servit pour faire des taillades profondes et fort étendues. Les escarres étant tombées, les plaies suppurèrent long-
temps et se cicatrisaient lentement ; mais il n'y eut de diminution de volume que dans les cicatrices, qui se trouvèrent

fort profondes : tout le reste avait conservé la même étendue, et tous les symptômes de l'affection primitive. C'est en cet état qu'elle nous fut présentée, et nous ne crûmes pas pouvoir lui donner de conseil véritablement utile, si ce n'est celui de fréquenter les eaux minérales de Bagnères-de-Luchon, que nous avions vu produire quelque soulagement en pareil cas. La malade en a usé pendant quatre années de suite : elle leur doit une meilleure santé, des règles plus assidues et la disparition de l'éruption dartriforme ; mais tout le reste était dans le même état, il y a deux ans (1821), et a peut-être empiré depuis (1).

Après avoir eu l'occasion d'observer les exemples que nous venons de citer, et plusieurs autres que nous passons sous silence, parce qu'ils n'offrent rien de particulier, il était difficile de nous méprendre, quant à la nature de la maladie d'Anthier, laquelle se présentait, d'ailleurs, sous les formes les plus évidentes. Nous ne pouvions être trompé par la supposition d'une affection syphilitique ; et celle d'une complication de cette même espèce n'aurait pu nous engager à faire usage du mercure, parce qu'il est suffisamment connu, et que nous avons observé qu'il est constamment nuisible en pareil cas.

Le malade ne présentait aucun autre symptôme de l'affec-

---

(1) Nous avons revu cette jeune personne depuis : elle a éprouvé les symptômes d'une tumeur blanche dans l'articulation du genou droit, qui a été guérie très-heureusement, et dont nous raconterons l'histoire ailleurs. Il nous suffit de faire remarquer ici, que, tandis qu'elle n'a pu obtenir le moindre soulagement dans la maladie du bras, que cette dernière a même augmenté sous nos yeux, à la suite de nouveaux érysipèles, la malade a obtenu la guérison d'une lésion organique des plus graves, et dont deux célèbres praticiens avaient désespéré.

tion qui se montrait au scrotum, à moins que l'on ne veuille
considerer comme tel, le teint plombé dont la face était légèrement empreinte ; mais il assurait que cette couleur lui était
naturelle. D'ailleurs, il était difficile qu'une aussi grande masse,
qui ne pouvait manquer d'avoir des rapports avec l'abdomen,
n'eût pas altéré plus ou moins les fonctions de quelque viscère ;
et cette circonstance suffisait pour concevoir le phénomène qui
nous occupait : mais il n'y avait ni tubercules cutanés, ni
haleine fetide, ni raucidité, ni ulcères à la gorge, etc., etc.

Quelques personnes mal informées, et même quelques spectateurs qui ne connaissaient pas suffisamment les objets qu'ils
comparaient, ont cru que nous avions fait une opération de
sarcocèle, semblable à celle que le docteur *Imbert-Delonne*
pratiqua sur *Charles de Lacroix.* Il est notoire que nous avons
conservé toutes les parties sexuelles et abattu le scrotum seulement ; tandis que le docteur Imbert amputa le testicule
gauche. On peut voir, dans les deux planches qu'il a publiées, l'indication du cordon spermatique attaché à la tumeur
amputée ; celle de la section de ce cordon, qui se trouva
d'un volume tel, que l'on fut obligé de faire plusieurs ligatures
pour embrasser le tout. L'auteur dit expressément dans plusieurs passages de sa brochure, qu'il coupa le cordon spermatique très-haut, et que cet organe était fort engorgé. Il parle
bien des soins que lui coûta la conservation du testicule et de
la verge, qui furent mis à nu par la dissection ; mais c'est
du testicule droit dont il s'agit. Enfin, nous tenons de M. le
professeur Boyer, qui était du nombre des consultans qui
opinèrent contre l'opération, qu'il s'agissait d'un énorme sarcocèle au testicule gauche.

La dissection de la tumeur d'Authier, que l'opération elle-
même nous a donné l'occasion de faire, leverait tous les doutes,
s'il pouvait en subsister encore, sur le caractère de la maladie.

Dans les grandes sections qu'il a fallu faire à droite et à gauche ,
pour poursuivre les testicules, à plus d'un pied de distance
des anneaux , et pour les dégager, la peau s'est trouvée fort
épaisse , dure, de la consistance d'un cuir à demi-tanné : ces
phénomènes y étaient d'autant plus marqués , que l'on se rapprochait davantage du fond du scrotum. Dans la section qu'il
fallut faire de bas en haut , depuis l'espèce de caverne par
où les urines s'échappaient , jusque vers le pubis , et qui servit à trouver la verge et à la mettre à nu, l'ancien prépuce se
trouvait compris d'abord : on s'assura par là , que ce point,
qui avait été le siége primitif de la maladie , avait fourni le
développement de l'espèce de champignon qui recouvrait en
avant le méat urinaire. Là , l'épaisseur de la peau n'avait pas
moins de trois pouces , et les inégalités qu'elle présentait partout , étaient bien plus grandes dans ce point. Malgré la
coloration que cet organe présentait dans les régions où il
était le plus profondément affecté , il fournissait peu de sang
par les incisions : on y distinguait peu de vaisseaux d'un
volume remarquable ; on n'en vit pas un seul variqueux. Le
tissu cellulaire était partout visiblement distendu : ses lames
étaient alongées , interceptaient des espaces très-grands ; la
plupart d'entre elles étaient à moitié opaques , d'un blanc de
perle , et semblaient devoir cette altération à quelque travail
inflammatoire qui en aurait augmenté l'épaisseur , ou qui aurait versé sur leurs propres surfaces , ou dans les espaces
intermédiaires , une couche de fausse membrane qui se serait
conservée. Les aréoles de ce tissu , d'ailleurs très-dense , contenaient de la sérosité , dont une partie, coulante et qui se répandit pendant l'opération ; une partie, louche , blanchâtre, consistante , et qui ne quittait pas les cavités qui la renfermaient,
quoique ces dernières fussent ouvertes. L'une et l'autre contenaient de grandes proportions d'albumine, et se prenaient en

masse par le feu ou par l'action des acides. Dans ce tissu cellulaire on voyait ramper des vaisseaux sanguins : ils étaient rares, alongés, droits, assez déliés et médiocrement sous-divisés. On distinguait aussi sans peine, les vaisseaux lymphatiques ; ils paraissaient nombreux et surtout volumineux. En avant du cordon spermatique, nous remarquâmes des points graisseux , dont l'assemblage nous en imposa un instant pour un épiplocèle, dont le sac eût été fort mince et fort transparent : c'est le seul point où la graisse se soit montrée. Le muscle crémaster semblait avoir servi à isoler le cordon spermatique et à le préserver de toute atteinte de la maladie : au moins, régnait-il dans toute sa circonférence , une sorte d'atmosphère celluleuse , où ce tissu jouissait de toutes ses propriétés naturelles , et pouvait être déchiré avec les doigts , chose impossible partout ailleurs.

D'après cette description , il est impossible de ne pas reconnaître l'éléphantiasis , un symptôme de cette affection que les Arabes ont assez bien décrite , et combien la maladie différait de celle pour laquelle *Charles de Lacroix* subit une opération si grave. Cette dernière maladie était réellement un immense sarcocèle , dont la tumeur pénétrait en partie dans l'abdomen , à travers l'anneau et le canal inguinal fortement dilatés ; maladie qui s'est reproduite , selon l'usage , dans les viscères de l'abdomen , et à laquelle le malade a succombé. Celle que nous avions sous les yeux, n'intéressait point les testicules ; elle affectait la totalité du scrotum et du fourreau de la verge , elle était le symptôme d'une diathèse toute différente de celle du cancer.

Nous savions bien que l'amputation a été proscrite pour les cas de cette espèce ; mais , d'un côté, nous savions aussi que notre confrère, le docteur Delmas , chef des travaux anatomiques de cette Faculté , avait pratiqué , avec le plus grand succès , l'amputation du bras dans des conditions tout-à-fait semblables. D'un autre côté , notre malade était robuste, sain, et le poids de la tumeur avait attiré sur son propre collet , la peau saine des parties environnantes ; en sorte que des tégumens intacts se présentaient comme d'eux-mêmes , pour former de nouvelles enveloppes aux parties sexuelles. La dissection de ces dernières devait rendre l'opération longue et pénible ; mais notre malade avait cette constitution froide et ce courage tranquille, qui rendent la douleur beaucoup moins redoutable.

Nous avions vu *Lajoux* à Toulouse , dont la Société de Médecine de cette même ville a publié l'histoire et le dessin , et nous savions qu'à la dissection de son cadavre, on avait trouvé , en outre des circonstances ordinaires de l'*andrùm*, une hernie scrotale volumineuse : nous concevons même que cette complication peut avoir lieu dans quelques cas de cette espèce, par le même mécanisme qui produit ce qui est connu sous le nom de *hernies graisseuses*. On sait que le tissu cellulaire *sous-péritonéal*, venant à se charger de graisse vers l'une des ouvertures vasculaires des aponévroses abdominales , peut dilater l'issue voisine, se faire jour sous les tégumens , entraînant le péritoine , de manière à lui faire former, dans ce point, un petit sac déjà situé hors du ventre, et dans lequel un viscère peut s'engager à la première occasion. De même , les symptômes de l'éléphantiasis venant à se déclarer dans le scrotum , il est possible que la maladie intéresse d'abord le tissu cellulaire de la région inguinale , comme nous l'avons vu deux fois débuter par celui de la région pubienne. Or , l'endurcissement de ce tissu peut s'étendre jusqu'au péritoine , par le canal inguinal; la chose peut arriver même, consécutivement , la maladie ayant débuté par tout autre point. Le poids que les parties acquièrent , peut opérer le déplacement du péri-

toine , et former ainsi un sac herniaire , dans lequel les viscères se précipiteront plus tard , s'il survient de leur part des
conditions favorables. Tel a sans doute été le cas de Lajoux ,
tel pouvait être celui d'Authier ; et nous devions approfondir
cette difficulté. Nous avions fait remarquer le volume du ventre,
lequel se trouvait dans des rapports trop naturels avec l'embonpoint dont le malade jouissait , pour permettre la supposition
du déplacement de la moitié des viscères , comme la chose
avait lieu chez Lajoux. Chez celui-ci, le ventre avait subi un
aplatissement remarquable et manifestement hors de proportion , par rapport à la maigreur du corps. On y remarquait
aussi , que le collet de la tumeur était moins distinct, bien
plus large et plus épais ; qu'il avait entraîné la peau de l'une
et l'autre région iliaque ; que cette partie de la tumeur avait
la forme cylindroïde, et que les tégumens y étaient fortement
distendus dans tous les sens. Chez Authier, au contraire ,
le collet était extrêmement prononcé ; et bien qu'il fût fort
volumineux et qu'il s'étendît d'une aine à l'autre et jusque
devant l'anus , la peau tiraillée de haut en bas entre ces trois
points , recouvrait le pédicule , de manière à lui donner la
forme d'une masse aplatie sur trois faces , et formait sur
chacune d'elles , et surtout vers les aines , un grand nombre
de plis verticaux , où elle n'avait pas perdu sa consistance
naturelle. Cet état de choses rendait très-probable que rien ne
s'était échappé par l'anneau inguinal ; ou bien , qu'il ne pouvait y avoir encore qu'une hernie fort médiocre. Le malade
était tout-à-fait exempt de coliques ; par conséquent , s'il y
avait une hernie de peu d'importance par son volume , elle
devait aussi être libre, et sa réduction devait être facile et se
faire spontanément, toutes les fois que le malade s'asseyait ou
s'étendait. Cette complication , que rien ne rendait probable,
pouvait-elle être un obstacle au projet que nous avions formé ?

D'après notre plan , après avoir disséqué les lambeaux , nous devions aborder de suite la région de l'anneau inguinal et y découvrir le cordon spermatique. Un sac herniaire devait se faire remarquer , s'il existait : une dissection particulière n'eût probablement pas été nécessaire pour l'isoler ; il aurait suffi de l'isolement du cordon spermatique , qui était déjà dans notre plan, pour voir à nu la hernie tout entière , sans que le sac fût intéressé. Alors nous aurions réduit les viscères déplacés , et nous les aurions fait contenir par les doigts d'un aide , pendant le reste de l'opération.

Mais si , à la faveur de la constitution et du courage du malade , de la disposition particulière de la tumeur, l'opération était physiquement praticable, l'était-elle aussi sous le rapport médical? Cette question attend toujours ceux qui osent entreprendre des choses insolites : nous ne craignons pas de l'aborder, parce que nous ne serons jamais déterminé que par l'intérêt de la Science.

Sans chercher à approfondir la recherche des circonstances géographiques, ou de toute autre influence locale qui contribuent au développement des maladies de cette espèce, nous pouvons considérer , comme suffisamment démontré , que ces influences existent, puisque leurs résultats se montrent dans quelques points particuliers de la terre. Il est démontré aussi, que le pays où notre malade a pris naissance et qu'il a le plus habité , est un de ceux que cette maladie semble affectionner. On peut donc établir qu'Authier a été exposé aux influences locales propres à produire la maladie qu'il portait ; mais on ne peut méconnaître qu'il s'en est mieux défendu que tout autre , surtout en considérant que sa constitution n'était pas douée de conditions négatives, par rapport à ces influences. Une fois la capacité pour la maladie établie de la part de la constitution , plusieurs autres symptômes pouvaient avoir lieu ;

car nous les avons vus réunis sur les mêmes individus dans le même pays. Au moins , un symptôme de cette importance pouvait-il affaiblir la constitution et faire languir les fonctions principales : nous pouvons assurer que, dans le grand nombre de ceux que nous avons vus atteints d'éléphantiasis , à Perpignan et ailleurs , aucun ne jouissait d'une bonne santé , pour peu que les symptômes fussent prononcés. Or , il n'aura échappé à personne, que, chez Authier , toutes les fonctions étaient intactes ; que l'embonpoint s'était conservé ; que les muscles n'avaient rien perdu du beau développement et de l'énergie qui leur étaient naturels ; que l'affection locale n'avait exercé aucune influence débilitante sur l'ensemble de la constitution ; qu'il n'existait , surtout , aucun autre symptôme de la même maladie.

Quelles sont les méthodes de traitement (1) , général ou local , dont l'expérience a constaté l'utilité, et qu'il eût été convenable d'employer , au lieu d'une entreprise chirurgicale et d'une grande importance? Nous ne connaissons , à cet égard, que des conjectures sans fondement , ou des entreprises malheureuses , fondées sur des erreurs.

Quelles méthodes de traitement naturelles pourraient être

---

(1) Nous saisissons avec empressement cette première occasion qui nous est offerte par nos travaux , pour payer notre tribut d'admiration à la mémoire d'un homme dont le nom et les travaux auraient suffi pour illustrer la Compagnie à laquelle il a appartenu. La distinction que *Barthez* a introduite entre les méthodes de traitement des maladies , en naturelles, analytiques et empiriques , est lumineuse , et commode pour les discussions , autant que pour les applications de la science. En employant un langage consacré par ce savant Professeur , nous croyons remplir un devoir pieux, et tout à la fois employer une sorte de formule algébrique propre à simplifier la question.

employées , **contre** une maladie dans l'histoire de laquelle on ne connaît pas de solution spontanée ? Eh ! avec quelle défiance ne doit-on pas accueillir des observations de guérison opérée par des sueurs, ou telle autre évacuation augmentée , quand il s'agit d'une maladie qui ne se complète qu'à la faveur d'un grand nombre d'années , qui présente , dans sa longue durée , un grand nombre de périodes par lesquelles on pourrait compter ses progrès , et dans l'intervalle desquelles on remarque des alternatives de pire et de mieux également passagers ! Il est aisé de s'en laisser imposer par quelqu'un de ces derniers phénomènes ; et l'histoire tout entière de la vie du malade, à la suite de l'événement qui paraît avoir influé d'une manière heureuse sur son état , est nécessaire pour permettre quelque induction raisonnable. Que faire donc des faits dans l'histoire desquels on voit que , au bout de quelques mois , il est survenu , pendant l'emploi de tel ou tel moyen , des évacuations qui ont produit des changemens avantageux, dont on espérait la confirmation ? Il est évident que ce sont autant d'observations incomplètes , qui peuvent bien tenir éveillée l'attention des praticiens; mais qui ne peuvent nullement servir à les éclairer , et qui ne sont susceptibles d'aucune application.

Les méthodes analytiques supposent la connaissance de l'étiologie de la maladie, des élémens qui la composent , de l'ordre selon lequel ils s'engagent , et de l'importance respective qu'ils gardent entre eux. Aucune donnée positive sur ces questions , ne résulte encore de l'application de l'étude à la marche et aux phénomènes de la maladie qui nous occupe. Nous regardons , non pas seulement comme douteux , mais comme absolument nul, ce qui a été dit à cet égard , dans le *Journal de la doctrine physiologique.* Pour croire que , dans les affections de l'ordre de celle qui nous occupe , il n'y a qu'inflammation et ses résultats ordinaires, il faut ne l'avoir jamais observée, n'avoir jamais eu l'embarras de diriger des malades de cette espèce. Et pour ne laisser aucun doute sur notre conviction et notre bonne foi, nous citerons, par anticipation, un fait que le docteur Bonnet, de Montpellier, publiera sans doute en détail, concernant un jeune pharmacien couvert de tubercules d'éléphantiasis. Il s'est attaché, en admettant l'hypothèse que nous venons de citer, à disputer par de fréquentes applications de sangsues, un œil menacé de destruction, et d'autant plus précieux, que l'autre avait déjà péri de la même manière. Nous pouvons assurer que, si l'on parvenait quelquefois à retarder de la sorte les progrès d'un tubercule, c'était pour en voir bientôt plusieurs autres le remplacer. Ainsi, tandis que l'on attaquait un symptôme, accompagné, sans doute, d'inflammation, comme le sont tous ceux qui amènent et réalisent les lésions organiques, la cause subsistait et reproduisait les mêmes effets. Nous ajouterons même, que les choses ont toujours conservé la même marche, soit que l'on eût appliqué un fort petit nombre de sangsues et produit seulement un dégorgement local, soit que, multipliant excessivement leurs piqûres, on eût produit une grande évacuation, capable d'étendre ses effets à l'ensemble de la constitution. Le traitement analytique de l'éléphantiasis, est un champ vaste et entièrement inconnu, dont il est à souhaiter que l'exploitation puisse tenter un jour, ceux qui possèdent au plus haut degré la perspicacité et l'aptitude pour l'observation des maladies, et qui, par un excès que la gratitude et la plus noble émulation peuvent bien rendre excusable, pensent que l'on peut réduire toute la médecine-pratique à la décomposition intellectuelle d'une maladie dans ses élémens constitutifs, et aux abstractions que cette opération de l'esprit peut enfanter.

Les méthodes empiriques ont seules été tentées avec quelque

suite, et peuvent devenir la matière de quelques réflexions.
Mais elles n'ont jamais eu pour base que quelque erreur, ou
quelque fausse analogie, ou la simple curiosité. Ainsi, les
tubercules de la peau, les ulcérations, les tuméfactions des
parties génitales, ont d'abord donné l'idée d'une affection syphilitique, et l'on croyait s'aider à concevoir la raison des différences que l'on ne pouvait manquer de remarquer, entre les
symptômes de l'une et ceux de l'autre maladie, par la supposition, tout-à-fait gratuite, d'une dégénération que le temps
aurait introduite dans la syphilis. On oubliait ainsi, que la nature
ne forme pas de monstres, et que, dans la production des lésions
organiques, comme dans la perpétuation des espèces créées,
elle ne s'écarte pas du type propre à chaque espèce. Il a fallu
être désabusé par l'expérience, et apprendre d'elle, non-seulement que la syphilis n'emprunte pas les formes de l'éléphantiasis, mais encore que les moyens par lesquels on guérit le
plus souvent la première, ne manquent guère de nuire, quand
ils sont employés contre la seconde de ces deux affections.

De même, les gerçures plus ou moins profondes de la peau,
les ulcérations superficielles de cet organe, la consistance des
exudations fournies par ces solutions de continuité, que l'air
dessèche ordinairement, sous forme de croûtes jaunâtres, ont
inspiré l'idée d'une comparaison avec les affections dartreuses.
De là, l'emploi des préparations chimiques dont le soufre ou
l'antimoine font la base ; celui des diverses substances végétales
qui ont joui de quelque réputation pour le traitement des
dartres, et dont l'inefficacité, dans ces cas, est pleinement
démontrée par l'observation, surtout si l'on n'admet son
témoignage qu'avec la circonspection qui convient à l'étude
d'une affection aussi prolongée. Il n'aurait tenu qu'à nous de
tirer parti de l'espèce de soulagement passager que nous avons
obtenu, dans un cas de cette nature, par les bains hydro-

sulfurés et par l'usage intérieur du soufre ; mais la vérité nous est trop chère pour avoir le désir d'en imposer , et nous savons trop combien la persévérance de l'engorgement est propre à démentir tout espoir mal conçu , pour pouvoir nous méprendre. Il n'y a d'exact , sur ce point , qu'une seule observation générale : il est très-ordinaire que l'on ne puisse employer long-temps , impunément , les préparations chimiques dont les substances métalliques font la base ; le plus souvent, les symptômes de la maladie en sont exaspérés.

La qualification d'affection lymphatique, que cette maladie a reçue , n'est que l'expression bien vague du résultat des efforts que l'on a faits dans l'intention de connaître le système d'organes qu'elle intéresse particulièrement. En admettant comme démontré , ce qui est loin de l'être , que le système lymphatique fût le siége spécial de la maladie, il resterait à déterminer quel genre d'altération il aurait subi; ou du moins , empiriquement, quelle influence l'art peut exercer sur cette altération inconnue. Nous ne repousserons pas l'idée d'une sorte de phlogose légère, prolongée , pour ainsi dire permanente , qui aurait augmenté le volume des lames du tissu cellulaire , confondu un grand nombre d'entre elles , oblitéré les favéoles intermédiaires , dilaté les vaisseaux lymphatiques , augmenté les sécrétions séreuses, gélatineuses , albumineuses, etc. Mais ces phénomènes développés spontanément , rarement isolés , se multipliant dans les diverses régions du corps, sont des résultats; ils ont une cause qui leur est commune et qui doit être attachée à la constitution : or , cette cause est inconnue jusqu'à présent, et ne paraît avoir aucune similitude avec les principes qui constituent la cause nécessaire de ce que nous appelons *diathèse* (1).

---

(1) Nous sommes aussi éloigné de blâmer que d'imiter le ton de mépris de certains écrivains , à l'égard de ceux qui font usage d'un

On ne peut que louer les intentions de ceux qui s'efforcent d'agrandir et de multiplier les ressources de la thérapeutique, et l'on doit caractériser ainsi l'idée d'employer, dans les cas de l'espèce qui nous occupe, les préparations arsenicales; mais on ne peut se dissimuler que le conseil d'un essai aussi délicat, n'est fondé sur aucune donnée positive, si ce n'est l'extrême activité des préparations de cette espèce ; et jusqu'à ce que des succès incontestables viennent encourager les praticiens, on ne saurait les blâmer d'un peu de timidité, et d'une répugnance que l'observation a justifiée, en faisant connaître des désordres irréparables dans les voies digestives, dans un grand nombre de cas où ces mêmes substances avaient été administrées comme fébrifuges. Comme on l'a vu par un des faits rapportés ci-dessus, nous avons essayé l'arséniate de soude, et nous n'avons rien observé qui puisse nous encourager dans son administration en semblable cas.

Nous étions absolument sans ressources contre une affection grave, qui privait le malade de tout moyen d'être utile à sa famille et à lui-même, qui le frappait ainsi de nullité au milieu de sa jeunesse, et tandis qu'il jouissait de toute sa force et de la vigueur d'une bonne constitution. Nous nous sommes tracé une route nouvelle. Le résultat condamne-t-il l'entreprise ? Faut-il y renoncer désormais ? Nous ne le pensons pas.

---

langage reçu, que l'on veut bien appeler suranné, et qui admettent l'existence d'affections, sinon spécifiques, du moins très-distinctes entre elles, et fort différentes de toute autre. Le langage de la Science pourra changer, lorsque l'on pourra mettre des faits plus exacts à la place de ceux que l'on possède. Mais, il ne suffit pas, pour cela, de substituer des hypothèses à d'autres hypothèses, et encore moins de mettre les unes ou les autres à la place des faits.

L'événement qui a terminé la carrière d'Authier, est un abcès au foie : il est remarquable par sa position, la rapidité de sa marche, et la nature des matières qu'il contenait.

Le foie était adhérent au diaphragme dans toute la moitié droite de ces deux organes ; par conséquent, le péritoine avait, dans les deux feuillets opposés et dans une assez grande étendue, été enflammé. L'abcès, quoique très-grand, était situé près de la face supérieure du viscère : ainsi, le péritoine a dû être intéressé de bonne heure. On a trouvé des signes évidens de l'inflammation de la plèvre droite, dans les points contigus de ses deux feuillets, et même de celle du poumon : par conséquent, l'inflammation du péritoine et du diaphragme avait été très-intense. Cependant, peu de temps auparavant, le malade jouissait, à Montpellier, d'une santé parfaite : ce fait serait attesté, au besoin, par une population entière. Peut-on supposer une inflammation aussi intense dans deux membranes séreuses aussi capables de la ressentir et de la manifester, dans une clandestinité parfaite ; et n'est-il pas bien plus probable que la maladie commençait, lors de l'arrivée du malade à Perpignan, époque à laquelle remontent, en effet, les premiers symptômes ?

La matière contenue dans la cavité de l'abcès, était brune, comme celle qui résulte ordinairement de la suppuration du foie provenant d'une inflammation aiguë. Il n'y avait point de pus blanc, point de flocons blancs ou jaunâtres, nageant dans de la sérosité lactescente, comme on l'observe dans les abcès froids ou chroniques du foie, et provenant de la fonte de tubercules. On n'a trouvé dans le reste du viscère, ni tubercules crus ou déliquescens, ni toute autre sorte de lésion organique ; mais bien l'injection sanguine qui succède toujours à une vive inflammation de son tissu.

La marche rapide de la maladie est encore fort remarqua-

ble , si , comme nous le croyons , il faut dater son origine de
l'arrivée du malade à Perpignan. L'exactitude de cette con-
jecture est corroborée par la remarque qui a été faite touchant la couleur naturelle des muscles : l'absence de toute
teinte ictérique et le ton rouge de la fibre musculaire , tandis
qu'il existait une suppuration au foie , ont paru former un
contraste singulier. Ces remarques, qui sont d'un grand intérêt
et qui ont été faites loin de nous , par tout autre que nous ,
s'accordent avec les données précédentes , pour faire considérer l'abcès comme une affection aiguë , et pour exclure
toute idée de lésion organique préexistante , et qui aurait eu
des rapports avec la cause de l'affection du scrotum.

Il résulte de cette analyse , qu'il a été possible d'apprécier
exactement , *à priori* , l'état des organes intérieurs , de connaître avec certitude l'isolement de l'affection extérieure ;
condition sans laquelle toute entreprise eût été impossible.
Il en résulte aussi , que la suppuration du foie doit avoir eu
quelque cause secondaire. L'intempérance naturelle au malade,
et à laquelle il se livrait bien plus volontiers dans la joie que
son salut lui inspirait , peut bien être considérée comme la
cause essentielle de cet accident. La participation du foie à
l'acte de la digestion , pouvait être aisément transformée en
irritation , par le travail pénible que devaient susciter des
repas abondans et désordonnés; l'irritation que des aiimens
trop copieux et des boissons alcoholiques prises sans mesure ,
devaient exercer sur l'estomac et l'intestin grêle , pouvait se
propager aisément jusqu'au même organe. L'équitation et des
danses violentes et prolongées , devaient lui imprimer des secousses dangereuses. Enfin , la suppression d'une grande masse
que la constitution alimentait auparavant , avait dû établir une
pléthore relative , comparable à celle qu'éprouvent d'abord
les amputés. Cette dernière considération nous avait fait gour-

mander Authier, lorsqu'il se permit sous nos yeux , les premiers excès de bouche , et nous porta à lui recommander fortement la sobriété et un régime presque tout végétal , lorsque nous le renvoyâmes dans sa famille : c'est encore sur les mêmes vues que reposaient les sages conseils du docteur Massot , dont le malade tira si peu de profit.

Nous nous serions bien moins appesanti sur les détails de ce fait et les réflexions qu'il nous a suggérées , s'il ne nous paraissait d'un grand intérêt d'établir si l'on peut chercher dans les moyens chirurgicaux , des ressources utiles pour quelques cas d'éléphantiasis , ou s'il faut s'en abstenir ; si l'exemple que nous avons donné pourra être suivi , lorsqu'il sera possible de s'assurer que la diathèse n'a produit que le seul symptôme que l'on se propose de combattre , ou s'il faudra se garder de l'imiter. Pour nous , qui ne nous dissimulons aucune de nos obligations , nous croyons pouvoir déclarer que la chose nous paraît exempte de danger , et tout aussi praticable , dans les mêmes hypothèses , que l'amputation d'un cancer , ou celle d'un membre à l'occasion d'une maladie articulaire , ou de toute autre lésion organique.

Nous terminerons cet article , par l'insertion d'une observation de la même espèce , qui nous a été communiquée par notre modeste ami, le docteur Talrich , de Perpignan , et qui contient des détails d'un grand intérêt.

*Histoire d'un Éléphantiasis, développé aux
parties sexuelles d'une femme, et guéri
par l'opération ; communiquée par* M. le
docteur Talrich, *de Perpignan.*

« *Thérèse Soulès*, âgée de 51 ans, est native du bourg
d'Ils, en Catalogne. Cette femme, douée d'un tempérament
bilioso-nerveux et d'une sensibilité extrême, était encore dans
son enfance, lorsqu'elle vit paraître à ses parties sexuelles, une
petite tumeur du volume d'une cerise, sans pédicule, assez
dure au toucher, et sans changement de couleur à la peau qui
la recouvrait. Elle se trouvait située à peu près à l'endroit
où le mont de Vénus se confond avec la commissure antérieure
des grandes lèvres, et ne paraissait être que le résultat de l'intumescence de ces parties.

» Cette tumeur, qui augmentait à mesure que la jeune Thérèse
avançait en âge, avait déjà acquis, à l'époque de la puberté,
le volume d'une pomme ordinaire.

» Thérèse, née de parens peu favorisés de la fortune, servait
en qualité de domestique, une dame qui l'aimait avec toute
la tendresse d'une mère. Celle-ci, effrayée des progrès de la
tumeur, se décida à la soumettre à l'examen d'un homme
de l'art. Un médecin fut appelé; et après avoir attentivement
considéré cette excroissance, il se résolut à ne rien entreprendre pour sa guérison, pensant qu'à son âge, Thérèse devait
tout espérer des efforts de la nature, et que la première apparition des règles, qui déjà commençaient à se faire pressentir,
pourrait amener une révolution des plus heureuses pour la
résolution de la tumeur.

»Bercée par les douces illusions de cette flatteuse espérance , Thérèse s'abandonnait avec confiance à des promesses rassurantes , mais trompeuses , et dont elle ne fut que trop tôt désabusée. L'excroissance , au lieu de diminuer insensiblement , comme on le lui avait prédit , s'accrut avec tant de rapidité , que , quatre ou cinq années après , elle égalait en grosseur un melon , et qu'à l'âge de 51 ans , époque à laquelle je la vis pour la première fois , elle pendait entre ses cuisses jusqu'à trois pouces au-dessus des genoux , son plus grand diamètre étant de quatorze pouces , et sa circonférence , prise horizontalement, d'un pied et demi.

»Thérèse relevait en arrière ce corps incommode par son volume, et après l'avoir assujetti dans cette position , à l'aide d'un suspensoir , elle était libre dans sa démarche ; elle pouvait même s'asseoir sur la tumeur, sans éprouver aucune douleur. Cependant, ce n'était qu'en relevant cette masse en avant et jusqu'à la hauteur de l'ombilic , qu'elle pouvait uriner avec facilité , et laisser voir parfaitement à nu ses parties sexuelles. La portion antérieure des grandes lèvres, voisine de leur commissure , et particulièrement celle du côté droit , faisait partie de ce corps ; et le clitoris , considérablement alongé par son poids , se trouvait caché au-dessous du pédicule de l'excroissance , mais pas assez, néanmoins , pour qu'on ne pût le palper dans toute sa longueur : le reste des parties était dans un état d'intégrité parfaite (1).

»Des circonstances alarmantes , auxquelles la malade était loin de s'attendre , au lieu d'abattre son courage , ne servirent , au contraire , qu'à le relever. Elle se soumit avec résignation à courir les chances d'une opération douloureuse : elle vint

____

(1) Voyez planche **XXXI** , fig. 1.re

implorer mes soins ; elle vint enfin réclamer ces ressources
chirurgicales, que je lui avais tant de fois offertes, mais en vain.

» Quelques accès fébriles, qu'elle attribue à un excès de travail ; un dépôt assez considérable qui se forma dans la tumeur,
et qui s'ouvrit, deux ou trois jours après, dans le centre de
sa face antérieure ; une suppuration abondante qui jeta la
malade dans un grand épuisement ; les craintes qui furent la
suite naturelle de ces événemens imprévus : voilà les motifs
déterminans de sa résolution inespérée.

» Les succès que venait d'obtenir récemment M. *Delpech*,
dans l'opération d'une maladie semblable, mais pratiquée sur
un homme, et que l'étendue de la tumeur et les obstacles
en tout genre dans le procédé opératoire employé par cet
habile praticien, rendaient encore plus remarquable, m'inspirèrent de la confiance, et je me décidai à faire l'opération.

» Thérèse, préparée depuis huit jours par une diète sévère,
et un purgatif administré l'avant-veille du 24 décembre, jour
fixé pour l'opération, fut placée sur une table peu élevée,
couverte d'un léger matelas. Elle était couchée sur le dos,
les cuisses écartées, maintenue dans cette position par plusieurs
aides. La tumeur était relevée et soutenue dans un état de
tension, par M. Dô, élève intelligent, sur lequel je pouvais
compter. Je pratiquai, au point d'insertion de cette excroissance, avec un bistouri légèrement convexe sur son tranchant,
deux incisions latérales, semi-elliptiques de haut en bas, et
réunies à leur sommet. Je disséquai, dans le même sens, et
légèrement, les deux petits lambeaux que je devais conserver
pour la réunion, jusqu'à ce que j'eus rencontré le clitoris,
que je dégageai alors, par la dissection de son enveloppe,
avec la plus grande facilité. Je terminai l'ablation de cette
tumeur, par la section ménagée des tégumens qui la tenaient
inférieurement confondue avec la commissure antérieure des

grandes lèvres. Une hémorragie assez considérable , fournie par une quantité de très-petites artérioles , alarma un peu la malade ; mais l'appareil que nous lui appliquâmes , composé de quelques gâteaux de charpie très-fine , recouverts d'amadou , de compresses et d'un bandage en **T** , suspendit cette effusion de sang , qui se répéta , néanmoins , mais sans danger , quelques heures après que la malade eut été placée dans son lit. Trente-six heures après l'opération , l'appareil se trouvant baigné de pus et d'urine , fut changé et remplacé par un gâteau de charpie sèche , appliqué sur la réunion des deux lambeaux , que je recommandai à la malade de maintenir dans cet état , par le rapprochement des cuisses. Très-peu de fièvre fut observée les jours suivans : la malade commença à prendre un peu de nourriture ; et l'entière cicatrisation de la plaie , accompagnée de l'accroissement progressif des forces de la malade , fut obtenue trente-deux jours après l'opération.

» Cette maladie pourrait être confondue , au premier abord, avec le développement extrême des nymphes, que l'on observe communément chez les Hottentotes. Mais la plus légère attention suffit pour garantir de cette erreur ; car , l'espèce de tablier qui a excité la surprise de tant de voyageurs , n'est qu'un prolongement excessif des petites lèvres , tandis que , chez Thérèse Soulés , au contraire , la tumeur avait pris naissance au-dessus des grandes lèvres , et sa forme était à peu près celle d'une poire. De sorte qu'en ne considérant que les caractères distinctifs de cette affection , on ne saurait lui trouver d'analogie , soit par sa position et son développement , soit par sa configuration et sa structure, qu'avec la tumeur de Jean-Baptiste Authier , de Perpignan , opérée par M. *Delpech*. Cette maladie , qui ne paraît être que le produit de l'intumescence successive des tégumens , est connue généralement sous la dénomination d'éléphantiasis. Cependant , M. Alibert lui a donné le nom d'*oschéo-chalasie*, lorsqu'elle a pour siége les parties sexuelles de l'homme ou de la femme.

» L'abondante suppuration survenue par l'ouverture du dépôt de la tumeur dont je viens de tracer l'histoire, avait considérablement diminué son poids, puisqu'elle n'a pesé, après l'opération, que trois kilogrammes et demi (1). »

Ce fait intéressant présente plusieurs circonstances dignes de remarque, et sur lesquelles nous arrêterons un instant l'attention des lecteurs.

La malade est originaire de la Catalogne, et n'a pas cessé d'habiter dans le voisinage des rives de la Méditerranée ; d'un autre côté, la maladie a commencé à un âge tendre, sans aucune provocation accidentelle, et de manière à ne pas laisser de doute sur l'action d'une cause inhérente à la constitution, et que l'on peut appeler humorale ; en troisième lieu, la description exacte et concise de l'état des choses, et la gravure exécutée sur un dessin d'après nature, fait sous les yeux de l'auteur, démontrent clairement qu'il s'agissait d'un symptôme d'éléphantiasis. On voit, par ce nouvel exemple, qu'en effet, le voisinage de cette mer, dans toute l'étendue de ses rivages, est favorable au développement de cette maladie, et nous pouvons assurer qu'elle est réellement l'éléphantiasis. Nous avons vu, à Montpellier, des Catalans, des habitans du royaume de Grenade, des environs de Cadix et de Cadix même, présenter,

____

(1) Voyez, planche XXXI, fig. 2, la parfaite restauration des formes primitives, obtenue à la faveur de l'opération.

sur diverses parties du corps , et notamment aux pieds , aux mains , à la face, l'intumescence , l'endurcissement, les rugosités de la peau qui le caractérisent ; nous avons eu quelques occasions de comparer cet état avec les symptômes de la même maladie, sur des individus venant de la Havane , etc. , et nous avons trouvé la plus parfaite ressemblance entre les uns et les autres. Ceux qui voudront comparer la planche qui représente l'état des parties , dans ce dernier fait, et celle qui représente l'aspect de la maladie d'Authier , seront frappés de la ressemblance.; et si l'on compare la marche lente , le développement successif de la maladie dans les deux cas, on les trouvera absolument identiques.

Celui de Thérèse présente, cependant, une circonstance parculière et qui mérite quelque attention : il est survenu un abcès qui s'est ouvert et qui s'est terminé par une cicatrice solide. Nous avons déjà fait remarquer que l'intumescence du tissu cellulaire sous-cutané ne participe pas toujours à la maladie ; qu'elle n'est long-temps qu'une infiltration, un véritable œdème , qui ne passe que lentement à l'état spécifique qui caractérise et constitue l'éléphantiasis dans la peau. Nous avons cité des faits , et ils auraient pu être bien plus nombreux, qui prouvent que la compression fait disparaître cet œdème , sans rien changer à l'état des tégumens malades ; que cet effet peut être obtenu , tant que l'affection du tissu cellulaire ne participe pas à celle de la peau; qu'à mesure que le temps s'écoule , cet effet de la compression devient de moins en moins complet , et enfin nul; que cette infiltration, qui semble préparer ou préluder constamment à la réalisation de l'état éléphantiaque dans le tissu cellulaire , a lieu constamment dans les parties de ce dernier organe qui sont en rapport immédiat avec les points de la peau où ce même état existe déjà; enfin , il doit paraître évident que cet œdème est symptomatique ; et en le jugeant

surtout, d'après sa situation et ses rapports avec le foyer ou les
foyers de l'affection principale, on le considérera moins comme
le résultat d'un obstacle mécanique dans la circulation sanguine
ou lymphatique, que comme la conséquence d'une influence
vitale et immédiate, exercée par les tégumens malades sur le
tissu cellulaire correspondant.

L'abcès dont ce même tissu cellulaire a été le siége, et la terminaison simple qu'il a eue, est aussi propre que les résultats de
la compression, à démontrer la simplicité de cet état, et ses
différences, par rapport à celui de la peau correspondante. En
effet, lorsque la collection purulente a été formée, une ouverture
spontanée a eu lieu; et le pus étant évacué, les parois de la
cavité qui l'avaient contenu, se sont resserrées successivement,
se sont confondues, l'espace a été oblitéré, et une cicatrice
solide a fermé l'ouverture. On voit, à la régularité avec laquelle
les phénomènes provenant de l'inflammation se sont succédés,
que le tissu primitif et les propriétés vitales n'avaient point
éprouvé d'altération grave et capable de changer notablement
la marche et le sort des affections accidentelles. Une cause suffisante d'irritation ayant produit un foyer inflammatoire capable
d'amener la formation du pus, la marche de l'abcès n'a rien
présenté d'insolite. Au contraire, lorsque la peau, déjà frappée
de l'altération qui constitue l'éléphantiasis, est atteinte de l'érysipèle, ou d'une inflammation qui lui ressemble beaucoup, il
n'y a plus de résolution à espérer, ou du moins, elle ne s'opère
pas complétement. La peau ne perdra plus le volume nouveau
qu'elle vient d'acquérir; elle retient même, dans la suite, la
couleur violacée, ou de *lacque*, que l'inflammation lui a donnée:
l'épiderme ne se desquame pas, et la peau, inégalement engorgée, devient rugueuse, verruqueuse, tuberculée, dure, et quelquefois d'une sensibilité obscure. Qu'il survienne, en cet état,
des ulcérations, comme il arrive fort fréquemment, il ne faut

plus espérer de cicatrisation ; l'inflammation *ulcérative* est désormais ineffaçable , quelques moyens qu'on lui oppose. Les ulcérations s'étendent souvent au-delà du tissu dermoïde ; elles siégent alors , autant dans le tissu cellulaire que dans la peau : l'inflammation est aussi tenace dans l'un que dans l'autre de ces organes, et la cicatrisation y est également impossible. Ces remarques nous paraissent propres à confirmer nos observations précédentes, relativement à l'état du tissu cellulaire comparé à celui de la peau , lorsque celle-ci a déjà subi l'altération qui constitue la maladie dont il s'agit, tandis que le tissu cellulaire se laisse déprimer par la compression ; et par rapport à l'identité d'état entre la peau et le tissu cellulaire, lorsque la tuméfaction de ce dernier est persistante , et ne se laisse plus altérer par la compression. Il est évident que, dans la tumeur de Thérèse , le tissu cellulaire a été long-temps dans l'état de simple infiltration symptomatique : on conçoit ainsi , comment l'abcès qui est survenu , a *plutôt diminué qu'augmenté* le volume de la masse totale, sans cependant que cet accident ait pu rien changer à l'état des choses sous tout autre rapport.

Comme dans l'exemple d'Authier , quelqu'une des parties sexuelles a été confondue dans la tumeur , sans être atteinte par l'altération morbifique essentielle. En effet, comme la verge et les testicules avaient été enveloppés dans la maladie principale, sans y participer ; de même aussi, le clitoris avait subi un alongement considérable , qui n'a pas empêché qu'il ne fût conservé, après avoir été isolé par la dissection. Ces parties n'ont pu être tellement détournées de leur situation primitive , tellement distendues , qu'à la faveur d'un alongement soutenu. Cependant, comment le fourreau, le scrotum , séparés l'un de la verge , l'autre des testicules , par une si grande quantité de tissu cellulaire extrêmement lâche , ont-ils pu agir sur les parties sous-jacentes et les distendre à ce point , si le tissu cellulaire

n'eût été lui-même affecté , au point d'être absolument inexten-
sible ? L'affection spéciale s'étendait donc , exclusivement, jusqu'aux tissus propres de la verge, du clitoris, des testicules ,
des cordons testiculaires, et le tissu cellulaire immédiat de ces
mêmes parties était le seul qui eût échappé à cette altération ;
en sorte qu'il a pu ne rester aucune trace de cette dernière aux
parties conservées , moyennant le soin de porter la dissection
jusqu'à la couche de tissu cellulaire qui les enveloppait immédiatement, et qui devait se trouver saine. Tels sont, en effet, les
soins que nous prîmes dans notre opération , et l'état dans lequel
nous trouvâmes les choses ; telles doivent être aussi, les conditions qui ont engagé notre confrère à nous imiter , sous ce rapport, et à disséquer le clitoris pour le conserver. Une couche
de tissu cellulaire mince , souple, transparent , extensible , en
un mot naturel, sous tous les rapports, enveloppait immédiatement la verge, les testicules et leurs cordons. Un état semblable
devait exister autour du clitoris. Cette espèce d'atmosphère
plongée au milieu de la masse énorme du scrotum , et qui semblait destinée à protéger les parties qu'elle renfermait ; cette
sorte de barrière que la maladie n'a pu franchir, nous permit
d'isoler assez exactement les parties à conserver , pour qu'elles
fussent exemptes d'affection , et assez rapidement , pour ne pas
donner à la totalité de l'opération une durée funeste. Nous pouvons certifier que, sans cette différence dans la consistance et
la texture des parties renfermées dans la tumeur , il eût été
impossible de disséquer sans s'égarer, les organes que nous
parvînmes à conserver ; et puisque notre confrère a réussi
à disséquer et conserver le clitoris , dont le volume est bien
moindre , il est évident que cet organe s'est trouvé dans le
même état.

Les rapports que nous venons de signaler entre ces deux
faits, nous paraissent bien remarquables. Peut-on espérer de

retrouver les choses dans le même état, dans des cas analogues? Le tissu cellulaire sous-cutané serait-il le seul auquel la maladie, procédant de la peau, pourrait s'étendre? L'idée de *Bordeu*, touchant l'atmosphère celluleuse des organes, serait-elle aussi vraie qu'ingénieuse; et les conditions que le voisinage, la continuité prochaine, communiqueraient au tissu cellulaire immédiat des organes sexuels, les mettraient-elles en état de résister à l'altération au milieu de laquelle ils sont plongés ? Cette donnée, si elle était acquise par des recherches suffisantes, serait bien encourageante, et permettrait d'entreprendre, avec beaucoup plus de confiance, une opération que nous croyons, d'ailleurs, fort praticable. Ces réflexions sont propres à faire regretter que l'on ait négligé les occasions de vérifier par la dissection, l'état des muscles, des tendons, des aponévroses, des ligamens, etc., dans les cas où la maladie intéresse un membre.

Au reste, rien ne prouve mieux l'état sain des parties réservées à la faveur de la dissection, que les résultats des deux opérations que nous comparons ici : nous avons obtenu le recollement complet et rapide des lambeaux de peau, avec la surface des testicules, de leurs cordons et de la verge. Quelque temps après la guérison, tout engorgement avait disparu à tel point, que le tissu cellulaire propre à ce nouveau scrotum, permettait aux testicules de parcourir de grands espaces, aussi librement qu'ils le font dans le scrotum naturel. On pouvait les conduire devant l'anneau inguinal, sans qu'ils entraînassent la peau qui les recouvrait ; ils étaient ainsi relevés par la contraction du muscle crémaster, qui avait été conservé, et qui ne soulevait pas en même temps l'enveloppe cutanée. Ils retombaient par leur propre poids au fond de cette poche, sans qu'il s'ensuivît la moindre difformité dans aucun point des tégumens. Aussi, avions-nous pu nous renfermer, en formant les deux lambeaux propres à restituer le scrotum, dans des portions saines des tégumens qui correspondaient aux côtés du haut de la tumeur. Mais, en traçant la forme du nouveau fourreau de la verge sur la partie antérieure de la tumeur, où la maladie était bien plus étendue, nous fûmes entraîné à anticiper un peu sur les limites de l'affection : la très-petite portion de peau altérée que nous avions comprise dans le lambeau hexagone, se trouvant correspondre à l'extrémité du fourreau, fut frappée de mortification. Il semble, en effet, qu'en l'état où elles sont mises par la maladie, les parties qui en sont atteintes, se refusent au développement de l'inflammation traumatique, et périssent plutôt par l'action des causes capables de la produire. La verge, les testicules, le clitoris, ne se sont pas mortifiés : donc ils n'étaient point atteints par la maladie spécifique, quoique ces parties y fussent plongées, et qu'elles n'aient pu en être retirées que par une dissection.

Nous ne pouvons négliger de faire remarquer que l'on serait dans l'erreur, en imaginant que l'extrémité du lambeau dont nous formâmes le fourreau de la verge, pouvait être plus mince que le reste, et trop pour être conservée. Le contraire est ce qui a eu lieu : nous avions réservé là, plus d'épaisseur qu'ailleurs; ce point de la peau était engorgé, mais nous crûmes qu'il n'y avait que de l'œdème; que l'infiltration devant disparaître par un suintement immédiat, l'épaisseur des parties en serait diminuée. Nous nous trompions : l'affection spécifique de la peau avait pénétré jusque dans ce point, et telle fut la véritable cause de sa mortification. A l'exception de ce seul point, tout ce qui a été conservé dans ces deux opérations, était sain, et la maladie ne s'est pas reproduite. Thérèse a été opérée en décembre 1811; elle jouit encore d'une fort bonne santé, et des fruits de l'habileté de notre confrère, qui n'a pas craint de nous suivre dans une carrière insolite, mais qui a beaucoup d'analogues.

SUR LES TUMEURS

PAR DES KYSTES.

OBSERVATION PREMIÈRE.

Rose N....., originaire de S.ᵗ-Hippolyte, dans le département du Gard, habitant Montauban, célibataire, âgée de 24 ans, douée d'une forte constitution, issue de parens sains, et n'ayant elle-même jamais eu de maladie sérieuse, éprouva, à l'âge de 19 ans, et sans cause connue, un engorgement circonscrit et indolent dans la région thyroïdienne. On crut d'abord qu'il survenait un bronchocèle; et cette opinion fut celle de tous les praticiens qui examinèrent son état, jusqu'au dernier moment. Cependant, elle n'avait jamais habité de vallée profonde, ni de pays froid et humide; elle n'avait point été exposée à des cris, des vociférations violentes : on ne pouvait assigner aucune cause raisonnable au développement de cette tumeur. Un grand nombre de conseils furent donnés, tantôt par les gens de l'art, tantôt par les commères ou les empiriques; mais rien ne put empêcher la tumeur de faire des progrès continuels, et de parvenir à un volume énorme.

Elle se rendit à Montpellier, en mai 1815, dans l'intention d'implorer les secours de l'art, et de se résoudre à l'extirpation de sa tumeur, si on la jugeait praticable. Elle nous fit demander, dans l'hôtel où elle était descendue; et une autre praticien s'étant présenté sous notre nom, promit de pratiquer l'opération que la malade souhaitait avec beaucoup d'ardeur. Elle alla visiter quelques parens dans le lieu de sa naissance, et revint quelques jours après, se placer à l'hôpital S.ᵗ-Éloi, pour y subir l'opération promise.

La malade fut étonnée et affligée de sa déception et de la différence de notre opinion, par rapport à sa tumeur : il lui en coûtait beaucoup de renoncer à une espérance qu'elle regardait comme la seule et la dernière ; et l'idée que ce n'était pas nous qui l'avions vue la première fois, et qu'on ne pouvait nullement songer à l'extirpation, manqua la réduire au désespoir. Cependant, il ne paraissait pas possible de rien entreprendre : la tumeur était plus volumineuse que la tête de la malade ; elle s'étendait depuis toute la base de la mâchoire inférieure qu'elle recouvrait, jusque sur le sternum, dont elle débordait en partie la face antérieure. Elle n'avait pas moins d'étendue d'un côté à l'autre : elle recouvrait le larynx et le pharynx ; elle écartait les muscles sterno-mastoïdiens, les artères carotides et les veines jugulaires, qui en étaient soulevées ; elle formait une saillie considérable à droite et à gauche derrière les deux muscles écartés, et s'appuyait, presque à nu, sur la partie antérieure des apophyses transverses des vertèbres cervicales.

La douleur de cette pauvre fille nous affligeait vivement ; et dans le désir de lui être utile, examinant de nouveau la tumeur avec beaucoup de soin, nous remarquâmes que les deux muscles sterno-mastoïdiens étant fortement distendus, la portion de tumeur qui était comprise entre eux, faisait une saillie distincte, de la forme d'une portion de sphère, et qu'elle différait du reste

par la consistance : partout ailleurs, cette masse nous paraissait
molle, ou plus consistante, et granulée; dans ce seul point, elle
était uniformément tendue, élastique, et nous y sentions une
sorte de fluctuation qui nous paraissait encore douteuse. Plutôt
dans l'intention de la consoler, que dans celle de rien entreprendre, nous dîmes à la malade que, peut-être, sa tumeur contenait
un liquide, que nous pourrions nous en assurer par une ponction, et que, s'il en était ainsi, nous pourrions entreprendre
autre chose. L'éclair n'est pas plus prompt que l'effet de ces
paroles; et perdant de vue, tout aussitôt, ce qu'elles avaient de
douteux, la malade ne voulut admettre aucune différence entre
un tâtonnement incertain, et une opération capitale et son
succès lui-même. Elle se livra à tous les élans d'une joie inattendue, et ne nous laissa plus un instant de repos que nous
n'eussions fait la ponction. Elle y fut préparée, pendant une
semaine, par un régime ténu, deux laxatifs et la boisson du
petit-lait; après quoi, nous procédâmes d'après les principes
suivans.

La tumeur pouvait être un kyste séreux; elle pouvait être un
véritable bronchocèle; elle pouvait avoir une autre structure,
sans ou avec une cavité intérieure; et dans ce dernier cas,
son tissu pouvait être parcouru par des vaisseaux sanguins, plus
ou moins volumineux. Cependant, les seuls vaisseaux artériels
que nous eussions à craindre dans cette région, étaient les
artères thyroïdiennes, ou plutôt leurs rameaux; et en nous
rapprochant du centre de l'intervalle des muscles sterno-mastoïdiens, nous devions ne rencontrer que leurs dernières
ramifications. Néanmoins, une intumescence aussi considérable
pouvait avoir changé les dimensions des vaisseaux, presque capillaires. Pour ces motifs, nous préférâmes l'usage du trocart plat,
afin que la piqûre ayant la forme régulière d'une très-petite
incision, nous pussions, au besoin, en rapprocher exactement

les côtés, au moyen d'une compression médiocre, et obtenir une réunion immédiate, même malgré l'interposition de quelque peu de sang extravasé. La réunion nous semblait ne pouvoir manquer, au moyen de ces précautions, si la tumeur était un bronchocèle ; et nous avions par-devers nous, des preuves que nous pouvions compter sur un semblable résultat, quand bien même la tumeur serait cancéreuse, et dans la supposition que la fluctuation que nous sentions, proviendrait de l'une des cavernes que l'on trouve souvent dans l'épaisseur de ces tumeurs, et de l'ichor qu'elles renferment. Cette masse pouvait être scrofuleuse, contenir des agglomérations de tubercules; et la fonte de ces derniers pouvait donner lieu aux phéno-mènes que nous observions dans le point central : dans ce cas, l'évacuation de la matière pultacée dans laquelle les tubercules dégénèrent et du pus mal élaboré qui s'y trouve mêlé , pouvait être favorisée par un agrandissement convenable de la piqûre ; cette dernière faisait alors partie essentielle des soins locaux que la lésion organique réclamait, et l'éclaircissement qui devait en résulter, donnait ouverture à des méthodes de traitement déterminées. Si la fluctuation que nous ressentions n'était pas illusoire, si elle était produite par une collection liquide, celle-ci devait être le résultat de l'exhalation d'un kyste, dont la dissec-tion était absolument impossible , mais qui pouvait être attaqué par d'autres moyens; et si la réplétion de la cavité, une nouvelle distension du kyste , pouvait nous paraître, après la ponction, une condition favorable au succès du traitement radical , nous pouvions l'obtenir en cherchant à déterminer la réunion immé-diate de la piqûre, chose qui devait être aisée après l'usage de l'instrument que nous avions choisi.

Nous le plongeâmes donc, perpendiculairement à la surface extérieure, dans le milieu de l'intervalle des muscles sterno-mastoïdiens, sur une ligne qui aurait séparé le tiers inférieur

des deux tiers supérieurs de la région antérieure du cou. Nous
éprouvâmes une grande satisfaction, lorsque, retirant le poinçon
du trocart, nous vîmes s'élancer par sa canule une colonne de
sérosité citrine, un peu visqueuse, mais très-coulante : on
en recueillit de la sorte plus de quatre livres.

Nous réfléchissions, pendant que ce liquide s'écoulait, au
parti que nous prendrions, lorsque, la tumeur étant presque
entièrement vidée, il vint du sang par la canule. D'abord il
était en petite quantité, et mêlé à ce qui restait de sérosité ;
peu à peu la proportion s'en augmenta ; bientôt il coula par
par la canule, et il devint évident qu'il remplaçait les dernières
quantités de sérosité qui s'écoulaient. Le sang était rouge et
manifestement artériel, mais il s'écoulait et s'extravasait sans
effort ; en sorte qu'il était à peu près certain qu'il n'était fourni
que par un vaisseau médiocre. Il était évident qu'il s'était trouvé
sur le passage du trocart, qu'il en avait été blessé ; et, puisque
le sang tombait dans la cavité de la tumeur avant de paraître
au dehors, sans forcer l'ouverture des tégumens pour se montrer
dans le contour de la canule, le vaisseau blessé devait ramper
à la surface du kyste.

Nous fûmes sur le point de glisser le long de la cannelure du
trocart, la pointe d'un bistouri droit, et de faire une incision
qui nous laissât la liberté de voir et de lier le vaisseau lésé ;
mais nous essayâmes de comprimer les parties sur la canule
même qui les pénétrait, et le volume de la tumeur cessa de
s'accroître. Dès-lors, ayant retiré la canule, nous fîmes un pli
transversal composé des tégumens et de la partie antérieure du
kyste, dans le lieu de la piqûre, et nous le donnâmes à tenir à
un aide. Plusieurs d'entre eux se relevèrent de deux en deux
heures, pendant tout le jour. Par ce soin, la compression fut
solidement continuée, l'hémorragie fut suspendue, et la tumeur
fut occupée, en partie, par du sang coagulé, dont la proportion

pouvait être le dixième, environ, de la capacité totale du kyste.

Nous laissâmes séjourner ce corps étranger, dont la présence ne pouvait manquer de provoquer l'inflammation, qu'il était désormais important d'établir. Il survint, en effet, de la douleur, de l'engorgement ; la tumeur se développa complétement et parvint à son volume primitif : mais ce dernier phénomène ne pouvait provenir de la continuation de l'hémorragie, car les forces ne diminuaient pas dans la proportion d'une aussi grande perte de sang ; il y avait, au contraire, de la fièvre, et dans des rapports assez exacts avec l'étendue et l'intensité apparente de l'inflammation. Le développement de la tumeur devait donc venir de la formation d'une collection purulente, amenée par l'inflammation du kyste.

Le douzième jour de la piqûre, la sensibilité de la tumeur était grande et répandue également dans toute sa circonférence. On pouvait appréhender qu'une plus longue durée du séjour des produits de l'inflammation, et de la fièvre qui en était le symptôme, donnât trop d'importance à cette dernière, et qu'il en résultât des inconvéniens dans la suite : d'ailleurs, la peau ne pouvait tarder à s'enflammer et s'ulcérer dans un ou plusieurs points, pour expulser les corps étrangers ; et ce travail de la nature n'aurait pas manqué de laisser des difformités, qu'il était possible d'éviter. Nous fimes sur la partie antérieure et inférieure de la tumeur, tout contre le bord antérieur du muscle sterno-mastoïdien gauche, et parallèlement à sa direction, une incision d'environ deux pouces. Nous la pratiquâmes avec un bistouri convexe, afin de diviser successivement la peau, le tissu cellulaire et la paroi correspondante du kyste, en nous laissant le loisir d'examiner l'état de ces parties avant de les attaquer. Nous n'intéressâmes aucun rameau vasculaire digne de remarque. Le kyste était épais, rouge et injecté à sa face intérieure, fort dis-tendu, et rempli d'un mélange de sang coagulé, à moitié

décomposé, de sérosité roussâtre, lactescente, de pus mal
élaboré, et de masses albumineuses en partie adhérentes. Après
l'avoir complétement vuidé, nous en parcourûmes l'intérieur
avec les doigts, et nous reconnûmes que, par sa paroi postérieure,
il recouvrait le larynx et le pharynx ; il formait sur les côtés,
deux replis qui pénétraient à droite et à gauche, jusque sur
la colonne vertébrale, laquelle en était recouverte. Les vaisseaux, et sans doute les nerfs de la région jugulaire, avaient
été détournés de la colonne vertébrale, et transportés à droite
et à gauche, avec les muscles sterno-mastoïdiens : on sentait à
l'intérieur et à l'extérieur, les battemens des artères carotides
déplacées. Supérieurement, la tumeur parvenait jusqu'à la base
de la mâchoire inférieure, et la recouvrait : on y sentait la saillie
formée par les glandes salivaires. Inférieurement, le kyste semblait avoir suivi les muscles du larynx et de l'os hyoïde ; il
pénétrait aussi profondément qu'eux derrière le sternum : là,
le kyste était assez mince pour permettre de mieux distinguer
la structure de la trachée-artère. Il débordait en devant, sur la
face antérieure du sternum, où il semblait former une sorte de
sac distinct. Partout, et surtout en arrière et sur les côtés, nous
distinguâmes des bosselures inégales, consistantes, qui n'étaient
pourtant pas fort sensibles au toucher.

La cavité du kyste fut remplie, sans effort, mais avec assez de
soin, de tampons de charpie liés : il nous paraissait important
de mettre en contact tous les points de la surface intérieure avec
ces corps étrangers, afin d'établir partout un égal degré d'inflammation. Cette garniture fut laissée pendant trois jours de
suite, ayant soin de remédier à l'affaissement qu'elle subissait,
par l'addition journalière de nouveaux tampons, que l'on dirigeait vers le haut de la cavité, où se faisait le vide.

Lorsque ce pansement fut renouvelé à fond, nous trouvâmes
dans le sac une grande quantité de sérosité lactescente, dont

une partie avait été absorbée par la charpie, et le reste était libré dans la tumeur, et entraîna une assez grande quantité d'albumine sous forme de lames, de masses irrégulières, opaques, et paraissant avoir été organisée et mortifiée consécutivement. Les tampons de charpie furent remplacés par de nouveaux ; toute la cavité fut garnie mollement, mais exactement.

La fièvre, qui, depuis l'ouverture du kyste, avait beaucoup diminué, se maintenait au point où elle avait été réduite. Le pouls était un peu fréquent, la température était un peu haute ; il y avait quelques douleurs pendant l'acte de la déglutition, et quelques quintes de toux. La malade prenait avec quelque empressement du petit-lait et de l'eau de veau, qui faisaient sa boisson ordinaire. Ces phénomènes augmentaient un peu sur le soir, après un léger refroidissement qui se faisait sentir surtout aux reins. De petits frissons se manifestaient aussi dans le cours de la journée ; mais ils n'étaient pas suivis de chaleur. La malade ne prenait pour toute nourriture, que trois bouillons dans les vingt-quatre heures.

Six pansemens furent faits à cinq jours d'intervalle l'un de l'autre : cette distance nous parut plus propre à déterminer une inflammation générale et soutenue dans toutes les parties du kyste. La matière qui s'écoulait dans l'intervalle et pendant les pansemens eux-mêmes, prenait tous les jours plus de consistance et se rapprochait de plus en plus de la nature du pus, et l'irritation du larynx et du pharynx se dissipait.

Nous étions au quarante-cinquième jour de la piqûre, et au trente-troisième de l'incision : la charpie ne pénétrait plus en aussi grande quantité, ni aussi facilement, parce que la capacité du kyste avait diminué et que l'ouverture était rétrécie. Les pansemens étaient d'ailleurs douloureux ; et nous fûmes contraints, pour cette dernière raison, de ne plus remplir la cavité avec autant de soin. Mais nous laissâmes toujours les pansemens à une grande distance entre eux : ils en étaient moins fatigans, et leur rareté, loin de nuire aux progrès de la coarctation du kyste, semblait plutôt la favoriser, en permettant à l'inflammation de diminuer assez rapidement. En effet, dans l'intervalle d'un pansement à l'autre, au lieu d'être contraint d'introduire de nouvelle charpie, comme dans les premiers jours, nous étions obligé de retrancher quelques tampons, qui étaient expulsés spontanément. A cette époque, les douleurs et la suppuration avaient beaucoup diminué, et la fièvre avait totalement cessé. Nous accordâmes à la malade quelques alimens solides, qui furent bien supportés.

Jusqu'au soixante-dixième jour, les progrès furent rapides : il avait fallu renoncer successivement à l'introduction de tous les tampons de charpie ; il ne restait qu'un sinus étroit, se dirigeant vers la partie inférieure, jusque derrière le sternum, et garni de chairs fongueuses. Il fournissait une assez grande quantité de pus liquide et demi-transparent. Le nitrate d'argent fondu y fut porté à plusieurs reprises ; nous le poussâmes même jusqu'au fond, en nous servant d'une des bougies armées que nous employons pour les coarctations de l'urètre. Cet état se maintint jusqu'au quatre-vingt-dixième jour, époque à laquelle l'incision fut solidement cicatrisée. Alors, la peau de la région antérieure du cou était ridée, plissée, vergetée, comme celle de l'abdomen d'une femme qui a fait plusieurs enfans, et qui est accouchée depuis peu.

La malade sortit de l'hôpital, dans les premiers jours du mois d'août, complétement guérie, et bien plus parfaitement que nous n'avions osé l'espérer.

OBSERVATION II.

Au mois de mars 1816, nous trouvant à Gignac, près de
Lodève, nous fûmes consulté pour un jeune garçon de 12 ans,
qui portait depuis sa plus tendre enfance, sur le côté gauche
du cou, une tumeur qui avait acquis successivement un très-
grand volume. Elle avait commencé au bas de la région jugulaire, où elle avait d'abord le volume d'une aveline ; elle était
sphérique, libre de toute adhérence et complétement indolente.
Elle fut confondue avec des engorgemens glandulaires que le
malade avait eus et qu'il avait encore dans la même région et
dans d'autres parties du corps, et dont quelques-uns avaient
formé autant d'abcès froids. Cependant, cette dernière tumeur
s'accrut indéfiniment, ne s'enflamma pas comme les autres,
et gênait les mouvemens du cou et de la mâchoire : c'est surtout, pour ces dernières raisons, que nous fûmes consulté. La
tumeur avait acquis un volume égal à celui de la tête d'un
enfant à terme : en s'accroissant ainsi, elle s'était d'abord
étendue jusqu'à la clavicule ; puis elle s'était élevée jusqu'au
niveau du lobe de l'oreille et de la fosse zygomatique, et s'était
glissée sous l'angle de la mâchoire. Nous engageâmes les
parens de cet enfant à le conduire à Montpellier, et il fut
admis, le mois suivant, à l'hôpital S.¹-Éloi.

Le maladie était semblable à la précédente, à cela près
du volume, qui était moindre. Elle était molle, élastique, fluctuante et un peu transparente : par conséquent, le diagnostic
en était bien plus simple ; car, elle était bien plus évidemment formée par un kyste séreux et la collection liquide qui
en est la conséquence. Mais le muscle sterno-mastoïdien qui
en recouvrait la partie antérieure, et qui, croisant oblique-

ment sa partie supérieure , la comprimait et la bridait dans
ce point, laissait des doutes sur quelques-uns de ses rapports ;
ces doutes ne pouvaient être éclaircis , aussi bien que ceux qui
pouvaient subsister relativement à la nature de la maladie elle-
même , qu'en usant d'une méthode semblable à celle du cas
précédent.

En conséquence , une ponction fut faite dans le point de
la tumeur où ses parois parurent le moins épaisses , lequel
répondait à sa partie postérieure et inférieure , en arrière de
l'extrémité inférieure du muscle sterno-mastoïdien. La canule
du trocart plat qui servit à cet usage , donna issue à plus
de deux livres de sérosité citrine , coulante , sans odeur, et
dont l'évacuation fut suivie de l'affaissement de la tumeur. Le
volume apparent de cette dernière et la quantité de sérosité sous-
traite , étaient dans d'assez exactes proportions ; ce qui ne permettait pas de supposer qu'une partie de la collection pût
provenir d'une source éloignée et inconnue. La nature de la
maladie était désormais démontrée par des symptômes qui ne
pouvaient nous en imposer ; toute l'étendue du kyste pouvait
être appréciée par le relief extérieur; et ses rapports pouvaient être exactement connus par d'autres moyens. Nous glissâmes une sonde cannelée le long de la canule du trocart ,
jusque dans le kyste ; elle servit de guide à la pointe d'un
bistouri étroit , à la faveur duquel nous transformâmes la
ponction du kyste en une incision de deux pouces d'étendue.

Nous eûmes ainsi la liberté de porter nos doigts dans l'intérieur de la tumeur, et d'en vérifier l'état. La membrane du
kyste recouvrait , par sa face profonde , les muscles scalènes ,
les vaisseaux , et sans doute aussi les nerfs de la région jugulaire , le côté correspondant du pharynx et du larynx. Immédiatement au-dessous de cette dernière partie , on sentait bien
distinctement la structure de la trachée-artère. La paroi super-

ficielle était recouverte et fortement bridée par le muscle sterno-
mastoïdien ; en sorte que , dans l'état d'affaissement de la
tumeur , elle présentait là , une sorte de détroit qui semblait
la diviser obliquement en deux parties : une supérieure et
antérieure , une inférieure et postérieure. Dans le haut , la
membrane du kyste était déployée sur la glande parotide, le
muscle ptérygoïdien et l'angle de la mâchoire. Dans le bas ,
elle s'étendait jusque' sur le côté interne et postérieur de la
clavicule. Partout le kyste était mince, poli, et avait toutes
les apparences des membranes séreuses ordinaires ou primordiales.

Des masses de charpie liées avec un fil ciré , furent intro-
duites dans cette vaste cavité, de manière à la remplir complétement , mais sans effort. Elles furent laissées en place pendant
six jours, durant lesquels le jeune malade fut tenu à un régime
sévère , privé de tout aliment solide, nourri de crèmes végétales seulement , et abondamment pourvu d'eau de veau et
d'eau de poulet pour boisson. Dès le premier jour , il survint de
la douleur et de la tension dans toute la tumeur ; le malade ne
dormit point; et sur le matin du lendemain, il survint un frisson
léger, suivi de chaleur et de soif, et dès ce moment , un petit
mouvement de fièvre fut établi. Il se fit aussi un suintement
séreux abondant, qui nous obligea de changer tous les jours les
pièces extérieures de l'appareil. La douleur s'accrut insensiblement ; elle se communiqua au larynx et au pharynx : aussi, sur-
vint-il de la toux et quelque difficulté dans la déglutition. Ces
circonstances nous obligèrent à faire deux saignées de cinq
onces chacune, qui furent pratiquées au bras, et qui parurent
avoir calmé ou diminué l'irritation. En renouvelant l'appareil,
nous diminuâmes aussi la quantité de charpie qui remplaçait la
première ; mais, en nous abstenant de toute violence, nous
eûmes grand soin de porter les corps étrangers dans la partie

supérieure de la cavité , en évitant l'obstacle que le muscle
sterno-mastoïdien formait.

Un pansement semblable fut renouvelé tous les six jours , et
toute la région latérale gauche du cou fut enveloppée d'un grand
cataplasme émollient. La suppuration devint abondante et bien
élaborée , et les douleurs et la fièvre diminuèrent dans les
mêmes proportions. Dès le seizième jour , la fièvre avait entièrement disparu ; et l'étendue du kyste était réduite à tel point ,
que sa partie supérieure n'admettait plus d'interposition , et qu'il
suffit de garnir de charpie la partie inférieure. Les douleurs
étaient nulles ; le malade , auquel on avait accordé des bouillons
de viande depuis six jours , demandait des alimens solides , qui
lui furent accordés.

Le vingt-cinquième jour , il ne restait plus derrière la plaie
extérieure , qu'un sinus étroit composé de deux branches , dont
l'une se dirigeait en haut vers l'angle de la mâchoire , et
l'autre en bas vers la clavicule. Un stylet ne pouvait les parcourir sans les ensanglanter ; mais il n'y avait point de séjour de
pus , et la compression n'en pouvait rien exprimer. Il en découlait dans l'intervalle des pansemens , une fort petite quantité
d'humeur , plutôt séreuse que purulente. Le nitrate d'argent fut
insinué dans l'un et dans l'autre , et porté aussi loin que possible.
Il ne fut fait que trois de ces applications , et chaque fois le
caustique était arrêté à une moindre profondeur.

Enfin , le trente-cinquième jour , la cicatrice était presque complète ; il ne restait qu'une très-petite plaie à l'extérieur. Le
malade sortit , quatre jours plus tard , complétement guéri , et
ne portant d'autres traces d'une tumeur aussi considérable , que
la cicatrice de la plaie que nous avions faite , et qui maintenant
est presque invisible.

OBSERVATION III.

Dans l'été de l'année 1811 , on nous adressa de Carcassonne , une fille de 24 ans, douée d'une grande taille et des apparences ordinaires d'une forte constitution, très-connue dans sa ville natale, qu'elle habite encore, par la difformité qu'elle portait.

A l'âge de 5 ans, le développement rapide de son corps et la régularité des traits annonçaient de belles proportions et une figure agréable : elle fit, à cette époque, une chute à laquelle on croit devoir attribuer les changemens qui survinrent depuis.

Une douleur se déclara dans la partie antérieure du crâne ; elle occupait vaguement toute cette région , tant qu'elle fut légère. Elle devint plus vive, et alors elle se rapporta plus distinctement au fond de l'orbite droite. La chute avait eu lieu sur la tête , et c'était l'occiput qui avait percuté le sol : on conçut des craintes qui durèrent autant que les douleurs , et qui s'évanouirent avec elles, sans qu'on eût mis en usage des moyens bien actifs. Cependant , l'œil droit commençait à être soulevé; les douleurs se renouvelèrent dans l'œil et dans l'orbite ; la conjonctive s'injecta et ne recouvra plus son état naturel. La saillie de l'œil faisait tous les jours de nouveaux progrès ; la vue s'affaiblissait de ce côté. L'exorbitisme devint peu à peu tellement excessif, que les paupières ne pouvant plus suivre le globe de l'œil dans son déplacement, leur ouverture se laissa distendre à tel point que l'œil y fut admis. Celui-ci renversa la membrane conjonctive , en sorte qu'il se trouva bientôt au sommet d'une éminence conique , dont le reste était formé par la conjonctive renversée et les deux paupières extrêmement distendues dans tous les sens. A ce point, la cécité devint complète. Dans la suite , la permanence de l'état inflam-

matoire dans une conjonctive renversée , prodigieusement distendue et toujours en contact avec l'air , donna lieu à tant
de phlyctènes sur la cornée , qu'elle en perdit sa transparence ;
mais , long-temps auparavant , la cécité était complète , sans
doute par l'effet de la distension extrême du nerf optique. Il est
vraisemblable que les douleurs ne cessèrent tout - à - fait , que
lorsque la désorganisation du nerf optique et la flétrissure du
globe de l'œil furent complètes.

Lorsque la malade fut admise à l'hôpital Saint-Éloi de Montpellier , voici quel était son état.

Une tumeur de plus de six pouces d'élévation, de forme
conique, semblait sortir de l'orbite droite : sa base formait une
circonférence circulaire de près de douze pouces ; elle présentait dans tout ce contour, une saillie osseuse cachée dans
l'épaisseur des parties molles , que l'on distinguait au toucher,
et que l'on reconnaissait aisément pour la base de l'orbite prodigieusement agrandie. Ce rebord circulaire s'étendait de la
racine du nez en haut vers la tempe , en s'élevant beaucoup
plus vers le front que le niveau de l'arcade sourcilière du
côté gauche : une déviation manifeste de la substance osseuse
semblait avoir transporté le côté externe du rebord orbitaire ,
bien plus loin vers la tempe qu'à l'ordinaire ; il était même
évident que la fosse temporale en avait perdu une partie de
son étendue , antérieurement. Inférieurement, ce rebord , fortement dévié en bas et en devant , avait pris la place de l'éminence malaire ; ou plutôt, l'os de la pommette avait été déjeté
en bas et en devant , déplacé et déformé, par le même effort
qui avait agrandi si prodigieusement la cavité orbitaire : l'os
maxillaire supérieur en avait été chassé en bas et aplati dans
le même sens , en sorte que la moitié droite de l'arcade dentaire supérieure était située plus bas que celle du côté opposé.
Cette difformité avait abaissé l'angle droit de la bouche , et

contourné le nez à gauche sur sa longueur , ce qui donnait aux traits du côté droit de la face un air de *dissociation* (1) fort singulier (2). Sur le côté interne , l'os ethmoïde avait aussi été déjeté , ce qui repoussait aussi la racine du nez de droite à gauche , et achevait de le contourner sur la longueur.

Le sourcil , les deux paupières , avaient été singulièrement distendus et repoussés vers la circonférence. On remarquait en dessus et en dessous , une ligne à peine sensible , chargée de quelques cils plus nombreux en dessus qu'en dessous , et qui marquait le bord libre des deux paupières : en avant de celui de la supérieure seulement , régnait une rainure superficielle , où l'on reconnaissait quelques traces des follicules sébacés du cartilage tarse. On retrouvait aussi quelques vestiges des points lacrymaux , surtout du supérieur. A l'exception du point central et le plus culminant de la tumeur , tout le reste de la surface présentait une sorte de tissu cutané artificiel , provenant de l'endurcissement de la conjonctive renversée et constamment exposée au contact de l'air , depuis 21 ans : sa transformation n'était pas telle que la surface ne fût encore d'une grande délicatesse , qu'elle ne se laissât encore enflammer très-souvent , et recouvrir aisément de phlyctènes qui , en se desséchant , formaient des croûtes minces et adhérentes. Cette surface était encore humectée , quelquefois par un reste de la sécrétion de la glande lacrymale , que d'aussi grands changemens n'avaient sans doute pas entièrement flétrie.

Enfin , vers le point central du sommet du cône que la tumeur représentait, on voyait sur une surface fort peu étendue,

---

(1) Voyez la planche XXX.
(2) Ce que les artistes appellent « une tête qui n'est pas ensemble. »

une demi-teinte bleue , seule trace de la situation de la cornée transparente.

On remarquait quelquefois , pendant les plus forts clignotemens du côté sain, un léger mouvement du côté malade , dans les points qui correspondaient aux paupières sur le contour de la tumeur.

La totalité de cette dernière était rénitente , élastique , fluctuante ; et ces caractères étaient bien plus marqués vers le sommet et immédiatement au-dessous de ce point , auquel avait dû correspondre le bord libre de la paupière inférieure.

Il était démontré pour nous, qu'un kyste s'était engendré dans le fond de la cavité de l'orbite , que son accroissement progressif avait donné lieu à l'exorbitisme, au renversement des paupières, à l'inflammation permanente de la conjonctive, aux taies de la cornée , à la distension du nerf optique, à la cécité , et à l'atrophie du globe de l'œil. Il était donc bien évident qu'une méthode de traitement quelconque , ne pouvait avoir pour but que la diminution de la difformité, qui était véritablement horrible. Il n'était pas probable qu'il fallût admettre d'autre supposition touchant l'étiologie de la maladie : la malade jouissait d'une forte constitution , et sa santé était bien trop parfaite pour faire appréhender une lésion organique , laquelle serait devenue d'autant plus dangereuse, qu'elle aurait déjà duré 21 ans. C'est dans cette intention que l'opération suivante fut entreprise.

Nous choisîmes le point de la tumeur où les parois du kyste nous parurent le plus minces et où la fluctuation nous parut le plus évidente ; il se trouva correspondre un peu en arrière du point où avait dû exister le bord libre de la paupière inférieure : c'est là que nous plongeâmes la lame d'un bistouri droit et étroit, qui donna issue à de la sérosité limpide, ou plutôt légèrement citrine. Cette remarque étant faite , nous donnâmes de suite à l'incision pratiquée par le bistouri, deux pouces d'étendue dans le sens transversal. Le doigt indicateur fut porté aussitôt dans la cavité, et nous constatâmes de la sorte que le kyste occupait la totalité de l'orbite et l'avait prodigieusement agrandie. Il est vraisemblable que la membrane qui le formait, s'était fréquemment enflammée : elle était tellement épaissie, qu'elle faisait corps avec les parties environnantes, sans qu'il fût possible d'en distinguer aucune; elle présentait même à l'intérieur, des nodosités, qui marquaient, sans doute, les points où l'inflammation avait été le plus fréquente ou le plus prolongée. En devant et vers le sommet de la tumeur extérieure, on distinguait à peine un peu plus d'épaisseur, qui marquait les restes de l'œil, flétri et presque entièrement effacé. Les parties s'affaissèrent, après l'évacuation complète de la sérosité, mais en conservant une consistance proportionnée à l'épaississement que le tout avait acquis.

Nous garnîmes l'intérieur de cette cavité avec des masses de chapie liées avec du fil ciré, et nous attendîmes le développement de l'inflammation qui devait survenir.

Il se fit d'abord un suintement séreux très-abondant, qui devint dans la suite lactescent et purulent. Ce ne fut pas sans avoir donné lieu, d'abord, à des frissons vagues et légers, et ensuite à un état fébrile bien manifeste. Mais un symptôme singulier, produit évidemment par l'idiosyncrasie, et qui accompagna jusqu'au bout le travail inflammatoire que nous avions provoqué, fut une douleur dans l'estomac et les entrailles, accompagnée de soif et de vomissemens par intervalles; en un mot, une véritable gastro-entérite, que nous ne pûmes jamais éteindre complétement, que lorsque l'oblitération du kyste fut entière, et lorsque nous pûmes nous dispenser d'y introduire aucun corps étranger.

Nous ne renouvelions à fond les pansemens, que de six en

six jours, afin d'épargner au kyste toute l'irritation inutile, tout en y maintenant le degré d'inflammation nécessaire pour déterminer son oblitération. Pendant un mois entier, la cavité intérieure ne se réduisait pas et admettait toujours la même quantité de charpie. Au bout de ce temps, les parois perdirent une partie de leur consistance ; elles étaient revêtues d'une couche complète de bourgeons celluleux, mollets, faciles à ensanglanter par le moindre contact. Alors aussi, elles commencèrent à se coarcter, et la cavité à se réduire ; de sorte que, avec de bien moindres quantités de charpie, on la garnissait suffisamment.

Le soixantième jour de l'opération, la tumeur extérieure était réduite à la moitié de son volume primitif, tandis que la cavité intérieure était réduite aux conditions d'un sinus étroit, qui ne pouvait admettre qu'une mèche fort mince. Cette disproportion venait de ce que les parois du kyste et les parties environnantes, avec lesquelles elles étaient depuis très-long-temps entièrement identifiées, avaient contracté un engorgement tel, qu'il rendait une raison suffisante de toute la différence. Aussi, n'y avait-il encore que peu de rides aux tégumens : cependant, la rétrocession était déjà telle, que le repli qui régnait en avant de la paupière supérieure, était augmenté, et avec lui l'humidité des points environnans de la conjonctive. En sorte que les pièces d'appareil dont la tumeur était enveloppée à l'extérieur, étaient souvent collées à cette surface par le desséchement des humidités qui les avaient pénétrées d'un pansement à l'autre ; ce qui nous obligea à interposer un corps gras, pour éviter les violences dont les pansemens pouvaient être accompagnés.

Il se passa trois mois avant que la résolution eût réduit toutes les parties à leur volume naturel ; mais enfin, à cette époque, le nitrate d'argent fondu ayant été souvent insinué dans le sinus auquel tout le kyste était réduit, toute la cavité intérieure fut effacée et la cicatrisation complète. Dès ce moment, nous observâmes de jour en jour une plus forte rétraction vers le fond de l'orbite, du point auquel a dû correspondre la cornée transparente, et la formation progressive de grandes rides, formant évidemment deux systèmes, dont l'un supérieur et l'autre inférieur (1). C'est alors que les douleurs et les vomissemens cessèrent tout-à-fait: alors aussi, la malade qui avait beaucoup maigri pendant tout ce traitement, reprit de la santé et de l'embonpoint; soit que la cessation de toute irritation dans l'orbite eût dissipé des sympathies douloureuses qui . avaient entravé la nutrition ; soit que la malade qui avait montré beaucoup d'impatience jusque-là, ait conçu alors seulement, l'espérance d'une guérison prochaine.

La malade est sortie de l'hôpital, quatre mois après son entrée, avec une difformité infiniment plus tolérable que celle qu'elle y avait apportée ; elle n'avait plus de tumeur énorme s'élevant de l'orbite : il est très-vraisemblable qu'avec le temps, la cavité orbitaire deviendra moins volumineuse, et les rides de la peau des paupières, bien moindres et moins nombreuses (2).

---

(1) Voyez le planche XXX.

(2) Nous avons revu cette fille à Carcassonne, au mois d'avril 1823 : à cette époque, l'affaissement des parties molles logées dans l'orbite était complet, ce qui permettait de recouvrir la partie avec une simple mouche de taffetas. Les parois de l'orbite elle-même s'étaient fortement inclinées vers le centre.

OBSERVATION IV.

Pierre Cabane , cultivateur , natif et habitant de la commune du Pin, près d'Alais , dans le département du Gard , âgé de 25 ans , d'une taille médiocre et d'une constitution assez forte , éprouva, au commencement de l'année 1820, des douleurs soudaines dans l'œil droit , qu'il représente , en les comparant à ce qu'aurait pu faire un corps étranger engagé entre l'œil et la paupière supérieure. Cette sensation se dissipa spontanément , ou du moins pendant l'usage de moyens insignifians.

En janvier 1821 , il éprouva une pleurésie grave , pendant la durée de laquelle il survint une inflammation de la conjonctive du même œil. Cet accident céda en même temps que la phlegmasie , au sort de laquelle il avait paru lié ; en sorte qu'il ne fut considéré que comme un symptôme. Cependant la vision fut dès-lors notablement affaiblie , sans cause apparente. Le malade ne peut dire si , à cette époque, il n'y avait pas déjà exorbitisme ; mais il est très-vraisemblable que ce phénomène avait commencé alors.

Vers la fin d'avril , époque à laquelle correspondaient les plus grands soins des vers-à-soie , principale occupation des habitans de ce pays , et à laquelle le malade était entièrement adonné , il survint un engorgement aux paupières , une injection de la conjonctive , des douleurs assez vives ; tous symptômes qui augmentaient par l'exercice et le travail. Le malade fut un peu soulagé par des collyres résolutifs , qui diminuèrent les douleurs , l'injection de la conjonctive ; mais qui ne purent faire disparaître la tuméfaction des paupières , l'exorbitisme , et qui ne purent prévenir la cécité.

Le 8 novembre 1822 , le malade fut admis à l'hôpital S.t-

Éloi de Montpellier : il nous avait été adressé par un de nos disciples , qui croyait que la maladie principale était à l'œil , qu'il y avait une surabondance d'humeur aqueuse, et qu'il s'agissait de faire la ponction. Un examen attentif nous fit constater les remarques suivantes. L'œil n'avait pas plus de volume que dans l'état naturel ; mais son déplacement notable et sa situation constante entre les paupières distendues et presque fixes , qui ne le recouvraient qu'imparfaitement pendant le sommeil, dans un effort pour cacher l'autre œil , ou pendant les clignotemens; ces circonstances , dis-je, pouvaient en imposer d'abord. L'erreur pouvait être favorisée par la cécité , et par l'immobilité de l'iris , la fixité de la pupille , qui en étaient les conséquences. Il y avait un peu d'engorgement et d'injection dans la conjonctive ; on voyait sur la cornée quelques traces des inflammations qu'elle avait essuyées précédemment. Les paupières distendues et entre lesquelles l'œil était véritablement interposé , étaient en outre soulevées par une tumeur qu'elles recouvraient, et que l'on distinguait surtout vers l'angle externe de cette région. La tumeur soulevait bien plus la paupière supérieure que l'inférieure ; il semblait même qu'il y eût une sorte de détroit, qui distinguait les deux portions : en palpant attentivement l'inférieure , on y sentait une fluctuation profonde et équivoque. Nous ne doutâmes nullement de l'existence d'une tumeur derrière le globe de l'œil, qui l'avait chassé en devant : la cécité nous parut explicable par ce seul fait , soit qu'elle fût le résultat de l'alongement du nerf optique , soit qu'elle provînt de la compression de ce nerf contre l'une des parois de l'orbite. Il n'était pas aussi aisé de dire de quelle nature était cette tumeur. Nous étions porté à la considérer comme formée par un kyste séreux , à raison de la fluctuation que nous avions cru distinguer dans une de ses parties ; mais le reste n'offrait nullement le même phénomène. Nous induisait-il en erreur sur la totalité, ou bien la partie supérieure de la tumeur était-elle de nature différente ? Dans tous les cas, l'œil avait conservé sa forme : le sacrifier pour vider plus sûrement l'orbite, à tout événement était, il est vrai, un parti bien simple ; mais on établissait par là une difformité repoussante et sans ressource. Une dissection propre à explorer l'état des choses et à nous donner une idée exacte de la nature de la tumeur qui avait produit l'exorbitisme, ne nous parut ni bien difficile, ni bien imprudente. Nous ne pouvions nous douter alors, de quel grand prix de semblables soins devaient être payés, et combien cette recherche, quelque pénible qu'elle pût être, était préférable à une mutilation au moins inutile. Dans le cas où nous aurions trouvé une de ces altérations organiques qui ne laissent de ressources que dans l'extirpation, il nous restait la liberté de pratiquer cette dernière, sans ou avec le sacrifice de l'œil, au besoin. Si les progrès d'une masse cancéreuse, par exemple, située de la sorte, se trouvaient tels qu'ils eussent rendu impossible toute entreprise chirurgicale, nous avions par-devers nous des faits qui nous démontraient la possibilité de recouvrir encore l'organe morbifique par le lambeau de parties saines que nous en avions détaché, et que la réunion immédiate y aurait assujetti de nouveau.

Ce plan étant formé (1), nous procédâmes, le 13 novembre,

---

(1) Ceux qui ont suivi les exercices de chirurgie-clinique de Montpellier, savent que ces combinaisons ne sont pas faites ici après coup : nous les formons toujours d'avance et en public ; nous les faisons former, le plus souvent, par nos disciples dans des conférences publiques, en les leur faisant déduire des bases sensibles du diagnostic. Lorsqu'il arrive que nos calculs sont démontrés inexacts par l'événement, ou par *l'autopsie*,

de la manière suivante. Une incision courbe fut pratiquée sur
la moitié externe de la paupière supérieure ; elle dépassa
l'angle externe , et s'étendit sur le tiers externe de la paupière
inférieure. La peau et le muscle orbiculaire furent d'abord
divisés. Au-dessous se présenta , supérieurement, le bord antérieur de la glande lacrymale , déplacée par l'effet des tiraillemens exercés sur elle par la conjonctive , à l'occasion de l'exorbitisme. Cette glande était d'ailleurs un peu tuméfiée ; et cette
circonstance jointe à son déplacement , pouvant la rendre fort
gênante dans le reste de l'opération, nous nous décidâmes à en
retrancher une partie. Nous acquîmes par là , la liberté de
découvrir les parties sous-jacentes et de disséquer plus profondément. Vers le bas , nous n'eûmes pas un grand chemin à
faire pour découvrir un kyste séreux : il était situé assez près de
la paupière inférieure , tandis que, supérieurement, il était recouvert par la glande lacrymale. Nous parvînmes cependant, surtout
à la faveur de la résection que nous venions de faire, à le mettre
à nu dans une assez grande étendue ; mais ce ne fut pas
sans diviser la moitié de la largeur du muscle releveur de la
paupière supérieure. Alors , nous croyant certain de la nature
de la tumeur , nous y plongeâmes la pointe d'un bistouri étroit ,
qui donna lieu à l'évacuation d'environ trois onces de sérosité
très-légèrement citrine et presque incolore. Aussitôt , il se présenta à l'incision du kyste , une masse membraneuse blanche,
chiffonnée , que nous attirâmes facilement à l'extérieur , car
elle était entièrement libre , et qui fut reconnue pour une
grosse hydatide , un ver acéphalocyste , qui avait été ouvert

---

qui se fait toujours et complètement en public , nous recherchons les
causes de l'erreur , pour en faire ressortir, soit une faute dans la formation du diagnostic , soit les défectuosités de la science.

et vidé du même coup de bistouri qui avait fait la ponction du kyste. Celui-ci, examiné plus attentivement, fut reconnu pour un feutrage accidentel du tissu cellulaire, lequel avait été seulement détourné et ses lames distendues, pour loger l'animal parasite que nous venions d'extraire.

Du moment que cette partie de l'opération fut accomplie, on vit l'exorbitisme cesser, et l'œil reprendre sa place dans l'orbite et entre les paupières. Un doigt ayant été porté dans la cavité, nous reconnûmes le fond et toute l'étendue de la fosse orbitaire dans l'état naturel. Le nerf optique paraissait ramper sur la paroi interne; mais il ne paraissait avoir rien perdu de son volume. La cavité fut occupée par des pièces d'amadou liées avec un fil ciré; mais cette garniture fut placée mollement, et sans exercer la moindre distension sur les parois du faux kyste, ou de la cavité celluleuse. Immédiatement après l'opération, le malade prit une potion anti-spasmodique, dans laquelle étaient entrées 25 gouttes de laudanum liquide.

Dans la journée, il y eut des douleurs assez vives et de la fièvre; le soir, nous prescrivîmes une saignée du bras.

Le troisième jour, les douleurs étaient beaucoup moindres; mais les deux paupières étaient fort engorgées et très-sensibles au toucher. La fièvre avait cessé.

Le quatrième jour, nous renouvelâmes l'appareil en entier : le suintement séro-purulent avait été fort abondant, et une partie de l'amadou était repoussée en dehors. Pour ces raisons, et à cause du peu de sensibilité que les parties témoignaient, les pansemens furent faits tous les jours.

Le douzième jour, on ne peut plus introduire dans la cavité qu'une mèche fort mince de charpie : elle s'est resserrée au point de ne plus former qu'un sinus étroit. La paupière supérieure est fort dégorgée. En la soulevant, le malade s'aperçoit, à notre grand étonnement, qu'il recouvre la vue : nous pouvons nous assurer , en effet , qu'il distingue tous les objets qu'on lui présente , et que l'iris sensible à la lumière , resserre ou dilate la pupille , selon son exposition.

Le quinzième jour , le sinus est entièrement oblitéré ; la restauration de l'œil se confirme.

La petite plaie extérieure se cicatrise assez rapidement , et le malade peut sortir de l'hôpital complétement guéri , le 13 décembre , un mois après son opération. Il restait alors , une cicatrice profonde , rétractée entre l'œil et l'arcade surciliaire , un petit engorgement , ou plutôt un pli de la paupière supérieure , provenant de cette même rétraction. L'œil avait entièrement repris sa place naturelle , et remplissait ses fonctions presque aussi parfaitement que celui du côté opposé. Il est vraisemblable que cette restauration sera complète , et que la légère difformité de la paupière supérieure s'effacera en entier.

Les faits que nous venons de raconter, ne sont pas les seuls de ce genre que nous aurions pu publier : nous les avons choisis à cause de l'intérêt particulier qu'ils présentent, et des réflexions utiles dont ils peuvent fournir la matière. Ils seront suivis de quelques autres qui peuvent servir à éclaircir quelques points douteux de la question , et que nous ajouterons dans la suite de cet article.

Il nous semble que l'étude des kystes est encore peu avancée , et qu'il existe peu de recherches de ce genre qui soient fondées sur l'observation de la nature. Il est pourtant indubitable que les règles de la thérapeutique doivent varier en raison de la structure des parois de cette sorte de tumeurs : par conséquent, l'étude anatomique est ici, d'une importance capitale. En résumant les observations connues à ce sujet , et ce que nous avons vu , sur le cadavre ou sur le vivant , voici les distinctions qu'il nous semble nécessaire d'admettre , et que nous avons déjà consacrées dans un autre ouvrage (1).

Il est des kystes minces, transparens , qui présentent à leur face interne un duvet ras , et souvent des poils implantés obliquement , et qui contiennent une matière liquide , transparente et très-légèrement visqueuse. On les appelle *séreux* , et ils méritent peut-être mieux le nom de *séro-muqueux*.

Il en est dont la consistance est plus grande , qui sont plus épais , demi-opaques , et qui sont formés de deux lames; une interne , tomenteuse , et une externe qui présente toutes les apparences des tissus cornés. On y trouve aussi quelquefois des poils implantés obliquement; et la matière contenue est une sorte de pulpe blanche ou jaunâtre , que l'on a comparée à la graisse, au miel, au suif: de là les noms d'*athérôme* , de *méliceris* , de *stéatôme* , qu'on leur a donnés. Ces *kystes* nous paraissent mériter le nom de *cornés*.

On en trouve qui présentent une structure lamelleuse stratifiée, avec une cavité intérieure toujours médiocre. Les couches extérieures ont une apparence fibreuse; les moyennes et les internes sont de moins en moins consistantes , et présentent plus manifestement les caractères de l'*albumine*, ou de ce que l'on appelle *lymphe coagulable* , ou *pseudo-membranes*. Il nous semble évident que le tout provient de la même origine , et que cette même matière s'y présente dans les diverses couches , à des degrés variés d'organisation. Cette considération nous détermine en faveur de la dénomination de *kystes albumineux*, qui nous paraît seule convenir. Du reste, la cavité intérieure

---

(1) Précis des Maladies réputées chirurgicales , tom. III , pag. 411 et suiv.

contient, le plus souvent, une quantité médiocre de matière gélatineuse ou gélatiniforme.

On en rencontre d'autres, dont la texture présente un assemblage des tissus celluleux et fibreux, mais où ce dernier domine sensiblement. Ils peuvent acquérir de bien plus grandes dimensions que les autres, et la matière qu'ils contiennent est bien plus variable : cependant, le plus souvent, elle est séro-albumineuse, quelquefois elle est brunâtre et plus ou moins visqueuse; dans quelques cas rares, elle est gélatineuse, ou formée d'albumine presque pure, mais coulante, ou gélatiniforme et nullement coulante. On observe assez souvent des lames ou des masses osseuses, organisées dans l'épaisseur des parois, et quelquefois des concrétions gypseuses isolées, déposées dans leur cavité. Cette espèce, que nous appelons *kystes fibreux*, est celle qui se développe le plus souvent dans les ovaires, où elle acquiert fréquemment assez de volume pour remplir l'abdomen tout entier, et où elle se combine quelquefois avec les organisations cancéreuses.

On voit dans la deuxième observation, un exemple des plus simples de kyste séreux ou séro-muqueux, remarquable par la grande extension que la tumeur avait acquise, sans avoir été altérée dans sa texture primitive : cette circonstance nous a fait choisir le fait que nous avons raconté, plutôt qu'un grand nombre d'autres, où le kyste était beaucoup plus petit, mais où nous aurions montré des exemples de poils fusiformes, bouclés sur les dimensions de la tumeur, implantés obliquement dans les parois de cette dernière : cette structure est bien connue; et ceux à qui il resterait des doutes par rapport à l'adhérence des corps pileux, peuvent les dissiper aisément, en examinant l'intérieur de ces tumeurs dans de l'eau limpide.

Si l'on compare les deux premières observations, on sera tenté de croire que ces tumeurs différaient entre elles par la structure du kyste. Dans la première, on voit bien une membrane engendrée au milieu de tous les organes du cou, et déployée sur chacun d'eux, à la manière des membranes séreuses ou synoviales de première formation ; dans la seconde, on fait les mêmes remarques, mais la membrane est mince, légère, lisse, elle dessine parfaitement les formes des parties qu'elle tapisse et auxquelles elle ne fournit qu'une sorte de voile presque transparent ; tandis que, dans le premier fait, le kyste présentait en même temps, une grande étendue, une grande épaisseur, une grande densité, et des bosselures inégales, dont quelques-unes étaient fort volumineuses. Des remarques de la même espèce peuvent être faites dans la troisième observation, dans laquelle, à juger de la nature du kyste par celle du liquide contenu dans sa cavité, on doit le croire *séro-muqueux*, et qui cependant a montré des parois fort épaisses, d'une telle densité que nous ne pûmes presque rien distinguer dans l'orbite, et que l'affaissement de la tumeur fut incomplet, après avoir été vidée. Enfin, on y voit aussi des nodosités, comme dans l'observation première. Nous avons cependant considéré ces trois kystes comme séro-muqueux, et nous avons attribué la différence sensible de leur structure à l'inflammation qu'ils avaient pu subir : voici sur quelles raisons nous sommes fondé.

Nous avons observé un grand nombre d'hydrocèles, et nous en raconterons plus tard l'histoire détaillée, où l'origine de la maladie était des inflammations fréquentes produites par des contusions ou toute autre violence extérieure : l'opération a été faite par le procédé de l'injection et a bien réussi, quoique, après l'évacuation de la sérosité et avant d'injecter le vin, nous eussions reconnu l'épaississement considérable et inégal de la tunique vaginale, et sans que, après la guérison, on eût rien pu retrouver de l'épaississement ni des nodosités de la membrane. Nous en avons vu plusieurs, où l'injection n'avait pas réussi, tantôt parce qu'elle avait été trop faible, tantôt parce qu'elle avait excité une inflammation trop vive : dans une de ces dernières, on avait donné issue, par une incision, à toutes les masses albumineuses que l'inflammation avait procréées et qui auraient oblitéré la cavité. Nous crûmes ne pouvoir nous fier qu'à l'incision de la tunique vaginale, afin de pouvoir constater exactement son état, tant était grand son épaississement, et tant il présentait de nodosités volumineuses et dures : cependant, rassuré par cet examen immédiat, nous conservâmes le testicule et son enveloppe, nous obtînmes une guérison parfaite, et ce qui est très-notable, la résolution complète de l'engorgement de de la membrane et des nodosités qui l'accompagnaient. Or, dans ces cas, il ne pouvait pas y avoir des doutes sur la structure primitive de l'organe malade : il était bien connu que la membrane séreuse avait été enflammée long-temps et à diverses reprises; et puisque l'engorgement et ses inégalités ont pu disparaître par les suites ordinaires d'une nouvelle inflammation qui a obtenu une terminaison complète, il est évident que les circonstances insolites n'étaient que les conséquences de l'inflammation ou des inflammations précédentes.

Quoique, dans les cas que nous venons d'indiquer, il s'agisse de membranes séreuses primordiales, et que, dans les observations actuelles, ce soit de kystes dont il est question, de membranes organisées accidentellement; quoiqu'il puisse y avoir de grandes différences entre les unes et les autres, la ressemblance est cependant telle, que l'on peut bien admettre des analogies de structure, lorsqu'il est d'ailleurs démontré qu'il en existe par rapport aux propriétés. Or, la susceptibilité des kystes séro-muqueux pour l'inflammation est reconnue, et l'on conçoit plusieurs ordres de causes capables de l'y exciter fortement. Les violences extérieures peuvent produire là, les mêmes effets que partout ailleurs. Selon leur situation, cette espèce de kystes peut-être

enflammée par l'exercice des fonctions naturelles des organes au
milieu desquels cette génération morbifique a eu lieu : ainsi, un
kyste énorme développé dans l'épaisseur du cou , de manière
que le feuillet superficiel tapisse la peau et les muscles sterno-
mastoïdiens, tandis que le feuillet profond enveloppe le larynx ,
la trachée-artère, le pharynx, etc., a dû être exposé à des violences
fréquentes , à l'occasion de la déglutition, de l'articulation de
la parole , de celle des sons, de l'émission de cris, de vocifera-
tions , de la toux, du chant, etc. D'un autre côté, nous avons
observé des kystes encore fort petits, que nous croyons de l'espèce
de ceux dont il s'agit ici, qui étaient vides, et dont la membrane
chiffonnée, plissée , et en contact avec elle-même par ces plica-
tures , formait une petite masse amygdaloïde : là, il n'y avait
point de liquide accumulé, et par conséquent, la première
exhalation qui se serait faite , aurait été logée sans obstacle et
à la faveur de la seule force nécessaire pour effacer les plis et
écarter mutuellement les parois. Il est vraisemblable que ces
proportions entre la capacité du kyste et la matière qui s'épan-
che dans sa cavité, se maintiennent souvent ; mais le contraire
ne peut-il pas arriver ? En ce cas, l'exhalation étant abondante
et rapide , n'expose-t-elle pas le kyste à des violences capables
de l'irriter ? Il y aurait donc des kystes dont le seul développement renfermerait en lui la cause suffisante de l'inflammation.

Ainsi, des kystes séro-muqueux, dont la membrane présentait
d'abord toute la ténuité qui caractérise cette espèce , peuvent
par l'effet pur et simple de leur développement rapide, par les
conséquences de leur rapport avec des organes très-mobiles ,
par l'effet des accidens fortuits auxquels ils sont exposés , éprouver une altération plus ou moins profonde dans leur texture,
propre à rendre le diagnostic difficile. La difficulté peut venir de
l'épaississement des parois, des inégalités de l'intumescence, de
la dureté de ces mêmes tuméfactions, et quelquefois d'un état

de douleur qui peut affecter la forme de lancinations, comme toute autre; enfin, de la lésion ou de l'altération de diverses fonctions, soit celles des organes avec lesquels le kyste a des rapports immédiats, soit celles des organes qui sont liés sympathiquement avec ceux au milieu desquels ce kyste s'est développé.

Il résulte de ces considérations, qu'il ne faut juger de la nature d'un kyste par l'organisation sensible de ses parois, qu'autant que la tumeur est récente et peu volumineuse; que la matière contenue est un moyen bien plus sûr, à une époque plus avancée, en tenant compte, toutefois, des extravasations sanguines qui peuvent résulter des fortes contusions, et qui rendent la sérosité plus ou moins brune et opaque, aussi bien que des organisations en masses, ou sous forme de fausses membranes, que l'inflammation peut y avoir déposées. Ces circonstances sont intéressantes à noter; car, elles peuvent aider dans la formation du diagnostic, et il est important de ne pas s'en laisser imposer sur la nature de la tumeur. On a vu, par l'observation, que l'on peut tirer parti de l'inflammation pour la guérison du kyste séro-muqueux, même lorsque la texture de la membrane est notablement altérée par des inflammations précédentes : on peut donc guérir ces maladies, même lorsqu'elles sont fort anciennes, altérées de longue main par une inflammation insuffisante, prodigieusement étendues, qu'elles embrassent des organes nombreux, variés, importans; ce qui serait absolument impossible, s'il fallait enlever l'organe morbifique et faire pour cela une dissection immense et pleine de dangers.

Abstraction faite des différences provenant de l'âge, on ne peut pas manquer d'en remarquer une grande dans la rapidité avec laquelle l'oblitération de la tumeur a été obtenue, dans le malade qui fait le sujet de la seconde observation, comparativement au temps qu'il a fallu pour arriver au même résultat

dans ceux qui ont fourni la première et la troisième. On sent
maintenant quelle en était la source. La membrane du kyste
était dans l'état naturel dans le premier de ces trois cas ;
elle s'enflammait pour la première fois, et aucun obstacle ne
s'opposait à la résolution complète et rapide de l'inflammation
et de l'intumescence qui l'avait accompagnée. Dans les autres,
au contraire, la sensibilité avait été exaltée de longue main :
il falloit plus de temps pour la blaser, et les besoins de la
résorption étaient plus grands, à cause des engorgemens chroniques qu'elle devait effacer.

Cette lenteur dans la marche des choses, dans les cas de
cette dernière espèce, est importante à connaître *à priori*,
pour ne pas varier et s'égarer dans le pronostic. Tandis que nous
attendions patiemment les effets lents, mais sûrs, de la résorption sur les parois de l'énorme kyste qui avait rempli l'orbite
pendant vingt-un ans, les personnes qui suivaient les exercices
de la clinique-chirurgicale, observaient avec inquiétude l'amaigrissement progressif de la malade, la persévérance des cardialgies, accompagnées de vomissemens fréquens, de rougeur de
la langue, de soif, d'insomnie, de fièvre, et la consistance
de la tumeur beaucoup plus considérable qu'auparavant, et
telle que le tout avait l'aspect d'un cône creux. On manifestait
la crainte que le kyste fût passé à l'état cancéreux, et que les
phénomènes qui se manifestaient à la région épigastrique, ne
fussent les symptômes de quelque autre altération organique
de la même nature, dont le développement aurait été occasioné
par l'opération. Nous étions sans inquiétude, parce que nous
avions bien constaté la nature de la tumeur, et que nous
sommes pleinement convaincu que les transformations des
tissus sont des chimères. La tumeur avait duré vingt-un ans ; à
son ouverture il fut démontré que ses parois avaient été souvent
et long-temps enflammées : un œil en avait souffert, au point d'être

atrophié ; toutes les parties contenues dans l'orbite avaient été distendues au point qu'elles en avaient été expulsées et que l'œil avait subi un déplacement de six pouces : que de motifs propres à réaliser des organisations cancéreuses, s'il eût existé la moindre tendance aux affections de ce genre ! Si pareil événement n'était point arrivé jusque-là, il n'était pas à craindre ; et si la constitution avait pu se prêter auparavant à des affections de cette nature, la maladie ne serait pas demeurée stationnaire pendant si long-temps. Nous attendions de l'avenir une résolution qui ne pouvait être que lente ; nous la favorisions en écartant toute cause d'irritation superflue ; nous luttions avec la gastrite sympathique, mais avec un désavantage manifeste, et la chose s'expliquait naturellement par le caractère même de cette affection secondaire : elle devait s'éteindre, ou du moins céder plus facilement, du moment que sa cause aurait cessé d'exister ; et c'est, en effet, ce qui arriva. Si, pour le remarquer en passant, l'inflammation pouvait produire le cancer, jamais occasion ne fut plus favorable. Nous connaissions la puérilité d'une semblable crainte : aussi, n'a-t-elle pu, ni nous détourner d'entreprendre une opération propre à donner une haute idée des ressources de l'art, ni ébranler notre confiance et rendre notre marche chancelante, lorsque nous attendions le résultat heureux qui ne nous a pas manqué.

On a dû être frappé de la rapidité extrême avec laquelle la guérison a été accomplie sur le malade qui fait le sujet de la quatrième observation ; mais on a dû remarquer aussi, que, dans ce cas, il n'y avait pas un véritable kyste à oblitérer. Une hydatide s'était développée dans le tissu cellulaire : nous ne connaissons pas assez le mode de nutrition de ce corps parasite, pour dire s'il n'a pas, sous ce même rapport, quelque influence particulière à exercer sur les parties qui l'entourent ; mais il est au moins bien certain qu'il n'y a pas d'organisation nouvelle, qu'on

ne voit pas se développer de membrane , et que les lames du
tissu cellulaire ont l'air d'avoir été seulement détournées de leur
situation naturelle , et comme feutrées, par une cause mécanique
qui les aurait écartées et comprimées. La violence qui avait
opéré ce déplacement venant à cesser , il est tout simple que
chaque lame tende à reprendre sa situation primitive ; et cette
restitution doit être singulièrement favorisée , par l'engorgement
que doit amener la plus légère inflammation. Une fois en contact, les parties se confondent par l'effet de l'inflammation
adhésive , et tout espace est effacé.

Ce n'est pas ainsi que s'oblitère, sans doute, la cavité intérieure
d'un véritable kyste séro-muqueux. On n'observe jamais de
boursoufflement capable de mettre immédiatement en contact
les parties qui s'enflamment. Il se forme bien un engorgement
qui augmente l'épaisseur des parois; mais elles se maintiennent
libres. Elles fournissent un suintement abondant, d'abord séreux,
puis puriforme , et qui redevient séreux en diminuant. La
cavité se réduit alors , mais sans que les parois aient rien
perdu de leur épaisseur. Ces dernières se concentrent visiblement , elles éprouvent un déplacement qui les entraîne vers le
contour de l'ouverture extérieure ; et lorsque , à ce point , la
cavité s'efface , c'est toujours peu à peu et en laissant subsister
pendant long-temps , derrière la cicatrice, un noyau sphérique,
dur , indolent , qui ne se dissipe que lentement. Ces phénomènes nous portent à croire que la réduction du kyste et de
la cavité intérieure, s'opère par le même mécanisme qui réduit
lentement la surface d'une plaie qui suppure : c'est cette crispation qui ramène de vive force la peau environnante , jusque
sur le sommet d'un moignon conique, qui étend la peau du
périnée , celle des aines , sur des testicules dépouillés par la
gangrène , et remplace , sans rien créer de nouveau , un scrotum perdu. C'est ce mécanisme que nous avions observé souvent,

Tom. II.   15

qui nous a détourné d'entreprendre la guérison de ces tumeurs par des injections irritantes , à l'instar de l'opération de l'hydrocèle , et qui nous a aidé à concevoir comment des opérations de cette espèce ont souvent mal réussi , n'ont pu provoquer qu'un inflammation suppurative , laquelle a mis dans la nécessité d'ouvrir le kyste ; et lorsque , en pareil cas , comptant trop sur l'inflammation déjà produite , on a négligé d'y introduire des corps étrangers , l'ouverture est restée fistuleuse , ou bien la maladie s'est reproduite. Nous ne pensons pas qu'il soit aussi aisé de produire l'inflammation adhésive et de provoquer un épanchement pseudo-membraneux dans un kyste séro-muqueux , que dans la tunique vaginale du testicule : c'est peut-être une des différences que l'on doit noter entre les propriétés des membranes séreuses primitives et celles des kystes, qui paraissent tant leur ressembler d'ailleurs. Il est certain que , malgré les grandes variations qu'il doit y avoir entre les degrés d'irritation obtenus dans plusieurs opérations d'hydrocèle , on obtient presque toujours pour résultat un épanchement organisable ; tandis que lorsqu'on agit de même sur un kyste séro-muqueux , on obtient presque toujours la suppuration (1).

---

(1) On a cité des expériences faites sur le chien vivant, desquelles il résulterait que l'injection du vin chaud dans la tunique vaginale du testicule, amène constamment pour résultat, un épanchement purulent ; et on a voulu en inférer que , dans l'homme , le pus , que l'on suppose déposé dans la tunique vaginale du testicule , est susceptible de résorption , puisque telle est la terminaison ordinaire de la tuméfaction qui succède à l'opération de l'hydrocèle, par un procédé semblable. Mais peut-on rien inférer pour l'homme de ce qui se passe dans une autre classe d'animaux ? Dans le chien , le conduit péritonéal qui accompagne les vaisseaux testiculaires , ne s'efface pas, en sorte que la tunique vaginale du testicule est en communication avec le péritoine : en supposant qu'on ait réussi ,

A la vérité , les injections ont été quelquefois employées dans une autre intention : on a poussé une dissolution de potasse, et l'on a obtenu la mortification du kyste. D'abord , il n'est pas indifférent de remarquer que, dans les faits de cette espèce , il n'est pas sûr que l'on ait toujours opéré sur des kystes *séro-muqueux* , et l'on verra bientôt que la différence peut être grande. En second lieu , les kystes dont il s'agit ici , sont minces, ont une texture délicate et sont unis intimément aux parties qu'ils recouvrent : cette dernière disposition ne peut pas laisser un praticien réfléchi, entièrement exempt de sollicitudes , quand une injection caustique a été poussée dans un kyste de cette espèce. Qui peut garantir que telle portion du kyste , frappée de mortification par l'action du caustique , ne fera point partager son sort à tel vaisseau sanguin , etc. , avec lequel elle a des liaisons intimes ? Au moins, jusqu'à ce que l'expérience ait dissipé tous les doutes à cet égard , la méthode propre à provoquer l'inflammation , la suppuration , la crispation progressive et l'oblitération définitive du kyste , nous paraît mériter la préférence.

La quatrième observation présente , en outre , une circonstance très-remarquable. L'exophthalmie produite par le déve-

---

dans l'expérience, à détourner complétement du péritoine l'action du vin injecté, croira-t-on que cette disposition anatomique puisse être entièrement sans influence sur les suites de l'injection vineuse dans la tunique vaginale ? Enfin , nous connaissons l'histoire de quelques autopsies faites peu de temps après l'opération de l'hydrocèle , *dans l'homme :* nous raconterons plus tard les résultats de quelques opérations d'hydrocèle qui n'ont point réussi; et ces faits s'accordent tous, pour démontrer que l'injection vineuse ne produit point de suppuration , mais bien un épanchement de matière organisable.

loppement de l'hydatide qui s'était engendrée dans le fond de l'orbite , était telle qu'il en était résulté la cécité complète. Que l'on remarque que le malade n'a pu s'en laisser imposer , à cet égard , par aucune prévention : l'œil étant chassé fortement en devant , s'était interposé entre les paupières , lesquelles se trouvaient par là, fort éloignées entre elles , et ne le recouvraient jamais. D'un autre côté , ce malade a été livré à la curiosité de tous les jeunes gens qui suivent les exercices de chirurgie-clinique , et nous ne craignons pas d'être démenti par aucun d'entre eux, en affirmant que cet œil n'était nullement sensible à l'action de la lumière. Cependant , à notre grand étonnement et à la grande satisfaction du malade, la vue s'est complétement rétablie. Le malade n'y comptait pas plus que nous : nous lui avions promis d'arrêter les progrès de sa difformité et de la détruire, sans livrer son œil à la suppuration , comme il s'y attendait , sans même altérer les formes naturelles , dont il avait fait volontiers le sacrifice , pourvu que l'on fît disparaître l'aspect horrible que produit ordinairement l'exorbitisme. Après l'opération , la restitution du globe de l'œil dans sa situation à peu près naturelle et l'engorgement des paupières , donnèrent lieu à l'occlusion de ces dernières ; ce ne fut que lorsque le dégorgement eut lieu, que les paupières ayant pu s'écarter, le malade s'écria qu'il voyait le jour. La curiosité de tous les assistans fut pleinement satisfaite ; car , pendant tout le temps du séjour qu'il fit à l'hôpital , après cet événement, il n'y a pas d'épreuve à laquelle on ne l'ait soumis , pour s'assurer qu'en effet , non-seulement il voyait le jour ; mais encore qu'il distinguait toutes sortes d'objets.

Il est donc incontestable que la distension d'un nerf, selon son axe , peut être portée au point de lui faire perdre toute son aptitude aux fonctions qui lui sont propres, sans cependant que son tissu en ait éprouvé une altération fondamen-

tale , puisque cette aptitude peut reparaître tout entière ,
quand la distension a cessé. On aurait pu penser que l'alongement d'un nerf était une épreuve très-dangereuse pour lui ,
à voir la flexuosité des lignes que dessinent les filets dont un
tronc est composé , les ondulations nombreuses que les branches et les dernières ramifications éprouvent , l'abondance du
tissu cellulaire lâche dans lequel la nature a plongé ce système d'organes tout entier ; précautions qui semblaient faites
pour garantir les nerfs de toutes sortes d'alongement. A la vérité ,
ce mode d'action extérieure n'est point entièrement innocent
pour eux , puisque leur influence cesse envers les organes auxquels ils se distribuent ; mais quelle différence envers les effets
de la compression circulaire, ou simplement perpendiculaire ,
des mêmes cordons nerveux ! Dans le dernier cas , pour peu
que la compression ait été forte et durable , c'est pour jamais
que toute influence du nerf a cessé ; tandis que dans celui de
l'alongement, les fonctions naturelles peuvent être rétablies. On
sait qu'il a suffi de quelques instans de la constriction circulaire du plexus axillaire par une ligature temporaire , pour
détruire sans retour toute influence nerveuse dans le bras et
déterminer la mortification. Nous avons vu une paralysie incurable des muscles auxquels se distribue le nerf cubital , être
la suite de la compression exercée sur ce nerf par la feuillure
d'une croisée , sur laquelle une jeune fille avait reposé son
bras pendant une demi-heure de sommeil. Ainsi, d'après notre
observation , quelque délicate que soit ou que paraisse la structure d'un nerf , et notamment du nerf optique , son tissu peut
subir un certain degré et même un assez grand degré d'alongement ; d'où résulte une suspension passagère de ses fonctions ,
sans qu'il s'ensuive une altération définitive de sa substance ,
analogue à celle que produit la compression latérale ou perpendiculaire d'un organe de la même nature.

Il faut se rappeler toute l'étendue des destructions opérées sur les os par une compression légère, mais constante, pour concevoir qu'un kyste *séro-muqueux* puisse se loger dans l'épaisseur du tissu osseux et aux dépens de cette même substance. Nous avions souvent vu arracher des dents affectées de vives douleurs, sans être cariées le moins du monde, mais ayant entraîné une certaine étendue de leur cordon vasculaire, auquel était attaché un renflement fusiforme, transparent, fluctuant, contenant un liquide, en un mot, un véritable kyste *séro-muqueux*, développé dans le tissu cellulaire qui unit les vaisseaux et le nerf de chaque dent. Le fond de l'alvéole présentait un prolongement dans lequel la petite tumeur était logée; et vraisemblablement, les douleurs qui avaient déterminé l'arrachement, provenaient de la compression de l'os qui en opérait la destruction, autant que des violences que le cordon vasculo-nerveux éprouvait. Dans quelques cas, la racine de la dent s'est trouvée échancrée, à une époque de la vie où ce phénomène n'est point naturel, et le kyste adhérait sur l'échancrure ; ce qui prouve que la dureté d'une dent ne la préserve pas plus que les autres os, de la destruction que cette même cause peut exercer également sur les uns et sur les autres. On voit souvent un abcès survenir à la face externe de l'une ou de l'autre mâchoire, se faire jour quelquefois à l'extérieur, près des ailes du nez, vers la base de la mâchoire inférieure, etc., et laisser une fistule qui ne guérit que par l'arrachement de la dent correspondante, quoiqu'elle soit solide, couverte d'un émail sans altération, que la racine soit tout-à fait saine, que l'alvéole soit dans l'état naturel, à cela près d'une excavation insolite dans son fond, et d'une perforation latérale, dans laquelle cependant l'os n'est pas dénudé. Si nous ne sommes fort trompé, les observateurs qui examineront de près les faits de cette espèce, y trouverout quelques traces d'un kyste *séro-muqueux* développé dans le fond de l'alvéole, qui a percé un côté de cette dernière , de manière à déterminer la formation de l'abcès. Il est très-vraisemblable que, dans ces conditions, le kyste ne peut se réduire pour effacer complétement sa cavité, à cause de ses rapports avec les parois d'une cavité osseuse : l'humidité qu'il distille , et qui s'accumulerait de nouveau s'il se formait une cicatrice , entretient la fistule ; et celle-ci ne se dessèche après l'arrachement de la dent , que parce que avec elle , une grande partie du kyste a dû être emportée, ce qui entraîne peut-être la destruction du reste.

Ces conjectures acquerront un plus grand poids , si l'on réfléchit aux faits suivans.

OBSERVATION   V.

Une fille âgée de 17 ans, douée d'une constitution médiocre , mais jouissant d'une assez bonne santé , éprouva sans cause connue , des douleurs , d'abord légères, puis plus vives , mais toujours répondant profondément au‑dessous de la région malaire gauche. Rien ne put soulager ces douleurs, qui fixèrent enfin l'attention des parens lorsque l'on s'aperçut d'une saillie considérable dans la fosse canine , s'étendant vers la pommette et le côté correspondant du nez. Nous fûmes consulté : alors l'origine de la maladie et les douleurs qui semblaient en avoir fait partie, dataient de plus de deux ans. La consistance de la tuméfaction annonçait qu'elle était réellement osseuse: l'apophyse nasale de l'os maxillaire , y semblait comprise , au moins dans sa base ; l'os malaire semblait déjeté au dehors , par son angle inférieur ; l'éminence malaire de l'os maxillaire

était beaucoup plus saillante; le côté gauche de la lèvre supérieure était soulevé; sous cette même lèvre on voyait une tumeur
conique, à base large, de la consistance des os dans tout son
pourtour, fluctuante dans son sommet, où les parois paraissaient assez minces. Cette tumeur intérieure répondait au-dessus
des dents première petite molaire, incisive latérale et canine
gauches; cette dernière répondait au point central de la tumeur.
Ces trois dents, surtout la dernière, étaient un peu surbaissées,
mais nullement ébranlées.

Nous eûmes bien l'idée d'un kyste, parce que nous en avions
rencontré dans cette même situation et qui produisaient les
mêmes apparences; mais il en fallait davantage pour former un
diagnostic exact. A tout événement, l'ouverture de la portion de
la tumeur que l'on pouvait atteindre par-dessous la lèvre supérieure, était indiquée; elle pouvait fournir des éclaircissemens,
et frayer la voie à des procédés curatifs reconnus nécessaires,
après avoir acquis une connaissance exacte de la nature et de
l'étendue de la maladie.

En effet, la jeune malade étant fortement contenue par des
aides, assise sur une chaise solide en face du jour, les mâchoires
étant fixées dans un grand degré d'écartement par un chevalet
à manche interposé entre les dents du côté sain, enfin la
lèvre supérieure et la commissure gauche étant soulevées par
des crochets mousses et doubles, nous plongeâmes la lame d'un
bistouri droit dans le centre de la tumeur; elle n'était formée
là, que par la membrane des gencives en dehors, et au dedans
par une autre membrane blanche, assez épaisse, peu consistante, villeuse à sa face interne, et contenant un liquide *séro-
muqueux,* qui s'échappa tout aussitôt, et qui fut évalué à environ
trois onces. Le bistouri n'avait pu pénétrer bien avant; il avait
été arrêté par des parois osseuses, fort minces dans le contour
du sommet de la tumeur que nous venions de perforer, mais

qui plus loin avaient beaucoup d'épaisseur. Nous les brisâmes,
en partie avec les doigts, en partie au moyen de perforateurs
larges, mousses et coniques, que nous poussions de vive force à
travers l'ouverture osseuse. Quand cette dernière nous parut
suffisante, nous mîmes en question l'arrachement de la dent
canine, dont la racine, entièrement dépouillée, barrait le point
central de l'ouverture que nous venions de faire, qui ne tenait
plus que par son collet et qui était fort ébranlée. Cependant,
la décoration de la bouche et le peu d'utilité que nous aurions
retiré de ce sacrifice, nous déterminèrent à y renoncer.

Examinant alors plus à loisir l'intérieur de la cavité que nous
avions mis à découvert, nous observâmes qu'elle était fort
irrégulière : elle ne présentait, dans le bas, rien de comparable
à la rainure large que l'on appelle la paroi inférieure du sinus
maxillaire ; rien en haut, qui répondît au plancher de l'orbite ;
rien en dedans, qui pût être pris pour la paroi interne du sinus,
avec son ouverture de communication. La cavité que nous
avions découverte, était partout osseuse, très-consistante, et
revêtue de cette même membrane blanche que nous avions
distinguée dès la première ponction. Elle était fort large en
dehors, en dedans et vis-à-vis le point de l'ouverture : elle se
propageait en devant et en haut, dans la direction de l'apophyse
nasale de l'os maxillaire ; une autre appendice s'étendait en
haut et en arrière, vers l'éminence malaire. Un stylet porté
de toutes parts, ne put pénétrer dans la fosse nasale.

Cette cavité fut garnie de pièces d'amadou liées avec des fils,
que nous fixâmes sur la joue. Il y eut peu d'hémorragie, et la
douleur ne se prolongea pas long-temps. La malade fut mise
à un régime sévère et à l'usage d'une infusion de graine de lin
émulsionnée pour boisson.

Le soir, il y eut de la chaleur et des douleurs de tête. Ces
symptômes persistèrent dans la nuit, et il n'y eut pas de sommeil.

Tom. II.   16

Le deuxième jour, il y avait un peu de fièvre et des douleurs de tête : on fit une saignée de six onces au bras. Les pièces d'appareil s'étaient détachées, et la cavité qu'elles avaient occupée, était vide. Nous ne les rétablîmes pas, parce que l'ouverture dont le contour était osseux, ne pouvait se resserrer, et que nous avions ainsi plus de commodité pour observer l'intérieur. On fait des injections fréquentes avec une décoction mucilagineuse.

Le cinquième jour, la fièvre était déjà beaucoup moindre, aussi bien que les douleurs de la tête ; cependant le même régime fut continué. La surface intérieure ne pouvait pas être découverte très-facilement, à cause de l'engorgement de la lèvre supérieure et de la membrane interne de la bouche.

Au huitième jour, la fièvre avait disparu, la tête n'était presque plus douloureuse, et le dégorgement était fort avancé. On pouvait s'assurer alors, que la membrane qui tapissait la cavité interne de la tumeur, était engorgée, bien plus épaisse et d'un gris sale. Il en découlait une grande quantité de sérosité âcre, brune, fétide, que nous faisions absterger par de fréquentes injections.

Le douzième jour, la malade était assez bien pour lui accorder des alimens solides qu'elle désirait. Plusieurs lambeaux mortifiés de la membrane interne de la cavité osseuse, avec des fragmens d'os, provenant des débris faits le jour de l'opération, sont tombés, et ont rendu l'ouverture plus large et plus libre. Le reste de la membrane se maintient dans l'état d'engorgement où elle était précédemment.

Au vingtième jour, il n'y a de bourgeons celluleux que sur quelques points de la surface intérieure ; le reste est encore d'un gris sale et muqueux. Nous touchons le tout avec un pinceau trempé dans le muriate d'antimoine : vive douleur dans le moment, qui se prolonge pendant deux heures. Les injections sont rendues légèrement résolutives.

Il fut fait plusieurs autres cautérisations semblables , qui changèrent l'état des choses, produisirent des escarres légères , dont la chute fut suivie du développement de bourgeons celluleux partout , excepté dans un seul point , où nous observions avec inquiétude un phénomène singulier ; ce point répondait au prolongement supérieur et postérieur de la cavité. Le caustique y avait fait des escarres plus épaisses qu'ailleurs, et cependant on y remarquait une masse assez considérable, pâle, luisante , ressemblant à une sorte d'œdème, bien plus sensible que tout le reste , et pullulant d'autant plus que nous l'attaquions avec plus de persévérance. Il n'en fallut pas davantage pour nous abstenir d'y toucher encore. Alors, il se fit un affaissement dans ce point , sans que jamais la couleur y soit devenue aussi vermeille que dans tout le reste. En cherchant à l'explorer avec soin , alors et dans la suite , nous nous sommes assuré que la cautérisation a fait là une ouverture , qui établit une communication avec le sinus maxillaire ; que c'est la membrane interne de cette cavité, qui, s'étant engagée par l'ouverture des communications , nous offrait cet aspect si différent de tout le reste et qui nous avait tant inquiété.

Aujourd'hui (1), plus de huit mois après l'opération , la cavité que nous avons mise à découvert, n'est pas entièrement effacée, mais elle est réduite au dixième de sa capacité primitive ; son ouverture s'est conservée tout aussi grande, mais arrondie et couverte d'une cicatrice rouge et ferme , qui s'étend à tout le fond. Le prolongement antérieur est effacé ; le postérieur subsiste, quoique plus étroit ; on y distingue bien l'ouverture de communication avec le sinus maxillaire. Elle semble

____

(1) Décembre 1822.

un peu plus étendue ; elle est bordée d'une cicatrice. La dent canine est demeurée suspendue au milieu de l'entrée de la cavité, sa racine entièrement isolée ; cependant elle est raffermie et ne paraît point altérée. L'os de la pommette s'est affaissé , aussi bien que la région canine; cependant les traits de ce côté de la face ne sont pas encore réguliers, quoique le surbaissement des dents ait entièrement disparu.

Il est évident qu'un kyste *séro-muqueux* s'est développé dans l'épaisseur de la paroi inférieure du sinus maxillaire , peut-être dans le fond de l'alvéole de la dent canine ; que la maladie ayant commencé long-temps avant de se manifester à l'extérieur , elle a mis à profit l'état des os , dont le développement n'était pas terminé : de là , une sorte de dédoublement de l'os, qui a pu fournir de la sorte, au kyste, deux parois osseuses : une en dedans , qui le séparait du sinus maxillaire ; une en dehors, qui s'est trouvée incomplète et manquant tout-à-fait dans le point par lequel nous avons pénétré. En ce moment , le sinus maxillaire s'accroît , et s'accroîtra sans doute, de tout ce qui reste de la cavité morbifique, qui sera vraisemblablement effacée en entier par la déviation progressive de la cloison qui la séparait du sinus.

La persistance de la dent canine est un phénomène singulier. Toute sa racine est nue ; elle a même été exposée souvent à l'action du caustique que nous portions dans le fond de la cavité. Elle ne peut être alimentée que par un anneau étroit, formé par un reste de l'alvéole et par la membrane des gencives qui embrassent son collet. Néanmoins, elle est ferme, et bien saine.

OBSERVATION VI.

Dans l'hiver de 1820 , un de nos confrères de Lodève, nous
adressa un homme âgé de 42 ans , doué d'une constitution
fort robuste , ayant été rarement malade, et s'occupant des
travaux de la fabrication des draps. Il portait au-dessous du
grand angle de l'œil gauche , une petite plaie qui subsistait
depuis plus de deux ans , et que l'on croyait être une fistule
lacrymale. Le malade racontait qu'il avait d'abord éprouvé des
douleurs dans tout le côté correspondant de la mâchoire supérieure , qui furent attribuées à l'action de l'air froid. Leur
persévérance fit examiner les dents avec beaucoup de soin ;
mais aucune ne se trouvant altérée, on tourna l'attention vers
d'autres objets. On supposa une cause humorale; on employa
des exutoires , divers médicamens intérieurs plus ou moins actifs , sans aucun amendement. La région malaire tout entière
devint plus saillante. Une tuméfaction distincte se manifesta au-
dessous de la gouttière lacrymale ; elle était d'abord aussi consistante que les os, mais son sommet se ramollit ensuite par
degrés, et il s'y fit une ouverture spontanée. Il en découla
très-peu de pus ; mais il en distillait continuellement une matière séreuse , roussâtre, qui devint fort âcre dans la suite. Cette
ouverture ne se cicatrisa plus , et passa à l'état fistuleux. Les
douleurs de la mâchoire cessèrent d'abord tout-à-fait ; depuis,
elles s'étaient souvent renouvelées, mais jamais avec la même
persévérance, ni la même intensité. Des douleurs très-vives que
le malade avait ressenties à la région frontale , peu de temps
avant la formation de la fistule, avaient entièrement disparu.
Dans tout le cours de cette affection , jamais il n'y avait eu
d'ophthalmie, ni même la moindre irritation de la membrane

conjonctive de l'œil correspondant; jamais les follicules sébacés de *Meibomius*, n'avaient fourni une sécrétion surabondante, dont la matière desséchée, dans la nuit, eût collé les paupières, ou seulement embarrassé les cils. Ces dernières remarques nous firent plus douter que tout le reste, des rapports de la fistule avec les voies lacrymales. Nous y portâmes un stylet boutonné; il se dirigea en bas et fortement en arrière et en dehors. Nous ne pûmes le rencontrer dans la fosse nasale avec une pince à pansement, quoiqu'il eût pénétré fort avant; nous ne pûmes douter qu'il était entré dans le sinus maxillaire, et cela sans effort et sans avoir pu faire aucune lésion qui en eût ainsi dévié la marche. Il était évident que le contour de l'ouverture qui avait admis notre instrument, était osseux; mais l'os n'y était pas dénudé. Le sac lacrymal n'était nullement distendu et ne retenait pas les larmes; tout l'appareil lacrymal était sain. La fosse nasale du même côté était rétrécie; l'air n'y passait qu'avec effort et en sifflant; elle n'était, d'ailleurs, ni plus ni moins humide que celle du côté opposé. Toute la région malade était soulevée et formait une saillie difforme. Les quatre dents correspondantes étaient surbaissées, mais saines, fermes et sans douleur. Les gencives qui entouraient ces mêmes dents, ne différaient en rien de l'état naturel. La situation et les facultés de l'œil n'avaient éprouvé aucune altération.

Ces données étaient plus qu'il n'en fallait pour donner la certitude que le sinus maxillaire était le siége de la maladie; mais de quelle nature était-elle? Il était à peu près certain qu'un effort permanent et considérable avait exercé sa puissance sur les parois du sinus maxillaire, de manière à les écarter entre elles dans tous les sens; mais quelle en était la cause? Le stylet avait pénétré dans la cavité sans éprouver la plus petite résistance; il y jouait librement, de manière à persuader qu'elle n'était occupée par aucune substance solide;

il ne touchait nulle part des parois osseuses dénudées ; en le
retirant il se trouvait oxydé et chargé d'une sérosité sale et
fétide ; à quelque profondeur qu'on le portât , il ne faisait
pas couler du sang. La supposition de ce que l'on a appelé
un abcès du sinus maxillaire, ne pouvait expliquer ni la dilatation de la cavité , ni l'évacuation de la matière par une perforation de la paroi antérieure , plutôt que par l'ouverture
naturelle, ou par une nouvelle pratiquée vers la fosse nasale ;
d'ailleurs , il n'avait jamais coulé de pus par la fistule. L'idée
d'un kyste qui aurait tapissé toute la cavité du sinus, se présenta à notre esprit , mais sans cette conviction qui persuade
et donne le pouvoir de persuader les autres. A tout prendre
il y avait une amplification morbide du sinus ; une matière
de mauvaise nature y séjournait : c'en était assez pour fournir
une indication , et nous résolûmes de nous frayer une voie plus
ample vers la cavité , en pratiquant l'avulsion de deux ou trois
dents parmi celles qui étaient soulevées , remettant toute détermination ultérieure après une plus exacte connaissance de l'état
des choses.

Le malade se soumit sans répugnance à l'exécution de notre
plan. Après y avoir été préparé par un laxatif et quelques jours
de diète , il fut opéré de la manière suivante. Assis sur une
chaise solide, en face du jour, la tête renversée et assujettie sur
la poitrine d'un aide , les mâchoires fixées dans le plus grand
écartement possible par l'interposition d'un chevalet à manche
entre les dents du côté sain , la commissure et la joue du côté
malade étant détournées par le crochet double et mousse , nous
arrachâmes successivement les deux dents petites molaires et
la première grosse du même nom ; elles tenaient peu , elles
ne furent point fracturées et n'entraînèrent pas de débris des
alvéoles. Le fond de celle de la seconde dent arrachée communiquait avec la cavité du sinus, comme le prouvèrent à l'instant,

l'évacuation d'une assez grande quantité de sérosité fétide et la pénétration d'un stylet. Des perforatifs aigus et mousses, de diverses dimensions, et dont nous nous servîmes successivement, nous servirent à détruire entièrement la portion du rebord alvéolaire à laquelle avaient tenu les dents arrachées : l'épaisseur et la densité de cette partie de l'os maxillaire étaient fort inégales. Dans les alvéoles des deux dents antérieures, l'os était mince et fragile. Nous pénétrâmes assez facilement par le fond de la troisième alvéole ; mais la cloison qui séparait celle-ci de la précédente, était épaisse et forte, et ne céda qu'à de grands efforts. Nous parvînmes, enfin, à pratiquer sur le rebord alvéolaire, considérablement élargi par la distension générale que l'os avait éprouvée, une ouverture capable d'admettre notre doigt indicateur ; nous en profitâmes pour reconnaître l'état de la cavité. Elle ne contenait aucun corps solide ; elle était fort ample. Ses parois avaient partout la consistance osseuse, et présentaient quelques irrégularités ; elles étaient tapissées de toutes parts, par une membrane lisse, épaisse, consistante et présentant quelques nodosités. La sensibilité de cet organe était grande, et le contact des doigts ne l'ensanglantait pas. Un stylet poussé par l'ouverture fistuleuse de la face, fut mis aussitôt en contact avec le doigt qui avait pénétré dans le sinus, et put se montrer dans la bouche, par l'ouverture que nous venions d'y pratiquer. Nous ne pûmes découvrir aucune communication avec la fosse nasale. La cavité que nous venions de découvrir fut garnie de pièces d'amadou liées, afin de pouvoir exercer une compression suffisante sur le contour de l'ouverture osseuse, d'où distillait assez de sang.

Les suites de cette opération furent de peu d'importance. Il ne fut pas nécessaire de combattre la douleur, qui ne se prolongea guère au-delà d'une heure. Il survint le soir, une douleur de tête assez vive, qui céda à une saignée du bras.

Le troisième jour, nous enlevâmes les pièces d'amadou, au moyen des fils dont elles étaient liées. En exposant le malade au grand jour, la tête renversée, nous reconnûmes que la cavité du sinus était tapissée par une membrane épaisse, d'un blanc-grisâtre. Nous laissâmes la cavité et son orifice entièrement libres, pour faire plus commodément et plus fréquemment des injections émollientes. La fistule de la face s'était enflammée pendant le séjour des corps étrangers qui avaient été poussés dans le sinus; l'inflammation cessa du moment qu'ils furent supprimés.

La privation des alimens solides fut prolongée jusqu'au sixième jour. A cette époque, la fistule de la face était entièrement cicatrisée; il y avait même peu de rougeur dans ce point et dans les environs. Les injections que le malade faisait lui-même fort assidument, ne revenaient point par la fosse nasale. L'ouverture alvéolaire se maintenait; les chairs l'obstruaient bien un peu, mais un doigt que nous y passions, les déchirait et les détournait. Dans le fond de la cavité, quelques points offraient moins de consistance que le reste : il semblait qu'il s'y fût développé des bourgeons celluleux.

Le vingtième jour, il y avait un affaissement remarquable dans la région malaire et dans la fosse canine. L'état du malade était très-satisfaisant; mais il était impatient de revoir sa famille, et il demanda avec instance la liberté de s'en retourner, au moins pour quelques jours. Nous y vîmes d'autant moins d'inconvénient, qu'il faisait lui-même ses injections avec beaucoup d'exactitude. Nous le renvoyâmes donc, mais en lui recommandant de faire les injections avec l'eau de savon, et de nous faire une visite tous les quinze jours. Il tint parole; et voici ce que nous observâmes pendant les trois mois suivans. Les injections savonneuses causèrent quelques douleurs; mais elles étaient légères et passagères. Il se fit un suintement plus abondant, mais beaucoup moins fétide. Il sortait souvent, par l'ouverture

de la bouche , au moyen des injections, des lambeaux membraneux , blanchâtres, dont quelques-uns assez étendus et fort
épais. L'ouverture s'était un peu rétrécie. L'affaissement de la
région malaire était beaucoup plus avancé.

Pendant un mois encore, nous fîmes faire des injections
avec l'eau d'orge et un filet d'eau vulnéraire ; il ne découlait
plus rien par l'ouverture, et il n'y avait plus aucune sensation
douloureuse. Au moment où nous fîmes cesser toutes sortes de
soins , cinq mois après l'opération, il restait très-peu de difformité à la région malaire ; la cicatrice de la fistule était à peine
sensible par une légère dépression ; l'ouverture alvéolaire subsistait, mais elle ne fournissait plus aucun suintement ; elle
était beaucoup plus étroite, et bordée par une cicatrice qui
avait entraîné la membrane des gencives, et qui paraissait se
plonger dans la cavité ; la fosse nasale gauche avait acquis
plus de liberté, mais ni l'air ni aucun liquide ne pouvait
communiquer du sinus maxillaire à cette cavité, *et vice versâ.*

Nous avons revu cet homme plusieurs fois depuis, et nous
avons retrouvé les choses dans le même état.

Nous raconterons plus succinctement les deux faits suivans ,
tant parce que les malades n'ont pu fournir autant de détails,
que parce qu'ils ont présenté des circonstances tout-à-fait
semblables.

OBSERVATION VII.

Au mois de mars 1822 , on reçut à l'hôpital S.-Éloi, un jeune
soldat, appartenant à l'un des dépôts qui faisaient partie de
la garnison , lequel portait à la partie supérieure de la fosse
canine gauche , près du grand angle de l'œil , une tumeur

qui se propageait jusque sous la paupière inférieure , et qui semblait faire corps avec l'os maxillaire. Le sommet de cette tumeur présentait un peu de mollesse , et la peau qui le recouvrait, était violacée, mince, et paraissait prête à s'ulcérer. Dans tout le reste , la tumeur avait la consistance osseuse et présentait la plus parfaite indolence. Le malade racontait qu'il avait éprouvé pendant long-temps des douleurs dans toute la mâchoire , et qu'on les avait attribuées à quelques dents cariées. En effet, les deux grosses molaires avaient perdu la plus grande partie de leur couronne , et leurs chicots étaient fort ébranlés. Du reste , le malade était d'une constitution assez faible , sa face était décolorée ; mais les fonctions s'exerçaient régulièrement et il n'avait éprouvé aucune maladie contagieuse.

Un stylet fin ayant été présenté dans une alvéole occupée incomplétement par un chicot branlant, pénétra dans le sinus maxillaire sans causer aucune douleur et sans faire couler du sang. Nous n'hésitâmes point à faire tomber les restes des deux dents ruinées, et l'arrachement des chicots fut suivi d'un suintement de sérosité brune. Nous brisâmes alors le fond des deux alvéoles et leurs cloisons , de manière à pratiquer une ouverture capable d'admettre le doigt indicateur. Pendant cette partie de l'opération , il s'écoula une bien plus grande quantité de sérosité , et nous nous aperçûmes aussitôt de l'affaissement complet du point éminent et ramolli de la tumeur de la face. Notre doigt ayant été poussé dans la cavité du sinus maxillaire , nous la trouvâmes complétement tapissée par une membrane lisse , dense et inégalement épaisse. Vers la partie supérieure et antérieure était un point où la membrane présentait moins de consistance, et où elle se laissait même facilement déchirer. Ce point paraissait correspondre à la tumeur de la face , et son état semblait indiquer un commencement d'ulcération à l'intérieur.

Nous ne garnîmes ni d'amadou , ni de charpie, ni la cavité
du sinus, ni l'ouverture que nous venions d'y pratiquer : d'un
côté, il n'y avait pas d'hémorragie ; de l'autre, nous avions éprouvé
l'inutilité de ce soin dans le fait précédent. Il s'établit un suintement abondant, d'abord purement séreux, ensuite purulent,
que l'on avait le soin d'absterger par des injections fréquentes
avec une décoction émolliente. Il n'y eut aucun accident immédiat provenant de l'opération , et nous pûmes, dès le sixième
jour, rendre au malade l'usage des alimens solides.

Nous observions avec un grand intérêt, partagé par tous les
assistans, le décroissement insensible de la tumeur de la face.
Sa consistance nous avait donné de l'inquiétude, et les apparences de la santé du malade n'étaient pas faites pour dissiper
nos alarmes. Chacun appréhendait la manifestation subséquente
des symptômes d'une affection cancéreuse, dont le foyer aurait
été dans la substance de l'os maxillaire ; espèce qui n'est pas
rare, et dont on avait vu un grand nombre d'exemples dans
le même hôpital. Mais , après l'affaissement du point ramolli
de la tumeur qui avait suivi immédiatement l'opération , nous
faisions remarquer de jour en jour la diminution du reste de
cette même tumeur ; ce qui annonçait un affaissement de la
paroi antérieure du sinus maxillaire qui avait été soulevée , et
dont la saillie extérieure constituait la tumeur faciale.

Nous n'avons pu constater dans ce fait , comme dans le précédent, l'exfoliation de la membrane qui tapissait la cavité
intérieure ; mais nous avons observé la cicatrisation du contour
de l'ouverture , qui s'est propagée dans le fond de la cavité, en
laissant son orifice libre. Ce phénomène a coïncidé avec la suppression de toute espèce de suintement, et il est survenu bien
plus rapidement que dans l'observation précédente. On y a constaté
également le défaut de communication avec la fosse nasale.

OBSERVATION VIII.

Au mois de septembre 1822, un jeune homme de 24 ans , cultivateur , doué d'une forte constitution et jouissant d'une bonne santé , nous fut adressé par un ami , pour le guérir d'une fistule qu'il portait immédiatement au-dessous de la pommette droite. L'orifice fistulaire était environné de chairs fongueuses en forme de cul-de-poule , et fortement rétracté : il était évidemment fixé à l'os maxillaire. Un stylet boutonné pénétrait aisément dans la fistule et dans le sinus maxillaire ; mais il ne causait ni douleur , ni effusion de sang. La dent seconde petite molaire était cariée ; sa racine ébranlée se laissa détacher au moindre effort, et un stylet ayant été poussé dans son alvéole , il pénétra également dans le sinus maxillaire. Le malade racontait qu'il avait long-temps souffert des dents ; qu'il souffrait moins depuis l'ouverture d'un abcès à la face , qui avait été l'origine de la fistule ; qu'il se faisait dans la bouche , par l'alvéole de la dent que nous venions d'abattre , un suintement semblable , à en juger par l'odeur, à celui qui se faisait aussi par la fistule.

Nous arrachâmes deux autres dents voisines de la première , dont une était aussi cariée et tenait fort peu. Nous pénétrâmes dans le sinus par les trois alvéoles, dont nous brisâmes les parois et les cloisons , au moyen des perforateurs. Notre doigt ayant pénétré dans la cavité sous-jacente, après qu'elle se fut vidée , nous la trouvâmes tapissée d'une membrane épaisse et inégale , mais fort dense et ne se laissant pas facilement ensanglanter.

Cette opération n'eut pas plus de suites fâcheuses que la précédente ; aussi, les soins consécutifs furent-ils des plus simples. Le malade fut privé d'alimens pendant quatre jours. La plaie

et la cavité sous-jacente ne furent point occupées par des corps
étrangers. Nous nous contentâmes de passer tous les jours un
doigt dans l'ouverture, pour empêcher qu'elle ne fût obstruée
par l'engorgement des parties molles, et de recommander un
usage très-fréquent d'injections, d'abord émollientes, puis
savonneuses.

Dès le quatrième jour de l'opération, les chairs fongueuses
qui bordaient la fistule, étaient affaissées, pâlies et raffermies.
Deux jours plus tard, la fistule fut cicatrisée, et son occlusion
ne s'est plus démentie.

Au bout d'un mois, le malade voulut absolument retourner
dans son pays, et nous ne pûmes obtenir de lui la promesse
de se présenter de nouveau dans la suite. Nous avons appris
depuis, que la fistule ne s'est pas rouverte, que la cicatrice
n'est point rouge, et qu'elle est bien moins déprimée.

OBSERVATION IX.

En 1810, nous vîmes faire dans un des grands hôpitaux
de Paris, et par un des plus habiles maîtres, l'ouverture d'une
tumeur située sous la lèvre supérieure, vis-à-vis la racine de
la dent incisive latérale gauche et celle de la canine. La forme
de la tumeur était conique ; sa base était évidemment osseuse ;
le sommet n'était recouvert que par la membrane des gencives
fort amincie et presque transparente. Une ouverture cruciale
étant faite au sommet de cette tumeur, il en sortit une demi-
once de sérosité limpide et inodore. Les quatre lambeaux ayant
été emportés, on découvrit une excavation sphérique, régulière,
pratiquée dans l'épaisseur de l'os maxillaire, vers la base de

son apophyse nasale. Les parois de cette cavité étaient tapissées
par une membrane blanche, mince, adhérente, légèrement
tomenteuse à sa face interne; en un mot, par un véritable
kyste *séro-muqueux*, n'ayant encore éprouvé aucune altération.

La cavité fut garnie de charpie. Le kyste en fut mortifié et se
détacha. Il fut remplacé plus tard par des bourgeons celluleux,
qui servirent de base à une cicatrice, laquelle, en se répandant
sur toute cette excavation de l'os maxillaire, en a laissé subsister toute la profondeur. L'opérateur est demeuré convaincu
qu'il avait ouvert un abcès du sinus maxillaire, et les détails de
ce fait seront perdus pour la science.

OBSERVATION X.

Une demoiselle d'une grande beauté, unique héritière d'une
fortune immense, éprouva de vives douleurs sous la dent
canine inférieure droite, qui cependant était tout-à-fait saine.
Les douleurs cessent, et une tumeur leur succède. Elle est
placée vers la région de l'orifice antérieur du canal dentaire
inférieur, près de la base de la mâchoire; elle est petite,
rénitente, adhérente à l'os, et semble formée par une petite
collection située sous le périoste. Cette tumeur s'accroît; elle
s'abcède à l'extérieur de la face, et l'ouverture devient fistuleuse.

Un praticien fort habile sonde la fistule; il sent l'os maxillaire au fond. Il croit à l'existence d'une nécrose de cet os, et
propose des incisions propres à découvrir le point de l'os altéré
et favoriser son exfoliation. Cette opération est pratiquée : l'os

est mis à nu, il s'exfolie; mais la cicatrice s'arrête au moment
de se terminer, et une nouvelle fistule a lieu. On recommence
une seconde, une troisième fois. On rugine l'os, on le cautérise
avec le fer rouge ; de nouvelles exfoliations ont lieu, et cependant la cicatrisation complète est impossible: il reste une fistule.
Un parent rappelle le souvenir des douleurs de la dent. On
fait venir un dentiste, qui, sans donner une bonne raison,
promet la guérison par l'arrachement de la dent, et tient parole,
en effet, quoique la dent soit parfaitement saine dans toutes
ses parties, de l'aveu même de celui qui l'a arrachée, et comme
chacun a pu s'en convaincre ; car elle a été gardée long-temps
comme un monument historique.

Ce dernier fait, nous en conviendrons, n'est pas démonstratif. Cependant, si l'on considère l'impossibilité de le concevoir
sans la supposition du développement d'un kyste dans le fond
de l'alvéole de la dent canine, on sera peut-être porté à embrasser une pareille opinion. En effet, la dent n'était point
cariée, sa racine n'était point malade, les gencives n'ont jamais
été gonflées, et rien n'a pu faire soupçonner une maladie de
la membrane alvéolaire. S'il s'était agi d'une nécrose de la mâchoire ou de toute autre altération capable de se terminer par là,
les exfoliations multipliées qui ont eu lieu, auraient dû terminer
la maladie. Mais si l'on admet qu'un kyste né dans le fond de
l'alvéole en est sorti tout aussitôt par son côté externe, où
l'on sait que les parois de cette cavité sont fort minces, on
concevra que c'est lui qui formait la tumeur adhérente, laquelle
s'est abcédée ; que l'instillation perpétuelle de la sérosité qu'il
fournissait, a dû entretenir la fistule ; que ces phénomènes ont
dû faire cesser sans retour les douleurs de la dent, parce
que le kyste ne pouvait plus comprimer le nerf dentaire ;
que les opérations multipliées que l'on a entreprises, n'ayant
pu atteindre la portion du kyste qui était demeurée engagée

dans le fond de l'alvéole, le motif de la fistule subsistait ;
enfin, que l'arrachement peut avoir entraîné la destruction
de ce qui en restait, et de là, la guérison solide. Si l'explication que nous venons de proposer, n'est pas d'une exactitude
susceptible de démonstration, au moins faut-il convenir que la
comparaison de ce fait avec les précédens, doit rendre bien
circonspect quand il s'agit de tumeurs formées dans le contour
des mâchoires, lorsqu'il y a eu antérieurement des douleurs
aux dents voisines ; qu'il faut adopter le précepte de ne jamais
ouvrir ces tumeurs que par l'intérieur de la bouche, dût-on
être obligé, pour y réussir, de séparer une partie d'une lèvre
ou d'une joue ; et si l'état des choses persiste, sans pouvoir
en préciser la raison, que l'avulsion de la dent ou des dents qui
ont été douloureuses, peut être considérée ou comme un
moyen direct de guérison, ou comme un moyen d'exploration
qui peut fournir des renseignemens importans et suggérer des
indications ultérieures.

Il ne peut pas y avoir le moindre doute sur le caractère de
la maladie, dans le cas qui a fait le sujet de la neuvième
observation. Le kyste a été reconnu aisément par tous les assistans, parce qu'il n'avait éprouvé aucune altération ; l'excavation dans laquelle il était logé, était tout-à-fait insolite, sans
rapports avec les cavités naturelles, particulièrement avec le
sinus maxillaire. Comme la tumeur s'est trouvée presque complétement renfermée dans l'os maxillaire supérieur, qu'elle
ne s'est mise à nu sous la membrane des gencives, que consécutivement, par l'effet de la distension progressive de l'os,
il nous paraît évident qu'elle a d'abord pris naissance dans
l'épaisseur de ce dernier, à une égale distance du sinus
maxillaire, de la cavité de la fosse nasale, de celle de la bouche,
et peut-être de celles des alvéoles voisins ; que la compression
que cette membrane délicate, distendue par la sérosité qu'elle

contenait, a exercée sur la substance osseuse, a suffi pour donner lieu à la résorption de celle-ci, et provoquer la formation d'une excavation considérable.

On voit aussi, dans l'histoire de ce fait, un exemple de destruction du kyste par la mortification; chose intéressante, parce que le kyste n'était pas ancien, et qu'il n'avait éprouvé aucune altération par l'inflammation qu'il aurait pu encourir, s'il avait subsisté plus long-temps. On pourrait croire, en effet, que l'épaississement, l'intumescence inégale de cette membrane que l'inflammation y introduit sans doute, lors surtout qu'elle s'en est emparée fréquemment et qu'elle y a subsisté long-temps, sont ce qui décide sa mortification, quand une inflammation plus vive et plus générale s'y établit. C'est ainsi que l'on pourrait entendre la chute successive des lambeaux membraneux qui a été observée dans le sujet de la sixième observation. Mais le résultat qui a été noté dans la neuvième, où le kyste était tout-à-fait naturel, ne permet pas d'admettre cette supposition. On a vu, d'ailleurs, dans les observations première, deuxième et troisième, et surtout dans la première et la troisième, que quoique le kyste séro-muqueux soit grand et altéré par l'inflammation, il est susceptible de se laisser crisper par une nouvelle épreuve de la même espèce, au point d'effacer complétement sa propre cavité, sans subir de mortification dans ses parois. A la vérité, il y a cette différence entre les observations première, deuxième, troisième, et les cinquième, sixième et neuvième, que, dans les premières, le kyste était libre dans le tissu cellulaire, que cette connexion ne pouvait pas s'opposer à la crispation de ses parois, parce que le tissu cellulaire pouvait les suivre dans toute leur réduction; que, dans les secondes, le kyste étant attaché à des parties osseuses, cette adhérence devait s'opposer à la réduction de ses parois, ou bien exposer ces dernières à des violences capables

d'accroître peut-être l'inflammation déterminée par le contact
des corps étrangers ou des injections irritantes , et de faire
tomber le kyste en mortification. Si ces réflexions sont justes ,
il s'ensuivrait que la crispation des parois des kystes séro-
muqueux serait tellement le mode de l'oblitération de leur
cavité , que toutes les fois que l'inflammation le sollicite sans
pouvoir l'obtenir , ou elle demeure entièrement inefficace et la
maladie subsiste , ou bien la mortification du kyste en est la
conséquence. Il s'ensuivrait aussi, que quand il s'agit d'une
méthode thérapeutique applicable aux kystes séro-muqueux ,
on peut se contenter de provoquer une inflammation légère ,
mais soutenue, lorsque le kyste est plongé dans le tissu cellulaire ,
ou au milieu d'une organisation capable de se prêter à la
réduction progressive de ses parois, malgré leurs adhérences
avec les parties environnantes ; qu'il faut, au contraire , exciter
une inflammation beaucoup plus vive , afin d'obtenir la gangrène des parois du kyste , ou bien , ce qui revient au même,
y pratiquer des cautérisations, lorsque la tumeur est logée
dans la substance osseuse, ou au milieu d'une organisation assez
dense pour s'opposer à la crispation progressive et à l'oblitération successive de la cavité.

On voit aussi , par les mêmes réflexions , sur quoi est fondée
l'idée que le travail thérapeutique de ces kystes , et des kystes
en général , consiste à les transformer en tissu cellulaire. Cette
erreur a d'abord pris naissance dans la prévention où l'on a
été long-temps, et qui subsiste encore , que tout kyste est
formé par le tissu cellulaire dévié et feutré ; et, comme on le
voit , cette prévention n'est applicable qu'à des altérations qui
n'ont de commun avec les kystes, que l'existence d'une cavité
insolite. Ainsi, comme nous l'avons vu dans le sujet de l'observation quatrième , l'enveloppe d'une hydatide , qui n'a rien
de l'organisation des kystes, qui ne consiste que dans du tissu

cellulaire détourné du point qu'occupe l'animal parasite , et dont les lames sont réellement feutrées entre elles , est réductible en tissu cellulaire ; c'est - à - dire , que les lames de ce tissu ne se soutenant dans ce rapport insolite, que par les effets de l'interposition qu'elles ont subie , elles doivent s'éloigner entre elles , du moment que l'interposition cesse, recouvrer les apparences ordinaires de la texture spongieuse propre à ce même tissu , et se confondre aisément dans l'espace devenu libre , surtout si ces phénomènes sont favorisés par un peu de gonflement. Il en est exactement de même de l'enveloppe d'une balle de plomb perdue depuis long-temps dans l'épaisseur des parties , de l'enceinte d'un anévrisme , etc. Dans tous ces cas il n'y a point d'organisation nouvelle , le tissu cellulaire est seul intéressé par son déplacement seulement ; il est donc tout simple qu'il soit aisé, alors, de réduire les parois d'une cavité en tissu cellulaire. Il n'y a pas de transformation à opérer , parce qu'il n'y a point eu d'altération organique : le tissu cellulaire était devenu plus dense par l'entassement de ses lames; il recouvre sa souplesse naturelle , parce que la cause du changement précédent a cessé.

Nous verrons bientôt que les kystes que nous appelons *cornés* , et ceux que nous nommons *fibreux* ou *fibro-celluleux* , ne peuvent se prêter à cette transformation ; mais les kystes *séro-muqueux* eux-mêmes , quoique bien plus minces et d'une texture en apparence bien plus analogue à celle du tissu cellulaire , n'en sont pas non plus susceptibles. On n'en sera point étonné , si l'on réfléchit à la structure particulière qu'ils présentent , et qui ne permet pas d'admettre qu'ils soient formés par une légère modification d'un organe préexistant : le *tomentum* qui garnit leur face intérieure , les poils qu'on y trouve souvent implantés , le peu d'adhérence qu'ils offrent avec le tissu cellulaire ou les autres parties envi-

ronnantes, se réunissent pour persuader qu'il s'agit d'une
organisation particulière, insolite, engendrée par l'effet des
dispositions morbifiques, qui n'a peut-être rien de commun
avec le tissu cellulaire, et qui a des propriétés particulières. C'est en vertu de ces propriétés que, lorsque un kyste
de cette espèce est plongé dans le tissu cellulaire, ou plus
généralement au milieu des parties molles, l'inflammation
y détermine une crispation progressive des parois, jusqu'à
ce que la cavité soit entièrement effacée, pourvu que cette
crispation soit rendue possible par l'évacuation de la matière contenue ; que si cette dernière condition n'est pas
remplie, si l'inflammation survient sans l'ouverture préalable
et l'évacuation de la tumeur, il s'ensuit un épaississement
plus ou moins considérable et inégal de la membrane du
kyste, ou bien une gangrène immédiate, qui est suivie de
la formation d'un abcès, à l'ouverture duquel on voit s'é-
chapper le kyste tout entier. La même chose a lieu souvent, et pour les mêmes raisons, lorsque l'on tente d'ouvrir
ces kystes par un caustique que l'on fait agir sur la peau :
ou bien le kyste en est enflammé, épaissi, sans être ouvert ; ou bien, n'ayant pu partager l'inflammation des parties
auxquelles s'est arrêtée l'action du caustique, il s'est mortifié en entier ; ou bien encore, une portion du kyste ayant
été détruite par le caustique, il arrive, si l'on n'entretient
pas une inflammation générale dans tout le kyste, qu'il
ne se forme pas même de crispation, que l'ouverture extérieure se resserre et se ferme, en laissant subsister la maladie,
ou que cette même ouverture se conserve, devient fistuleuse, sans que le kyste ait disparu en entier ; ou bien
enfin, il se mortifie, s'il est attaché à des parties osseuses
qui ne permettent pas sa réduction et sa crispation successive. La véritable guérison dépend de la liberté avec laquelle

cette même crispation peut se faire et s'accomplir ; mais jamais on ne la voit se faire par la transformation du kyste en tissu cellulaire. On voit les parois se concentrer, devenir plus épaisses, plus denses et se rapprocher ; ces phénomènes marchent de concert et s'accroissent d'un pas égal. Plus la cavité est rétrécie, plus les parois sont épaisses et consistantes. Elles se soutiennent et conservent ce qui reste de cavité, sans aucune interposition, à la manière d'un vase. Enfin, la cavité disparaît en entier, les parois se confondent, mais elles forment encore et pendant long-temps, une masse sphérique, d'un volume proportionné à celui de la tumeur précédente, et dans laquelle la macération, la dissection même peuvent encore faire distinguer les parois du kyste. Loin d'être alors transformées en tissu cellulaire, elles sont bien plus épaisses et bien plus denses qu'avant d'avoir été enflammées.

Les kystes cornés sont très-peu susceptibles d'inflammation aiguë ; mais leur organisation paraît se prêter à l'ulcération. Il n'est pas rare qu'à leur ouverture, on trouve un ou plusieurs points qui se sont laissé entamer, et qui menaçaient les points correspondans de la peau d'ulcération prochaine. La chose arrive en effet quelquefois alors : la tumeur se vide plus ou moins complétement ; l'ouverture ou les ouvertures passent à l'état fistuleux ; elles fournissent une assez grande quantité de sérosité roussâtre mêlée à des flocons de matière sébacée, et les choses demeurent en cet état, quelquefois pendant des années.

Si l'on ouvre complétement un kyste de cette espèce, et qu'au lieu de l'extirper en entier, on le mette en contact avec l'air, des pièces d'appareil, ou divers topiques irritans, dans l'intention de le livrer à l'inflammation et à la suppuration, il devient douloureux, il se boursouffle, se transforme inégalement en fongosités rougeâtres, brunes, très-sensibles, saignant au moindre contact , donnant lieu à une réaction générale plus ou moins vive , et qui peut avoir les plus fâcheuses consé-quences. Cet état, qui a souvent causé la mort par les progrès de la consomption, a été pris pour cancéreux; cependant , on l'a fait cesser par l'extirpation , et la maladie ne s'est point reproduite, ce qui, pour nous, est une preuve sans réplique que l'on s'est mépris.

OBSERVATION XI.

Au mois de décembre 1817 , on nous amena de **Grasse** , une demoiselle âgée de 62 ans , douée d'une faible constitu-tion, d'une sensibilité extrême , toussant habituellement, et ayant souvent craché du sang et des matières muqueuses sus-pectes. Elle avait depuis long-temps plusieurs kystes sous le cuir chevelu, formant ce que l'on appelle des *loupes* , ou tumeurs *stéatomateuses*. L'une de ces tumeurs devenait incom-mode , moins encore par son volume, que par sa situation à la partie postérieure du crâne. La malade désira en être délivrée, et se soumit à l'application de la potasse caustique. Il en ré-sulta la cautérisation irrégulière de la peau et de toute la partie saillante de la tumeur. A la chute des escarres , le fond du kyste et des lambeaux irréguliers de ses parois et des tégumens qui les recouvraient, se trouvèrent entiers ; on tint les bords de la plaie étalés, et l'on garnit toute la surface avec de la charpie pénétrée d'un onguent digestif, c'est-à-dire , d'un topique irritant. L'intention était de provoquer l'inflammation et d'obtenir *la destruction du kyste par la suppuration*. Il s'établit, en effet , un suintement abondant et séreux , qui devint ensuite purulent, mais dont l'établissement fut accompagné de douleurs continuelles, de plus en plus violentes, qui devinrent atroces, et qui privèrent la malade du sommeil, de l'appétit et des forces, et qui causèrent une fièvre continue, avec des exacerbations tous les soirs. En cet état, la sensibilité naturelle de la poitrine fut réveillée : il survint de la toux, de l'oppression, quelques crachats muqueux et quelquefois rouillés. La malade maigrissait tous les jours, et courait évidemment les plus grands dangers, par les seuls effets de l'irritation constante à laquelle elle était livrée depuis plus de six mois. A son arrivée à Montpellier, les parens qui l'accompagnaient, assuraient que le voyage avait aggravé son état ; et il fut, en effet, amélioré par le repos, quelques bains, quelques doses d'opium, un régime adoucissant et des boissons relâchantes ; mais cet amendement ne put changer l'état de la plaie. La plus grande partie du kyste était transformée en une sorte de fungus brun, douloureux, saignant aisément, et fournissant un suintement ichoreux et fétide. Quelques points du kyste, comme cachés au fond des rainures que ces fongosités recouvraient, avaient conservé leur organisation primitive ; les lambeaux renversés étaient épais, durs, bosselés et brunâtres.

Nous ne pouvions que former un fort mauvais pronostic. Cependant, l'ordre selon lequel tous les phénomènes morbifiques s'étaient manifestés, portant à considérer l'irritation du kyste comme la source unique de tous les événemens, nous proposâmes l'extirpation, ou plutôt l'amputation de toute la tumeur : son volume ne dépassait pas une étendue d'environ deux pouces en carré. La malade qui sentait décliner ses forces de jour en jour, accepta avec empressement notre projet tout entier, et il fut mis à exécution peu de jours après. Nous ne pûmes rien réserver pour recouvrir immédiatement la surface que nous allions mettre à nu ; il ne nous fut même pas possible de disposer les coupes, de telle sorte que, de suite ou quelque temps après, nous pussions rapprocher les deux côtés principaux de la plaie que nous allions faire. Forcé de nous régler sur la forme et l'étendue des parties à sacrifier, nous ne pûmes éviter, contre notre usage constant, de livrer la plaie à la suppuration ; circonstance importante à noter pour la suite de l'observation.

Les douleurs furent d'abord assez vives, pour réclamer impérieusement l'usage d'assez fortes doses d'opium : la malade fut calmée, et telles furent toutes les suites immédiates de notre opération. La plaie fut longue à cicatriser, à cause de la perte de substance que nous avions été obligé de faire ; mais enfin la cicatrice s'accomplit, et la guérison ne s'est pas démentie depuis.

On voit par ce fait, qui a un grand nombre d'analogues, que les kystes *cornés* ne sont pas susceptibles, à la faveur de l'inflammation, de cette crispation progressive qui efface peu à peu la cavité des kystes *séro-muqueux*. On y voit aussi un exemple de cette altération singulière, qui donne au kyste boursouflé les apparences d'un corps cancéreux. Les cautérisations que nous avons vu souvent employer, n'ont jamais manqué d'aggraver la maladie ; mais l'extirpation ou l'amputation que nous avons souvent vu pratiquer et pratiqué nous-même en pareil cas, n'ont jamais, du moins à notre connaissance, été suivies de près ou de loin, du développement d'un corps cancéreux dans toute autre partie du corps. Cette remarque nous paraît d'autant plus intéressante, que la reproduction du cancer après son amputation, est un événement très-commun et dont on compte les exceptions ; que cet événement est manifestement favorisé, accéléré, par la suppuration entretenue dans le tissu même où existait le cancer ; que, dans le cas actuel, où la longue irritation du kyste, la réaction générale qui en étaient résultées, la sur-excitation prolongée d'une constitution très-défectueuse et la suppuration de la plaie substituée à l'affection première, avaient établi un ensemble de conditions fâcheuses et propres à seconder la rechute, elle n'a pas eu lieu, même long-temps après. Les praticiens répandus, les gens de bonne foi, qui savent avec quelle rapidité et quelle obstination le cancer se reproduit dans tous les cas, et surtout dans ceux où il a été livré à la suppuration et à des médications actives, auront lieu d'être étonnés que la maladie ne se soit pas reproduite, si elle avait ce caractère. Mais ceux qui sont versés dans l'étude de l'anatomie pathologique, ceux qui savent par l'examen des organisations morbifiques, qu'elles n'empruntent les tissus primitifs que pour s'en approprier le système nutritif; que les organes de création nouvelle qui se manifestent à l'occasion de diverses diathèses, et notamment de la cancéreuse, ne consistent pas dans un travestissement plus ou moins complet des organes primitifs, mais qu'ils sont formés de toutes pièces; ceux-là ne reconnaîtront point le cancer dans les phénomènes que nous venons d'exposer, et ils verront dans ce fait un exemple de ces affections qui simulent plus ou moins exactement celles de nature cancéreuse, qui ont pu facilement en imposer, faire commettre quelques erreurs dans la formation du diagnostic, et qui ont fait soutenir par bien des gens de bonne foi, que le cancer guérit solidement par une opération chirurgicale.

Ce kyste livré à l'inflammation, fournissant une suppuration abondante, ne s'est pas plus réduit en tissu cellulaire, qu'il n'a subi la crispation à laquelle se livrent, en pareil cas, les kystes *séro-muqueux*. Quelle différence entre les conséquences de son ouverture par la potasse, et celles des opérations que nous avons pratiquées aux malades qui ont fait le sujet des observations première, deuxième et troisième !

Cependant , dans ces quatre cas , le kyste a été vidé , mis en contact avec des corps étrangers, enflammé par ce procédé , au point de fournir une sécrétion purulente , et maintenu en cet état assez de temps pour laisser à la nature la liberté de développer les propriétés qui pouvaient être mises à profit pour la guérison. Quelle plus grande différence encore , si l'on compare le dernier fait avec celui qui est le sujet de l'observation quatrième ! Ici , il suffit d'avoir ouvert et vidé la cavité : les parties se boursoufflent , se touchent et s'unissent solidement, et la rapidité de ce travail médicateur prouve clairement que l'irritation que les corps étrangers introduits ont pu produire , a été pour peu de chose dans ses causes. C'est que , dans ce dernier cas , il n'y avait ni altération , ni suppression à produire pour obtenir la guérison , il suffisait de permettre au tissu cellulaire écarté de se rapprocher ; tandis que dans les cas de la première , deuxième et troisième observation , où il existait une véritable organisation insolite , le kyste *séro-muqueux* , il a fallu le développement et la prolongation de l'inflammation suppurative , pour amener une crispation progressive qui a conduit à la guérison ; et que, dans le cas de l'observation onzième , où ce même état, produit par des moyens analogues , n'a donné lieu qu'à une dégénération fâcheuse et à des accidens périlleux , il existait aussi une organisation insolite , mais différente , le *kyste corné* , qui n'est point susceptible , comme on l'a cru , de se résoudre ou transformer en tissu cellulaire, ni de subir cette crispation progressive qui oblitère la cavité des kystes *séro-muqueux*. Les différences de structure expliquent toutes les autres ; par où l'on voit de quelle importance il est de les bien constater , et combien est grande l'erreur de ceux qui dédaignent cette sorte d'étude , comme puérile, de pure curiosité et dénuée de toute utilité. Cette même étude est la seule source d'où l'on puisse tirer des lumières suffisantes pour admettre des distinctions avouées par la nature, pour expliquer les résultats divers des efforts de l'art, et pour tracer des règles d'une application sûre dans la pratique.

A la faveur de l'organisation particulière des *kystes cornés*, on peut les attaquer par des procédés opératoires, dont les suites soient aussi simples que l'ont été celles du cas qui fait le sujet de la quatrième observation. Nous allons en citer un exemple.

OBSERVATION XII.

Un officier du corps du Génie, portait au bas de la région jugulaire gauche, mais sous la peau seulement, une tumeur formée par un *kyste corné*, de la grosseur d'une noix. La nature en était reconnaissable à celle de la matière contenue: la tumeur était pâteuse, molle, gardant l'impression des doigts, et conservant assez long-temps les formes qu'on lui faisait prendre par la compression. Elle était d'ailleurs indolente ; elle existait depuis long-temps. Elle avait gardé pendant plusieurs années le volume médiocre qu'elle avait eu d'abord ; mais depuis quelques mois elle grossissait assez rapidement. Ce tableau ne pouvait convenir qu'à une tumeur enkystée, dont le contenu devait avoir la consistance du miel ou du suif fondu. Le malade voulait s'en délivrer, et nous y procédâmes de la manière suivante. La lame d'un bistouri traversa la base de la tumeur de bas en haut, et divisa de la sorte toute sa partie saillante, selon une ligne verticale. Par la pression, elle fut entièrement vidée. L'intérieur du kyste se trouva totalement à découvert. Il fut saisi par sa face interne, à la faveur d'une pince à disséquer, et arraché tout entier, avec une grande facilité et presque sans douleur. Il restait une excavation toute

formée par le tissu cellulaire qui avait adhéré avec le kyste;
et comme celui-ci avait été enlevé par arrachement , la nouvelle surface n'était point ensanglantée. Les bords de la plaie
furent rapprochés et maintenus affrontés par des emplâtres
agglutinatifs; un gâteau de charpie sèche fut appliqué par-
dessus cette coaptation, et comprimé légèrement par quelques
tours de bande. Les effets de cet appareil furent de tenir
rapprochés les côtés de la cavité cellulaire , aussi bien que les
lèvres de la plaie : le tout fut réuni immédiatement, et le malade
entièrement guéri au bout de trois jours.

C'est, disions-nous , la texture et l'organisation particulière
de ces kystes , qui permettent d'employer un procédé aussi
simple. En effet, la membrane qui les constitue est plus dense
que le tissu cellulaire ; et ses connexions avec ce dernier organe sont toujours très-légères , et telles qu'elles ressemblent
en tout à l'union récente et légère des deux lèvres d'une plaie
fraîche que l'on aurait tenues en contact pendant un ou deux
jours seulement. Il semble que le nouvel organe, le *kyste corné*,
en s'organisant, n'ait été uni aux parties environnantes que
par une couche légère de *pseudo-membrane ,* et que, à cause
de l'organisation imparfaite du kyste , du peu de vitalité qui
s'accorde avec la nature de son tissu, cette fausse membrane
n'ait pu acquérir la perfection dont elle est susceptible, et
qui , dans tout autre cas , l'identifie avec les parties qu'elle sert
à unir. Dans celui-ci, on dirait que les choses sont demeurées
dans l'état où elles étaient le premier jour (1). A la faveur de

---

(1) Nous serions mal compris , si l'on pensait que nous entendons faire
là une sorte de révélation des opérations de la nature ; nous cherchons
seulement à donner une idée exacte de l'état des choses en pareil cas ,
en le comparant à des objets plus connus.

ces dispositions, on peut de même emporter tout entier un *kyste corné*, pourvu que l'on divise sur l'une de ses parois, la totalité du tissu cellulaire qui le recouvre. Parvenu au point de connexion de la membrane avec le tissu cellulaire, on peut passer tout autour de la tumeur un instrument mousse, et l'isoler sans effort, comme sans effusion de sang et sans douleur. On n'a plus ensuite que des surfaces de tissu cellulaire et la plaie de la peau à réunir, et leur rapprochement exàct suffit pour tout terminer. Ce procédé est tout aussi avantageux; mais, pour l'exécuter avec sûreté, il faut diviser la totalité du tissu cellulaire qui recouvre l'une des faces de la tumeur, sans ouvrir cette dernière, ce qui ne laisse pas d'avoir ses difficultés. Le premier procédé est préférable, en ce qu'il est plus facile à exécuter avec la perfection nécessaire.

Nous ne dirons rien ici des *kystes albumineux*, parce que nous ne les avons vus que dans la pratique des autres, et dans des cas où ils avaient été extirpés à la faveur d'une dissection. Ne voulant traiter ici que les questions que l'observation nous a fourni l'occasion d'approfondir, nous ne pourrions dire quels procédés conviennent le mieux à la cure radicale de ces tumeurs : si l'extirpation est le meilleur parti à prendre ; si l'on pourrait tenter d'exciter l'inflammation ou la mortification des parois du kyste, par quelques injections, l'introduction de corps étrangers, etc. Nous parlerons des kystes *séro-fibreux*, parce que nous les avons souvent observés à l'ovaire.

Une première question se présente d'abord ; elle est d'une grande importance. N'y a-t-il jamais de collection de liquide dans l'ovaire, qu'à l'occasion de la formation d'un de ces kystes? Les résultats de l'observation à cet égard sont bien affligeans : on voit aussi fréquemment des collections symptomatiques d'un état cancéreux de l'ovaire seul, ou en même temps de quelque autre organe, et notamment de la matrice, que le dévelop-

pement d'une tumeur qui ne provient que de la formation
et de la réplétion d'un kyste. Ce n'est pas que l'on ne rencontre
dans l'ovaire toutes les espèces de kystes, comme nous allons
en citer un exemple ; mais le kyste *séro-fibreux* y est le plus
commun ; le plus souvent il peut passer pour le symptôme
d'une affection bien plus grave. Le kyste *séro-muqueux* et le
kyste *corné* y sont si rares, que nous n'en avons trouvé qu'un
seul exemple dans des occasions très-nombreuses de recherches anatomiques ; enfin, il est impossible, dans l'état actuel
de la Science, et à cause de la situation profonde de la tumeur,
de distinguer les derniers d'avec le kyste *séro-fibreux*, et à
plus forte raison, l'état de simplicité de la maladie.

OBSERVATION XIII.

Une femme de 60 ans, sur le compte de laquelle nous
n'avons pu obtenir aucun renseignement positif touchant les
événemens antérieurs, fut transportée des salles de médecine
de l'hôpital Saint-Éloi, aux salles de chirurgie, portant une
intumescence énorme au haut du bras gauche, accompagnée
de gangrène de la main et d'une partie de l'avant-bras, et d'un
délire complet. On voyait à la face les traces d'un érysipèle
malin et d'une escarre gangréneuse qu'il y avait produite, ce
qui rendait probable que l'état du bras avait une même origine.
La malade succomba le lendemain, et l'examen du cadavre
ne servit qu'à confirmer nos conjectures. L'abdomen ne présenta aucune lésion qui pût être rattachée à l'état morbifique
précédent ; mais nous remarquâmes dans le bassin une tumeur
transparente, du volume d'une orange. Elle fut un instant confondue avec les circonvolutions de l'intestin, distendu par des

gaz , tant cet organe était dans l'état naturel ; mais nous reconnûmes bientôt qu'elle tenait à la matrice , vers *le côté gauche
de son fond qu'elle avait entraîné en bas*. Cette tumeur
fut reconnue pour appartenir à l'ovaire gauche , et fut, avec ce
dernier , séparée de la matrice , pour être examinée plus
attentivement. Elle se trouva formée , non pas de la dilatation
de l'une des vésicules de l'ovaire, mais d'un kyste *séro-muqueux*, tel qu'on l'observe si souvent aux paupières. Après
l'avoir ouvert dans son entier , il fut fort aisé de constater la
différence de sa structure comparée à celle de toutes les parties
environnantes , et de le séparer de ces dernières , non par une
dissection , mais par un arrachement extrêmement facile , et
dans lequel la totalité du nouvel organe fut obtenu intact , au
point d'être conservé comme une pièce de cabinet.

En examinant le reste du même ovaire, nous trouvâmes un
point qui présentait une consistance extraordinaire et un
aspect singulier ; c'était un très-petit *kyste corné*, ridé, plissé,
chiffonné, et que nous détachâmes en entier et avec la même
facilité que le précédent. Cette pièce que nous possédons encore,
est curieuse en ce qu'elle a conservé précisément la disposition
dans laquelle elle a été trouvée. Ouverte sur un côté, et ses
deux moitiés ou parois ayant été écartées, elle est demeurée
en cet état, où elle montre de part et d'autre des plissures
qui se rapportaient mutuellement dans les points opposés. Si
ces plis étaient effacés, la cavité intérieure serait capable de
contenir un fruit d'olivier au point de sa maturité. Dans l'état
où elle est, la masse est égale au volume d'un noyau de cerise ;
le tissu corné des parois y est de la plus grande évidence.
La cavité, qui, à proprement parler, n'existait pas, ne contenait
aucune matière : l'organisation n'était sans doute pas assez
avancée, pour donner lieu à une sécrétion.

Ce fait est propre à constater la possibilité du développement des *kystes séro-muqueux* et *cornés* dans l'ovaire ; mais il constate aussi l'extrême rareté de ces deux espèces d'organisation dans ce même lieu. Nous n'en avons pas observé d'autre, et nous ne connaissons pas de fait, parmi ceux dont on a recueilli l'histoire, qui puisse se rapporter à l'un ou l'autre des deux cas dont il s'agit ici. Comme nous aurons l'occasion de le remarquer plus bas, on n'a pas observé de guérison radicale des kystes de l'ovaire, soit spontanée, soit opérée par l'art ; on ne peut rien citer qui puisse soutenir la comparaison avec les terminaisons spontanées ou artificielles des kystes *séro-muqueux* ou *cornés*. Ou la tumeur est demeurée indolente pendant le cours d'une longue vie ; ou bien, livrée à elle-même, elle a occasioné la consomption et la mort ; ou bien encore, attaquée par l'art, elle a entraîné la perte du sujet, ou la formation d'une fistule incurable. Les kystes des ovaires constituent, dans tous les cas, une affection très-grave, soit par sa nature propre, soit par les combinaisons fâcheuses dans lesquelles on la rencontre, soit par les difficultés nombreuses qu'elle présente dans la formation d'un diagnostic exact, ou dans les déterminations thérapeutiques.

On sait que les masses cancéreuses présentent souvent des cavités intérieures, quelquefois très-vastes, contenant des matières variées, tantôt séreuses, tantôt sanguinolentes et brunâtres, tantôt gélatineuses. Ces cavités sont pratiquées dans la masse même des cancers et à divers degrés de profondeur, de sorte qu'elles répondent plus ou moins près de la périphérie de la tumeur, vers telle ou telle de ses faces. D'un autre côté, il est démontré par l'autopsie cadavérique, que le cancer de l'ovaire n'exclut pas le développement d'un véritable *kyste séro-fibreux ,* et qu'il peut occuper indifféremment tel ou tel point dans la circonférence de la tumeur entière. Nous avons observé un grand nombre de ces combinaisons, qu'il serait

Tom. II. 20

superflu de rapporter, parce que des exemples pareils abon-
dent dans les auteurs. Or, dans l'intention d'attaquer des tumeurs
de cette espèce par des procédés chirurgicaux , quel moyen de
former un diagnostic exact, sous le seul rapport de la nature de
la maladie ? Et si l'on ne peut résoudre d'une manière certaine
cette partie du problème, quel mal ne s'expose-t-on pas à faire,
en touchant à une tumeur qui fait partie d'un cancer, ou qui
doit avoir avec ce dernier des liaisons intimes ?

Dans un grand nombre de faits dont le souvenir a été conservé par les auteurs, on voit des tumeurs immenses développées
dans l'ovaire, remplissant plus ou moins exactement la totalité
de l'abdomen, et formées en partie par une ou plusieurs cavités
contenant un liquide séreux, en partie par des masses de consistance variée, quelquefois cartilagineuse, et que l'on reconnaît
aisément pour cancéreuses, malgré l'obscurité des descriptions.
En cet état, on a fait des ponctions; quelquefois, elles ont paru
indifférentes, elles ont même pu être fort multipliées sans inconvénient; elles procuraient seulement un soulagement momentané,
en désemplissant le sac. Dans quelques cas, après un grand
nombre de ponctions, une dernière a été suivie de symptômes
graves d'irritation, et la mort a eu lieu rapidement. Dans
d'autres, après les premières ponctions, l'ouverture est demeurée
fistuleuse, le sac s'est affaissé et conservé long-temps en cet
état sans accidens ; néanmoins, le reste de la tumeur a fait
des progrès, ruiné sourdement les forces, et amené une mort
prématurée. Quelquefois, on a voulu imiter cette dernière
marche: après la ponction, on a laissé dans l'ouverture la canule
du trocart, ou tout autre corps étranger, pour la maintenir.
Tantôt on a réussi à faire une fistule par laquelle le sac se vidait
habituellement, et qui a été suppléée par d'autres ouvertures
spontanées, quand elle s'est oblitérée; tantôt, dès la première
tentative, la canule du trocart qu'on avait laissée en place,

a déterminé une irritation qui est devenue rapidement mortelle. Mais, en aucun cas, quel qu'ait été son sort, la ponction n'a fait disparaître la totalité de la tumeur.

On sent que si la ponction d'un kyste véritable qui accompagne un cancer, détermine l'inflammation des parois de la cavité, chose qui peut paraître souhaitable quelquefois en pareil cas, elle peut aussi accélérer d'autant les progrès de la maladie concomitante. Ces effets sont bien plus sûrs, s'il est inévitable de blesser la masse cancéreuse pour atteindre un véritable kyste, situé plus profondément; ou bien, si la masse totale est purement cancéreuse, si les collections sont symptomatiques, et s'il faut pénétrer jusqu'à des cavités de l'intérieur du cancer pour les atteindre. Assurément, on peut considérer comme bien suffisante pour donner lieu à des conséquences très-fâcheuses, une seule ponction à travers une masse cancéreuse aussi volumineuse qu'elles le sont ordinairement en pareil cas ; et l'on peut croire que les rapports de la masse totale avec le péritoine, sont un puissant motif de plus pour favoriser le développement de l'irritation.

Mais, si l'on poussait les choses plus loin; si l'on croyait pouvoir imiter l'exemple de *Lédran*, suivi par plusieurs autres praticiens en France et en Angleterre, quel serait le sort de la malade, en cas que l'on tombât dans une semblable erreur ? Eh ! quel moyen de s'en défendre ! On voit par l'observation de *Delaporte*, jointe à celle de *Lédran*, à quoi il faut s'attendre. On se méprend d'abord, et l'on croit à une collection liquide: on convertit une ponction inutile en une incision de cinq travers de doigt (1), d'où l'on n'extrait que de la matière gélati-

---

(1) Quoique l'auteur n'en dise rien, il est évident que la tumeur et les parois du ventre n'étaient pas libres dans le lieu de l'incision, et que ces parties étaient confondues par des adhérences.

neuse ; il survient une fonte séreuse abondante, accompagnée de diarrhée, de symptômes graves d'irritation, et des masses nouvelles de gélatine se vident et semblent venir de plus loin ; la substance dans laquelle on a pénétré, se gangrène ; il survient du délire et la mort. A l'examen du cadavre on constate que tout l'ovaire, c'est-à-dire, la tumeur qui remplissait le ventre, était formé de loges contenant une matière gélatineuse semblable ; que l'inflammation s'était emparée de la totalité ; que l'ulcération ou la gangrène avait ouvert plusieurs de ces loges dans la principale qui avait été atteinte dans l'opération, et perforé le haut de la tumeur, de manière à répandre la matière gélatineuse dans le péritoine. En sorte que cette opération dans laquelle il est évident que l'on a attaqué une énorme masse cancéreuse, dont on a mis l'intérieur en contact avec l'air, a eu pour résultat l'inflammation de toute la masse, la mortification d'une partie, et une péritonite mortelle. Si tous les faits malheureux de cette espèce avaient été notés, on aurait un très-grand nombre d'exemples pareils à celui-là, qui d'ailleurs, n'est pas le seul de son espèce. Il en résulte bien évidemment que, dans l'état de la science, il est impossible de distinguer par des symptômes sensibles, les deux cas qu'il importerait de ne pas confondre. En effet, il n'y a certainement aucune ressemblance entre le fait observé par *Delaporte* et la seconde observation de *Lédran*. On perfore le kyste, il ne contient que de la sérosité. On l'ouvre amplement, il s'enflamme, il s'exfolie, la cavité suppure ; les parois de la tumeur vidée continuellement, se crispent, se chiffonnent, se groupent autour du point perforé, et fournissent un suintement qui maintient une fistule pendant quatre ans, durant lesquels la malade a survécu. L'histoire de la maladie, aussi bien que l'examen du cadavre, démontrent qu'il y avait effectivement un kyste fibreux, et que telle était toute la maladie, ou au moins sa partie principale.

Un fait en grande partie semblable a été observé par le docteur *Voisin*, de Versailles : on y voit aussi un véritable kyste ,
percé et vidé par le trocart, et l'ouverture entretenue par une
mèche qui en a fait une fistule. Cette ouverture est négligée
et se ferme. Le kyste se développe de nouveau ; il fait saillie
derrière l'ombilic , il s'ouvre à travers les tégumens minces de
ce point. Cette seconde ouverture est maintenue , et rend les
mêmes services que la première. Enfin , après la mort, les choses
sont trouvées dans le même état que dans le fait précédent ,
c'est-à-dire , qu'il y avait eu un véritable *kyste fibreux* , plongé
dans une masse de nature différente et dont les progrès ont
enfin amené la mort; mais que ce kyste placé assez près de la surface, dans le point par lequel il a été attaqué, a pu être ouvert
immédiatement et sans lésion ultérieure , a pu être, ou enflammé
et exfolié en partie , ou affaissé sans irritation et sans porter
atteinte au reste de la tumeur.

Il n'est pas possible de n'être pas frappé de la différence
de ces deux faits comparés à celui de *Delaporte*. Dans celui
de *Lédran* surtout , l'irritation , l'inflammation, n'ont pas manqué ; il n'a pas manqué d'occasions dans lesquelles tous les
accidens qui résultent d'une atteinte portée imprudemment
sur un cancer , auraient pu éclater. Si les choses se sont
passées d'une manière si différente, c'est évidemment parce
que les cas n'étaient pas identiques : mais cette différence , si
importante à constater, comment la reconnaître *à priori*? Cette
difficulté subsiste tout entière , et ce n'est pas la seule de ce
sujet épineux.

On a mis hors de doute, par l'observation , que les kystes
qui se développent dans les ovaires, aussi bien que les tumeurs
qui prennent leur origine dans la trompe , déplacent notablement la matrice ; nous avons bien vérifié cette observation ,
mais nous l'avons trouvée bien incomplète. D'abord , dans

les premiers temps de la tumeur, son poids déprime la matrice, l'entraîne en bas, et produit dans son axe une inclinaison en vertu de laquelle l'orifice est tourné vers le côté opposé du bassin. On en voit un exemple dans l'observation treizième ; et ce phénomène est précisément le contraire de ce qui se passe plus tard. Alors le volume de la tumeur étant supérieur à l'ampleur du bassin, elle fuit vers le haut, entraîne la matrice, et l'incline de manière que son orifice est tourné vers le côté de l'ovaire malade. Mais on a cru que l'ovaire qui se développe, doit toujours transporter la matrice très-haut dans l'hypogastre, et du côté opposé à la maladie : il s'ensuivrait que l'on serait toujours fort en sûreté, en ne faisant la ponction que vers le côté par lequel la maladie a commencé. Cependant on avait déjà observé qu'une tumeur aqueuse développée dans la trompe, avait transposé la situation de la matrice, de manière que ce dernier organe recouvrait le point antérieur de la tumeur ; en sorte que la ponction ayant été faite, la matrice fut traversée par le trocart, accident qui rendit l'opération mortelle. Quelles raisons pourraient empêcher la matrice d'être déplacée de la même manière, par l'effet du développement d'un kyste dans un ovaire ? Comment croire même, que le déplacement de la matrice, qui doit être, en effet, un phénomène constant, puisse être deux fois parfaitement semblable?

Les vaisseaux de l'ovaire ainsi affecté acquièrent un grand développement ; et dans la bizarrerie des formes que la tumeur peut prendre en s'accroissant, les troncs des vaisseaux dilatés peuvent se trouver dirigés fortuitement en devant, ou de tel ou tel côté. Il est difficile de constater la première circonstance, l'espèce de déplacement que la matrice a subi ; mais la seconde, les rapports des vaisseaux avec la tumeur, est absolument impossible à vérifier. N'est-il même pas possible que ces dispositions changent, à divers temps, sur le même sujet, surtout lorsqu'il a été fait un grand nombre de ponctions? Car, cette opération n'a pas pour unique résultat de vider la tumeur; il est impossible qu'elle n'excite pas l'irritation, même le plus souvent quelques points d'inflammation adhésive, d'où résultent de nouveaux rapports et des changemens de forme. C'est ainsi que l'on doit expliquer quelques faits importans, et notamment le suivant, que nous regrettons de ne pouvoir faire connaître que sommairement.

OBSERVATION XIV.

Une femme de 40 ans, mère de plusieurs enfans, ayant longtemps joui d'une forte santé, éprouva, après divers symptômes ambigus que l'on ne put calmer par aucun moyen, une augmentation progressive du ventre, qui avait commencé par la région iliaque gauche. Le volume devint énorme, et l'on y sentit une fluctuation manifeste; il n'y avait point d'œdème aux membres inférieurs et les urines n'offraient rien d'extraordinaire. Une première ponction fut faite par le côté gauche de l'abdomen, et l'on retira par cette voie une très-grande quantité de sérosité. Douze autres ponctions furent faites avec autant de succès et aussi peu d'inconvéniens : l'évacuation était facile et rapide ; la malade éprouvait à peine quelques légères douleurs autour de la piqûre, pendant quelques jours ; peu de temps après elle abandonnait le lit et se livrait aux occupations de son intérieur. Une quatorzième ponction fut faite avec la même confiance que les premières. Cependant, après avoir vidé par la canule du trocart environ la moitié du liquide contenu, il coula d'abord de la sérosité sanguino-

lente, puis du sang pur ; la malade eut des sincopes fréquentes
et de plus en plus profondes ; elle expira en quelques instans.

Il est très-fâcheux, sans doute, qu'un fait aussi important ne
soit pas accompagné de l'examen du cadavre. Cependant, dans
l'état de la science, cette observation, telle qu'elle est, démontre
assez clairement le danger inévitable de blesser, dans quelques
cas , la matrice ou les vaisseaux principaux de l'ovaire malade.
On trouve dans les auteurs quelques faits de mort subite à la
suite d'une seule ponction de l'hydropisie de l'ovaire. Il est
vraisemblable que, dans quelques-uns au moins, l'autopsie
cadavérique , si elle avait été faite , aurait montré des blessures
de cette nature , et un épanchement considérable de sang dans
la tumeur ou dans l'abdomen.

Le fait suivant nous paraît propre, tout à la fois, à confirmer
les conjectures que nous venons de faire à propos des précédens, et à démontrer combien nos craintes , à cet égard , sont
fondées sur le véritable état des choses , tel que la nature le
présente.

OBSERVATION XV.

Rosalie Bugadel, d'Albi, département du Tarn, âgée de 30
ans, d'une taille petite , d'un tempérament lymphatique ,
d'une constitution médiocre et irritable, d'un caractère très-
pétulant, était issue de parens sains. Sa mère, qui vit encore,
est sujette à de fréquens accès d'hystérie, accompagnés d'une
vive douleur à l'hypogastre et à l'hypocondre droit.

Rosalie jouit d'une santé parfaite jusqu'à l'âge de treize ans.
Alors elle éprouva des coliques violentes, qui duraient environ
demi-heure , qui occasionaient une syncope d'environ dix

minutes, et qui se terminaient par des sueurs. Ces coliques
se reproduisaient assez fréquemment, et persistèrent jusqu'à
l'apparition des menstrues, lesquelles s'établirent d'une manière régulière et furent même assez abondantes, dès l'âge de
quatorze ans et demi.

A dix-neuf ans, les urines devinrent rares et les mois se sus-
pendirent sans cause sensible : nouvelles coliques, débilité profonde, étiolement de la peau, langueur, tristesse, pesanteur de
tête, et tous les symptômes de la chlorose. La malade use de
l'assa-fœtida et du fer divisé, à hautes doses : au bout d'un an,
restitution des règles et rétablissement de la santé.

A vingt-cinq ans, nouvelle suppression des menstrues, qui
ne dure que six mois, et qui cède de nouveau à l'assa-fœtida.

A vingt-sept ans, douleur dans l'hypocondre droit, s'étendant
vers la région des côtes ; elle devient extrême, donne lieu à
des symptômes graves, s'affaiblit, et disparaît en entier au bout
d'un an. Les douleurs se renouvellent six mois après, se maintiennent vives pendant un mois, se calment de nouveau : alors,
le ventre augmente de volume, surtout dans sa partie inférieure;
les règles se suppriment et ne reparaissent plus.

Le volume du ventre augmentait peu à peu, et les fonctions
n'étaient point dérangées; les urines étaient rares et rouges,
mais les membres et la face ne se bouffissaient pas ; au
contraire, tout le corps éprouvait un amaigrissement remarquable. Cependant, il survenait de temps en temps quelques
douleurs à l'hypogastre ; ce fut autant d'occasions pour la
malade, de remarquer des tumeurs dans l'abdomen, tantôt
dans le côté droit, tantôt dans le côté gauche; tumeurs que,
par leur forme et leur consistance, elle distinguait bien de ce
qui produisait d'ailleurs, l'intumescence générale de l'abdomen.

Les progrès de la tuméfaction du ventre gênant la respiration,
et la malade craignant de suffoquer, elle se rendit à Toulouse.

On pratiqua une ponction sur le côté **droit** du ventre , par laquelle on retira , sans accident, une grande quantité d'une humeur *épaisse et noire*. Elle en fut fort soulagée : les urines coulèrent en plus grande quantité , et la malade reprit des forces et de la fraîcheur. Cependant l'épanchement se rétablit. La malade se rendit à Montpellier , mais plongée dans la plus grande misère. Ce fut à pied qu'elle fit ce voyage de plus de cinquante lieues ; aussi en fut-elle fort incommodée.

A son arrivée , au commencement de juin 1823 , elle était fort amaigrie , pâle , faible , infiltrée des pieds , et dégoûtée. Le ventre avait acquis un volume bien supérieur à celui qu'il avait lors de la première ponction. Un repos de dix jours dissipa l'infiltration des pieds et des jambes , que la malade assurait n'exister que par les fatigues de son voyage. Cependant , les urines demeurèrent rares , rouges , l'appétit médiocre , les selles difficiles , la peau sèche et terreuse , et le ventre très-volumineux. La matrice était située à une telle distance , au fond du vagin extrêmement alongé et tendu , qu'il fut impossible de l'atteindre.

Il ne fut pas difficile de présumer qu'il s'agissait d'une hydropisie enkystée de l'ovaire droit ; et puisqu'une première ponction avait été faite sans accident , il était possible d'en faire une seconde, en *suivant exactement les traces de la précédente ,* dans l'intention d'acquérir de nouveaux renseignemens sur la nature du cas , sur l'état exact des viscères du bas-ventre et du bassin , et d'en tirer des inductions pratiques. La malade y consentit , et l'opération fut pratiquée le 10 juin.

Le trocart employé était fort volumineux , et donna issue à un liquide brun , bistre clair , d'une grande densité , et s'écoulant sans bruit et sans écume , quoiqu'il formât une colonne de plus de trois lignes de diamètre, et d'environ trois

pieds et demi d'élévation. Cette matière s'amoncelait dans le vase
où elle était reçue, avant de se niveler : ce dernier phénomène
s'opérait lentement, par couches successives, à la manière de la
lave d'un volcan. Il fut retiré ainsi plus de trente livres de cette
matière ; et soumise de suite à quelques épreuves chimiques par
M. le professeur Bérard (1), elle se trouva composée presque
entièrement d'albumine.

Le ventre étant vidé, on put aisément, à la faveur de
l'amincissement extrême de la ligne blanche, explorer l'état de
l'abdomen et du bassin ; on maniait tous les viscères presque
immédiatement. Le foie, la rate, le pancréas, le mésentère,
les intestins, étaient manifestement dans l'état naturel. La matrice ne se sentait pas aussi distinctement; cependant, en nous
aidant d'un ou deux doigts placés dans le vagin, nous parvînmes
à l'explorer aussi, et à nous assurer qu'elle était petite, déviée
à gauche, attachée à la tumeur que nous venions de vider,
et qu'elle portait vers son fond une autre masse solide, inégale, plus sensible au toucher que le reste, et du volume d'une
orange médiocre. La journée et la nuit furent calmes. La malade
fut tenue à un *régime sévère*.

Le deuxième jour, l'examen de la veille fut renouvelé avec la
plus grande attention, et donna les mêmes résultats. Nous pûmes
constater que la poche formée par l'ovaire droit se remplissait
de nouveau, et qu'elle était adhérente à la paroi antérieure
de l'abdomen, jusqu'à la hauteur de l'ombilic. Plusieurs élèves
de la clinique vérifièrent nos remarques. Sur le soir, il survint

---

(1) Nous saisissons la première occasion qui nous est offerte par nos
travaux, pour nous féliciter publiquement de l'estime dont ce jeune savant
nous honore, et pour lui témoigner notre reconnaissance des services que
nous devons à ses lumières et à sa bonté.

un frisson d'une heure , suivi de chaleur prolongée jusqu'au jour. Depuis ce moment, la fièvre n'a plus cessé.

Le troisième jour , la tumeur est plus distendue; elle est le siége d'une douleur sourde et profonde, que l'on augmente légèrement par la pression. La peau est chaude et sèche. La malade éprouve de la soif ; la langue est rouge et sèche à la pointe. La nuit fut assez calme. *Crèmes de riz légères pour aliment ; limonade légère et eau de riz gommée pour boisson.*

Le quatrième jour , moins de chaleur et de soif ; langue plus humectée et moins rouge. La malade se plaint de constipation et demande avec instance un laxatif. *Une once et demie d'huile de ricin ,* qui produit quatre selles, sans douleurs d'entrailles.

Le cinquième et le sixième jour, mieux sensible. La malade demande des alimens , on lui en accorde ; elle les mange avec plaisir. L'accroissement du ventre fait des progrès.

Le huitième jour , dégoût, augmentation de la fièvre, amaigrissement considérable.

Jusqu'au 2 juillet , vingt-deux jours après l'opération , les forces déclinèrent rapidement ; le volume du ventre s'accrut dans les mêmes proportions. Il était évident que la malade ne résisterait pas long-temps ; elle succomba , en effet , le lendemain 5 juillet 1825.

A l'ouverture du cadavre on observa ce qui suit :

La tumeur qui avait rempli la totalité de l'abdomen , faisait partie de l'ovaire droit ; elle était ovoïde, molle, fluctuante, sa surface était égale.

Sa paroi antérieure était confondue par des adhérences solides et anciennes, avec la paroi correspondante et les côtés de l'abdomen , depuis le sommet de la vessie jusqu'au niveau de l'ombilic. Les deux piqûres, dont les traces étaient fort distinctes , étaient tombées sur un point de cette adhérence.

La partie supérieure et la paroi postérieure étaient exemptes d'adhérences. Il en était de même de la partie inférieure : elle était libre dans le bassin et *appuyait sur la paroi antérieure du vagin.*

La matrice avait été entraînée vers le bas de la paroi postérieure de la tumeur ; sans doute , par un effet de l'ordre selon lequel cette dernière s'était développée. La déviation de de l'axe de l'utérus avait incliné son fond à droite et son orifice à gauche. On remarquait dans la même région , la trompe fort alongée , et son pavillon avec toutes les conditions de la forme naturelle.

L'ovaire du côté opposé était remarquable par sa petitesse extrême , une sorte de flétrissure.

La matrice était petite et dans l'état naturel.

Les parois de la tumeur avaient presque partout de trois à cinq lignes d'épaisseur. Le tissu en était dense , mais se laissant déchirer par une force médiocre. Dans la déchirure , on distinguait plusieurs couches successives , plus ou moins distinctement fibreuses , mais tissues dans un ordre différent et souvent inverse : cette texture offrait , dans plusieurs points , de grandes analogies avec celle de la tunique fibreuse des artères. Il y avait beaucoup plus d'épaisseur et de densité dans la paroi du point le plus déclive , que dans toute autre.

La face interne présentait un tissu mollasse, velouté, rouge dans plusieurs points , offrant beaucoup de vaisseaux capillaires injectés, et recouvert par une couche presque continue et uniforme de fausses membranes de nouvelle formation.

La cavité contenait environ dix livres de pus jaunâtre , inodore , n'oxydant point les métaux. Il ne restait aucune trace de la matière du premier épanchement.

Dans la partie de la tumeur par laquelle elle tenait à l'*utérus ,* on remarquait dans son intérieur une saillie , dont le volume égalait celui du poing d'un jeune enfant : nous y distinguâmes la structure du reste de l'ovaire droit, dont les locules étaient distendues.

Nous disséquâmes les artères de l'ovaire de ce côté. Elles étaient beaucoup plus volumineuses que dans l'état naturel ; mais en atteignant la tumeur, leur diamètre devenait immense, et tel que, dans plusieurs points, nous aurions pu y introduire le doigt auriculaire. Elles rampaient ainsi, en se ramifiant, dans toute l'étendue de la masse, se tenant plus près de la face superficielle, et conservant presque les mêmes dimensions dans les rameaux que dans les branches, et même que dans les troncs. Elles étaient remarquables au premier coup-d'œil, par leur ampleur et la couleur bleue qui les dessinait. Les deux piqûres étaient tombées presque sur le même point, et se trouvaient au milieu d'une sorte d'île formée par ces énormes vaisseaux.

La membrane muqueuse de l'estomac et des intestins était tout-à-fait exempte de traces d'inflammation, et dans son état naturel.

On voit, par ce fait instructif, combien étaient fondées les craintes que nous avions manifestées long-temps auparavant (1), touchant le danger de l'hémorragie dans des cas de cette nature. Nous n'aurions eu garde de faire la première piqûre, parce que ne pouvant connaître ni les rapports de la tumeur avec la matrice, ni l'état des vaisseaux sanguins de l'ovaire, ni leurs rapports avec tel ou tel point des parois de l'abdomen, il nous aurait été impossible d'assigner un lieu où nous eussions pu la faire en toute sûreté. Mais une première piqûre ayant été faite sans accident, il ne s'était pas trouvé de vaisseau

---

(1) Voyez notre Précis élémentaire des Maladies réputées chirurgicales.

dans ce point : l'expérience périlleuse étant faite, il restait moins de dangers à courir sous ce rapport. Il avait dû se faire là, des adhérences; par conséquent, nous n'avions pas de péritonite à craindre. Malgré ces motifs de sécurité, que nous connaissions, malgré que la maladie fût bien plus simple qu'à l'ordinaire, puisqu'il n'y avait pas de complication cancéreuse, chose que nous ne pouvions pas connaître d'avance, que de dangers il nous restait encore à braver, seulement pour faire la ponction! Il fallait passer au milieu de vaisseaux extrêmement volumineux, dont la piqûre aurait été immédiatement mortelle. Nous avons évité ce danger; et quoique la tumeur n'ait été vidée que par la canule d'un trocart, procédé qui donne les plus fortes garanties contre la pénétration de l'air, surtout quand il s'agit de vider une tumeur située dans l'abdomen, exposée à la pression graduelle et générale de ses parois, et remplie d'une humeur dont la densité a dû rendre l'insinuation de l'air impossible, malgré que la seule lésion opérée dans le kyste ait été une simple piqûre, il a suffi de cette cause pour donner lieu à l'inflammation suppurative, laquelle a entraîné la mort.

Dira-t-on que ce résultat a été déterminé par la rétention du pus? Comment aurait-il pu nuire? Comme corps étranger? Mais il n'a une influence bien marquée, que quand il fatigue les parties en les distendant. Or, la cavité du kyste était loin d'en être remplie. Nous ne pouvons considérer la résorption du pus comme dangereuse, qu'autant qu'il présente des qualités délétères : or, celui-ci n'en offrait aucune. On ne peut guère méconnaître, dans les suites de la ponction, les phénomènes d'une consomption produite par une suppuration abondante; et nous sommes convaincu que l'inflammation une fois provoquée, comme elle le fut par la piqûre, la malade n'aurait pas moins succombé, ou peut-être même

plus rapidement encore, si le pus avait pu s'écouler au dehors ;
car alors il aurait été impossible d'éviter le contact de l'air, agent
éminemment propre à donner à l'inflammation une intensité
bien plus grande. Or, le danger nous paraît tenir, en pareil
cas, à la marche rapide des phénomènes. L'inflammation, si
elle s'allume, ne peut être bornée à une fraction de la surface
interne du kyste ; la totalité doit être inévitablement atteinte,
presque en même temps. Ainsi, dans un temps très-court
aussi, il doit se faire une grande consommation de forces vitales
et une grande déperdition de matière nutritive, et qui, dépassant toutes les facultés possibles de la réparation, doit entraîner
rapidement la destruction de la vie.

Ainsi, notre malade aurait certainement succombé, si, au
lieu de faire une ponction pure et simple, nous eussions engagé, par exemple, une bougie de gomme élastique, ou tout
autre corps étranger, dans la piqûre, dans l'intention de
l'entretenir et de la rendre fistuleuse. Mais, que ne serait-il pas
arrivé, si, se reposant sur de célèbres exemples, on eût pratiqué une grande incision pour mettre à nu l'intérieur de la
cavité, et l'exposer à l'inflammation, à la suppuration, ou
plutôt à la gangrène ! En supposant que, par un miracle inouï
et vraiment impossible, on eût été assez heureux pour ne pas
atteindre des vaisseaux sanguins dont on n'aurait pu se rendre
le maître, on peut calculer les effets d'une inflammation provoquée par des agens aussi efficaces, tandis qu'il a suffi d'une
simple piqûre pour en produire une mortelle.

Ce fait, et sa comparaison avec quelques-uns de ceux que
nous avons déjà cités, peut nous aider à juger également des
projets de procédés opératoires dictés par de fausses analogies. Il n'y a aucune comparaison à faire entre un kyste de
l'ovaire et l'hydrocèle ; et l'on ne peut rien prendre dans
les procédés opératoires applicables à cette dernière maladie,

pour en faire la base d'un procédé thérapeutique relatif à
l'hydropisie enkystée. L'inflammation est le fond commun à
tous ces moyens ; et l'observation démontre clairement que ,
s'il est possible, non pas de guérir, mais d'entreprendre
quelque chose d'utile dans les cas les plus favorables et malheureusement les plus rares d'hydropisie de l'ovaire , c'est en vidant
la tumeur, la maintenant en cet état par la soustraction continuelle de la matière contenue , à la condition expresse d'éviter
toute inflammation. Or , en outre des dangers d'une autre espèce qu'il faut d'abord braver pour pénétrer dans la cavité ,
le doute si l'on pourra éviter cette suite si commune de toutes
les vulnérations , doit rendre un homme éclairé et prudent ,
bien réservé sur toutes les entreprises de cette espèce.

Mais il y a plus; il existe des preuves qu'il n'est pas toujours
nécessaire d'une hémorragie, pour qu'une seule ponction soit
mortelle sur-le-champ, ou en quelques heures. *De Haën* qui
blâmait toute opération en pareil cas , en cite un exemple.
Duverney qui déclare n'avoir jamais vu aucun succès, en
cite plusieurs autres. Il semble que , dans certains cas, les
parois de la tumeur étant assez consistantes pour se soutenir ,
maintenir la cavité et permettre l'introduction de l'air , cet
agent a excité sur les parois d'une cavité prodigieuse , une
irritation capable de troubler rapidement toutes les grandes fonctions de l'économie. Cet événement a dû même être
favorisé quelquefois par quelque condition insolite dans les
facultés vitales dont le kyste était pénétré ; car , on a vu des
suites aussi funestes, être les conséquences d'une seule ponction , qui n'avait ouvert qu'une loge médiocre dans un ovaire
qui était distendu par un grand nombre d'autres et de fort
volumineuses. Pour agir de la sorte , tandis que son action était
circonscrite dans des limites assez étroites , l'air a dû trouver
dans la surface qui en était l'objet , des dispositions favora-

bles ; puisque , dans d'autres cas de la même espèce , l'air a
pu pénétrer dans des cavités bien plus vastes , sans y produire
des effets bien sensibles , ou seulement une inflammation légère
et de peu de durée. Comment apprendre á distinguer *à priori*,
des cas si opposés entre eux , et ne pas s'exposer à donner une
mort inopinée à une femme qui jouit d'ailleurs d'une assez bonne
santé , qui ne se plaint que de l'incommodité de son volume,
et qui ne demande qu'un soulagement passager sous ce rapport ? Il est impossible de saisir aucun signe extérieur propre
à nous faire discerner des conditions aussi occultes, et attachées
aux propriétés vitales.

Dans la plupart des cas , les tumeurs de ce genre acquièrent insensiblement un volume tel , que s'interposant entre les
parois de l'abdomen et les viscères , ces derniers en sont refoulés en arrière et en haut , réduits à un fort petit volume
par la compression , et que la cavité est presque tout entière
occupée par la tumeur. Le plus souvent aussi , cette dernière a
donné lieu à l'inflammation adhésive , qui l'a fixée à divers
points de la surface des organes ou des parois , et quelquefois
dans une si grande étendue de part et d'autre , que l'on a cru
d'abord que les viscères manquaient , et que la plus grande
obscurité en a été répandue sur les descriptions de l'état des
choses. Dans des cas de cette espèce , si d'ailleurs la consistance des parois de la tumeur ne s'oppose pas à un affaissement complet, l'air peut ne pas pénétrer dans l'intérieur ;
il peut ne survenir aucune irritation à la suite de la ponction.
La cavité péritonéale étant effacée, même dans le point par
lequel les instrumens pénètrent jusqu'à la collection , la péritonite n'est point à craindre. Dans les cas de cette sorte,
la ponction a des suites si simples, que l'on a cru souvent
avoir vidé une ascite, et que l'erreur n'a jamais été rectifiée.

OBSERVATION XVI.

Nous fûmes consulté pour une demoiselle de 24 ans , d'une constitution faible, recevant depuis long-temps les soins de plusieurs médecins éclairés, et que l'on croyait atteinte d'une ascite. Le ventre était d'un volume excessif. La malade réduite à un degré de marasme fort avancé, éprouvait une fièvre hectique assez vive. L'origine de la maladie était fort obscure : on ne parlait que d'une contusion reçue dans la fosse iliaque gauche, et produite par l'extrémité d'une bûche. Quoi qu'il en pût être, la maladie nous parut parvenue à un tel degré, que nous regardâmes toute ressource comme nulle. Nous cédâmes d'autant plus aisément aux instances de nos confrères et de la malade, laquelle désirait d'être soulagée, et nous fîmes une ponction dans le lieu ordinaire. Nous retirâmes plus de quatre-vingts livres d'un liquide jaunâtre, de la consistance de l'huile de lin, mais qui coula sans interruption, aussi bien que sans bruit, à la faveur d'une grosse canule. La nature de cette matière nous donna des soupçons et nous fit attacher plus d'importance à une circonstance qui avait d'abord attiré notre attention : il n'y avait jamais eu d'œdème ni aux membres inférieurs, ni ailleurs. Cependant, il ne survint aucun accident, et la malade jouit en paix du soulagement qu'elle avait obtenu. En palpant le ventre avec soin, nous ne pûmes rien distinguer dans les fosses iliaques, ni dans le bassin. La qualité de la malade nous interdit toute recherche par le vagin. Nous sentions confusément des inégalités dans l'intérieur de l'abdomen, et les parois nous paraissaient d'une épaisseur extraordinaire. Deux autres ponctions furent faites avec les mêmes résultats. Cependant les forces déclinaient, toute alimentation devenait impossible, et la malade succomba au bout de deux mois.

L'examen du cadavre nous fit constater un énorme kyste de l'ovaire gauche , développé au milieu d'un nombre prodigieux de tumeurs cancéreuses et d'un tissu fibreux fort abondant. Les corps cancéreux avaient été disséminés et fort écartés entre eux, par l'effet de la distension des parois de la tumeur ; en sorte que celles-ci en avaient conservé autant de souplesse que celles de l'abdomen. L'accroissement du kyste était parvenu à un tel point, que la cavité du ventre en était presque entièrement remplie. Il formait deux parois , dont une antérieure était confondue par des adhérences avec celles du bas-ventre , et une postérieure , qui était dans des rapports semblables avec les viscères. Il fallut faire une dissection très-pénible pour retrouver ces derniers , et pour reconnaître quelques portions du péritoine que les adhérences n'avaient pas confondues. Cette membrane n'existait plus surtout , ou du moins ses surfaces , dans le point où les ponctions avaient été pratiquées (1).

On sent aisément que cette dernière circonstance est favorable à l'innocuité de la ponction , et que , faute d'une semblable disposition , on peut provoquer une péritonite, en perforant le péritoine dans les parois de l'abdomen et dans celles du kyste. Cette conséquence de la ponction est si constante , que toutes les fois que cette opération n'est pas mortelle, on trouve , dans la suite , des adhérences dans le point où elle

---

(1) On peut faire une comparaison fort instructive de ce fait avec un grand nombre d'autres semblables , cités dans les Mémoires de l'Académie des Sciences de Paris, où la dissection ayant été faite avec moins de soins, on n'a pu découvrir les viscères abdominaux , et que l'on a décrits comme autant d'exemples de consomption de ces mêmes viscères par la suppuration. De semblables erreurs, par rapport aux poumons, ont été relevées , il n'y a pas long-temps.

a été faite , entre les parois du ventre et la surface de la tumeur. La qualité d'*adhésive* que l'inflammation a prise , est ce qui en a borné l'extension ; cependant , l'adhérence est toujours beaucoup plus étendue que la piqûre. Eh ! qui pourrait assurer qu'elle ne dépasse jamais ces limites ; qu'elle ne peut pas s'étendre au loin, à la faveur de l'état morbifique de tout l'abdomen , et particulièrement de l'état de distension du péritoine ; qu'elle n'a pas été pour sa part dans les causes de la mort qui a suivi si brusquement une ponction de l'hydropisie enkystée ? La rapidité de la mort permet aussi de demander , mais le défaut d'autopsie n'a pas permis de vérifier , si , dans ces mêmes cas , la piqûre du trocart n'avait pas laissé suinter dans le péritoine une certaine quantité de l'humeur contenue dans le kyste , laquelle aurait aussi contribué à la formation d'une péritonite funeste. Nous pouvons citer des faits qui prouvent au moins , combien cette sorte d'épanchemens est à craindre.

OBSERVATION XVII.

Une demoiselle , âgée de 20 ans , d'une taille assez élevée , blonde , maigre , irritable , d'une constitution faible , travaillant à la passementerie, et s'étant excédée de fatigues , éprouva en 1805 , quelque retard dans la reproduction des menstrues, et des douleurs dans l'épigastre et les lombes , qui se calmaient par le repos, et que la marche faisait reparaître , aussi bien que le coït. Une grossesse qui survint en cet état, l'aggrava beaucoup , et fut suivie d'un avortement au terme de sept mois. L'état douloureux de l'hypogastre se maintint ; un voyage de cent lieues en patache, l'augmenta sensiblement ;

et une nouvelle grossesse se termina par un avortement au
terme de quatre mois. Dès-lors, la malade fut obligée de
vivre dans la continence et le repos. Le régime qu'elle observa
en même temps, et quelques demi-bains, parurent calmer un
peu l'irritation, qui ne céda pourtant pas complétement.

Cet état se maintint jusqu'en 1811 ; mais la malade s'aperce-
vait d'une légère augmentation de volume de l'hypogastre, qui
était devenu assez sensible. Un accoucheur célèbre fut consulté
et pencha pour une nouvelle grossesse, qu'il crut être d'environ
quatre mois, quoique les menstrues n'eussent point cessé. La
malade éprouvait du dégoût, des cardialgies, des vomituritions. Trois mois plus tard, les douleurs étaient moindres ;
mais l'accroissement du ventre se faisait lentement, et les urines
devenaient rares et hautes en couleur. Il était survenu alors
de la chaleur, de la soif et de l'insomnie. Le retour des règles
n'augmentait pas autant l'état douloureux ; mais l'évacuation
était moins abondante.

C'est en cet état, en août 1811, que nous vîmes la malade
pour la première fois. D'abord, la forme singulière du ventre
fixa notre attention. La tuméfaction occupait surtout le côté
gauche de l'hypogastre ; et en cherchant idéalement l'axe de la
tumeur, nous trouvâmes qu'il ne s'inclinait pas vers le centre
de la même région, comme aurait dû le faire celui d'une matrice chargée du produit de la conception, et ayant contracté
une forte obliquité à gauche, comme il aurait fallu l'admettre
dans la supposition d'une grossesse. D'ailleurs, le développement
de cette masse n'était nullement en rapport avec le volume
d'une grossesse de huit mois. La tumeur n'était point piriforme,
ni sphérique ; elle était inégale et bosselée. Elle n'était point
élastique ; elle offrait partout une dureté égale et considérable.
La matrice examinée par le toucher, n'était point distendue ;
elle était refoulée à droite, et son orifice tourné légèrement

à gauche. De ce même côté, sous la paroi correspondante du vagin, la tumeur faisait une saillie considérable, et ce point présentait une fluctuation manifeste. Il était évident qu'il s'agissait d'une hydropisie enkystée de l'ovaire; que le principal kyste répondait inférieurement à la paroi gauche du vagin ; que les bosselures que l'on sentait à l'hypogastre, provenaient, ou de plusieurs autres kystes moins avancés, ou d'altérations organiques différentes qui étaient jointes au kyste.

Jusques au mois de décembre, la tumeur augmenta rapidement et remplit l'abdomen. Cet accroissement était accompagné d'une augmentation proportionnée des douleurs, que nous nous efforcions vainement de calmer, aidé des conseils de l'un des plus célèbres praticiens de la capitale. La tumeur était toujours très-saillante dans le vagin ; mais elle n'était plus fluctuante dans ce point, tandis qu'elle l'était devenue dans toute l'étendue de l'abdomen. Dans le cours du mois, les douleurs se calmèrent, quoique les parois de la tumeur fussent d'une tension extrême ; la malade éprouvait moins de chaleur, moins de soif et d'insomnie, et elle avait quelque goût pour les alimens. Le 28, en faisant un mouvement brusque dans son lit, elle éprouva une vive douleur vers l'épigastre, et une syncope profonde. Nous accourûmes : la malade recouvrait lentement ses sens et présentait une altération profonde des traits de la face ; elle se plaignait d'une douleur brûlante répandue dans tout l'abdomen; elle éprouvait des angoisses continuelles et des vomituritions fréquentes. Le pouls était petit et rare ; les membres étaient froids ; le ventre paraissait plus volumineux, quoique moins distendu, du moins on ne sentait plus la consistance que la tumeur offrait auparavant ; la fluctuation était plus évidente que jamais, et semblait fournie par un liquide situé moins profondément. Il n'était pas douteux pour nous, que le kyste de l'ovaire venait d'éprouver une rupture, et qu'une grande partie de ce qu'il contenait était passé dans le péritoine; qu'une péritonite des plus graves succédait déjà à cet événement, et que la malade courait le plus grand danger. La douleur de tout l'abdomen s'accrut les jours suivans; il devint sensible, au point de ne pouvoir supporter le plus léger contact. Cependant les forces se relevèrent; et dès le cinquième jour de cet accident, il y avait un amendement manifeste dans l'état inflammatoire du péritoine, mais en même temps, une augmentation prodigieuse du volume du ventre. En même temps aussi, il survint de l'œdème aux membres inférieurs, et les urines devinrent plus rares et plus rouges que jamais : il était fort vraisemblable que l'excitation du péritoine par la matière de l'épanchement qui provenait de la rupture du kyste de l'ovaire, avait produit rapidement une abondante exhalation de sérosité, laquelle avait servi à délayer, et sans doute à affaiblir l'action de la matière de l'épanchement. C'est là, sans doute, ce qui avait arrêté les progrès de la péritonite; car, dans l'état auquel était réduite la malade, il n'avait pas été possible d'opposer rien d'efficace à une affection aussi pressante.

Nous observions avec le plus grand intérêt, les signes de la diminution progressive de l'inflammation. Enfin, le 27 janvier 1812, les choses nous paraissant favorablement disposées, nous plongeâmes un trocart dans le côté droit de l'abdomen, dans l'intention de vider le péritoine, en nous éloignant à dessein de la tumeur de l'ovaire. Notre intention fut remplie : nous tirâmes plus de soixante livres d'un liquide brunâtre, sanguinolent, entraînant des flocons albumineux, et dont l'écoulement fut souvent interrompu par de plus grandes masses de cette substance, qu'il fallait détourner avec un stylet. À mesure que l'évacuation s'accomplissait, nous découvrîmes la tumeur de l'ovaire; elle était fort réduite et bien plus inégale.

Cette opération procura le soulagement qui pouvait résulter

de la déplétion du ventre. Mais, d'un côté, le kyste se développa de nouveau ; d'un autre côté, l'irritation que le péritoine avait éprouvée, ne put être effacée complétement ; et telle fut l'origine d'une ascite, qu'il fallut vider périodiquement et qui acheva d'épuiser la malade.

L'examen du cadavre nous démontra que l'ovaire gauche avait été prodigieusement distendu par plusieurs kystes, mêlés de corps cancéreux nombreux et considérables ; que le plus volumineux des kystes avait été rompu à la partie supérieure, où ses parois se trouvaient fort minces ; que cette rupture se serait vraisemblablement renouvelée, lorsque la distension de la tumeur aurait été suffisante ; que le péritoine avait été enflammé assez vivement; et que cette affection, qui avait confondu plusieurs viscères par des adhérences mutuelles, n'avait jamais cessé complétement. Enfin, la partie inférieure de la tumeur était assujettie par une adhérence fort ancienne au péritoine du fond du bassin.

OBSERVATION XVIII.

Madame V....., de Nismes, portait depuis un grand nombre d'années, une hydropisie enkystée de l'ovaire gauche, pour laquelle elle avait cessé de faire aucun remède, désabusée par sa propre expérience. Après avoir fait pendant long-temps des progrès d'une lenteur extrême, la tumeur en fit de bien plus rapides, qui furent accompagnés de douleurs que la malade n'avait jamais éprouvées. Tout à coup, il se déclare une douleur des plus aiguës à la partie inférieure et droite de l'abdomen, et la malade tombe en syncope. Cette sensation douloureuse se répand dans tout le ventre. Elle devient brûlante; il survient des cardialgies, des vomissemens; le pouls devient petit, profond et précipité; les membres deviennent froids; la face se décompose; en un mot, tous les symptômes de la péritonite la plus grave se manifestent. En même temps, on ne peut plus distinguer la rénitence et le volume de la tumeur, et tout le ventre est également distendu et fluctuant. La malade fut, pendant un mois, dans le plus grand danger. Cependant, au bout de ce temps, les douleurs du ventre cessèrent peu à peu, son volume diminua, et l'on distingua de nouveau celui de la tumeur de l'ovaire, mais réduit à moins de la moitié de ce qu'il était avant l'accident. Pendant un an, on avait suivi de l'œil les progrès de la résorption de l'épanchement qu'avait contenu le péritoine; il n'était pas épuisé, mais il était réduit à peu de chose. La malade avait recouvré la santé compatible avec son état; mais le kyste avait grossi, et l'on vit survenir un nouvel accident, en tout semblable au premier. La malade courut une seconde fois de grands dangers; mais la terminaison fut tout aussi heureuse. Il y a eu cependant cette différence, que l'épanchement du péritoine n'a jamais pu être épuisé par l'absorption; qu'il ne s'est jamais accru, mais qu'il s'est toujours maintenu à peu près à la moitié de la capacité de l'abdomen; que le kyste s'est aussi maintenu à la moitié environ du volume qu'il avait acquis la première fois; et cependant, les douleurs du ventre ont complétement disparu. Les choses étaient en cet état depuis cinq ans, lorsque la malade, auprès de laquelle nous avions été appelé pour d'autres motifs, nous faisait la narration que nous venons d'exposer. Il n'est pas douteux qu'il y a eu deux ruptures au kyste de l'ovaire; que la matière qu'il contenait, a été épanchée dans le péritoine, lequel en a été enflammé d'une manière très-grave; que la résorption a suffi pour faire disparaître, une première fois, la plus grande partie de l'épanchement primitif et de l'exhalation séreuse dont il a été l'occasion. Mais se serait-il conservé une ouverture au kyste, par laquelle il aurait continué de se vider peu à peu dans l'abdomen? Est-ce à cette circonstance qu'il faut attribuer le volume médiocre que le kyste a conservé, et le reste d'épanchement péritonéal que l'on n'a jamais pu faire disparaître entièrement? Il est fâcheux que ces conjectures n'aient pu être vérifiées à la mort de la malade, survenue plusieurs années après l'époque où elle nous racontait ses deux accidens.

On voit par ces deux faits, quels sont les dangers attachés à l'épanchement dans le péritoine de la matière contenue dans un kyste de l'ovaire, laquelle n'est jamais de la sérosité comparable à l'exhalation du péritoine. Si l'on considère maintenant la forme de la piqûre faite par le trocart, la consistance du kyste de l'ovaire, qui ne peut guère permettre de boursouflement capable d'oblitérer immédiatement l'ouverture, on aura de la peine à se défendre de la crainte que la matière que l'on a l'intention de soustraire, ne passe en partie dans le péritoine, même pendant que la canule est encore en place, et à plus forte raison, du moment qu'elle a été enlevée, toutes les fois que le point que l'on a choisi pour la ponction, ne répond pas à une adhérence entre les parois de l'abdomen et la surface du kyste ou de l'ovaire malade. Ce nouveau danger nous avait porté à considérer la ponction par l'une des parois du vagin, comme bien plus sûre. Le poids de la tumeur doit tenir sa partie inférieure en contact permanent avec la portion du péritoine qui répond au fond du bassin. Ce contact entre deux feuillets opposés du péritoine, doit être le plus constant et le moins troublé par les divers mouvemens du corps ; et s'il survient de l'inflammation, ils doivent facilement s'unir par des adhérences, comme nous en avons cité un exemple. Quand bien même il n'y aurait pas des adhérences, il résulte du poids

de la tumeur , même quand elle est vidée, une telle pression ,
que toute extravasation doit être difficile dans ce point ,
jusqu'à ce que la piqûre elle-même ait déterminé des adhérences. On pourrait même , à la faveur de ces dispositions ,
non-seulement perforer et vider le kyste à travers l'une des
parois du vagin ; mais encore maintenir l'ouverture par l'interposition d'une bougie , et la convertir en une fistule : celle-
ci serait d'autant plus avantageuse et servirait d'autant mieux
à épuiser la tumeur , qu'elle répondrait à son point le plus
déclive. Mais il est aussi des difficultés inhérentes aux choses
elles-mêmes. Nous avons une fois rencontré les dispositions les
plus favorables pour l'exécution de ce projet ; c'est sur le sujet
de la dix-septième observation. On sentait d'abord bien distinctement la fluctuation sous la paroi gauche du vagin ; mais plus
tard , elle y devint bien plus obscure : il s'était fait, sans doute ,
des changemens dans la situation de la tumeur , d'où était
résulté l'éloignement du point fluctuant , c'est-à-dire , de l'une
des parois du kyste , et la substitution de toute autre partie ,
plus éloignée sans doute du foyer. Il suffit pour cela des progrès de la maladie : la tumeur augmente de volume dans divers
points de son étendue, ce qui peut changer sa forme et lui
imprimer des mouvemens de rotation en sens divers, de
manière à changer totalement ses rapports. On ne peut donc
pas toujours compter sur la présence fixe vers le fond du
vagin , d'un point déterminé de la périphérie du kyste.

D'un autre côté , lors même qu'il y répond , comment savoir
quel est le point de sa circonférence qu'il présente inférieurement ? Nous venons de voir que , par l'effet de ses progrès ,
la tumeur peut éprouver des mouvemens de rotation en sens
divers , par où l'on peut concevoir qu'il est possible que les
principaux vaisseaux de l'ovaire soient dirigés précisément vers
le point que l'on a choisi pour la ponction.

Enfin, il arrive bien plus souvent, que la tuméfaction de
l'ovaire s'éloigne du fond du bassin, parce que la masse se
trouve bientôt trop volumineuse pour pénétrer et se maintenir
dans cette cavité : elle s'appuie sur ce qu'on appelle la marge
du bassin, et s'étend de là vers les parties supérieures. C'est
dans les cas de cette espèce, que le vagin est fortement distendu
dans le sens de sa longueur, et que la matrice est entraînée
quelquefois très-haut vers l'hypogastre. Mais ce que nous
avons fait remarquer des changemens opérés dans le point
apparent de la tumeur au fond du vagin, doit bien faire sentir
que, dans ce déplacement de la matrice, il est impossible
qu'elle conserve des rapports constans avec la tumeur de l'ovaire.

Nous avons pour principe, de ne faire de ponction dans
les kystes de l'ovaire, qu'autant que l'opération a déjà été
pratiquée auparavant, et sans accident. En suivant, aussi exactement qu'il se peut, la même voie, on peut être assuré de
trouver les parties unies par une adhérence, ce qui peut préserver du danger de la péritonite ; d'un autre côté, si la ponction a été faite sans qu'il soit survenu d'hémorragie, c'est
parce que le trocart a été porté sur un point éloigné des gros
vaisseaux de l'ovaire ; et l'adhérence ayant fixé les parties dans
la position-où elles se trouvaient, les mêmes rapports en
ayant été conservés, on a quelques garanties de porter de
nouveau l'instrument sur un point qu'il n'est pas dangereux
d'atteindre. En nous conduisant de la sorte, nous avons pu
profiter de la sécurité que nous inspirait l'impunité de ceux
qui nous avaient précédé auprès des mêmes malades, faire
cesser la distension douloureuse du kyste ou de l'abdomen,
soulager momentanément, et prévenir la rupture du kyste,
quand elle paraissait à craindre. Dans une occasion même,
nous avons pu, à la faveur de ces dispositions avantageuses,
tenter d'entretenir la piqûre et de la rendre fistuleuse ; ten-

tative qui aurait eu, sans doute , un plus heureux succès ,
si la maladie n'eût pas été aussi avancée et les forces en aussi
mauvais état.

OBSERVATION XIX (1).

« Madame ****, très-mince dans l'adolescence, **avait** , à l'âge
» de 38 ans, une taille moyenne et carrée, un tempérament
» sanguin bien prononcé, un visage fleuri , et un embonpoint
» fort considérable. Elle était issue de parens sujets à la goutte ;
» son père était mort d'un ulcère à la gorge , et sa mère avait
» succombé à une phthisie. A l'âge de 18 ans, époque de son
» mariage , elle n'avait point éprouvé de maladie. Deux années
» s'écoulent sans avoir d'enfans. A la fin de la troisième , aux
» approches d'une période menstruelle, en faisant des efforts
» pour mouvoir un poids considérable, elle éprouve de légères
» coliques et rend par le vagin un corps composé de filamens
» charnus, de six pouces de longueur et d'autant de grosseur :
» le flux sanguin devient alors très-abondant et dure plus
» qu'à l'ordinaire. Deux mois après, elle se trouve enceinte ;
» et , dans l'espace de dix-neuf ans qu'elle passe avec son époux,

(1) Nous devons l'observation de ce fait intéressant aux soins du
docteur Galtier , de Saint-Isaire (Aveyron) , qui a bien voulu la mettre à
notre disposition. Nous l'insérons ici dans presque tous ses détails, parce
qu'elle est un modèle d'exactitude , et un tableau complet de la marche
d'une maladie que les auteurs ne se sont guère plu à dépeindre dans son
entier.

» elle devient mère de neuf enfans, dont elle nourrit les deux
» premiers. Après sa troisième couche, une ménorrhagie exces-
» sive fait craindre pour ses jours; une fièvre bilieuse succède
» à cet accident ; la sécrétion du lait diminue ; la maladie s'ag-
» grave, et on enlève le nourrisson; la respiration devient dif-
» ficile ; on craint un hydrothorax, et l'hydrosarque se déclare.
» Ces symptômes alarmans se dissipent pourtant par un trai-
» tement convenable, et tout rentre dans l'ordre. Un an après ,
» elle fait une fausse couche ; l'avorton est jugé de l'âge de
» quatre mois. Elle fait ensuite cinq enfans , sans éprouver
» d'autres inconvéniens que ceux de ses grossesses précédentes :
» elle n'allaite que le cinquième.

» En 1816, soulevant son enfant, elle éprouve comme la sen-
» sation d'une rupture dans la région hypogastrique. Aussitôt
» ses extrémités inférieures sont arrosées d'un liquide transpa-
» rent, jaunâtre et fétide , puis le sang coule, et le lendemain,
» après quelques légères coliques, un petit sac rempli d'un liquide
» sanguinolent sort par la vulve. On crut que s'était un avorte-
» ment. Elle éprouve ensuite des coliques violentes, qui cèdent à
» l'usage intérieur de l'éther.

» Dans les premiers jours de juillet 1817 , se trouvant à
» Sylvanez (1) , Madame **** prend plusieurs bains et rend par
» le vagin un corps charnu, semblable à celui dont nous avons
» parlé plus haut , de la même manière et avec les mêmes
» antécédens.

» En août , elle conçoit son neuvième et dernier enfant. Au
» troisième mois de sa grossesse, elle éprouve dans la région
» iliaque droite, une douleur fixe qu'elle compare à une con-
» striction violente. Cette douleur persiste pendant trois ou quatre

---

(1) Source d'eaux minérales , dans le département de l'Aveyron.

» heures, et se dissipe au moyen de l'éther. Vers la fin de
» la gestation, Madame **** veut déplacer un corps lourd ;
» elle tombe sur son ventre. Il ne paraît en résulter, cepen-
» dant, rien de fâcheux ; elle accouche heureusement à la fin de
» mai 1818, et ne nourrit point son enfant. Elle jouit ensuite
» d'une bonne santé pendant plusieurs mois. La douleur fixe
» se fait sentir de nouveau au même endroit ; elle se renouvelle
» de temps en temps, et l'éther en triomphe toujours.

» Vers la fin d'août 1819, une tumeur indolente qui disparaît
» et reparaît à plusieurs reprises, se présente à la partie de l'ab-
» domen qui avait été le siége de la douleur fixe. Un mois après,
» Madame **** remarque une autre dureté au côté gauche. Leur
» volume qui augmente, commence bientôt de la gêner. Elle
» prend, plusieurs jours, les bains de Sylvanez ; elle se persuade
» que les tumeurs diminuent, au point qu'elle n'y fait plus
» d'attention.

» En décembre, sa santé lui paraissant altérée et se trouvant
» sans appétit, elle prend, en deux jours, seize grains de santé
» du docteur Franck, qui la purgent légèrement. Une troisième
» prise lui occasione une céphalalgie intense. Le lendemain
» matin elle sent des frissons, et elle prend encore dix autres
» grains. Ils provoquent plusieurs vomissemens, qu'elle seconde
» avec des pastilles d'ipécacuanha et l'eau tiède ; après quoi, elle
» vomit des glaires jaunâtres. Le jour suivant, l'abdomen est très-
» volumineux, tendu, et si douloureux, que le moindre contact
» est insupportable : fièvre aiguë, langue jaunâtre, constipation.
» On a recours aux fomentations et aux lavemens émolliens :
» trois ou quatre verres de tisane tenant en dissolution une
» petite quantité de tartrate acidule de potasse ; boisson adou-
» cissante et délayante : le calme se rétablit et le sommeil revient.
» Le 26, un purgatif avec la manne et les tamarins procure une
» abondante évacuation de glaires et un changement favorable ;

» mais l'abdomen est douloureux à la pression : la fièvre dispa-
» raît et l'appétit se réveille. Bientôt après, apparition d'une
» tumeur ovale et douloureuse à la région pubienne. Presque
» point de sommeil pendant la nuit. Le ventre est si douloureux,
» que le moindre mouvement fait pousser les hauts cris : mêmes
» douleurs quand la malade tousse, crache ou mouche ; pouls
» fréquent et quelquefois dur ; anxiétés inexprimables et conti-
» nuelles ; faiblesse ; face grippée ; tension du ventre ; chaleur
» abdominale sensible même au toucher ; la malade sent comme
» des charbons ardens à l'intérieur, tandis que les extrémités
» inférieures sont froides et nécessitent l'application de linges
» chauds. Exacerbation le soir, chaleur, sueur légère, rougeur
» de la face, élévation du pouls. Cet état dure dix jours, pen-
» dant lesquels on prescrit des pilules composées avec aloès,
» séné, assa-fœtida, rhubarbe et mercure doux ; diète sévère ;
» boisson avec le chiendent acidulé ; petit-lait ; lavemens émol-
» liens et bains tièdes. La malade ne garde pas le lit, mais elle
» ne se lève qu'avec peine, soutenue par des aides, et se fatigue
» beaucoup sur son séant. Après cet intervalle, minoratif avec la
» manne et le sirop de chicorée, qui est vomi en partie demi-
» heure après, avec des matières amères, et fait pousser quatre
» selles. Quelques jours après, la boisson avec le sulfate de soude
» produit des évacuations abondantes par la bouche et l'anus
» de matières jaunâtres. Amendement fort remarquable : la ma-
» lade peut se promener et aller seule à la garde-robe ; sus-
» pension des pilules ; usage du petit-lait pendant six jours.
» On lui fait succéder des pilules faites avec le savon médici-
» nal, la gomme ammoniac, l'extrait d'aconit, le mercure doux
» et le sirop des cinq racines apéritives. On applique sur
» l'abdomen un emplâtre de jusquiame, de savon et de camphre.
» Il en résulte une forte rubéfaction, l'enflure de la peau, une
» éruption considérable de petits boutons, et un prurit insup-

» portable. Le volume des tumeurs s'accroît, et il en paraît
» une nouvelle très-douloureuse , à la partie moyenne de la
» région hypogastrique.

» Jusques à la fin de mai 1820, la malade fut soumise à un
» traitement varié et fort actif, qui n'eut pour effet que de dé-
» ranger fréquemment les fonctions digestives , de renouveler
» souvent les douleurs de l'abdomen , sans pouvoir s'opposer aux
» progrès continuels des tumeurs. Le ventre est devenu si volu-
» mineux et si douloureux , que la suffocation est imminente et
» les angoisses extrêmes. La malade ne peut garder deux minutes
» la même situation ; elle demande la ponction à grands cris.

» Le 4 juin, la fluctuation est manifeste ; on pratique la
» paracentèse sur le côté droit du ventre , et trente livres
» de sérosité brunâtre sont évacuées. Vers la fin de l'opération ,
» une tumeur tombe sur la canule du trocart, et l'on peut
» alors en apprécier les dimensions : sous une forme arrondie,
» et aplatie d'avant en arrière, elle paraît avoir cinq pouces de
» diamètre et deux ou trois d'épaisseur.

» Dès ce moment, plus de souffrances ; une transpiration
» fort abondante s'établit ; cependant, il survient une légère fé-
» bricule , qui se prolonge et ne s'efface plus. Néanmoins , les
» forces se réparent, et la malade se livre avec avantage à des
» promenades à pied et même à cheval.

» Le 19, quelques pilules savonneuses irritent fortement la
» malade ; on en diminue le nombre , et elles occasionent néan-
» moins une diarrhée, qu'on combat avec les lavemens émolliens.
» Le 23, on la purge avec la manne, les tamarins et la rhubarbe ;
» et, cette fois, la malade tombe dans un état désespéré. Le
» purgatif est heureusement vomi en partie , une heure après,
» et l'estomac se trouve dégagé. L'abdomen devient si douloureux,
» qu'il ne peut souffrir le plus léger contact. Les lavemens et
» la limonade ramènent pourtant le calme ; mais le volume du

» ventre se trouve accru, et les urines commencent à dimi-
» nuer, quoique la transpiration se maintienne encore. Le 24, on
» fait prendre l'extrait de laitue vireuse et de raifort sauvage ,
» qui provoque l'issue de beaucoup de glaires. La malade est
» déjà très-maigre.

» Le 11 juillet, l'état de l'abdomen présente l'indication d'une
» ponction nouvelle : on la pratique, et on ne peut évacuer, cette
» fois, que dix-sept livres de liquide. On applique, le même jour,
» un moxa sur le point le plus saillant de la tumeur, et on ad-
» ministre des pilules, où l'on fait entrer la scille, la cannelle et le
» muriate de mercure doux : la malade en prend deux par jour,
» augmentant progressivement le nombre. On leur substitue le
» sirop anti-scorbutique de Portal ; et au commencement d'août,
» on est obligé de faire une troisième ponction, qui fournit vingt-
» sept livres de sérosité. Un nouveau moxa est appliqué, et le
» mal s'aggrave toujours de plus en plus. On tient quelque
» temps la malade au suc d'herbes, aux bouillons avec le cres-
» son, le cerfeuil, la chicorée et la laitue. On revient aux pilules
» fondantes ; on donne, en outre, le vin scillitique. On place un
» cautère à la jambe droite, et la maladie et la maigreur font
» des progrès rapides.

» Dans le mois de septembre, la malade se borne à quel-
» ques gros d'acétate de potasse, au suc d'herbes, aux boissons
» légèrement nitrées, aux frictions avec la digitale pourprée,
» et néanmoins l'affection va tous les jours croissant.

» Me trouvant moi-même (1) auprès de la malade depuis le
» mois d'août seulement, et voyant que les remèdes ne faisaient
» que la tourmenter et accélérer la marche de la lésion orga-

---

(1) Le docteur Galtier, auteur de l'observation.

» nique, je lui persuade au commencement d'octobre, de s'en
» abstenir totalement. Elle suit mon conseil ; et, dès-lors, son
» état s'améliore, malgré que, dans l'espace de cinq mois,
» elle ait à supporter dix autres ponctions ; d'abord, de vingt
» en vingt jours, et ensuite à des intervalles plus rapprochés.
» L'écoulement des eaux éprouvait quelquefois des intermit-
» tences, et il fallait pour le rétablir changer la position de
» la malade, ou introduire par la canule du trocart un stylet
» boutonné pour repousser les obstacles. La quantité de séro-
» sité évacuée chaque fois, variait depuis dix-huit jusqu'à vingt-
» six livres. La sixième ponction fut pratiquée sur le côté gauche.
» Depuis quelque temps, les membres inférieurs et les grandes
» lèvres étaient infiltrés. Après cette ponction, l'œdème se dis-
» sipa et ne reparut plus.

» La consomption était déjà fort avancée, que les forces et
» l'appétit se soutenaient encore d'une manière très-satisfaisante.
» Enfin, le 23 janvier 1821, le professeur Delpech, de Mont-
» pellier, est appelé auprès de la malade. Après un mûr exa-
» men, il annonce que le siége de la lésion organique est
» l'un des ovaires, vraisemblablement le droit. Il croit pouvoir
» assurer qu'un kyste développé dans cet organe et énormé-
» ment distendu, est le réservoir qui a fourni l'étonnante quan-
» tité de liquide qui a été évacué. Il pense qu'il existe entre
» les parois de l'abdomen et la surface externe du kyste, des
» adhérences étendues et solides, qu'a dû produire la péri-
» tonite causée par le développement rapide de la tumeur
» dans les commencemens de la maladie, et que c'est, par
» conséquent, dans la cavité de ce kyste, que le trocart a pé-
» nétré lorsqu'on a piqué le côté droit du ventre. Dans cette
» persuasion, et voyant surtout que les piqûres déjà faites n'ont
» pas été suivies d'accidens, il pratique une quatorzième ponc-
» tion dans le lieu déjà consacré à cet usage ; et après l'écou-

» lement d'une vingtaine de livres d'une sérosité plus visqueuse
» et plus brunâtre que jamais, il cherche à provoquer la for-
» mation d'une fistule artificielle, qui, en donnant issue au
» liquide, à mesure qu'il est sécrété, permettra au kyste de
» revenir sur lui-même, et de prendre ainsi la forme d'un
» conduit plissé plus ou moins rétréci. Il glisse donc par la
» canule du trocart dans l'intérieur du kyste, une sonde de
» gomme élastique qu'il assujettit à un bandage de corps, après
» avoir retiré la canule. On introduira successivement des
» sondes d'un plus grand calibre ; et lorsque la fistule sera bien
» établie, on leur substituera une canule d'argent, ayant un
» pavillon à son ouverture extérieure, pour qu'on puisse la fixer
» solidement. La sonde ne cesse de distiller une sérosité qui
» devient de plus en plus visqueuse, gluante, blanchâtre et
» fétide. Le professeur Delpech, qui s'attendait à l'épuisement
» qui devait être le résultat inévitable d'une évacuation habi-
» tuelle et aussi abondante, et qui en craignait les suites,
» ordonne de profiter du bon état des fonctions digestives
» pour soutenir les forces ; mais la malade déjà trop affaiblie
» par quatorze ponctions qui avaient fourni trois cent quatre-
» vingts livres de matière liquide, succomba enfin, le 21 février
» suivant, environ un mois après la dernière ponction, après
» une longue et douloureuse agonie, sans que sa tête parût
» dérangée un seul instant. »

Autopsie cadavérique.

« Le cadavre était d'une émaciation extrême, et l'abdomen
» avait conservé la forme qu'il avait pendant la vie. Je l'incisai
» à gauche, depuis l'hypocondre jusqu'à la crête de l'os des
» îles ; le péritoine contenait environ huit livres de sérosité bru-

» nâtre , au milieu de laquelle ou voyoit nager des flocons albu-
» mineux semblables à des hydatides. Je fis ensuite deux incisions
» transversales ; la première à l'hypogastre , et la seconde à la
» région épigatrique. Je voulus alors soulever ce grand lambeau ;
» mais la surface interne de sa partie moyenne adhérait forte-
» ment à la tumeur , tandis que la portion latérale gauche était
» libre. Je séparai facilement, sans le secours du scalpel ,
» le lambeau d'avec la tumeur. Quand je fus arrivé près de la
» fistule , un stylet introduit par l'ouverture extérieure pénétra
» dans une vaste poche formée par la tumeur : là , les adhé-
» rences de celle-ci avec les parois abdominales étaient plus
» fortes et s'étendaient jusqu'à deux pouces au-dessous de
» l'ouverture fistuleuse. Plus inférieurement, la tumeur était
» exempte d'adhérences. Le grand épiploon était collé par tous
» les points de sa face postérieure à la partie supérieure et
» un peu antérieure de la tumeur. Je le séparai encore avec
» mes mains , et j'essayai de soulever la tumeur ; mais sa sur-
» face postérieure se trouva fixée au mésentère par le moyen de
» plusieurs piliers comme charnus, rougeâtres, distincts et sépa-
» rés les uns des autres , du diamètre d'un petit tuyau de
» plume , longs d'un pouce et plus, et n'ayant point de canal
» intérieur. Je les incisai successivement, et je parvins à l'origine
» de la tumeur ; c'était l'ovaire droit. Son ligament, qui formait
» le pédicule de cette masse , était dans l'état naturel. La por-
» tion blanche de l'ovaire qui est immédiatement unie avec le
» ligament, embrassait en quelque sorte la tumeur , en s'élar-
» gissant de tous les côtés en forme d'une immense pate d'oie
» et se dirigeant davantage vers le flanc droit, dépassait l'ou-
» verture fistuleuse, et recouvrait ainsi beaucoup plus latérale-
» ment que postérieurement le côté droit de la tumeur. La trompe
» de Fallope de ce côté était adhérente à celle-ci , fort alongée ,
» mais ne participait nullement à son altération. Le ligament

» de l'ovaire et la trompe étant incisés près de l'utérus, je
» continuai l'autopsie cadavérique , après avoir placé la tumeur
» dans un bassin , pour en faire un examen plus particulier.

» Coupée en divers sens , la matrice parut très-saine ; elle
» n'avait pas été sensiblement entraînée du côté droit par
» l'ovaire malade, et elle conservait tous ses rapports avec les
» parties environnantes. Les ligamens rond et large , et l'ovaire
» gauche, étaient en bon état. La vessie n'offrait rien de parti-
» culier. Le foie ne présentait aucune lésion ; il était seulement
» refoulé vers la poitrine, et la surface supérieure du lobe gau-
» che avait contracté des adhérences avec le diaphragme. La
» vésicule biliaire parut avoir augmenté de volume. L'estomac ,
» le duodenum , le jejunum , l'iléon , le cœcum, ne présentèrent
» rien de remarquable ; ces deux derniers étaient seulement
» remplis de gaz ; et le colon, dont les portions ascendante, des-
» cendante et transverse droite étaient complétement vides et
» dans l'état naturel, avait acquis à sa partie transverse gauche
» un diamètre plus grand que celui du cœcum. Il était distendu
» par des gaz ; ses renflemens produits par les fibres circulaires
» avaient disparu , et sa face externe était lisse et polie comme
» celle des intestins grêles. Le rectum parut sain. La rate pré-
» sentait longitudinalement trois angles obtus , résultat, sans
» doute, de la gêne qu'elle avait éprouvée ; elle était plus petite
» et beaucoup moins brune que d'ordinaire.

» Les organes contenus dans la poitrine n'offrirent aucune
» trace de lésion organique ; la cavité gauche renfermait environ
» quatre livres de sérosité. La diminution rapide des forces
» qui avait eu lieu vers la fin de la maladie , et les signes les
» moins équivoques d'hydrothorax nous l'avaient fait prévoir , et
» nous l'avions annoncé comme certain.

» Le crâne ne fut point ouvert , parce que la malade n'avait
» jamais éprouvé de douleur remarquable dans cette région, et

» qu'elle avait constamment joui de l'intégrité de ses fonctions
» intellectuelles.

» La tumeur , d'une forme sphérique et un peu aplatie
» d'avant en arrière , avait environ dix ou onze pouces de dia-
» mètre sur huit ou neuf d'épaisseur , et pesait vingt livres (10
» kilogrammes). Elle présentait des bosselures irrégulières, pro-
» venant du développement inégal des vésicules de l'ovaire. Les
» piliers charnus qui avaient servi à la fixer par sa partie pos-
» térieure au mésentère , s'implantaient dans une couche épaisse
» de tissu cellulaire qui constituait la paroi postérieure , et se
» perdaient dans les mailles de ce tissu , comme les filets ner-
» veux dans la fibre musculaire. Les matières que la tumeur
» renfermait, étaient différentes dans les diverses vésicules. Dans
» certaines , la matière ressemblait au pus des membranes sé-
» reuses , plus consistant dans les unes que dans les autres : dans
» celles-ci , on la trouvait sanguinolente , ou plus ou moins noire;
» celles-là contenaient une matière semblable à celle qui avait
» été évacuée par les dernières ponctions ; et les autres , enfin ,
» étaient remplies d'une substance albumineuse, transparente ,
» concrète , de consistance diverse , d'un aspect gélatineux, et
» d'une couleur variable , depuis le fauve clair jusqu'au brun
» foncé.

» Les cloisons résultant de la réunion des vésicules , minces
» vers la périphérie de l'ovaire , avaient l'épaisseur d'un demi-
» pouce et plus , vers le centre. Les vésicules qui renfermaient
» le pus, présentaient les cloisons les plus épaisses; leur surface
» était granulée , ulcérée , et il résultait de leur adossement, une
» sorte de noyau intérieur , dur et comme squirrheux.

» L'ulcération des cloisons centrales avait-elle précédé et causé
» la dégénération des liquides; ou bien, le séjour avait-il produit
» dans ceux-ci des changemens capables d'amener la suppuration
» des parties avec lesquelles ils étaient en contact ? J'avoue que

» cette dernière idée fut la seule qui se présenta d'abord à
» mon esprit ; et ce qui la fit sans doute naître, ce fut l'exa-
» men plus attentif d'une vésicule dont j'avais suivi le dévelop-
» pement , et dont l'apparition ne remontait qu'à deux mois
» environ. Située au voisinage de l'estomac, cette petite tumeur
» avait présenté, dans le principe, une fluctuation qui manifes-
» tait l'existence d'un liquide intérieur : quinze jours avant la
» mort , elle avait cessé d'être fluctuante et était devenue élas-
» tique. J'avais jugé que le liquide qu'elle renfermait, s'était coa-
» gulé, et j'y trouvai , en effet, une matière gélatineuse concrète ,
» moins foncée que celle d'aucune autre vésicule. Un commen-
» cement de dissolution putride avait déjà gagné quelques
» points de cette substance ; et la paroi interne correspondante
» de l'enveloppe éprouvait déjà une légère altération , tandis
» que le reste de la poche était intact.

» Toutes les vésicules , de capacité diverse , n'avaient aucune
» ouverture de communication entre elles. Certaines vésicules
» remplies de sérosité fluide ou concrète, étaient superposées à
» d'autres qui étaient intérieures ; mais il y en avait quelques-
» unes remplies de matières purulentes , qui s'étendaient de la
» circonférence au centre de la tumeur. Parmi tous ces divers
» produits , les matières sanguinolentes et purulentes étaient
» d'une fétidité insupportable. *Des vaisseaux sanguins d'un
» calibre assez considérable, rampaient çà et là à la surface
» des vésicules* , ce qui me fit penser que la piqûre de ces
» sortes de tumeurs , pendant le vivant , pourrait bien ne pas
» être exempte de danger. La vésicule latérale droite ouverte à
» l'époque de la dernière ponction , et qui devait avoir alors
» une grande capacité , puisqu'elle avait fourni vingt livres
» d'eau, *était tellement revenue sur elle-même , sous forme
» plissée , qu'elle en aurait à peine contenu deux livres :* la
» matière qu'elle renfermait était blanche, visqueuse et glaireuse. »

Nous aurions pu donner autant de détails sur quelques autres
faits de la même espèce. Ils auraient présenté des circonstances tout-à-fait semblables; ils auraient pu ramener plus
fréquemment l'attention des lecteurs sur des conditions importantes à noter ; mais ils n'auraient pas pu démontrer plus
clairement l'inutilité et le danger des médications turbulentes
et qui ne peuvent avoir un résultat heureux. On voit, en effet ,
avec la dernière évidence, combien , pendant un grand nombre d'années que la maladie a mis à se développer , les moyens
actifs que l'on s'est obstiné à mettre en usage , ont contribué
à l'accélération de ses progrès. La marche naturelle de l'altération organique dont il s'agit , est de s'accroître lentement ; si
on la voit , par intervalles , marcher avec plus de rapidité ,
c'est presque toujours à l'occasion de quelque excitation accidentelle. Ainsi, les fonctions digestives s'altèrent-elles fortuitement , ou par l'effet de l'excitation que peut exercer sympathiquement sur les organes qui en sont chargés , l'état morbifique
de l'ovaire ? Si , considérant cet incident comme essentiel , on
provoque des évacuations sans ménagement , l'ovaire malade,
qui était indolent , devient douloureux ; la sensibilité ou
l'irritation s'étend à tout le ventre ; et la tumeur qui paraissait
stationnaire , s'accroît plus pendant la durée , quelquefois très-
courte, des douleurs , qu'elle n'avait pu le faire auparavant ,
pendant plusieurs mois, ou même plusieurs années. L'observation que nous venons de rapporter , offre plusieurs occasions
de faire des remarques semblables.

On peut observer dans les détails de ce fait , comme dans
ceux d'un grand nombre d'autres, que , même spontanément
et sans ces provocations , la tumeur devient douloureuse par
intervalles , et qu'elle s'accroît beaucoup alors. Nous croyons
nous être assuré , en suivant de très-près des faits de la même
espèce , qu'alors les douleurs sont précédées par l'accroissement

de la tumeur ; d'où il semble naturel de conclure que la
sécrétion de l'humeur dont le kyste est rempli et qu'il fournit sans doute lui-même, se fait d'une manière fort inégale,
qu'elle est presque nulle dans certains temps, et très-abondante
dans d'autres ; que, dans ces derniers cas, le kyste et la totalité de la tumeur sont distendus, avec une force et une rapidité proportionnées à l'abondance de la sécrétion dans un
temps donné ; et puisque, d'un autre côté, lorsqu'on provoque la douleur, on est assuré de voir survenir un accroissement de la tumeur, on peut croire que la douleur produite par
un accroissement rapide, est cause à son tour d'un accroissement nouveau. Sans attacher trop d'importance à des explications qui sont toujours sujettes à l'erreur, nous serions porté
à considérer la totalité de la tumeur comme attachée, pour son
développement, à une exaltation insolite de la nutrition, qui
doit fournir à l'alimentation des nouveaux organes contenus
dans l'ovaire. Tout ce qui développe outre-mesure la sensibilité, paraît propre à donner plus d'importance à cette fonction
exagérée, et accélérer l'accomplissement de ses résultats. Il
importe peu, pour un semblable effet, que la cause de l'irritation, ou simplement de l'excitation, vienne du dehors ou
du dedans, qu'elle soit spontanée ou accidentelle, qu'elle dé-
pende de la disposition des élémens morbifiques ou de l'action
des agens extérieurs ; tout ce qui produira une excitation, soit
générale ou de l'ensemble de la constitution, soit locale et
particulièrement des viscères abdominaux, doit accélérer la
marche de l'altération organique, ou plutôt de l'organisation,
une fois déterminée, des corps morbifiques.

On a pu remarquer encore, dans ce fait et dans celui de
l'observation quinzième, que la sur-excitation est bien plus
manifeste dans l'utérus que dans les autres organes contenus
dans l'abdomen ; ce qui n'a, certes, rien d'étonnant. Aussi ,

voit-on que, dans l'un, il y a eu plusieurs fois expulsion
violente et douloureuse de collections séreuses, de corps à moitié
organisés, qui ne paraissent pas être provenus de l'acte de
la génération, mais bien de l'état de la matrice; dans l'autre,
il y a eu plusieurs fausses couches, en supposant exactes les
observations qu'on a faites à cet égard, ce qui n'est pas plus
étonnant que la formation et l'expulsion de corps organiques,
de collections humorales, de règles intempestives et immodé-
rées, etc. Or, si l'observation démontre que toute irritation des
viscères du bas-ventre est dangereuse en pareil cas, on sent
combien aussi peut être redoutable le simple exercice des
fonctions de l'utérus, et à plus forte raison, l'abus des facultés
de cet organe. Ce n'est pas que nous soyons porté à considérer ce
genre particulier d'excitation comme une cause suffisante de la
production de la maladie qui nous occupe; l'état des choses
est beaucoup trop complexe pour admettre une semblable idée :
mais les conditions suffisantes du développement de la maladie
une fois établies, l'excitation de l'utérus ne peut être que très-
dangereuse, en ce qu'elle met en jeu la sympathie la plus sûre,
la plus intime, et la plus propre, sans doute, à favoriser les
progrès de l'état morbifique. On peut donc considérer le coït,
la conception, la grossesse, l'accouchement, comme les épreuves
les plus dangereuses auxquelles une femme, en cet état, puisse
être soumise.

Il est difficile de tomber en des mains plus actives que celles
qui ont servi à diriger les deux malades auxquelles se rapportent ces réflexions : il n'a rien été épargné de tout ce qui avait
joui de quelque crédit comme altérant, fondant, apéritif, réso-
lutif, etc., et de ce que pouvait suggérer l'esprit le mieux meublé
et l'imagination la plus féconde. Les résultats ont cependant
été défavorables. On a pu tenir note des progrès de la maladie,
par le nombre et l'activité des médicamens administrés. Il est

plus clair que le jour, que la maladie marchait en raison
directe des efforts que l'on faisait pour l'arrêter. Il est vrai
qu'on y a toujours employé des médications actives, avec la
prévention d'une masse à faire disparaître, et l'idée grossière
de la nécessité de la diviser, de la réduire d'abord en parcelles.
Quels résultats peut-on se promettre de semblables efforts? Ceux
qui fondent leur espoir sur une base aussi peu sûre, n'ont jamais
réfléchi à l'état d'un ovaire, en pareil cas : des cellules contenant
chacune une certaine quantité d'humeur isolée, voilà toute la
ressemblance entre l'état naturel et l'état morbifique; encore
faut-il tenir compte de l'étendue de ces loges, de la structure,
de l'épaisseur de leurs parois, et de la variété prodigieuse de l'humeur contenue dans chacune. Mais ce tissu fibreux, tellement
consistant qu'il ressemble aux plus fortes aponévroses et qu'il
en a presque la structure; tellement abondant qu'il est répandu
partout, qu'il forme l'enceinte ; les cloisons, des espèces de
remplissages pour garnir les espaces intermédiaires ; ces sacs
nombreux, immenses, fournissant des sécrétions aussi étonnantes
par leur variété que par leur prodigieuse quantité ; ces corps glo-
buleux, aussi remarquables par leur nombre que par leur
volume, répandus partout dans les parois des cavités et dans
l'épaisseur des parties solides de la tumeur, et que nous croyons
de texture cancéreuse, ont-ils leurs analogues dans l'organe
sain ? Parce que l'on aura obtenu la résolution de tumeurs considérables formées par l'inflammation, lorsqu'il ne s'agissait plus
que de dissiper la stase humorale, croit-on pouvoir se promettre de parvenir, à l'aide de quelques stimulans, à suspendre
un travail aussi important que celui de l'édification d'organes
nouveaux, dont la nature est occupée et qu'elle construit sur
une si grande échelle ? La fausse analogie que l'on a cru trouver
entre l'ascite et les collections des kystes de l'ovaire, a bien
pu persuader que des diurétiques ne pourraient augmenter la

quantité des urines , qu'en prenant leurs matériaux dans ces collections. Mais, combien ces dernières diffèrent des épanche-mens séreux du péritoine ! Quels travaux anatomiques nous ont appris si elles sont environnées d'un appareil propre à l'absorption? Et quand bien même on parviendrait à provoquer leur résorption entière, quelle atteinte cela porterait-il à la structure des parois de la cavité? Si l'exhalation résulte de cette structure, peut-on se promettre de détruire solidement l'effet, quand on ne peut s'empêcher de laisser subsister sa cause ? Tout démentre l'existence d'un surcroît et d'une mo-dification insolite de la vie , qui président à l'organisation de parties qui n'existaient pas auparavant : pour ruiner un sem-blable appareil des mouvemens vitaux, et prévenir leurs con-séquences nécessaires, il faudrait savoir en quoi ils consistent , comment et par quels moyens on pourrait introduire dans la constitution des conditions contraires, etc., etc. Dans l'impossi-bilité d'agir aussi méthodiquement , et lorsqu'il est d'ailleurs si bien démontré que toute médication active est dangereuse , il est naturel de conclure que toute espérance de résolution est vaine , et que tout moyen doué d'une certaine activité doit être soigneusement écarté. En nous conformant à ce seul principe, lequel , comme on le voit, résulte clairement de l'ob-servation, nous avons rendu bien plus supportable le sort de quelques femmes qui ne peuvent être arrachées à leur fatale destinée, mais qui auraient déjà succombé de la manière la plus douloureuse, si elles n'avaient cessé de suivre les conseils erronés qu'elles recevaient depuis long-temps.

OBSERVATION XX.

Une demoiselle, âgée de 24 ans, issue d'un père sain et d'une mère scrofuleuse, ayant perdu une sœur par la phthisie pulmonaire, douée d'une taille élevée, d'une constitution assez forte, quoique fort maigre et d'un caractère fort pétulant, avait joui d'une assez bonne santé dans son enfance. Les menstrues s'établirent avec quelques difficultés, et en provoquant des coliques et des douleurs aux lombes. Bientôt elles furent suivies d'une légère perte blanche, qui subsistait pendant tout l'intervalle, aussi bien qu'une légère douleur des reins, qui ne s'effaça plus.

Il survint une sensation vague de douleur à l'épigastre, qui résista à tout ce qu'on put lui opposer, ou qui ne céda jamais que d'une manière passagère; tantôt à un émétique, à un purgatif; tantôt aux amers, au kina; tantôt à l'opium, au camphre, au musc, à l'assa-fœtida; tantôt au lait, aux émulsions, aux boissons relâchantes, etc., etc. La bizarrerie de la marche de cette affection et des succès apparens que nous obtenions quelquefois, et dont nous étions frustré le plus souvent, nous fit examiner les choses avec beaucoup plus de soin. La malade maigrissait, perdait l'appétit et le sommeil, avait habituellement une fièvre légère. Elle se plaignit alors, pour la première fois, d'une douleur au côté gauche de l'hypogastre, que la seule pression de ses vêtemens suffisait pour augmenter. Nous examinâmes ce point avec attention, et nous y découvrîmes une tumeur du volume de la tête d'un fœtus, et que nous n'eûmes pas de peine à reconnaître pour l'ovaire gauche distendu et contenant quelque collection humorale. Aussitôt, nous fîmes cesser tout remède, persuadé que l'excitation qu'ils pouvaient produire, devait accroître la maladie.

Nous conseillâmes à la malade de s'en tenir à l'usage du lait et de quelques demi-bains simples. Elle a suivi notre conseil depuis huit ans. Elle ne tarda pas à être soulagée ; les douleurs disparurent même tout-à-fait pendant plusieurs années, et voici quel est son état actuel. La tumeur s'est accrue, au point de remplir la totalité de l'abdomen , qui présente une fluctuation évidente dans toute son étendue ; il n'y a point de douleur, ni dans le ventre , ni dans l'hypogastre , ni dans les lombes ; l'épigastre est encore le siége d'une douleur plus ou moins vive , à l'occasion du commencement des règles, ou des grandes variations de l'atmosphère ; l'appétit , les digestions , le sommeil, les forces, sont en bon état ; il n'y a pas la moindre infiltration dans les membres inférieurs , ni ailleurs ; les urines sont suffisantes , citrines et sans sédiment ; la malade , âgée aujourd'hui de 54 ans , est à la tête d'un ménage nombreux , dont elle prend soin presque sans secours ; elle n'a rien perdu de son agilité et de la vivacité de ses mouvemens , quoique le volume de son ventre puisse être estimé au double de celui d'une femme grosse de neuf mois. A juger par les apparences , elle est encore loin des accidens attachés à son état , et qui peuvent abréger sa carrière.

OBSERVATION XXI.

Une femme d'une grande stature , d'une assez forte constitution , quoique blonde , vivant au milieu des émanations d'un atelier de peinture à l'huile, exerçant la profession de tailleuse et s'excédant de travail , avait toujours joui d'une bonne santé jusqu'à l'âge de 28 ans. Elle éprouva alors quelques dou-

leurs à l'hypogastre et une perte blanche assez abondante.
L'origine de ces symptômes fut suspectée, quoique sans raison;
et la malade docile aux conseils qu'elle recevait, subit un
traitement spécifique, dont rien n'a justifié l'utilité. Le ventre
augmenta de volume, quoique les règles n'eussent pas cessé
de paraître ; son intumescence était irrégulière et paraissait
procéder de droite à gauche. Elle consulta divers praticiens, qui
varièrent beaucoup dans le diagnostic, et qui prescrivirent un
grand nombre de médicamens actifs, sous forme de potions,
de pilules, d'électuaires, de tisanes, de teintures, de lavemens
et de bains. Il nous suffira de dire, sans entrer dans de
plus grands détails, que l'on avait épuisé les ressources que
l'on avait pu se promettre des préparations antimoniales, mercurielles, aurifiques, calibées, arsenicales, etc., etc. Il en était
résulté une augmentation prodigieuse et très-rapide du ventre,
qui était douloureux dans toute son étendue, au point de ne
pouvoir supporter le moindre contact. La malade avait la fièvre
continue avec une exacerbation quotidienne, de la chaleur,
de la soif, de l'insomnie, et un dégoût complet. Les membres
inférieurs étaient infiltrés jusque près des aines; les urines
étaient rares et rouges. La malade éprouvait une oppression
extrême, des menaces continuelles de suffocation, et une toux
fréquente sans expectoration.

C'est en cet état que nous la vîmes, trois ans après le commencement de sa maladie. Nous nous assurâmes que le ventre
était rempli par un kyste de l'ovaire droit ; que la distension
de l'organe malade avait donné lieu à un état prolongé d'inflammation du péritoine qui subsistait encore, et qui avait été singulièrement favorisé par les remèdes actifs dont elle n'avait
pas cessé de faire usage. Nous conseillâmes à la malade de
renoncer à l'espérance de la guérison et à toute entreprise
sérieuse dans cette intention; mais de travailler seulement à

calmer l'irritation, dont elle n'était pas sortie depuis si long-
temps, par l'usage fréquent du lait coupé, du petit-lait, des
demi-bains et de quelques sangsues, appliquées tantôt à l'anus,
tantôt sur divers points de l'abdomen. Deux ans de ces soins
bien ménagés, ont fait disparaître l'infiltration des membres
inférieurs, cesser totalement les douleurs du ventre, l'oppression, la toux et la fièvre. Le ventre n'est pas moins volumineux ; il est fluctuant de toutes parts; mais il ne prive pas la
malade de sommeil, pourvu que la tête et les épaules soient
assez élevées dans le lit. Aujourd'hui, huit ans après le début
de la maladie, la malade est en état de voyager en voiture,
et de s'occuper des travaux de sa profession.

Ceux qui sont disposés à tout rapporter à l'inflammation,
en matière de lésions organiques, croiront peut-être trouver, dans ce dernier fait, des circonstances propres à confirmer leur opinion. En examinant les choses de plus près,
on s'apercevra qu'il y a rarement des douleurs spontanées,
au moins d'une certaine intensité, dès le début d'une maladie
de l'espèce qui nous occupe. On vient de voir par l'observation dix-huitième, que l'on ne distingue quelquefois qu'une
douleur sympathique, sans la moindre sensation douloureuse
dans le véritable foyer. Le plus souvent, l'affection essentielle
est entièrement clandestine ; et dans le cas dont il s'agit, lorsque les douleurs de l'ovaire s'annoncèrent, la maladie existait
depuis long-temps et des traitemens actifs avaient été mis en
usage, ou à son intention, quand elle était connue, ou dans
celle de combattre ses effets sympathiques, lorsque l'on n'avait
pu former un diagnostic exact. Ce sont les efforts inconsidérés
d'une thérapeutique turbulente, qui ont amené souvent, en
pareil cas, un état inflammatoire, et accéléré, en même temps,
le développement de l'organisation morbifique. Mais, confondre
ces deux effets par leur étiologie, par la raison qu'ils sem-

blent obéir alors à une même influence , serait s'écarter des
règles d'une logique sévère. Ces deux états ont des attributs
tout-à-fait distincts. L'inflammation laisse des traces de son
existence aux adhérences que la tumeur a contractées , aux
sécrétions albumineuses ou puriformes qu'elle a déposées dans
certains points de l'intérieur , et qui sont si différentes des
collections que l'on y trouve en l'état primitif ; mais rien ne
ressemble aux produits de l'inflammation , dans l'organisation
insolite dont l'ovaire est l'objet , lorsque quelque accroissement trop rapide , quelque accident traumatique , ou des traitemens incendiaires , ne sont pas venus provoquer cette complication.

Nous croyons avoir observé l'inflammation essentielle de
l'ovaire , nous l'avons vue céder à un traitement méthodique ;
mais sa marche et ses symptômes ont été singulièrement
différens de ce que l'on observe dans les lésions organiques de
ce même point, et il n'est resté aucune trace de la tumeur ,
qui était pourtant déjà considérable.

OBSERVATION XXII.

Une demoiselle , âgée de 23 ans , d'une taille médiocre ,
d'une constitution faible , blonde , délicate et fort irritable ,
avait eu une enfance fort pénible. L'époque de la puberté avait
été orageuse. Les règles ne s'étaient établies que difficilement,
et accompagnées de douleurs du ventre et des lombes , et
d'un suintement muqueux qui dura fort long-temps. Un régime
doux , des bains et le repos , calmaient ces symptômes, et les
auraient peut-être complétement dissipés , si la famille de la

malade n'eût éprouvé des malheurs qui l'obligèrent à se livrer sans réserve aux travaux d'une profession pénible. En cet état, à l'âge de 22 ans, elle forma une liaison dont les suites ne tardèrent pas à devenir fâcheuses. Il survint des douleurs à l'hypogastre, aux lombes, à la région sacrée, qui s'étendirent aux aines et aux cuisses, mais principalement du côté droit. Les menstrues devinrent abondantes, prolongées, accompagnées de ténesme utérin, de cardialgies et de vomissemens. La malade éprouva des accès d'hystérie qui devinrent de plus en plus fréquens. Cet état parut fort obscur ; et sans se rendre un compte exact des phénomènes qui se passaient, on ne fut guère occupé que de l'hystérie, que l'on cherchait à combattre par des mixtures antispasmodiques. Cependant, la maladie s'aggravait ; les douleurs devenaient intolérables. La malade ne pouvait quitter son lit, où elle était constamment courbée en devant. Il survint de la fièvre avec une exacerbation journalière, qui avait lieu sur le soir, précédée de frissons et suivie de sueur. Le dégoût et l'insomnie étaient complets, et les forces diminuaient journellement. Après huit mois de soins inutiles et de promesses vaines, la malade se décida à se faire transporter à Montpellier ; et cette résolution fut exécutée, malgré toutes les difficultés qui semblaient devoir la rendre impossible.

A son arrivée, nous trouvâmes la fièvre très-vive ; mais elle avait été accrue par les fatigues du voyage, aussi bien que les douleurs de l'hypogastre. Cette région était tellement sensible, et les accès d'hystérie semblaient désigner si clairement la matrice comme le siége de leur cause, que nous ne balançâmes pas à prescrire une saignée au pied, des bains tièdes prolongés, des fomentations émollientes sur l'hypogastre, et une boisson abondante de petit-lait, sans pousser plus loin nos recherches. Deux jours plus tard, il y eut un soulagement mar-

qué, et tel que nous pûmes pratiquer le toucher et vérifier
l'état des choses. La matrice était légèrement engorgée et très-
sensible à la pression la plus légère et même au simple contact ;
mais une remarque importante et qui nous frappa d'abord,
ce fut une intumescence de l'ovaire droit, portée au point que
cet organe égalait le volume de la matrice au cinquième mois
d'une grossesse. Cette tumeur, apparente à travers le vagin et
au côté droit de l'hypogastre , était sphérique, assez régulière,
renitente, surtout du côté du vagin, et nullement dure et bos-
sclée, comme celles que forment les affections organiques de
l'ovaire. Elle était aussi d'une grande sensibilité. La malade
assurait que c'était là le siége principal de ses douleurs, et
que, lorsque le poids des couvertures ou de ses vêtemens ,
les quintes d'une petite toux sèche et convulsive qui durait
depuis long-temps, une trop longue conversation, une mauvaise
attitude, avaient fatigué ce point et augmenté la douleur habituelle qui s'y faisait sentir, elle prévoyait, quelque temps à
l'avance , un accès d'hystérie. Nous fîmes pratiquer une seconde
saignée au bras, continuer l'usage des mêmes moyens, qui
amenèrent un nouvel amendement. Nous pûmes alors renvoyer
la malade au sein de sa famille , en lui prescrivant un traitement , dont les principaux moyens étaient le repos, la situation horizontale, des demi-bains journaliers, des fomentations
émollientes, des demi-lavemens sédatifs, l'usage abondant du
petit-lait, l'abstinence des alimens solides , et l'application de
huit sangsues, de dix en dix jours, dans l'intervalle des règles ,
tantôt à l'anus, tantôt à la vulve, tantôt à l'aine droite.

Ce traitement fut exécuté avec assez de soin par la malade
elle-même. Elle revint auprès de nous , deux mois plus tard :
alors, la fièvre, l'insomnie, le dégoût avaient cédé; la tumeur
hypogastrique était réduite à la moitié de son volume, mais elle
était encore fort douloureuse, aussi bien que la matrice; et

les accès hystériques persistaient. Les changemens qui étaient survenus, étaient de nature à justifier le traitement; et nous engageâmes fortement la malade, à ne se relâcher en rien du soin qu'elle y avait apporté.

Au bout de trois mois, nouveau voyage. Cette fois, le succès était complet : l'ovaire avait repris presque entièrement son volume naturel, et perdu la sensibilité contre-nature dont il était pénétré. Il en était de même de la matrice: les règles étaient devenues modérées et presque tout-à-fait indolentes. Les accès d'hystérie étaient réduits à un léger saisissement passager, qui ne survenait même que rarement. Nous fîmes tout cesser, excepté les demi-bains et les lavemens, que nous recommandâmes encore pendant six semaines. Nous avons revu cette demoiselle six mois plus tard, et nous l'avons trouvée dans un état de santé parfaite ; elle avait même acquis plus d'embonpoint qu'elle n'en avait jamais eu.

OBSERVATION XXIII.

Une demoiselle , âgée de 20 ans, appartenant à une famille très-considérée de la ville de Nismes , née d'une mère scrofuleuse , avait eu une enfance assez orageuse ; mais elle avait acquis , depuis l'âge de 12 ans , une santé assez solide. La menstruation s'établit sans de grandes difficultés , et amena un embonpoint et une fraîcheur dont Mademoiselle M. n'avait pas joui jusque-là. En cet état prospère , elle accompagna sa mère à Sette , où elle était conduite par le besoin des bains de mer. Là , elle crut pouvoir suivre sa mère dans l'eau pour la soutenir contre l'action des vagues ; et , sans avoir demandé aucun conseil , elle continua de se livrer à ce pieux devoir , même dans le temps de la menstruation. Cette fonction en fut dérangée , et avec elle celles de la nutrition. Mademoiselle M. , rentrée au sein de sa famille , ne tarda pas à éprouver une altération grave dans l'état général de sa santé ; mais, par modestie ou par simplicité , elle ne parla point du dérangement antérieur de ses règles , de l'occasion qui l'avait produit, et des coliques utérines qui l'avaient accompagné. Des douleurs qui s'étaient fixées à l'hypogastre , se répandirent bientôt , d'abord dans l'épigastre , puis dans tout l'abdomen , les lombes, les cuisses , et successivement toute la poitrine. Il survint une toux convulsive , suffocante, dont les accès subsistaient des heures entières , sans amener la moindre expectoration. Une douleur se déclara sur le cartilage de la huitième côte gauche , et garda des relations manifestes avec la toux , quoique cette dernière existât long-temps avant la douleur. Cet état était accompagné d'une fièvre continue avec des exacerbations quotidiennes ,

survenant vers la nuit , et précédées souvent de frissons vagues
et légers.

Pendant sept mois entiers , tout ce qu'il est possible d'imaginer de médications actives fut employé par deux praticiens
habiles ; mais tous leurs efforts étaient déconcertés d'avance
par les réticences de la malade et l'impossibilité où ils étaient
réduits de former un diagnostic exact. La douleur de la côte
s'aggrava ; et , quoiqu'il ne parût dans le lieu qu'elle occupait
ni rougeur , ni engorgement , ni aucun autre symptôme d'inflammation , la sensibilité y devint telle , que le contact le
plus léger était insupportable : la malade tenait constamment
une main fixée devant cette région , pour la défendre de
toute collision ; et cette précaution subsistait , même durant
le sommeil. Lorsque ce point était pressé , ou même touché
légèrement, la toux convulsive éclatait et se prolongeait fort
long-temps.

Ce point douloureux occupa exclusivement les praticiens
chargés d'une maladie aussi singulière ; et les rapports qu'il
avait avec la toux , firent considérer la maladie tout entière
comme une névralgie , dont ce point des tégumens ou du tissu
cellulaire sous-jacent aurait été le siége. Cette idée amena
celle d'opérer par le feu la destruction du point douloureux.
Un autre praticien étant survenu par hasard dans le pays , fut
consulté à deux reprises pour cette jeune personne ; et , sans
approfondir davantage son état , il approuva l'opération projetée , et nous fûmes mandé pour l'exécuter.

Peu accoutumé à juger de la nature des choses par l'opinion des autres , nous ne crûmes pas devoir exécuter aveuglé-
ment les conseils déjà donnés ; et nous fûmes fort encouragé
par la famille de la malade , dont nous étions connu depuis
long-temps et par des services nombreux, à examiner les choses de près.

L'ensemble et l'origine de la maladie, la forme de quelques-
uns de ses symptômes, devaient tour à tour fixer notre attention. D'un côté, il devait paraître remarquable que la fièvre
n'eût pas cessé d'exister depuis près de huit mois : cette observation devait nous porter à supporter un point distinct et fixe
d'irritation ou de lésion permanente, et nous engager à rechercher son siége (1). D'un autre côté, la toux convulsive avait
le caractère hystérique, à ne pas s'y méprendre ; et cette
remarque fut une des premières qui nous frappèrent. Nous
questionnâmes avec soin la malade. Elle nous rappela que,
lorsque nous avions conseillé les bains de mer à sa mère, elle
nous avait demandé s'ils pouvaient faire du mal à une personne en santé ; que nous avions répondu qu'il n'était pas
sage d'employer un remède inutile. Elle ajouta que notre
réponse ne lui paraissant pas exclure la possibilité qu'elle
s'y plongeât, sans plus d'explication elle s'était crue autorisée

------

(1) Long-temps avant que le docteur Broussais élevât la voix, nous
avions retiré ce fruit de l'observation, que toute fièvre persévérante suppose un foyer de souffrance, contre lequel il faut diriger tous les efforts
médicateurs ; et ce principe nous a été d'une utilité prodigieuse auprès
des malades. Cette idée n'est nullement de nature à renverser tout ce
que les Anciens ont écrit ; mais bien plutôt à rendre très-fécond, tout ce
qu'ils nous ont laissé touchant les fluxions, et dont notre illustre Barthez
a fait un si beau résumé. Il sera fort curieux de voir, un jour, comment
des observateurs réduits à la connaissance de la sommité des objets, ont
pu, par leur exactitude, pressentir les lumières des siècles à venir et les
consacrer d'avance dans des sentences profondes et presque immuables.
Nous sommes bien éloigné de partager les exagérations dans lesquelles le
docteur Broussais a été entraîné par la prévention : mais nous reconnais-
sons franchement qu'il aura rendu de grands services à la Médecine, et
qu'il aura surtout rendus plus utiles les travaux des Anciens.

Tom. II. 27

Elle avoua que chaque immersion lui causait un saisissement profond et durable , et que ce sentiment fut accompagné de celui d'une vive douleur à l'hypogastre , lorsqu'elle s'était plongée dans la mer , pendant la durée des règles. Cette évacuation n'avait pas reparu depuis ; et la douleur de l'hypogastre subsistait encore, plus forte au côté gauche qu'au côté droit. Cette région fut explorée avec tout le soin que permettait la sensibilité dont elle était le siége. Nous y distinguâmes deux intumescences , de volume inégal : la plus petite occupait le point central du bassin , et ne pouvait être formée que par la matrice engorgée ; la plus volumineuse répondait au côté gauche de l'excavation , et provenait évidemment de l'ovaire gauche tuméfié. Cependant , les pressions qu'il avait fallu exercer pour reconnaître l'état des choses , donna lieu à un accès de la toux convulsive, en tout semblable à celle qui était provoquée par la pression exercée sur la huitième côte. Il y avait d'ailleurs , leucorrhée , dysurie , état muqueux des urines , constipation opiniâtre , gonflement des veines hémorroïdales , dégoût complet , soif , langue blanche et limoneuse , vomituritions , insomnie , agitation convulsive des membres.

Ce tableau ne nous permettait pas de douter que la matrice et l'ovaire gauche étaient dans un état d'inflammation chronique , dont l'origine devait être la suppression des menstrues : la douleur de la côte gauche , l'oppression et la toux , étaient autant de symptômes qui n'avaient aucune importance par eux-mêmes, et qui devaient céder au traitement qui réussirait à guérir l'affection de l'ovaire et de la matrice , la seule véritablement essentielle.

On se doute bien que , parmi les moyens propres à combattre une maladie qui avait déjà tant duré, qui paraissait si compliquée et qui était si simple , en effet, nous ne trouvâmes pas de place pour l'opération projetée , ou plutôt ordonnée.

Nous pensâmes, non-seulement que la cautérisation serait sans utilité, qu'elle n'avait pu être proposée et adoptée, que parce que le diagnostic de la maladie n'avait nullement été formé ; mais encore qu'elle serait nuisible, et que la plus grande condescendance pour la renommée d'un homme âgé, ne pouvait nous autoriser à faire encourir à la malade les chances d'une violente irritation, dans l'état de sensibilité vicieuse où elle était plongée depuis si long-temps. Nous prescrivîmes un régime sévère ; des sangsues à appliquer, de six en six jours, tantôt à la vulve, tantôt au périnée ou à l'anus, tantôt à l'hypogastre, au nombre de huit chaque fois ; des demi-bains journaliers, d'une heure de durée ; des lavemens émolliens et sédatifs, suivis de l'injection de trois onces du même liquide, que l'on oubliait dans l'intestin rectum ; des frictions sur le plat des cuisses avec un mélange d'infusion huileuse de jusquiame et de laudanum liquide ; le repos absolu ; enfin, des fomentations émollientes et sédatives sur l'abdomen.

Au bout d'un mois, les choses étaient dans un état bien différent : la malade dormait trois à quatre heures dans la nuit ; le dégoût était bien moindre, et on se plaignait de la sévérité du régime ; la douleur de la côte avait presque disparu ; la toux était bien plus rare ; mais l'oppression, la douleur de l'hypogastre et les deux tumeurs de cette dernière région étaient dans le même état ; seulement, l'abdomen était un peu moins sensible au toucher, et se prêtait à des recherches plus exactes.

Aux moyens précédens, dont nous ne relâchâmes rien, nous ajoutâmes un laxatif avec l'huile de ricin, à prendre le lendemain de chaque application des sangsues, et un mélange de deux parties d'extrait de ciguë, sur une de celui d'aconit, dont on faisait des pilules de trois grains : la malade en prenait deux doses par jour, qui furent d'abord, d'une pilule seulement, mais que l'on poussa dans la suite, jusqu'à dix, matin et soir.

Deux mois plus tard, la toux et la fièvre n'existaient plus ; l'oppression persistait au même degré ; toute douleur de la côte avait disparu ; l'abdomen se laissait palper sans contrainte ; l'hypogastre était bien moins douloureux, et les tumeurs avaient beaucoup diminué de volume : il n'était plus douteux qu'elles étaient formées par l'utérus et l'ovaire gauche, et que la résolution s'opérait. L'appétit s'était déclaré, et il avait fallu permettre des alimens solides, que la malade digérait bien. L'oppression nous occupa : un examen attentif de la poitrine, nous rendit fort vraisemblable qu'il s'était formé un épanchement séreux dans les plèvres.

Nous prescrivîmes des applications de sangsues plus rares ; mais nous maintînmes le purgatif à la suite. Nous remplaçâmes les pilules de ciguë et d'aconit, par d'autres faites avec la digitale, l'assa-fœtida et la scille.

Dans les dix jours qui suivirent, les urines furent plus abondantes, l'oppression devint beaucoup moindre ; mais la leucorrhée, qui avait cessé, reparut, et avec elle quelques tranchées utérines.

Nous suspendîmes les pilules pendant huit jours, et nous prescrivîmes des lavemens plus décidément sédatifs. Les pilules furent reprises, tous les deux jours seulement, et les lavemens continués tous les jours. Les menstrues paraissent et semblent avoir renouvelé une partie des douleurs hypogastriques : tous les remèdes sont supprimés. A l'issue des règles, l'abdomen est indolent, et les deux tumeurs sont infiniment réduites. L'oppression est presque nulle.

Suppression totale des sangsues et du purgatif ; continuation des pilules d'assa-fœtida, de digitale et de scille, pendant encore deux mois ; vin de kina, à prendre matin et soir, à d'autres heures que les pilules. La santé se rétablit complétement, et tous les remèdes sont abandonnés au bout de ce temps.

Depuis, Mademoiselle M. a essuyé de grands chagrins, a supporté de grandes fatigues auprès de ses parens malades ou moribonds, a été mariée, sans que rien ait renouvelé le moindre symptôme de sa maladie.

Nous aurions pu citer deux autres faits semblables aux deux derniers, et surtout au pénultième, qui auraient été comme la copie de ce même tableau : ils auraient servi, comme les deux derniers, à démontrer combien l'inflammation de l'ovaire et ses effets sont différens de ce que l'on observe dans les affections organiques de cette même partie. Nous savons bien comment avec de l'esprit, des subtilités et quelque violence faite aux meilleures observations, on peut trouver des rapports entre des maladies qui n'en ont aucun, et confondre les choses les plus distinctes ; mais ceux qui sont accoutumés à observer la nature et qui se livrent à cet utile travail sans idées préconçues, sans systèmes à faire prévaloir et à soutenir, savent bien que deux maladies qui diffèrent tellement par leur marche, ne sauraient être identiques ; et jusqu'à ce que la dissection ait appris ce qu'il faut penser d'une intumescence aussi considérable de l'ovaire, liée à un état aigu, et susceptible d'une résolution complète, il ne paraîtra pas possible à des observateurs de bonne foi, de confondre des faits aussi différens entre eux.

De tout ce qui a été exposé jusqu'ici touchant les kystes *séro-fibreux* de l'ovaire, il résulte que :

1.° Ils sont le produit d'une organisation particulière et accidentelle, et nullement celui de la distension progressive des vésicules naturelles de l'ovaire.

2.° L'observation n'a pas *encore suffisamment démontré*, si, dans les conditions favorables, ces kystes, ou toute autre espèce, peuvent être formés seuls, et sans autre altération concomitante de l'ovaire.

3.° Le plus souvent, presque toujours, il se développe en

même temps un état cancéreux , qui se manifeste par des corps de cette nature, disséminés dans divers points , soit des parois des kystes , soit de leurs intervalles.

4.° Il y a toujours plusieurs kystes dans un même ovaire. Ils se ressemblent ordinairement par la structure de leurs parois, quoiqu'elles puissent être plus ou moins épaisses; mais ils peuvent différer beaucoup entre eux, par la nature de la matière qu'ils contiennent, abstraction faite des produits d'une inflammation accidentelle, qui peuvent s'y trouver aussi.

5.° Il n'y a guère qu'un seul kyste qui subisse une distension extrême , et au point de remplir la cavité abdominale ; les autres peuvent aussi s'accroître, mais ordinairement ils conservent un volume médiocre.

6.° Les parois des kystes ne se laissent pas amincir dans la proportion de leur distension ; elles semblent, au contraire, acquérir de l'épaisseur dans la même mesure.

7.° Les kystes d'un même ovaire ne communiquent entre eux qu'accidentellement : la chose est arrivée quelquefois après la ponction , ou l'emploi de tout autre procédé chirurgical, capable d'introduire dans la masse morbifique un état inflammatoire durable ; mais rien ne peut faire présumer si cet accident arrive aussi quelquefois spontanément, et par les seuls effets de la distension ou de quelque ulcération.

8.° Le plus souvent , l'origine de la maladie est entièrement clandestine ; la tumeur est la seule chose dont on s'aperçoive d'abord. Si des douleurs se font ressentir quelquefois dans la région de l'ovaire , dans celle de la matrice , c'est lorsque la tumeur a déjà fait des progrès considérables et qu'elle est ancienne. Ces douleurs sont toujours fort vagues ; elles ne sont souvent remarquables que par quelque sympathie : on est autorisé à douter si elles ne proviennent pas plutôt de la distension , que du travail de l'organisation morbifique. Au moins, rien ne peut faire penser qu'elles puissent être attribuées à un état inflammatoire.

9.° Le tableau de l'inflammation incontestable de l'ovaire, comparé à celui des affections organiques dont il s'agit, présente de très-grandes différences ; mais l'autopsie cadavérique n'a point encore fourni l'occasion de constater l'état anatomique d'un ovaire enflammé, pendant la durée de l'inflammation et après la résolution.

10.° Un ovaire contenant des kystes, maintient la totalité des viscères abdominaux dans un état de sensibilité ou d'irritation, qui rend dangereuse l'administration intérieure de toute substance excitante.

11.° L'inflammation survient quelquefois, spontanément, dans un ovaire contenant des kystes ; elle résulte bien plus fréquemment de quelque médication active ou intempestive. Elle donne lieu à des symptômes particuliers, et que l'on distingue aisément des phénomènes propres à l'affection organique. Il est constaté par l'autopsie, qu'elle donne lieu à la déposition, dans la cavité de quelques kystes seulement, de quantités variables de matière albumineuse concrète, ou de pus, matières bien différentes de celles qui occupent les kystes dans l'état primitif. Il est vraisemblable, d'après les faits de cet ordre et les résultats de plusieurs autres, que l'inflammation ne s'établit pas avec une grande facilité, et qu'elle ne se répand pas aisément à toute la masse d'un ovaire en cet état.

12.° Un kyste de l'ovaire peut être distendu, au point de remplir la totalité de la cavité abdominale. S'il survient de l'inflammation au péritoine qui l'enveloppe, il peut se faire des adhérences avec tous les viscères et avec les parois de la cavité. En cet état, la force du kyste est augmentée de toute celle des parties environnantes ; et s'il ne survient pas de l'inflammation à l'intérieur, ou si les corps cancéreux concomitans ne font pas des progrès , il est possible que la maladie subsiste à l'état stationnaire, pendant un grand nombre d'années.

13.° Avant d'avoir atteint le plus haut degré de développement , un kyste peut être rompu : la matière qu'il contient passe dans le péritoine et produit une péritonite des plus graves. Si l'inflammation n'est pas telle d'abord , qu'elle ne puisse donner lieu à l'exhalation d'une grande quantité de sérosité, le mélange de cette dernière peut affaiblir l'impression du premier épanchement , et borner les progrès de la péritonite ; il est même possible que la résorption se fasse presque complétement. La cicatrice du point rompu peut être fort mince, au point que la rupture puisse se répéter ; il est même possible que l'ouverture se maintienne et distille dans le péritoine la matière du kyste , sans causer de grands accidens , mais en maintenant une ascite secondaire. Il est bien remarquable que la rupture n'a été observée , que dans des cas où le kyste était libre dans la cavité abdominale. Les adhérences que la masse peut contracter serviraient-elles à préserver de cet accident ?

14.° Il n'y a pas de signes qui puissent faire présager sûrement la rupture d'un kyste de l'ovaire ; mais elle est à craindre lorsque la tumeur s'accroît rapidement , et en causant des douleurs vives et fixes. Si l'inflammation que ces symptômes signalent , peut , dans la suite , renforcer le kyste par les adhérences qui en résulteront , pendant que cette même inflammation existe elle affaiblit la consistance des parties , et les dispose d'autant plus à se laisser déchirer.

15.° La rupture des kystes et les accidens qui en résultent , indiquent des méthodes propres à borner les progrès de la péritonite. Si la résorption a lieu , on doit se renfermer dans les bornes d'une sage expectation ; si cet heureux événement n'a point lieu , la paracentèse peut être pratiquée , mais du côté opposé à celui de la maladie.

16.° On ne connaît aucune méthode médicale, soit rationnelle, soit empirique, capable de s'opposer à l'accomplissement de l'affection organique de l'ovaire dont il s'agit ici : toute médication active ayant d'ailleurs les plus grands inconvéniens, à cause de l'irritabilité particulière des viscères, il est prudent de s'en abstenir; on peut même considérer cette conséquence comme une règle fondamentale de pratique.

17.° La ponction de la tumeur, quand la fluctuation est bien manifeste, ayant les inconvéniens de provoquer la péritonite et d'exposer à des hémorragies incoërcibles, elle ne doit être faite, pour la première fois, qu'autant que la rupture du kyste est imminente. On doit choisir, en général, le côté de l'hypogastre correspondant à l'ovaire malade. Si la fluctuation se fait sentir au fond du vagin, et qu'en faisant varier les attitudes de la malade, la tumeur n'abandonne pas ce lieu, il serait le plus avantageux pour la ponction. Elle devrait être pratiquée de préférence par l'ombilic, si, comme on l'a observé, le kyste faisait une saillie sous cette cicatrice, et surtout, s'il s'était déjà fait là, précédemment, une rupture spontanée.

18.° La ponction peut être faite avec moins de défiance, lorsqu'elle a déjà été pratiquée auparavant, *sans accident*, pourvu que l'on ne s'écarte pas du point même où les instrumens ont pénétré précédemment.

19.° Dans ces derniers cas, s'il reste assez de forces, on peut tenter l'établissement d'une fistule artificielle, en laissant une bougie de gomme élastique engagée dans la piqûre faite par le trocart ; mais il faut se hâter de renoncer à ce projet, s'il survient des symptômes d'inflammation.

20.° Dans l'état actuel de la science, l'opération de *Ledran* pourrait être considérée comme une folie impardonnable : il est trop à craindre que l'inflammation vive et soutenue se propage au péritoine, aux corps cancéreux disséminés autour du kyste, et que les progrès de ces corps en soient accélérés. Cet accident est d'autant plus vraisemblable, que l'observation démontre que, en pareil cas, la plus grande partie du kyste tombe en mortification.

21.° Un aussi grand désordre n'est pas nécessaire pour rendre funeste toute entreprise chirurgicale ; il paraît que l'inflammation répandue sur l'immense surface de l'intérieur d'un kyste récemment vidé, peut être mortelle immédiatement. C'est ainsi qu'il faut concevoir les morts subites à la suite de la simple ponction, lorsque d'ailleurs il ne se manifeste pas des signes de péritonite.

22.° Tout ce que l'on sait des résultats des opérations chirurgicales pratiquées en pareil cas, démontre que les kystes de l'ovaire ne sont pas susceptibles de se résoudre en tissu cellulaire par l'inflammation ; qu'ils ne sont pas aptes à subir la crispation ou coarctation progressive, que l'inflammation développe dans les kystes séro-muqueux ; que, vidés par la ponction et maintenus en cet état par une ouverture fistuleuse, enflammés ou non, ils s'affaissent, se rident, mais conservent leur cavité et la propriété de sécréter la même humeur dont ils étaient remplis ; que la fistule venant à se fermer, le kyste se déride, s'emplit de nouveau, quelquefois avec des douleurs insolites, à cause des adhérences qui peuvent s'être faites dans l'état d'affaissement ; qu'ordinairement, alors, la fistule se rouvre spontanément ; que l'inflammation qui a suivi l'ouverture du kyste par le bistouri, n'a pas mieux produit l'inflammation adhésive que celle qui résulte quelquefois de la ponction, soit simple, soit accompagnée de l'établissement d'une fistule ; que, le plus souvent, l'incision et les dangers qui l'ont suivie, n'ont pu aboutir qu'à ce dernier résultat ; que, dans les cas très-rares où ce procédé opératoire a donné lieu à l'oblitération entière de la cavité, il y a eu destruction complète du kyste par la gangrène.

23.° On sent, d'après cet exposé, [ce qu'il faut penser du projet de traiter les kystes de l'ovaire comme l'hydrocèle de la tunique vaginale du testicule : on ne peut point obtenir d'inflammation adhésive ; l'inflammation peut être mortelle immédiatement ; elle peut tuer consécutivement , par elle même, ou par les suites de la mortification du kyste, ou par la péritonite. Il faudrait un concours miraculeux de circonstances favorables, pour qu'il n'y eût pas épanchement dans le péritoine de la matière de l'injection , etc.

24.° On sent aussi, qu'il faut que l'inflammation ne se propage pas avec une grande facilité dans les tissus d'un ovaire malade, pour que la ponction n'ait pas eu plus souvent des conséquences funestes. Ces tissus paraissent peu propres à l'inflammation ; et lorsqu'ils l'ont conçue à un certain point , son résultat ordinaire est la gangrène.

OBSERVATIONS ET RÉFLEXIONS

SUR L'OPÉRATION

DE LA

RHINOPLASTIQUE.

OBSERVATION PREMIÈRE.

Au mois d'avril 1820, nous rencontrâmes dans les rues de Montpellier , un jeune mendiant, âgé de 12 ans, portant une difformité congénitale fort singulière, et qui piqua notre curiosité. Nous l'engageâmes à venir nous voir pour l'examiner à loisir. Il fit ce que nous désirions , et voici ce que nous observâmes (1).

Tout le côté droit de la face présentait un ensemble de traits fort réguliers et même agréables ; mais le côté gauche était horriblement défiguré par une ouverture insolite de ce

(1) Voyez la planche XXIV et son explication.

côté du nez. Une large fente qui laissait voir l'intérieur de la fosse nasale, s'élevait depuis le bas du nez jusque dans l'angle interne de l'œil gauche. On ne sentait rien à la place de l'os carré du nez, de l'apophyse nasale de l'os maxillaire supérieur, ni de l'os unguis : ces pièces osseuses manquaient totalement. A leur place étaient, dans les quatre cinquièmes inférieurs, une large brèche qui laissait voir l'intérieur de la fosse nasale, et dans le cinquième supérieur, une gouttière large et superficielle, formée par un prolongement de la conjonctive, qui se confondait en ce point avec la membrane muqueuse du nez. Cette gouttière ne présentait que la consistance d'une sorte de membrane épaisse et tendue : en portant l'extrémité du doigt auriculaire, ou une grosse sonde, dans la fosse nasale sous cette même surface, on la soulevait ; en sorte que la partie inférieure interne de l'orbite était dépourvue de parties osseuses. La suture maxillo-ethmoïdale paraissait donc manquer par le défaut de développement de l'un des deux os, au moins le maxillaire supérieur, et peut-être aussi d'une partie de l'ethmoïde. Cet espace paraissait rempli par un tissu fibreux lâche, recouvert par l'expansion de la conjonctive dont nous avons déjà parlé. La moitié interne de la paupière inférieure et la portion correspondante du cartilage tarse manquaient ; la moitié externe de cette même paupière, dépourvue de son point d'insertion vers l'angle interne, se laissait entraîner en dehors et presque renverser par la contraction de ce qui restait du muscle orbiculaire. Dans le grand angle de l'œil, on voyait un léger repli de la conjonctive, qui indiquait la caroncule. Au-dessus, on reconnaissait le point lacrymal supérieur et les tendons du muscle orbiculaire, lesquels ne tenaient qu'à l'extrémité interne de la paupière supérieure. En portant un stylet de Méjean dans le point lacrymal supérieur, on le voyait parcourir un canal court, mince, presque transparent, qui

régnait dans l'étendue d'une demi-ligne à l'extrémité interne du
bord libre de la paupière supérieure, en se dirigeant en dedans,
et qui s'ouvrait ensuite à la surface de cette même gouttière superficielle et rougeâtre, qui s'étendait entre le globe de l'œil
et la fente nasale. La partie antérieure ou interne de la fente
présentait un contour ondulé, et dans lequel on reconnaissait
les rudimens de l'aile du nez, mais avec les proportions d'un
âge bien moins avancé ; on reconnaissait même, dans l'épaisseur des parties, les corps cartilagineux qui constituent le côté
du nez. On aurait pu croire que l'aile du nez et tout son côté
gauche s'étaient séparés de la face et de la région malaire,
par l'effet de quelque violence, à un âge tendre, et que ces
parties n'avaient pris aucun accroissement depuis. Quant aux
parties supérieures, leur aspect donnait l'idée du sac lacrymal
et du canal nasal ouverts dans toute leur étendue, par l'effet
d'une sorte de perte de substance qui aurait intéressé ces parties, les os qui les entourent, et la paupière inférieure. Cet
état semblait avoir quelque analogie avec celui dans lequel on a
vu la région pubienne et la vessie urinaire, dans quelques cas
de difformité congénitale, où les os pubis et la paroi antérieure
de la vessie manquaient et mettaient à découvert la paroi postérieure et le bas-fond de la vessie, légèrement renversés en
devant. On sent bien qu'en l'état que nous venons de dépeindre,
les larmes ne pouvaient point être absorbées ; la demi-paupière
inférieure formait une sorte de rigole inclinée en bas et en dedans, qui les répandait constamment sur la face. Quand bien
même elles auraient pu être rassemblées dans la région où l'on
voit le grand angle de l'œil, dans l'état naturel, elles n'auraient
pu y être résorbées par les points lacrymaux : le supérieur était
le seul qui existât, et l'on vient de voir qu'il s'ouvrait, après un
court trajet, à la surface de la gouttière rougeâtre qui descendait
vers la brèche nasale. La conjonctive de cet œil, exposée cons-

tamment au contact de l'air , en était maintenue dans un état
habituel de phlogose ; néanmoins, il n'en était résulté aucune
ulcération , et par conséquent, aucune taie. La vue s'était
maintenue en bon état.

En examinant l'intérieur de la fosse nasale ouverte, on remarquait deux sortes de tumeurs fongueuses qui semblaient attachées à la cloison , ou qui du moins en étaient singulièrement
rapprochées ; on y distinguait la membrane muqueuse qui les
enveloppait , et il était difficile de ne pas y reconnaître les cornets moyen et inférieur , quoiqu'il nous fût impossible d'acquérir la certitude de leurs rapports avec la paroi externe ou
avec la cloison.

Nous conçûmes la possibilité de guérir une pareille difformité. Un lambeau de tégumens pris au front , par exemple ,
pouvait , non-seulement fermer la brèche qui mettait à nu la
fosse nasale gauche ; mais encore remplacer l'appareil lacrymal
et la moitié interne de la paupière inférieure. Il était possible
de relever le reste de cette dernière , de lui faire recouvrir la
portion de la conjonctive que la dénudation exposait constamment à l'inflammation , de l'employer à conduire les larmes
vers le grand angle de l'œil ; d'où elles pouvaient être amenées
dans le nez par-dessous ce même lambeau , qu'il était aisé de
conserver isolé dans sa partie moyenne. Le malade ayant consenti au plan d'opération que nous avions formé, nous l'y
préparâmes pendant quelques jours , par la privation des alimens , une boisson relâchante et deux laxatifs. Il fut opéré ,
le 21 juin 1820 , en présence d'un concours nombreux de
spectateurs.

Le malade fut assis sur une chaise forte et assujetti dans
cette position par plusieurs aides. L'un d'eux avait saisi la tête
avec les deux mains placées sur les tempes, et la pressait fortement sur sa poitrine. Nous formâmes avec une pièce de

papier, un patron exact de la forme et de l'étendue nécessaires dans le lambeau de tégumens dont nous avions besoin,
en ayant soin de le comparer et de le conformer exactement à
la brèche qu'il fallait remplir ; et l'ayant renversé sur la partie
moyenne du front, il nous servit à tracer avec de l'encre, les
incisions que nous devions faire. Pendant que l'encre séchait,
nous rafraîchîmes les bords de la brèche nasale, en dedans et en
dehors ; du premier côté, nous fîmes, en remontant, une
coupe droite, qui emporta toutes les inégalités qu'on y remarquait, même celles qui indiquaient l'aile du nez : ces détails de
conformation étaient placés tellement au-dessus de la portée naturelle de ces mêmes parties, qu'il était vraiment impossible d'espérer de les ramener à leur véritable position. Il fallut donc
les sacrifier ; et c'est ce que nous fîmes, en effet, par une coupe
uniforme et verticale, qui nivela le tout. Les parties avaient,
de ce côté, assez d'épaisseur pour se prêter à une réunion
immédiate. Le côté opposé n'était pas aussi favorablement
disposé : les parties molles y avaient peu d'épaisseur ; la peau et
la membrane muqueuse du nez qui se confondaient sur le
bord externe de la brèche, embrassaient immédiatement les
parties osseuses sous-jacentes ; ces dernières étaient recouvertes
par une couche trop mince de parties molles ; en sorte
qu'une perte de substance que nous pratiquâmes d'un bout à
l'autre de cette espèce de rebord, ne fournit qu'une surface
trop étroite. Nous éludâmes sur-le-champ cette difficulté, en
pratiquant d'un bout à l'autre sur ce même rebord, et à une
égale distance de la surface de la peau et de celle de la membrane muqueuse du nez, une section longitudinale aussi profonde que l'épaisseur des parties nous le permit, et comme
si nous avions voulu dédoubler les deux membranes ; nous
avions par là augmenté l'étendue de la surface trop étroite que
présentait d'abord la ressection, et rendues égales les coupes

Tom. II.   29

des deux côtés. Nous sentîmes bien qu'il serait impossible d'ajuster d'abord la partie la plus haute du lambeau, une fois renversé, avec la paupière inférieure et avec le point le plus élevé du bord interne de la brèche, à cause de la torsion qu'il fallait imprimer au lambeau. Nous résolûmes donc de faire une réunion aussi exacte que nous le pourrions, avec les deux côtés de la brèche nasale, et de remettre à un autre moment, la coaptation exacte du haut du lambeau avec les deux bords de la gouttière qui régnait à la partie supérieure.

La place du lambeau étant ainsi préparée, nous fîmes les incisions propres à le circonscrire, en suivant les traces d'encre par lesquelles nous en avions dessiné la forme et réglé les dimensions ; nous le séparâmes par ses trois côtés supérieurs, et nous fîmes du quatrième côté, son pédicule, qui répondait à la racine du nez, entre les deux sourcils. Nous eûmes soin, en séparant le lambeau du front, de ne pas dénuder le crâne et de laisser même une assez bonne couche de parties molles attachées à l'os.

Le lambeau fut renversé et tordu sur lui-même, pour être présenté à l'emplacement qu'il devait occuper ; il se trouva parfaitement conforme, même sous le rapport de l'excédant que nous avions voulu réserver. Nous devions nous attendre, en effet, que le lambeau étant isolé, sa surface profonde, qui devait être livrée à la suppuration, éprouverait la rétraction à laquelle rien n'échappe en pareil cas, et que le bord inférieur du lambeau serait ramené en dedans. Cet arrondissement devait être propre à mieux simuler les formes naturelles. Dans ce même but, nous avions laissé à dessein, une plus grande étendue au bord du lambeau qui devait se rapporter au côté externe de la brèche nasale : nous pouvions, en ajustant les parties, former un pli vers la position naturelle de l'aile du nez, de manière à la simuler, jusqu'à un certain point.

Nous fîmes plusieurs points de suture entrecoupée, pour affronter les parties avec toute l'exactitude possible. Dans cette intention, et comptant bien que le lambeau qui, dans certains points, aurait plus d'épaisseur que le reste, pourrait y faire saillie et surpasser le niveau des parties environnantes, nous avions préparé de très-petits rouleaux de sparadrap, que nous plaçâmes sous les points de suture, partout où il fut nécessaire, pour déprimer celui des deux bords qui paraissait disposé à faire saillie : ce fut presque partout ceux du lambeau. En coaptant le bord de ce dernier, devenu externe par sa transposition, nous eûmes le soin de le loger dans la rainure que nous avions pratiquée dans l'épaisseur du bord externe de la brèche nasale : cette précaution, qui ne nous avait été inspirée que dans le moment et par le peu d'épaisseur des parties de ce côté, nous fut singulièrement utile ; il fut bien évident que, sans elle, la réunion n'eût peut-être pas été possible dans ce point. A la faveur de cette même disposition, nous pûmes aussi accomplir le projet que nous avions formé, de simuler la forme de l'aile du nez par un pli du bord externe du lambeau (1). Les bords de la plaie du front furent rapprochés et maintenus en cet état par des bandelettes agglutinatives qui en diminuaient considérablement l'étendue ; elle fut ensuite recouverte, ainsi que le revers du pédicule du lambeau, d'une couche mince d'amadou fort doux, ensuite de charpie et d'une compresse, le tout soutenu par quelques circonvolutions de bande autour du crâne. Les sutures du nez furent laissées à nu, aussi bien que le lambeau ; et on lava le tout, plusieurs fois par jour, avec

(1) Voyez la planche XXV et son explication.

un pinceau à miniature , trempé dans une décoction de racine de guimauve.

Immédiatement après l'opération , le malade prit *un grain d'extrait gommeux d'opium ;* il fut placé dans son lit, la tête et les épaules soutenues élevées par des oreillers. Il ne prit que de l'*eau de veau ,* pendant toute la journée : la nuit fut bonne.

Le deuxième jour , le matin , le malade était assez calme ; cependant le pouls était un peu plus fréquent et la tête légèrement douloureuse. Le lambeau était un peu engorgé. Le soir , la réaction fébrile étant plus prononcée , la face rouge , la peau chaude , nous fîmes pratiquer *une saignée au bras , de huit onces. Même prescription.* La nuit fut agitée.

Le troisième jour , la fièvre était moindre ; mais la langue se salissait à sa base , se desséchait à la pointe ; le malade éprouvait du dégoût et des nausées. La plaie du front était peu douloureuse ; le lambeau était peu engorgé ; les points de suture fournissaient un léger suintement, que l'on avait soin d'enlever par des lavages fréquens , pour prévenir le dessèchement et la formation de croûtes incommodes. Nous prescrivîmes l'*eau de veau et la limonade pour boissons alternatives.* Dans la nuit , le malade eut plusieurs selles liquides.

Le quatrième jour , il était abattu ; la face pâle ; la langue blanche et humide dans toute son étendue, excepté à la pointe , qui était rouge et légèrement sèche. La région épigastrique était peu douloureuse. Le malade avait vomi plusieurs fois , des matières muqueuses et amères. La fièvre était médiocre ; le lambeau et les sutures en fort bon état. Nous prescrivîmes *quinze grains d'ipécacuanha en trois doses ,* qui produisirent des vomissemens abondans et deux selles pultacées. Le soir , le malade transpire ; la fièvre est presque nulle ; il demande des alimens. Nous prescrivîmes *deux bouillons* pour la nuit , qui fut fort calme.

Le quatrième jour, le calme est parfait. Le lambeau est un peu plus chaud que les parties environnantes ; sa tuméfaction est médiocre, aussi bien que sa rougeur. Les points de suture ne sont presque pas douloureux ; leur suintement est plus copieux et réclame des soins de propreté plus assidus. *Quatre bouillons et limonade.*

Le sixième jour, même état. Nous découvrîmes la plaie du front et le pédicule du lambeau : les parties étaient en pleine suppuration ; elles furent pansées avec des plumaceaux de charpie recouverts de cérat. Les points de suture furent coupés et enlevés ; les deux bords du lambeau se trouvèrent entièrement réunis. Nous prescrivîmes *six bouillons.*

Le septième jour, le malade est fort bien ; mais la langue est humide et sale. Prescription de *deux onces d'huile de ricin*, qui produisent des selles copieuses.

Le huitième jour, on permet *quelques alimens solides ;* la plaie du front se resserre ; le lambeau n'est plus engorgé ; la plupart des points de suture sont cicatrisés.

Nous laissâmes raffermir la réunion du lambeau jusqu'au seizième jour : les cicatrices étaient solides ; les parties y étaient dégorgées et recouvraient leur couleur naturelle. La face profonde du lambeau fournissait une suppuration abondante, qui s'écoulait par le nez, et que l'on faisait refluer vers l'œil par une légère compression. Le bord inférieur, que nous avions à dessein laissé un peu long, se recourbait légèrement en dedans, et arrondissait ainsi le point correspondant du contour de la narine. En portant un stylet boutonné entre la partie supérieure du lambeau et le globe de l'œil, on pénétrait sans obstacle dans la fosse nasale, et la voie paraissait être fort ample. A cette époque, nous opérâmes la section du pédicule de la manière suivante : Le malade étant assis et solidement contenu, nous engageâmes une sonde cannelée sous le pédienie tordu du lambeau, dans l'intention de la faire servir de guide à la lame d'un bistouri droit ; mais nous nous aperçûmes que, à raison de la torsion de cette partie des tégumens, la section opérée par ce procédé serait peu régulière, et surtout qu'elle serait peu propre à être adaptée avec la perfection convenable à la demi-paupière inférieure et au grand angle de l'œil. Nous prîmes alors le parti de renoncer à l'usage de la sonde, de soulever les parties avec la pince à dissection, et de les diviser avec les ciseaux, nettement et suivant une ligne horizontale, répondant un peu au-dessus de la portée naturelle du bord libre de la paupière inférieure. Le côté supérieur de cette section, représentant un petit lambeau oblong, fut maintenu relevé par une bandelette d'emplâtre agglutinatif dirigée en travers, et engagé de la sorte entre les bords de l'angle inférieur de la plaie du front. Le côté inférieur, qui avait subi toute la torsion du pédicule, fut déroulé, rafraîchi par une légère perte de substance sur les bords latéraux, et aminci sur son bord supérieur par l'excision d'une partie du tissu cellulaire. Nous fîmes, de même, une légère excision sur les deux côtés de la gouttière supérieure que le lambeau n'avait pu recouvrir jusque-là : d'un côté, elle s'étendait jusqu'au bord libre de la demi-paupière inférieure ; de l'autre côté, elle s'étendait jusqu'au-dessous de l'insertion des tendons du muscle orbiculaire, dans la région du grand angle de l'œil, c'est-à-dire, immédiatement au-dessous de l'extrémité interne de la paupière supérieure.

Il était important que cette partie du lambeau fut ajustée avec une grande exactitude ; et la suture était assurément le seul moyen qui pût remplir cette condition difficile avec la perfection nécessaire. Cependant, les parties qu'il fallait maintenir, avaient peu d'étendue et beaucoup de délicatesse de structure : il fallait même lutter contre l'effort contractile du muscle demi-orbiculaire inférieur, ce qui nécessitait une résistance solide et assez grande pour obtenir cet effet, sans néanmoins trop fatiguer les parties par la multiplicité des points de suture, et surtout, sans exposer l'extrémité supérieure du lambeau à être mortifiée par l'excès d'irritation qu'elle aurait pu éprouver de ces mêmes points. Nous en fîmes deux de chaque côté, dont les plus élevés répondaient, d'une part, au bord libre de la demi-paupière inférieure, et d'autre part, sous l'angle interne de la paupière supérieure ; les deux autres étaient situés quatre lignes plus bas, près des limites de la réunion obtenue de part et d'autre, à la suite de la première opération. Vis-à-vis l'intervalle de ces quatre points, nous en plaçâmes un cinquième, qui comprenait à la fois les deux bords de la gouttière et le lambeau qui la recouvrait. Pour faire ce dernier point, nous plongeâmes une aiguille courbe dans le milieu de la largeur de la demi-paupière inférieure, à une grande distance de son bord fraîchement entaillé ; l'instrument glissa ensuite sous le lambeau sans l'intéresser, et vint ressortir à travers la peau de la racine du nez, à la plus grande distance possible de la suture correspondante. L'anse de fil que l'aiguille plaça, se trouva de la sorte embrasser le lambeau sans l'intéresser, rapprocher et fixer des deux côtés les parties environnantes, par un effort d'autant moins à craindre, qu'il se passait loin des bords des plaies qu'il s'agissait de réunir. Par là aussi, les premières sutures que nous avions faites, n'ayant d'autre effort à exercer que celui qui était nécessaire pour affronter exactement les parties, ces dernières devaient en être moins fatiguées, et le succès de leur réunion immédiate devait en être d'autant plus sûr. Le malade avait peu souffert : il fut privé d'alimens et gardé dans son lit.

A l'instant de sa séparation complète, le lambeau pâlit d'une manière remarquable ; néanmoins il ne perdit ni sa chaleur , ni la sensibilité naturelle ; et le malade donna des signes de cette dernière, toutes les fois que les aiguilles y furent plongées , pour les points de suture qui l'intéressèrent. Dans la journée , le malade fut visité fréquemment ; le sort du lambeau nous occupait : cependant , cette partie conservait de la sensibilité et sa chaleur naturelle ; mais la température ne s'y éleva pas au-dessus de celle des parties environnantes, comme à la suite de la première opération , et l'engorgement fut moindre. La nuit fut assez calme.

Les dix-septième et dix-huitième jours se passèrent aussi heureusement : la réunion paraissait se faire de toutes parts. Les parties étant entièrement à découvert, on les tenait proprement au moyen du pinceau. Cet état de choses permit d'observer aussi que les larmes ne se répandaient plus sur la joue , quoique la douleur les rendît plus abondantes qu'à l'ordinaire. Le débordement du lambeau , que nous avions, à dessein , ajusté avec la demi-paupière inférieure , de manière à dépasser un peu le niveau de son bord libre , lui faisait recouvrir une partie du globe de l'œil ; d'un autre côté, cette portion de paupière , qui , quand elle était libre , était entraînée en dehors et en bas par la contraction du muscle qu'elle renfermait , était tenue relevée par ses rapports avec le lambeau ; enfin , un léger engorgement qu'elle avait contracté , concourait, avec les conditions précédentes , à ce que le globe de l'œil en fût revêtu dans une plus grande étendue que dans l'état naturel, et qu'il n'aurait convenu pour la suite. Ces dispositions devaient suffire pour favoriser le passage des larmes sous le lambeau et leur introduction dans les fosses nasales par cette voie ; mais nous observions déjà , avec une grande satisfaction , que nous n'avions pas compté en vain sur la coopération d'un autre phénomène , pour aider puissamment ce résultat intéressant. Malgré l'état douloureux des parties , il se faisait des clignotemens fréquens; et chacun d'eux décidait une élévation soudaine de la paupière et du lambeau qui désormais en faisait partie ; ce dernier même, était, à chacun de ces mouvemens , un peu éloigné de la gouttière sur laquelle il reposait , ce qui devait singulièrement favoriser le passage des larmes dans le nez.

Le dix-neuvième jour , le malade était assez bien pour lui rendre l'usage des alimens solides. La plaie du front se resserrait rapidement ; elle y était aidée par des applications fréquentes de nitrate d'argent.

Le vingt-unième , nous enlevâmes tous les points de suture: la réunion était complète et solide partout, à l'exception d'un très-petit point dans l'angle interne de l'œil. La plaie paraissait avoir été maintenue là , par l'interposition des larmes , et peut-être , par la situation des points de suture trop près des bords, et par conséquent de la plaie. Il s'ensuivait l'effusion de quelques larmes sur le côté du nez, lorsqu'elles étaient fort abondantes. Le feuillet oculaire de la membrane conjonctive était moins injecté qu'à l'ordinaire.

Nous laissâmes le malade en cet état , pendant les mois de juin et de juillet. Il devait se passer des changemens dont l'observation nous paraissait fort intéressante. Le bord supérieur du lambeau qui , comme nous l'avons dit , dépassait un peu le niveau du bord libre de la demi-paupière inférieure , s'arrondit en se renversant en arrière, c'est-à-dire, vers le globe de l'œil : ce phénomène rétablit le parallélisme des deux parties , et régularisa le contour de la paupière. Il en résulta , en même temps , une sorte de bourrelet situé sur le revers du bord libre de la paupière , lequel s'opposait au reflux des larmes, et décidait d'autant plus la chute vers le nez, quand une fois cette humeur avait dépassé le niveau de ce rebord. La cicatrice de la plaie du front était complète depuis long-temps , et n'était que peu difforme ; elle avait l'air d'un coup de sabre dont les bords n'auraient pas été rapprochés, et qu'on aurait livrés à la suppuration (1).

Le malade sentait lui-même, combien son état était différent, et que la restauration des voies lacrymales pouvait être rendue encore plus parfaite : nous n'eûmes pas de peine à le décider à souffrir l'application d'un dernier point de suture, auquel nous procédâmes le 5 août. Nous rafraîchîmes fort légèrement avec la pointe d'un bistouri étroit, les deux côtés du petit point dans lequel la réunion immédiate n'avait pas réussi, et qui répondait sous la caroncule. Nous fîmes ensuite un point de suture, qui fut soutenu par une bandelette d'emplâtre agglutinatif. Ce dernier moyen ne pouvait pas avoir une grande influence sur l'exactitude du rapprochement des parties ; mais nous nous en servions comme pour tenir la paupière inférieure soulevée ou suspendue ; en sorte que les parties traversées par le fil de la suture, ne fussent pas tiraillées en sens inverse par les contractions du muscle orbiculaire.

Le 8 août, nous coupâmes et nous supprimâmes le fil : cette fois les parties étaient réunies solidement dans la position où elles avaient été assujetties, et la restauration de l'angle interne de l'œil était parfaite (2).

Le malade quitta l'hôpital à la fin du mois. Nous faisions remarquer aux nombreux élèves qui suivaient les détails de ce fait curieux, les progrès du rétablissement de l'état naturel de la conjonctive. Cette membrane, avant l'opération, était tenue, par le contact de l'air, dans un état habituel d'inflammation, d'injection, d'engorgement ; elle perdait insensiblement de sa

---

(1) Voyez la planche XXVI et son explication.
(2) Voyez la planche XXVI, qui est d'une grande fidélité.

rougeur ordinaire ; les vaisseaux dilatés s'effaçaient ; la membrane devenait mince, transparente, indolente ; enfin, la vue s'améliorait, ce qui prouve que l'irritation habituelle de la conjonctive n'avait pas subsisté si long-temps sans se communiquer à l'intérieur de l'œil.

Nous avons revu ce malade depuis, en 1821, 1822 et 1823; il est rentré au sein de sa famille, d'où sa difformité l'avait fait s'éloigner. Il vit dans un village de l'arrondissement de Narbonne, appelé Quarante, où il est très-connu pour sa difformité et pour l'opération qui l'en a délivré. Rendu aux formes naturelles, il peut se livrer aux travaux de la campagne, et a renoncé pour toujours à la vie vagabonde qu'il menait.

OBSERVATION II.

J. Mazet, âgé de 56 ans, natif de Nismes, exerçant la profession de teinturier, doué d'une forte constitution, fut reçu à l'hôpital Saint-Éloi, au commencement d'avril 1821, portant un ulcère fort étendu au nez, dont presque toute la portion molle était détruite.

Il était né de parens sains, et qui avaient fourni une longue carrière sans infirmités. Lui-même avait joui d'une bonne santé pendant toute sa jeunesse. Il avait été appelé de bonne heure au service militaire ; mais, malgré de nombreuses et pénibles campagnes, dix ans de captivité et plusieurs blessures, il avait conservé de bons restes de son excellente constitution.

Huit ans avant de quitter la profession des armes, Mazet étant en Hollande, contracta des chancres sur le gland, qui furent bientôt suivis d'un bubon. L'urgence du service ne permettait guère alors, un long séjour dans les hôpitaux ; et le malade fut mis, pendant assez peu de temps, à l'usage d'un remède, qui était vraisemblablement une dissolution de sublimé. Le bubon suppura et se cicatrisa, les chancres guérirent assez facilement, et Mazet fut renvoyé à son corps, et reprit les travaux et les fatigues attachées à sa condition.

Il ne se ressouvient pas d'avoir éprouvé des pustules, des rhagades ou des ulcérations à la gorge ; et il est probable que la vie agitée qu'il menait, l'aura fort distrait sur ce point. Mais ce qu'il n'a point oublié, c'est qu'il a éprouvé, presque sans interruption, depuis environ deux ans après cet événement, des douleurs au crâne et dans les membres, lesquelles étaient tantôt supportables, tantôt très-aiguës. Elles furent combattues sans succès par divers remèdes généraux, tels que bouillons médicamenteux, apozèmes, évacuans, etc. Jamais on ne soupçonna l'origine vénérienne de ce symptôme, et lui-même avait entièrement perdu de vue l'accident qu'il avait éprouvé.

En 1814, libéré du service militaire, Mazet retourna dans ses foyers, et reprit son état de teinturier. Quatre ans après, il survint un engorgement de tout le nez ; une pustule se déclara entre le lobe et l'aileron gauche ; elle s'étendit et fit des progrès, quoique lents, malgré tous les efforts de l'art : ceux-ci consistaient principalement dans l'application de topiques, les uns relâchans, les autres excitans, et dans quelques cautérisations plus ou moins profondes, et toujours fort douloureuses. Cet état subsista pendant trois ans, durant lesquels l'ulcération s'étendit successivement à toute la portion charnue du nez, qui en fut presque entièrement détruite. Le malade prit alors le parti de se rendre à Montpellier, où il fut admis à l'hôpital Saint-Éloi. Il y fut reçu au commencement d'avril 1821 ; et depuis cette époque jusqu'au premier mai, il suffit de l'application de quelques sangsues et d'un cataplasme émollient, pour déterminer, tout à coup, la cicatrisation de cet ulcère, qui s'était accru, jusque-là, avec une constance que rien n'avait pu déconcerter (1).

Nous vîmes le malade, pour la première fois, le premier mai 1821. La destruction comprenait le lobe du nez tout entier, sa côte jusqu'au bas des os carrés, la paroi gauche et l'aileron correspondant jusqu'à la joue de ce côté, la paroi droite en grande partie, et la moitié antérieure de l'aileron du même côté. La cloison avait perdu sa moitié antérieure ; mais il restait encore une partie de son bord inférieur, qui se projetait au dehors des fosses nasales, revêtu d'un reste des tégumens. La cicatrice qui recouvrait le contour de cette grande brèche, présentait, en outre d'un effort de crispation qui se montrait disposé à incliner les parties en dedans vers les fosses nasales, une circonstance qui fixa notre attention et que nous avions signalée fréquemment aux élèves de la clinique. Les bords de l'ulcération ne s'étaient ni amincis, ni rapprochés entre eux, avant la cicatrisation : la cicatrice semblait une sorte de voile jeté sur l'ulcère, à l'état où il se trouvait pendant qu'il suppurait. Les bords de celui-ci, leur situation respective, la bizarrerie de leur forme, tout était reconnaissable, malgré la cicatrice, d'ailleurs récente et fort mince.

Un semblable phénomène nous avait suffi, bien souvent,

(1) Ce fait a été cité dans une thèse soutenue à la Faculté de Médecine de Montpellier, en 1821, comme un exemple de cancer guéri par un traitement antiphlogistique. Il n'était alors connu qu'imparfaitement : la suite pourra faire apprécier sa véritable valeur. Nous le reprendrons, sous ce point de vue, dans un autre travail de ce même ouvrage.

pour pénétrer la connaissance de la cause et du caractère de certaines ulcérations, sur l'origine desquelles nous n'avions pu obtenir des renseignemens exacts; nous avions distingué de la sorte, des ulcères vénériens consécutifs, et nous avions prouvé la solidité du diagnostic par les effets durables du traitement, souvent corroborés sous ce rapport, par les aveux tardifs du malade, éclairé enfin sur l'importance de phénomènes morbifiques anciens, dont il n'avait pas tenu compte, ou qu'il avait perdu de vue. Nous avions fait remarquer, surtout, dans les cas de cette espèce, que la formation de ces cicatrices singulières et défectueuses, après s'être fait attendre vainement pendant un temps, quelquefois très-long, s'accomplissait tout à coup, en totalité ou en partie, dans l'espace d'un jour, d'une nuit, d'un pansement à l'autre, sans être précédée de l'affaissement des bords, de la bandelette blanche qui annonce la formation de la pseudo-membrane qui constitue la cicatrice légitime, ni du changement de forme, de couleur et de consistance des bourgeons celluleux qui présagent une terminaison prochaine, ni de la réduction progressive de la surface suppurante, qui précède toujours la guérison solide. A la vérité, les ulcères vénériens pénétrant à une profondeur variable dans les divers points de leur surface, il s'ensuit que ces cicatrisations soudaines sont ordinairement précédées de la formation de quelques îles, lesquelles correspondent à des points saillans, et où la cicatrice est plus parfaite et plus solide qu'ailleurs. Cette circonstance manquait dans le cas actuel. Mais l'ulcère n'avait pas attaqué une surface ; il ne formait pas lui-même une surface ; il avait fait disparaître la totalité de la partie affectée.

L'historique que le malade racontait, n'était guère propre à dissiper la prévention qui s'élevait dans notre esprit. Des symptômes d'inoculation syphilitique avaient eu lieu. Le traitement qu'on leur avait appliqué, n'était pas de nature à détruire le principe vénérien avant son introduction (1) : tel qu'il avait été choisi, ce traitement n'avait pas assez duré pour pénétrer l'ensemble de la constitution et y exercer des effets durables. Les symptômes primitifs s'étaient dissipés, il est vrai ; mais cet effet pouvait être indépendant de ceux du traitement : et l'on sait bien que tous les symptômes de la vérole sont susceptibles de guérison spontanée, au moins temporaire ; même, que ceux d'inoculation guérissent souvent sans retour et sans aucune participation de l'art. D'un autre côté, le malade avait souffert de douleurs profondes, pendant fort long-temps ; il n'avait cessé de les ressentir, que depuis la destruction du nez par un véritable ulcère, dont le développement avait été spontané. Enfin, la disproportion entre la gravité des effets de l'affection locale, son ancienneté, sa ténacité et la rapidité de la guérison, la simplicité des moyens qui semblaient l'avoir procurée, tout nous ramenait à l'idée d'un ulcère vénérien. Nous l'énonçâmes dans les conférences de clinique, non comme une vérité démontrée, mais comme une induction très-vraisemblable.

Cependant le malade était guéri, ou du moins délivré du symptôme destructeur dont il avait été affligé. Si nos conjectures étaient fondées, d'autres symptômes du même ordre devaient se montrer dans la suite sans doute, et justifier un traitement nécessaire, mais que rien ne pouvait autoriser en ce moment. On pouvait s'occuper de la restauration du nez et rétablir ses formes naturelles, puisque des blessures importantes ont pu guérir, des opérations bien plus graves, l'amputation d'un

----

(1) Voyez notre Mémoire sur les Maladies vénériennes ; Chirurgie clinique de Montpellier, tom. I.

et de deux membres, ont pu être faites avec succès, pendant l'existence et l'accroissement de symptômes syphilitiques incontestables. La cicatrice, il est vrai, était défectueuse ; mais nous pouvions la faire disparaître dans les excisions nécessaires pour la coaptation d'un lambeau de tégumens ; et nous espérions qu'en sacrifiant ainsi tout ce qui paraîtrait sensiblement entaché, à en juger par la couleur ou par l'intime voisinage, nous éloignerions les nouveaux symptômes du siége du précédent. La suite prouva que nous étions dans l'erreur sur ce dernier point ; et ce côté n'est pas le moins curieux de cette observation. Le malade ayant consenti à l'opération projetée, il y fut préparé par le régime et quelques évacuations, et il fut opéré le 9 mai, de la manière suivante.

Le malade étant assis sur une chaise solide, la tête renversée en arrière, et contenu par des aides dans cette position, nous formâmes avec un morceau de papier découpé, un patron représentant la forme et les dimensions nécessaires au lambeau de peau destiné à restaurer le nez, en tenant compte des rescisions que nous projetions, pour faire disparaître les cicatrices et quelques irrégularités du contour de la brèche à réparer. Nous prolongeâmes la partie supérieure de ce même patron, en forme de queue ou pédicule conique, jusques un peu au-dessous de l'extrémité interne des sourcils. Fixant cette extrémité du patron, au point où elle parvenait, nous le *renversâmes de bas en haut*, et nous le *transposâmes d'un côté à l'autre*. En cet état ses contours furent tracés, et véritablement *silhouettés* à l'encre sur le front, afin de tracer ainsi exactement les incisions par lesquelles le lambeau des tégumens devait être formé. Sa forme devait être assez irrégulière, parce que l'étendue de la destruction n'était pas égale des deux côtés, et que nous voulûmes profiter de tout ce qui avait été conservé, notamment l'aileron du côté

droit, partie dont il n'était pas possible d'imiter assez exactement
la forme dans le lambeau. Celui-ci devait présenter dans celle
de ses extrémités qui devait devenir inférieure, un petit prolongement destiné à être ajusté avec ce qui restait du bord inférieur
de la cloison, et à compléter cette dernière partie. D'ailleurs,
ce point devait servir à fixer le nouveau nez, à prévenir toute
vacillation latérale, et à le soutenir comme une espèce de pilier.

Le dessein du lambeau étant bien arrêté, nous laissâmes
sécher l'encre, et, de ce temps, nous pratiquâmes une perte
de substance sur tout le contour de la brèche, à l'exception
de quelques lignes dans le point supérieur, enlevant de la sorte
la totalité des cicatrices et toute l'étendue de la teinte violacée
qui les contournait. Nous rafraîchîmes ainsi, même l'extrémité de ce qui restait de la cloison faisant saillie à l'extérieur.

Nous divisâmes alors, avec un scalpel convexe, les tégumens
du front, en suivant les traits que nous y avions tracés. Le lambeau étant ainsi circonscrit, nous le disséquâmes avec le même
instrument, ayant le soin de laisser le périoste en place. On
sent bien qu'il eût été impossible de disséquer le muscle
occipito-frontal, afin de ne prendre que les tégumens : il suffisait pour notre but, que le crâne ne fût pas mis à découvert et qu'il ne survînt pas de nécrose ; et les soins que nous
venons d'indiquer, devaient remplir notre intention. Ayant
renversé et tordu le lambeau, nous jugeâmes de la nécessité
de prolonger le pédicule, pour que ce dernier ne pût pas être
exposé à des tiraillemens douloureux après la coaptation et
lorsque le lambeau serait engorgé ; il fallut pousser les incisions entre les deux sourcils, jusqu'au niveau du grand angle
de l'œil.

Le lambeau fut alors renversé de haut en bas, et transposé
d'un côté à l'autre par la torsion de son pédicule. Nous commençâmes par assujettir son prolongement inférieur à la partie

saillante du reste de la cloison , au moyen de deux points de
suture. Le lambeau étant fixé de la sorte , nous ajustâmes
son contour avec celui de la brèche par plusieurs points de
suture , placés de trois en trois lignes : le nombre en fut porté
à neuf. C'était des points de suture entrecoupée , dans lesquels
nous engageâmes de petits rouleaux de sparadrap , pour ajuster
plus exactement les bords et déprimer celui d'entre eux qui
présentait quelque tendance à se relever. On sent bien que le
pédicule du lambeau qui était demeuré entier , n'avait pu
être coapté avec le point correspondant de la brèche du nez.

La plaie du front avait été recouverte d'amadou , du moment que la dissection du lambeau avait été terminée , afin
que l'effusion du sang ne pût troubler le reste de l'opération.
Ce premier appareil, qui avait été contenu jusque-là par les
doigts d'un aide, le fut alors par un gâteau de charpie , des
compresses longuettes et quelques circonvolutions de bande autour du crâne. Quant aux sutures du nez, elles furent laissées
à découvert.

L'opération avait été douloureuse en raison de sa durée.
En rentrant dans son lit , le malade prit 60 *gouttes de laudanum liquide dans une potion éthérée ,* ce qui calma les
douleurs. Nous prescrivîmes *la diète et l'eau de veau légère
pour boisson.* Dans le jour , le malade souffrit peu : le soir,
le pouls se développa et acquit de la consistance ; le lambeau
était légèrement engorgé , chaud et un peu rouge ; le pourtour de la brèche du nez était aussi tuméfié , ainsi que la
totalité de cette partie ; il y avait quelques douleurs à la plaie
du front et au crâne. La nuit fut calme ; le malade dormit
plusieurs heures.

Le 10 , la tuméfaction , la consistance et la chaleur du lambeau avaient augmenté : il était d'une couleur rose uniforme ;
l'engorgement du nez s'étendait un peu vers les joues ; il y

avait eu des douleurs dans ces parties. Le malade souffrait peu de la tête et de la plaie du front ; le pouls était fréquent , vif et dur ; la langue était humide et légèrement rouge. *Saignée au bras , de huit onces ; même régime.* Le soir, la tension des parties était moindre ; mais le pouls était dans le même état. *Saignée de six onces.* La nuit fut agitée : point de sommeil; douleurs assez vives à la tête.

Le 11 , même état que la veille : il s'est fait quelque suintement par les points de suture ; mais rien n'a transsudé des bords qui ont été mis en contact. Point de selles ; borborygmes et légères coliques , qui paraissent venteuses. Le pédicule du lambeau qui n'a pu être recouvert en entier , à cause de sa torsion , fournit un suintement séreux. L'appareil du front est pénétré de sérosité roussâtre. *Nouvelle saignée de six onces ; même régime ; deux lavemens émolliens ,* qui provoquent une bonne selle. Le pansement de la plaie du front est renouvelé et fait avec *des plumaceaux de charpie recouverts de cérat.* Nous prescrivîmes *des lotions fréquentes des points de suture , avec un pinceau trempé dans la décoction de guimauve.* La nuit fut meilleure que les précédentes : le malade dormit plusieurs heures.

Le 12 , l'engorgement du lambeau et du contour du nez avait beaucoup diminué ; la rougeur était aussi beaucoup moindre ; le pouls était moins fréquent et moins dur. *Même régime.* La nuit fut bonne.

Le 13 , il n'y avait plus de rougeur et de douleur que dans les points de suture. La réunion paraissait faite partout fort solidement. Le pouls était naturel. Le malade désirait quelques alimens. Nous prescrivîmes *deux bouillons ; même régime.* Le pansement de la plaie du front fut renouvelé : la suppuraration commençait à s'établir.

Le 14 , tout est dans le meilleur état. Les sutures sont

superflues ; nous les supprimons toutes : la réunion est parfaite. Pour soutenir les parties , nous remplaçons la suture
par trois pièces de taffetas gommé armées de fils : l'une est
placée sur le lambeau réuni , et les deux autres sur la partie
voisine des joues ; les fils en sont tordus deux à deux : cet
appareil agit à la manière d'une suture sèche. *Deux soupes ;
quatre bouillons ; même boisson.*

Le 15 , la réunion se raffermit ; toute rougeur est effacée
sur les joues et au lambeau ; les piqûres des points de suture
se cicatrisent. Le collet du lambeau et la plaie du front sont
en pleine suppuration et couverts de bourgeons celluleux ; le
pus qui en provient et que l'appareil ne peut absorber entièrement , distille le long du bord gauche du lambeau et de
la cicatrice qui l'unit au nez , dirigé de la sorte par le sens
dans lequel le collet a été tordu : il s'ensuit la nécessité de
lavages fréquens avec le pinceau , pour éviter la dessication
du pus , la formation de croûtes adhérentes qui compro-
mettraient la cicatrice. Le malade est bien sous tous les rapports : nous lui permettons des *alimens solides* , qui sont augmentés progressivement les jours suivans, et nous prescrivons
quelques verres d'infusion de camomille, dans le jour.

Les jours suivans , nous examinâmes avec soin les signes et
les progrès du raffermissement des cicatrices et de l'activité
de la nutrition du lambeau qui se faisait par cette voie. La face
profonde qui avait fourni d'abord un suintement abondant
de sérosité , donnait du pus louable et dont la quantité dimi-
nuait chaque jour ; en même temps , le lambeau s'accommo-
dait à l'inflexion qu'il éprouvait d'un côté à l'autre, par l'interposition de l'espèce de petit pilier que représentait le reste
de la cloison que nous avions conservé ; il semblait acquérir ,
en cet état , de l'épaisseur , de la consistance et plus de fixité :
ces phénomènes gardaient des rapports sensibles avec la réduc-

tion du pus provenant des narines , c'est-à-dire, du revers du lambeau ; il était évident que cette même surface se livrait à la crispation, qui est la conséquence de toute suppuration.

Le 30 , vingt-unième jour depuis l'opération , le lambeau présentait la couleur et la température naturelles ; les cicatrices qui l'unissaient au pourtour du nez, étaient devenues blanches et fermes ; les piqûres des points de suture étaient entièrement effacées ; la plaie du front se resserrait rapidement : les choses nous parurent en assez bon état, pour pouvoir achever la séparation du lambeau et terminer l'opération. Le malade situé et contenu comme la première fois , nous passâmes une sonde cannelée sous le pédicule du lambeau ; elle servit de guide à une lame de ciseaux à incision, dont nous coupâmes ce même pédicule , une première fois vers son origine, une seconde fois vers le nez. L'excédant correspondait à la portion du lambeau qui avait subi la torsion, et qui ne pouvait être utilisée ni d'un côté , ni de l'autre : la plaie du front était trop réduite par le rapprochement de ses côtés , pour admettre l'interposition de ce pédicule ; ce dernier était trop étendu , pour pouvoir être logé dans la partie supérieure de la brèche du nez, qui était encore demeurée libre. Nous retranchâmes donc une quantité d'environ cinq lignes ; mais ce sacrifice se trouva bientôt trop étendu. Après avoir rafraîchi , par une légère rescision , la partie la plus élevée de la brèche du nez , nous y logeâmes l'extrémité supérieure du lambeau que nous venions de former : elle se trouva un peu trop courte , non pas pour s'ajuster avec la coupe opposée , mais pour appuyer sur elle avec l'exactitude et la force nécessaires pour former un contact bien intime et exclure toute interposition. Cette circonstance nous conduisit à la nécessité de pratiquer dans ce lieu deux points de suture, et de placer sur le bout du nouveau nez le plein d'une bandelette agglutinative , dont les chefs furent croisés au sommet de la tête par-dessus le bonnet, de manière à repousser la totalité du nez vers le haut : à la faveur de cette précaution, les bords de la nouvelle plaie étaient affrontés exactement, et les parties traversées par les points de suture, soulagées ; mais nous avions lieu d'appréhender que l'effort qui tendait à soulever le nez vers le haut et qui tiraillait la cloison des narines, ne fatiguât la cicatrice récente de ce dernier point, et ne fût capable d'y produire ou une déchirure ou une inflammation. Le malade fut privé d'alimens solides et tenu dans le repos. Au moment même de la section du pédicule du lambeau transposé, la surface du nouveau nez pâlit et perdit une partie de sa température. Dans le jour, il s'engorgea, devint rouge, aussi chaud et successivement plus chaud que les parties environnantes : ces dernières acquirent un engorgement bien plus grand, et qui s'étendit jusqu'aux paupières des deux côtés. Nous prescrivîmes *une saignée de huit onces.*

Le 31, l'engorgement et l'inflammation de la face étaient augmentés ; le malade se plaignait de douleurs à la tête ; il avait un peu de fièvre. L'intumescence et la rougeur étaient moindres au nouveau nez ; cependant, il n'y avait aucun symptôme de mortification. Malgré l'effort de distension auquel la cloison était exposée, la petite cicatrice de ce point n'avait nullement souffert. *Saignée de huit onces*, le matin ; *diète.* Dans le jour, les symptômes s'amendent ; cependant le pouls est encore vif et la tête douloureuse. Le soir, *saignée du bras réitérée.* La nuit est bonne.

Le 1.ᵉʳ juin, le calme est rétabli ; l'engorgement de la face est presque entièrement dissipé ; la rougeur du nez est nulle. *Trois bouillons.*

Le 2, les points de suture sont supprimés ; la réunion est faite et très-exacte, dans le rapport le plus parfait des parties.

La bandelette qui soutient le nez, est maintenue ; il semble
que la cloison des narines qu'elle tiraille, se soit prêtée à la
distension, et que la violence soit moindre. *Deux soupes,
quatre bouillons.*

Le 4, la bandelette est supprimée ; il se fait dans le jour
un léger tiraillement à la nouvelle cicatrice supérieure : elle
fournit un suintement par sa superficie ; mais elle n'est point
déchirée. L'engorgement du nez se dissipe complétement ; il
reste un peu de rougeur à la face dans le contour des cicatrices, surtout dans le haut entre les deux yeux. La plaie
du front se resserre ; elle est presque effacée par la crispation
transversale de sa surface. Le malade reprend les alimens
solides.

Dès le 10, la plaie du front était entièrement cicatrisée :
ce travail avait été favorisé par des bandelettes agglutinatives
qui en rapprochaient les bords, et par des cautérisations fréquentes avec le nitrate d'argent fondu.

Le malade ne quitta l'hôpital qu'à la fin du mois. Alors,
tout engorgement, toute rougeur avaient entièrement disparu
à la face et au nez ; les contours de ce dernier rentraient
si parfaitement dans ceux de la face, surtout du côté droit,
où l'aileron primitif avait pu être conservé, qu'en examinant
le malade de profil sur ce côté, il était impossible de s'aper-
cevoir de la restauration (1) : l'illusion était même rendue
plus complète par quelques rides, quelques légères excavations, provenant de la crispation de la face profonde, lesquelles
simulaient les cicatrices de la petite vérole dont la face était
gravée. Le côté gauche était moins parfait, à cause du défaut

____

(1) Voyez la planche XXVII et son explication.

de l'aileron correspondant que l'ulcération avait détruit, et qu'il fut impossible de simuler avec le lambeau.

Nous trouvant à Nismes en novembre 1822, nous reçûmes la visite de Mazet, qui était ramené, non-seulement par la reconnaissance, mais encore par le besoin de nouveaux conseils. Pendant environ dix mois après son opération, il avait joui d'une santé parfaite; il avait même pu se livrer aux travaux de sa profession, sans aucune réserve et sans beaucoup de soins, par rapport à la saleté qui y est attachée et aux inconvéniens du contact à la face des ingrédiens de la teinture. Mais, il y avait près de six mois, qu'il était survenu des douleurs vers le bas des os carrés du nez, près du point le plus élevé de la cicatrice. Les parties molles s'étaient engorgées et couvertes d'une teinte rouge de laque; il s'était formé un bouton sur la cicatrice elle-même, et un ulcère lui avait succédé; la membrane pituitaire s'était engorgée, enflammée, avait fourni d'abord un écoulement abondant de mucus grisâtre, puis du pus, des croûtes, et souvent quelques gouttes de sang. Il avait essayé de nouveau les topiques émolliens, qui n'avaient eu aucun succès. Dans le moment où nous le vîmes, un ulcère assez étendu avait détruit la partie supérieure de la cicatrice et en avait pris la place. Le point correspondant du nouveau nez en était séparé; mais il n'était nullement flétri, et la nutrition paraissait s'y faire avec autant d'activité qu'auparavant : il était légèrement rouge au bord de l'ulcération. Cette dernière ne s'était nullement étendue de ce côté; elle faisait des progrès vers les os carrés, l'intervalle des yeux, et à l'intérieur des fosses nasales : ces régions de la face étaient couvertes d'une couleur brune assez étendue, et d'un engorgement médiocre; l'ulcère et l'intérieur des fosses nasales fournissaient un suintement abondant, ichoreux, purulent, d'une grande fétidité.

L'aspect de l'ulcère ne pouvait pas nous procurer de grandes lumières ; mais nous ne pouvions manquer d'être ramené vers l'historique des événemens précédens, et de rappeler l'infection syphilitique, à laquelle avaient succédé des douleurs profondes, violentes, persévérantes, dont le malade n'avait été soulagé que par l'apparition de l'ulcère du nez. Nous sentîmes renaître les préventions que nous avions éprouvées, ou plutôt, nous en revînmes aux inductions que les faits nous avaient suggérées, et nous fûmes plus porté que jamais à considérer la syphilis comme l'origine de tout. Nous prescrivîmes donc à Mazet, un régime doux et sobre, et l'usage intérieur de pilules faites avec l'onguent mercuriel double et le savon, et de la tisane de salsepareille et de douce-amère. Les pilules furent d'abord prises à la dose d'une, matin et soir, une heure avant le repas, augmentant peu à peu jusqu'à dix, matin et soir. La tisane était faite avec demi-once de salsepareille et autant de douce-amère, pour trois verres de décoction.

Nous revîmes le malade trois mois après; il avait bien supporté ces remèdes et avait pu en augmenter les doses sans difficulté, et sans que la bouche fût altérée le moins du monde. Les fonctions de l'estomac n'avaient point été altérées, et la santé de Mazet était sensiblement améliorée. Quant à l'ulcère du nez, ses progrès avaient été bornés dès les vingt premiers jours du traitement; les douleurs avaient entièrement cessé, la rougeur des environs était effacée pour la plus grande partie : une cicatrice solide couvrait les deux extrémités de l'ulcération. La membrane muqueuse des fosses nasales était moins engorgée ; elle fournissait beaucoup moins de matière purulente, et le passage de l'air y était beaucoup libre. Nous recommandâmes à Mazet de persévérer, et de s'abstenir de toute espèce de topiques.

Trois mois plus tard, le malade vint nous revoir à Montpellier ; il avait poursuivi son traitement sans interruption et sans accident. La cicatrisation était presque complète, et l'aspect de ce qui restait de l'ulcère, très-favorable. La crispation de la surface suppurante avait remis et maintenu en contact, la fente nouvelle et le point supérieur de l'ancienne brèche ; en sorte qu'il ne restait pas de perforation disposée à devenir fistuleuse. Ce léger déplacement des parties molles, de bas en haut, donnait l'apparence d'un raccourcissement véritable du nez ; quoique, dans le fait, la portion des tégumens du front transposée n'eût rien perdu, et que la destruction opérée par la nouvelle ulcération se fût toute consommée du côté du nez primitif.

Ce traitement a encore été continué pendant six mois, presque sans interruption : il s'en est suivi une guérison solide de l'ulcère ; le desséchement de l'écoulement qui provenait des fosses nasales, dans lesquelles il y avait sans doute aussi des ulcérations ; le dégorgement complet du nez, dans toutes ses parties ; le rétablissement de la couleur naturelle, dans tous les points qui avaient été malades. Le son de la voix n'est plus nasillard et a recouvré tout le retentissement qu'il avait avant les accidens qui avaient détruit le nez. La portion de tégumens qui tient lieu de ce dernier, a la même couleur, la même sensibilité, la même température que le reste de la face.

RÉFLEXIONS.

Que de temps il s'est écoulé avant que l'on ait réussi à se persuader que les conseils, les préceptes, les succès de *Taglia-cozi* n'avaient rien de fabuleux ! Il n'a pas fallu moins de deux siècles et demi, pour que des procédés de restauration, étonnans pour le temps où ils ont été conçus, vraisemblablement

venus d'abord de l'Orient, ridiculisés, oubliés, regardés comme
l'œuvre chimérique d'un cerveau malade, soient sortis une
seconde fois de leur première origine, où ils avaient été
comme refoulés, pour être enfin goûtés et répandus dans
les parties les plus civilisées de l'Europe, par des hommes
instruits et dépouillés de préventions. C'est de l'Inde, d'où
les Anglais l'ont rapporté, que nous est venu le procédé qui
a fixé l'attention des Européens ; c'est aussi vraisemblablement de l'Inde, qu'était sorti celui que *Tagliacozi* décrivit
avec un soin et une assurance bien trop remarquables, pour
admettre que la chose en était alors encore aux premiers linéa-
mens d'une invention nouvelle. Rien n'est plus exact que ses
observations, rien n'est plus judicieux que ses préceptes ; ils sont
vraiment écrits en présence de la nature. L'art s'est perfectionné, sans doute ; et ce qui pourra paraître singulier,
c'est des mains de ses premiers inventeurs, que nous regardons comme barbares, qu'il est sorti pour la seconde fois, ainsi,
presque tout perfectionné ; mais, en les rapportant au temps
où ils ont été composés, les travaux de *Tagliacozi*, sur ce
point, sont vraiment étonnans. La seule idée de transplanter
une portion de tégumens du bras à la face, et de lui faire
remplacer une partie de nez perdue, est d'une grande har-
diesse ; mais les détails d'exécution qui l'accompagnent, décèlent une longue suite d'observations, d'une exactitude telle,
que peu d'hommes en sont capables. La peau du bras transposée à la face, ne peut pas présenter la consistance naturelle de la portion molle du nez, parce qu'elle ne renferme
rien de comparable à la structure cartilagineuse de cette dernière partie. Ce défaut est racheté par *Tagliacozi*, au moyen
de l'artifice que voici :

Un grand lambeau de peau du bras, isolé d'abord, par
deux côtés et sa face profonde, puis par une de ses extré-

mités , livré en cet état à la suppuration , ne manque pas
d'éprouver un effort de crispation qui diminue son étendue ,
qui le roule sur sa face celluleuse , et qui augmente singulièrement sa densité. En cet état , sa surface dermoïde est devenue convexe ; elle représente une portion de cylindre ou de
cône , si le lambeau a été formé plus grand du côté de celle
de ses extrémités qui a été séparée la première : alors aussi ,
cette même extrémité présentera trois sortes de lobes , si en
la découpant , on y ménage trois ondulations , dont une
moyenne , plus grande et plus saillante que les deux autres ,
qui doivent être latérales ; la face profonde ou celluleuse de
ce même lambeau , présente , lorsqu'une cicatrice la recouvre ,
une gouttière parallèle à son axe , répondant à la convexité de
la face opposée. En cet état, les bords *enroulés* du lambeau peuvent éprouver une ressection qui les couvre d'une plaie fraîche ,
être coaptés par une suture aux bords d'une mutilation du nez,
déjà couverts aussi d'une plaie fraîche , et y être réunis par
la nature , au moyen de l'inflammation adhésive. Que l'on
réfléchisse à tout ce qu'il y a d'ingénieux dans ces préceptes,
à tout ce qu'ils supposent d'observations exactes ; que l'on
compare ces idées avec les travaux tant admirés , et réellement si utiles, de l'Académie de Chirurgie , relativement à la
suppuration des plaies ; que l'on mesure de combien l'Observateur italien a devancé les lumières de son siècle et du
suivant , constatées par les travaux de la plus illustre Société
du temps ; et que l'on se défende , s'il se peut , de l'étonnement et de l'admiration.

Mais son siècle n'était pas mûr pour des pensées aussi élevées : on n'entendit pas l'auteur ; on aima mieux le traiter
comme un visionnaire , comme un imposteur , nier sa véracité ,
que de se donner la peine de vérifier l'exactitude de ses
observations. Le siècle actuel , lui-même , ne lui rend pas

la justice qu'il mérite : parce que l'on a joint aux procédés qu'il a enseignés , les perfectionnemens que l'expérience pouvait suggérer , mais dont les Européens ne peuvent pas s'enorgueillir, on oublie que la méthode était sortie tout entière des mains de *Tagliacozi ;* que peut-être même , y a-t-il dans ses procédés quelque chose de plus parfait que dans ceux que l'on a rapportés de l'Inde et qu'on leur a substitués : et, peut-être , l'expérience ramenera-t-elle la pratique au point où il l'avait portée tout d'un coup.

La méthode de *Tagliacozi* est un trait de génie, qui peut devenir d'une grande fécondité dans des mains exercées. Ce n'est pas seulement la mutilation du nez que l'on peut réparer par ce moyen , on peut restaurer une lèvre , une paupière , une joue ; réparer la perte de substance des parois d'un conduit ou d'un réservoir ; prévenir la formation d'une fistule ou la guérir ; rendre praticables des opérations chirurgicales impossibles , faute d'une quantité suffisante de peau saine pour recouvrir aussitôt la plaie.

Dans la première de nos deux observations , on voit un exemple de restauration , non-seulement d'une paroi du nez, mais encore d'une paupière et de l'appareil lacrymal. Ce fait semble réunir les conditions les plus propres à faire ressortir tout ce que la méthode a de plus éclatant, dans l'utilité dont elle peut être: il semble même fait pour en marquer les limites ; car il signale un de ses principaux défauts.

La difformité dont il s'agissait , peut être classée parmi celles qui consistent dans le défaut de quelque partie (1). En effet ,

---

(1) Voy. pour la classification méthodique et la description des difformités qui peuvent emporter des indications chirurgicales , le *Précis élémentaire des Maladies réputées Chirurgicales ,* par J. Delpech.

toute la paroi gauche de la partie saillante du nez, la gouttière lacrymale, le sac du même nom, les points et les conduits lacrymaux, le canal nasal, une moitié de la paupière inférieure, manquaient presque complétement. Nous avons déjà fait la remarque que la surface rouge et muqueuse qui semblait faire suite à la conjonctive oculaire, qui s'interposait entre la côte du nez et ce qui restait de la paupière inférieure, qui tapissait le haut de la brèche et s'étendait dans le nez, pourrait bien être une paroi du sac lacrymal et du canal nasal, ouverts dans toute leur longueur par l'effet de la difformité ; que le cas, sous ce rapport, pourrait être comparé notamment à un fait observé par le professeur Chaussier, et dans lequel on voyait une perte de substance à la région pubienne, comprenant les tégumens, le corps des os pubis avec leur symphyse, et la paroi antérieure de la vessie urinaire ; la paroi postérieure de ce dernier organe était à découvert, et même renversée en partie, par l'impulsion des intestins; sur la surface rouge, muqueuse, qu'elle présentait, on distinguait deux sortes de mamelons de la forme d'une chenille, d'où l'urine distillait sans cesse : telle était la disposition de l'orifice vésical des uretères, et, par conséquent, le canal de l'urètre était sans fonctions. Il est très-vraisemblable, en effet, que ces deux cas étaient identiques, quoique les parties intéressées soient bien différentes; et l'on sentira aisément que, si le sujet d'une semblable difformité avait vécu, l'analogie aurait pu être poussée jusqu'au traitement. En effet, pourquoi cette brèche n'aurait-elle pu être réparée ? Une portion suffisante de tégumens pouvait être prise à l'hypogastre ; on pouvait lui donner d'abord une forme elliptique, de haut en bas, pour obtenir à sa place, une cicatrice verticale, étroite, qui ne gênât pas les mouvemens. En renversant et tordant le lambeau sur son pédicule, lequel aurait répondu auprès de

la difformité, on aurait adapté sa forme à celle du contour
de la brèche, et retranché pour cela l'extrémité supérieure
du lambeau, devenue inférieure par son renversement, et
présentant une pointe excédante. Après avoir formé une plaie
récente sur le contour de la brèche pubienne, en y pratiquant
une légère rescision, on aurait pu coapter ensemble cette
nouvelle plaie et le contour du lambeau, au moyen de plusieurs points de suture ; en ayant soin de ne pas comprendre
dans ces derniers, la vessie elle-même, afin d'éviter les dangers
de son inflammation. En plaçant une sonde à demeure dans
la vessie, on aurait soutiré l'urine; et ce même instrument
aurait pu servir à soutenir la paroi postérieure de l'organe,
contre l'impulsion des intestins. Si l'opération avait réussi,
comme il n'est guère possible d'en douter, ce dernier phénomène aurait été effacé, à coup sûr, par la masse que les urines
accumulées auraient formée.

C'est d'après les mêmes principes, que nous eûmes l'idée
d'oblitérer l'ouverture latérale du nez, et de restituer, en
même temps, et par un seul et même moyen, les organes
lacrymaux et la paupière inférieure. Le lambeau de peau que
nous prîmes au front, après avoir contracté des adhérences
solides avec les deux côtés de la brèche du nez, semblait compléter le sac lacrymal et le canal nasal, et transformer l'un
et l'autre en un conduit large, applati d'avant en arrière,
plus étendu dans son extrémité supérieure que dans le reste
de sa longueur, légèrement recourbé en arrière, et très-
apte à porter les larmes. L'extrémité supérieure de ce même
conduit, évasé en forme de pavillon, représentait par là,
les formes et l'utilité du sac lacrymal. Le point et le conduit
lacrymal supérieur qui existaient, s'y ouvraient, comme dans
ce même sac, à l'état naturel, parce que le bord supérieur
du lambeau avait été ajusté, de manière qu'il dépassât de beau-

coup l'orifice interne de ce petit conduit, dans la région de la caroncule. Ainsi, lorsque le bord supérieur du lambeau, que nous avions aminci à dessein, a subi le renversement en arrière sur lequel nous avions dû compter, le bourrelet qui en est résulté, s'est trouvé placé au-dessus du niveau de ce même orifice; et si, comme il est probable, le point lacrymal est apte à ses fonctions naturelles, il verse les larmes qu'il absorbe, sous le lambeau, plus bas que la situation du bourrelet; et ce dernier, qui appuie plus haut sur la conjonctive oculaire, empêche complétement le reflux du liquide. On voit que, par cet artifice, la partie supérieure du lambeau représente assez bien la disposition du sac lacrymal.

D'un autre côté, le lambeau était adapté avec la paupière inférieure, de manière que celle-ci en était relevée et ramenée dans sa position naturelle ; mais, comme elle n'avait jamais occupé cette position, puisque la difformité était congénitale, elle n'avait pu y être placée et maintenue que par une espèce de violence. Il devait s'ensuivre un état de tension commun entre la paupière et le lambeau qui la complétait. Ce dernier en aurait été tenu habituellement écarté, par son bord supérieur, de la surface de la conjonctive oculaire, si ce n'eût été la saillie du bourrelet, dont le bord du lambeau se trouve garni postérieurement : ainsi, cette espèce de pavillon aurait été béant, toujours plein de larmes; mais nous doutons qu'il eût été fort propre à transmettre ce liquide dans le nez. Le bourrelet est évidemment la condition la plus utile du nouveau mécanisme de l'absorption des larmes : en appuyant habituellement, comme il le fait, sur la conjonctive oculaire, il tient lieu de l'enceinte supérieure du sac lacrymal; et quoique le pavillon soit réellement ouvert dans sa partie supérieure, ce n'est que par un *hiatus*, une fente transversale, toujours close par l'effet de l'élasticité des

parties , et d'autant plus exactement , que le bord supérieur
du lambeau est entraîné plus haut vers le globe de l'œil , par
les contractions de la paupière inférieure. Ces dernières agitent
le lambeau : elles le font glisser fréquemment , de bas en haut
et dans le sens opposé; et dans ces mouvemens, le bourrelet
du bord supérieur , qui ne cesse jamais d'appuyer sur le globe
de l'œil , sert réellement de fouloir et agit sur les larmes, de
manière à les faire avancer vers le nez.

On ne peut pas démontrer dans le sac lacrymal , à l'état
naturel , une force destinée à donner aux larmes une semblable
impulsion ; mais l'existence de cette force peut être induite
de la nécessité : elle peut être représentée plus ou moins
parfaitement, du moins quant à ses effets , par le mécanisme
que nous venons de décrire. L'imitation est fort imparfaite , il
est vrai , si dans la structure naturelle des parties cette force
consiste dans une contraction inhérente au sac lacrymal ; mais
la ressemblance serait bien plus grande , si, comme il n'est
pas sans probabilités , cette force n'était autre chose que l'élasticité de ce même sac , mise en jeu par sa propre distension ,
ou par celle qui résulterait de ses rapports avec les deux feuillets aponévrotiques du muscle orbiculaire des paupières et
des contractions de ce dernier. Il en résulterait alors des oscillations momentanées, d'une fréquence proportionnée au cours
des larmes , qui rapprocheraient alternativement les parois du
sac , peut-être seulement l'externe et l'interne, et qui donne-
raient aux larmes une impulsion suffisante pour les faire passer
vers le nez; parce que le conduit inférieur est plus ample,
plus perméable que les conduits lacrymaux , et que la chute
du liquide est par là plus facile que son reflux. S'il en est
ainsi, la fente supérieure de notre nouveau sac lacrymal , ou
du pavillon qui le remplace, est sa seule imperfection ; mais
elle est rachetée par les effets de l'élasticité des parties, et de

la convexité de la surface oculaire, qui maintiennent un rapport immédiat et constant ; et les mouvemens du lambeau qui proviennent des contractions du muscle orbiculaire des paupières, et qui le relèvent et l'abaissent alternativement, constitueraient une force très-ressemblante à celle des organes à l'état naturel, et qui aurait sur cette dernière l'avantage d'imprimer au liquide une direction déterminée.

Ce mécanisme aurait même une autre perfection : on a vu que ce qui, dans notre restauration, représente le canal nasal, est un conduit large, aplati de devant en arrière, et d'une ampleur infiniment supérieure à celle du conduit naturel : la paroi antérieure est formée par le lambeau des tégumens transplantés du front. Or, la portion supérieure de ce même lambeau, étant, par l'effet de son union avec la paupière inférieure, agitée par tous les mouvemens de cette dernière, cette agitation est assez grande pour s'étendre à toute la longueur du lambeau. Elle se fait sentir, en effet, dans la partie correspondante au nouveau canal nasal : en sorte que, tandis que supérieurement, le lambeau, à la faveur du bourrelet de sa face postérieure, agit sur les larmes, à la manière d'un véritable fouloir, pour les chasser vers le bas ; inférieurement, ce même lambeau agit sur le liquide dans le même sens, par des oscillations de haut en bas *et vice versâ*, qui peuvent être comparées à une sorte de reptation. Il subsiste de grandes raisons de douter si le canal nasal a une action propre à exercer sur les larmes, et s'il contribue ainsi, d'une manière active, à leur transmission dans le nez. Si cette action existe, notre nouvel appareil jouit d'une propriété analogue.

Sur le point d'union du bord libre de la paupière inférieure et de celui du lambeau, il existe une autre circonstance digne d'attention, par les effets qu'elle produit. La demi-paupière naturelle, ou primitive, présente la coupe oblique naturelle

de son bord libre, qui forme une rigole régnant devant le
globe de l'œil, et propre à conduire les larmes vers l'angle
interne. Mais la suite de cette demi-paupière, le bord supérieur du lambeau qui la forme, n'a pas la même conformation :
il ne dépendait pas de nous de la lui ménager ; et comme on
l'a vu, dans l'impossibilité d'éviter la crispation de la surface
profonde ou celluleuse, *l'enroulement* du bord supérieur
qui devait en résulter, nous retranchâmes dans ce point une
partie du tissu cellulaire, afin que le bourrelet, dont la formation était inévitable, ne fût pas très-volumineux et difforme.
Néanmoins, et quoique ce bourrelet soit fort mince, il n'en
est pas moins un cylindre succédant à une surface plane et
dirigée obliquement en arrière. Il s'ensuit que, dans le point
même où cette substitution a lieu, le bord libre de la demi-
paupière primitive ne saurait appuyer sur le globe de l'œil,
et que le concours des trois parties, le bord libre de la demi-
paupière primitive, celui du lambeau, et la convexité du globe
de l'œil, forme dans ce point une sorte d'orifice triangulaire,
lequel aboutit à l'espace qui règne au-dessous du bourrelet,
et qui représente le sac lacrymal. On conçoit facilement que
cette espèce d'ouverture est fort étroite, comme capillaire, et
vraisemblablement douée des propriétés attachées à cette condition. On remarquera, d'un autre côté, qu'elle répond à l'extrémité interne de la rigole formée par la disposition naturelle
du bord libre de la demi-paupière primitive. Il s'ensuit qu'une
partie des larmes répandues sur la surface de la conjonctive,
suivant le bord de cette paupière, inclinée en dedans, peut
pénétrer au-dessous du bourrelet du lambeau, dans l'espace
qu'il surmonte et qui représente le sac lacrymal. Cet effet est
d'autant plus facile, sans doute, que dans ce lieu, le bord
de la demi-paupière et celui du lambeau qui lui succède,
forment un léger angle rentrant, dans lequel les larmes sont

retenues , comme elles le sont dans l'angle interne de l'œil ,
doué de sa conformation naturelle. L'excédant de ce liquide ,
soutenu par une plus grande saillie du bord supérieur du
lambeau , est conduit vers l'angle interne où se trouve un
autre espace plus grand que le premier , analogue à ce qu'il est
dans la conformation naturelle, où se trouve répondre l'orifice du conduit lacrymal supérieur, par lequel , sans doute ,
le reste des larmes est résorbé.

Dans cet état de choses , il ne paraîtra nullement étonnant qu'il n'y ait pas le moindre larmoiement : l'un des conduits lacrymaux , son orifice , doués de leur structure et de
leurs propriétés naturelles , existaient ; à la place des organes
parallèles , des combinaisons fortuites ont donné une structure dont les résultats sont analogues ; les larmes résorbées
par deux points distincts , c'est-à-dire , dans les proportions
naturelles , sont déposées dans un réservoir analogue, au moins
pour ses effets , à celui de la nature ; enfin , elles trouvent au
bas de l'excavation où elles sont rassemblées , un conduit spa-
cieux , à la faveur duquel elles sont poussées vers le nez par deux
espèces d'impulsion , toutes déterminées et fort efficaces (1).

Néanmoins , notre restauration présente une grande défectuosité : loin de la dissimuler, nous avons l'intention de la
faire remarquer ; parce qu'elle est inhérente à la méthode ,
qu'elle en est inséparable , et qu'il est important d'en connaître la nature et l'origine , soit afin de faire un pronostic exact,
lorsqu'on entreprend des opérations de cette espèce , soit pour
chercher les moyens de l'éviter , dans les cas rares où la
chose est possible , soit pour en tirer parti dans quelques
circonstances.

---

(1) Le sujet est vivant ; nous avons indiqué son domicile ; chacun peut
vérifier l'exactitude de nos assertions , et s'assurer que nous n'exagérons rien.

Nous avons montré précédemment, que *Tagliacozi* comptait, pour la détermination des formes d'un nez nouveau , sur la crispation de la surface celluleuse du lambeau de la peau du bras, et quel parti il retirait de la connaissance de cette précieuse propriété, laquelle se développe constamment à la suite de la suppuration , préside à presque tous les actes réparateurs de la nature à la suite des lésions traumatiques, et a été méconnue de l'Académie de Chirurgie , et de presque tous les écrivains modernes , jusqu'à nos jours (1). Cette propriété , comme nous allons le démontrer , peut avoir des effets embarrassans , et créer des difformités inévitables , dans certains cas de l'espèce dont il s'agit ici.

Toutes les fois que le tissu cellulaire est exposé à l'inflammation et à la suppuration , par l'effet d'une solution de continuité , il s'engorge et se boursoufle d'abord , il se dégorge ensuite , et reprend ses dimensions naturelles ; mais les choses n'en demeurent pas là , comme le croyait le célèbre Louis , et avec lui tous les observateurs qui se sont occupés de la question de savoir s'il se faisait une régénération des parties molles : dans ce système , il n'y aurait aucune raison pour faire concevoir le rapprochement consécutif et spontané des bords d'une plaie , et leur réunion successive par une cicatrice , le plus souvent linéaire , comme si le rapprochement immédiat avait été pratiqué par l'art , au moment même de la blessure. Il y aurait bien moins de motifs pour concevoir le rapprochement consécutif et spontané des bords de la section de la peau , dans le contour d'un moignon d'amputation circulaire , même quand on a négligé de conserver assez de

---

(1) Il faut excepter le docteur Léveillé , qui en a donné une assez bonne idée.

peau pour qu'elle se trouve au niveau de la section de toutes
les autres parties. Cependant le phénomène n'est pas moins
prononcé dans ces cas ; il est même d'autant plus remarquable. Quelle puissance fait marcher ainsi, les bords de la section de la peau, de la circonférence vers le point central du
moignon, de manière qu'elle en recouvre enfin toute la surface ;
quelle force déplace ainsi les tégumens, en les plissant sur
tout le contour, de manière qu'ils représentent fort exactement,
en cet état, l'ouverture d'une bourse fortement serrée par ses
cordons ? Ce phénomène ne peut pas être attribué, comme
on le pensait, au seul dégorgement des parties ; cette cause
pourrait, tout au plus, remettre les choses dans l'état où la
blessure les avait mises, comme elles étaient avant le développement de l'inflammation. Si l'on éprouve, même sur le cadavre, où les organes n'ont plus d'action que celle de leur élasticité, ce qu'il faudrait de forces pour amener ainsi la peau
sur la surface d'un moignon, au moyen de quelques points de
suture qui prennent des points opposés de la section de la
peau sur le contour du moignon, on aura lieu d'être étonné
de la résistance qu'il faut surmonter, de la force qu'il faut
donner aux anses de fil, et de l'impossibilité absolue d'amener la peau sur toute la surface, en l'attirant également de
tous les points de la circonférence vers le centre ; de faire,
enfin, avec des efforts incroyables, ce que la nature obtient
avec une apparente facilité ; mais, dans le fait, avec assez de
peine, puisqu'elle y emploie toujours beaucoup de temps.

Si l'on examine attentivement ce qui se passe en pareil cas,
on verra que les bourgeons celluleux qui recouvrent la surface,
dessinent de véritables rides, dont la direction varie selon le
sens dans lequel se fait le plus grand rapprochement spontané
de la peau : dans le cas d'une amputation circulaire, ces rides
forment des courbes concentriques plus ou moins étendues ;

nous avons fait remarquer, sur une grande plaie qui résultait
de l'amputation d'un cancer au sein, où l'on avait négligé
d'opérer le rapprochement immédiat des lèvres de la plaie,
que ces rides étaient parallèles à la plus grande dimension de
la plaie, laquelle s'étendait obliquement de l'aisselle vers le
bas du sternum. La réduction progressive de la plaie et le rapprochement mutuel de ses bords se faisaient à peu près dans
le sens vertical, c'est-à-dire, en opposition avec la direction
de ces mêmes rides. Ces dernières sont toujours d'autant plus
prononcées, que la réduction de la plaie, le rapprochement
mutuel des bords, se fait plus rapidement.

Quand nous avons eu l'occasion de disséquer de semblables
surfaces, nous avons trouvé que ces rides n'étaient formées
que par la pellicule de fausse membrane qui s'est organisée
sur le tissu cellulaire enflammé ; celui-ci, dans un état d'épaisseur et de densité remarquables. Si la plaie était encore
récente, l'épaississement du tissu cellulaire était médiocre,
sa densité naturelle était fort altérée, ses vaisseaux étaient
injectés et donnaient à la totalité un aspect uniformément
rouge ou rosé. Des efforts très-médiocres suffisaient pour rompre ce tissu ; et l'on sait par ce qui se passe dans des pansemens mal faits, que ce n'est jamais sans provoquer une
effusion de sang, qui est fourni à la fois par tous les points
de la déchirure. Les avéoles de ce tissu cellulaire contiennent
une sorte de mucosité presque coulante. Si la plaie était
fort ancienne, sous la pseudo-membrane suppurante on trouvait d'abord une couche de tissu cellulaire boursouflé,
rouge, fongueux, facile à déchirer, mais beaucoup moins
que dans le cas précédent ; et plus profondément une autre
couche où ce même tissu est blanc, opaque, dur, difficile
à pénétrer et à déchirer, et dans lequel il semble qu'il se soit
fait une organisation nouvelle qui en ait changé la nature,

en la rapprochant de celle des parties aponévrotiques. C'est
cette couche de tissu cellulaire, altéré par l'inflammation et
devenu réellement *fibreux,* qui a acquis, dans cette épreuve,
la propriété de se contracter indéfiniment, tant que dure l'état
qui a opéré ce changement, et jusqu'à ce que les effets de cette
faculté soient arrêtés par un obstacle invincible, ou par la
cessation de l'inflammation qui lui a donné lieu. Il paraît que
la formation de la cicatrice proprement dite, tient à l'endurcissement progressif des couches les plus superficielles de tissu
cellulaire, et que la propriété de fournir la sécrétion purulente, se perd par cette transformation en tissu *fibreux,* lequel
existe constamment et subsiste pendant toute la vie, dans les
cicatrices même les plus linéaires.

Tant qu'il subsiste quelque trace de l'inflammation que le
tissu cellulaire a contractée à l'occasion de la solution de
continuité et de l'inflammation qui lui a succédé, la réduction de l'étendue des parties fait des progrès, même après
que la cicatrice est complète, si quelque obstacle mécanique
ne s'y oppose ; mais alors, tantôt cette crispation ultérieure
est permanente, tantôt elle n'est que passagère et se dissipe
au bout de quelque temps. Un effet de la première espèce se
fait remarquer à la suite de l'amputation circulaire, lorsque
la surface tout entière a été livrée à la suppuration : une cicatrice circulaire s'est formée au milieu des rides rayonnantes
de la peau déplacée ; ces rides sont d'abord épaisses, consistantes, dures, sensibles, et manifestement encore dans un
état d'irritation et d'engorgement ; la cicatrice elle-même est
rouge, boursoufflée et sensible; le moindre frottement, la
plus légère compression suffit pour l'enflammer, l'ulcérer.
Avec le temps, l'étendue de la cicatrice diminue, sa rougeur
et son gonflement s'effacent, les rides de la peau se rapprochent, elles se multiplient; mais, en même temps, elles

deviennent plus minces , plus souples et moins douloureuses. Ces nouveaux changemens sont permanens ; et , en même temps, le tissu de la cicatrice est devenu beaucoup plus dense , réellement *fibreux ,* et cette structure s'étend à une plus grande profondeur. Des exemples bien évidens de crispation ou de réduction ultérieure, mais passagère de la cicatrice , peuvent être observés à la suite de l'opération de la castration et de celle de la hernie inguinale , dans l'homme : il n'est pas de praticien qui n'ait remarqué que la plaie du scrotum , provenant de l'une ou de l'autre de ces opérations, et livrée à la suppuration , est infiniment plus étendue que ne l'est la cicatrice , au moment où elle se termine ; mais cette cicatrice elle-même , quelque temps après , devient beaucoup plus courte , et s'environne , en même temps , d'un grand nombre de rides perpendiculaires à sa direction , ou convergentes vers son point central. Néanmoins , plus tard , ces rides s'effacent ; et la cicatrice, qui devient constamment linéaire , recouvre l'étendue réelle de la plaie. La dissection prouve que , dans ces derniers cas , l'organisation *fibreuse* du tissu cellulaire est beaucoup moins étendue dans tous les sens.

Le principe de la différence entre ces deux espèces de cas , nous paraît tenir au prolongement de l'inflammation : plus cet état est durable , et plus on voit se prolonger le phénomène qui paraît en être la conséquence , la crispation de la surface suppurante et de la cicatrice qui la recouvre , *et vice versâ.* Il semble que , dans l'exemple que nous avons choisi d'abord , les suites d'une amputation dont la surface a été livrée à la suppuration , l'inflammation du tissu cellulaire soit maintenue par l'effort qui entraîne la peau , et par la résistance que cette dernière oppose à son propre déplacement. Il semble aussi , qu'il faut un certain degré d'inflammation dans la cicatrice , même après son accomplissement , pour déterminer de nouveaux progrès dans l'organisation *fibreuse* du tissu cellulaire. Enfin, il paraît que c'est à cette même organisation, qu'est dévolue cette force de contraction qui réduit progressivement les cicatrices : cet effort de concentration paraît s'exercer dans des proportions déterminées, et relatives à l'étendue et à la perfection de cette organisation *fibreuse ;* en sorte que le degré le plus avancé donne lieu à une réduction extrême et désormais invariable, tandis que des degrés moindres ne déterminent qu'une réduction bien moins étendue, et qui même peut s'effacer en partie.

Une dernière preuve que l'étendue et la solidité de cette crispation tiennent à l'intensité, au prolongement de l'inflammation, et à la profondeur de l'organisation *fibreuse* qui en est constamment la conséquence, peut être tirée de ce qui se passe dans les cas où la réunion immédiate d'une plaie en a soustrait la surface aux épreuves de cette espèce, et y a réduit l'inflammation aux moindres proportions possibles : nous allons en citer un exemple entr'autres, bien propre à convaincre.

Un homme, âgé d'environ 5o ans, doué d'une constitution assez faible, atteint depuis long-temps d'une affection rhumatismale, fut admis à l'hôpital Saint-Éloi, en novembre 1822, à l'occasion d'une hernie inguinale étranglée. Les symptômes de l'inflammation de l'intestin subsistaient depuis trois jours : l'opération fut décidée et pratiquée. La réduction d'une anse d'intestin de plus de cinq pouces, fut opérée sans obstacle, à la faveur d'un débridement médiocre de l'anneau inguinal. Selon notre usage, les lèvres de la plaie furent rapprochées et maintenues en cet état par quelques points de suture ; nous fîmes ensuite un bandage en spica, qui exerçait une compression suffisante vis-à-vis l'anneau, pour empêcher un nouveau déplacement des viscères. Le cinquième jour, à la levée du premier appareil, la réunion des lèvres de la plaie était opérée complétement,

à l'exception de quelques petits points des bords. Il existait,
comme à l'ordinaire, un engorgement qui s'étendait depuis
l'anneau jusqu'au fond du scrotum, c'est-à-dire, à la totalité du
sac herniaire, que nous avions ouvert dans son entier, dans
l'opération. Les points de suture furent supprimés, et tout le
scrotum recouvert d'un cataplasme émollient. En peu de jours,
l'engorgement se dissipa; *la cicatrice se compléta et ne se
rida point;* les symptômes de l'étranglement de l'intestin disparurent sans retour; les fonctions du ventre se rétablirent; et le
malade était prêt à quitter l'hôpital, lorsqu'il survient des douleurs rhumatismales. Elles se manifestèrent, d'abord, dans les
articulations scapulo-humérales, ensuite successivement dans
toutes les autres sans exception; et l'inflammation rhumatique
fut partout très-intense, et donna lieu à une fièvre des plus
graves. Cependant, la constitution faible du malade ne laissait
que peu de prise aux méthodes de traitement d'une activité
suffisante, et accroissait d'autant la gravité de la maladie; aussi,
le malade succomba-t-il, le trentième jour de l'invasion de la
fièvre. A l'autopsie, nous trouvâmes toutes les articulations
remplies et distendues par une grande quantité de pus, provenant des membranes synoviales enflammées. Curieux de
vérifier l'état de l'abdomen, nous l'examinâmes avec soin : il ne
restait d'autre trace de l'inflammation qu'avait contractée l'anse
de l'intestin qui avait été étranglée, qu'un peu d'épaississement
dans ses parois; *elle n'avait point contracté d'adhérences;* sa
cavité n'était nullement rétrécie; la membrane muqueuse y était
injectée, épaisse et brune; *le sac herniaire était entièrement
oblitéré* par une adhérence solide de ses parois; on y voyait
même encore des restes de l'épanchement albumineux qui avait
opéré cet effet. *L'oblitération s'étendait à tout le canal
inguinal, jusque dans l'intérieur de l'abdomen; en sorte
qu'il ne restait aucune trace du col du sac herniaire. La*

cicatrice n'était nullement ridée; elle ne présentait presque aucune trace de l'organisation fibreuse du tissu cellulaire. On voit par cet exemple, que l'inflammation, du moins celle qui amène la suppuration, ayant été prévenue par la réunion immédiate, cet état ayant été réduit par là, au degré qui constitue l'*inflammation adhésive*, laquelle a suffi néanmoins, pour oblitérer solidement, comme d'autres faits semblables nous l'ont prouvé, le sac herniaire tout entier, il n'y a eu presque aucune organisation fibreuse dans le tissu cellulaire, et il ne s'est manifesté aucun effort de crispation dans la cicatrice (1).

Le tissu cellulaire intermédiaire des organes paraît le plus apte aux phénomènes dont il s'agit ; il nous paraît au moins bien démontré, que le tissu dermoïde entr'autres, n'y est nullement propre. Quelle différence, en effet, entre les grandes destructions de la peau, par la gangrène, les brûlures, les ulcérations proprement dites, les opérations chirurgicales et la destruction d'une partie seulement de l'épaisseur de ce même organe, par les mêmes causes ! Dans les cas de la

---

(1) Ce fait peut servir encore à éclairer une question d'anatomie pathologique, qui a été agitée en dernier lieu dans un journal. Le docteur Tarbès, de Toulouse, a pensé, d'après certains faits, que les récidives de hernie, après l'opération nécessitée par un étranglement, étaient sans sac herniaire, attendu que le péritoine ne se réunit pas avec lui-même. On voit que, du moins dans les cas où la réunion immédiate a été pratiquée, il n'en est pas ainsi ; on pourrait même assurer que, dans les cas où la plaie et le *sac herniaire* sont livrés à la suppuration, et où ce travail est provoqué par l'interposition de la charpie dans toute la cavité, se fait le plus souvent une oblitération semblable. Si le contraire était démontré par l'autopsie, pour certains de ces cas, ce serait un puissant motif pour adopter généralement la réunion immédiate, puisqu'elle procure plus sûrement un effet aussi précieux.

première espèce, où c'est le tissu cellulaire sous-cutané qui suppure, les bords de la perte de substance des tégumens se rapprochent inévitablement, en crispant, ridant la surface suppurante et son contour, et déviant les parties capables de se laisser entraîner, et dont le déplacement peut favoriser ce phénomène. Ainsi, à l'occasion de la pustule maligne, une grande dévastation s'opère-t-elle dans les tégumens de la région cervicale; la tête est inclinée pour jamais vers le côté de la cicatrice : les tégumens de la paupière inférieure sont-ils détruits ; elle demeurera éraillée et rien ne changera cette disposition. Au contraire, les brûlures qui n'entraînent que la mortification d'une partie de l'épaisseur de la peau, les vésicatoires, les sinapismes qui produisent le même effet, sont suivis de cicatrices qui, loin de présenter cette réduction progressive, sont sensiblement plus étendues que ne l'était la surface suppurante, quoiqu'elles demeurent long-temps engorgées, boursoufflées, violettes, douloureuses, peu solides, faciles à déchirer ou à ulcérer, enfin dans un état violent d'inflammation, la condition la plus favorable à l'accomplissement du phénomène qui ne se manifeste pourtant pas.

Le maintien de l'inflammation est même favorable aux progrès de la réduction d'une plaie suppurante, intéressant le tissu cellulaire, et par conséquent, il est favorable à la guérison ; il faut cependant, que l'inflammation y soit renfermée dans de certaines limites. La solidité de cet axiome est connue depuis fort long-temps ; et quoique on ignorât sur quoi il était fondé, on n'en avait pas moins conclu l'opportunité de médications locales variées, qui, sous les dénominations de maturatifs, digestifs, mondificatifs, incarnans, cicatrisans, dessicatifs, cachaient des propriétés relâchantes ou stimulantes plus ou moins prononcées, dont on faisait un usage abusif, sans doute, mais cependant très-judicieux, dans l'intention de pro-

voquer ou modérer l'état inflammatoire : on avait bien constaté
que, sans ce dernier, le travail d'une cicatrice peut être fort
lent, ou même impossible ; mais l'on n'avait pas remarqué combien fréquemment son excès peut nuire sous le même rapport. Cette dernière observation appartient tout entière aux
praticiens de nos jours. Les hôpitaux des grandes villes sont
peuplés, en grande partie, par des ouvriers, des malheureux
blessés depuis un temps quelquefois très-long, et n'ayant jamais
guéri solidement de plaies aux jambes, le plus souvent fort
simples et peu étendues. La misère les forçant à des travaux
pénibles, à se tenir constamment debout, il suffit de ces conditions pour produire et maintenir sans cesse, un état inflammatoire qui paraît trop élevé pour donner lieu à l'organisation
fibreuse du tissu cellulaire et à sa crispation. Aussi, dès que de
pareils malades sont retenus dans le repos, dans une situation
horizontale, aussitôt que l'on adopte l'usage des topiques relâchans, d'un régime et d'une médication générale analogues, on
voit diminuer et disparaître l'engorgement, désigné communément sous le nom de *callosités*, *la surface suppurante se
réduire par l'effet de la crispation du tissu cellulaire sous-
jacent*, et la cicatrice se former assez rapidement. L'autopsie
nous a souvent prouvé que, tant que ces *plaies anciennes*, que
l'on appelle si mal-à-propos *ulcères* (1), ne sont pas, ou n'ont
pas déjà été cicatrisées, on ne trouve, dans le tissu cellulaire
sous-jacent, aucune trace du tissu *fibreux* accidentel : ses
lames sont épaissies, plus denses, opaques, confondues entre
elles ; les alvéoles intermédiaires sont effacées: on voit aisément que ces phénomènes sont le produit de l'inflammation ;

---

(1) Voyez, pour la distinction des uns et des autres, notre *Précis des
Maladies réputées chirurgicales*.

mais l'organisation insolite , ou *fibreuse des cicatrices* , n'y existe qu'autant que la cicatrisation a déjà été opérée, une ou plusieurs fois, et que la plaie a été rouverte par quelque nouvel accident , chose qui est extrêmement commune.

Dans les cas de cette espèce, où, tout excessive qu'elle est pour favoriser la guérison, l'inflammation n'est pourtant pas extrême, on réussit aussi bien par la compression, pratiquée avec l'exactitude que l'on peut se promettre de l'emploi de bandelettes agglutinatives. En effet, la diminution du volume des parties, la suppression de vive force, de tout engorgement, est un moyen propre , jusqu'à un certain point, à combattre l'inflammation ; et quand ce moyen ne réussit pas, dans les cas dont il s'agit, on peut toujours compter sur une ressource efficace , dans l'emploi des topiques relâchans.

Il est des cas de cette espèce, où l'inflammation a été portée, une ou plusieurs fois, au point de produire la gangrène d'une certaine étendue de la peau : cet accident rend, le plus souvent, la guérison impossible. Le repos , un traitement méthodique , procurent bien une diminution , quelquefois fort étendue de la surface suppurante ; mais, à un certain point , elle devient stationnaire. En cet état, la surface de la plaie devient lisse , dure ; elle est moins facile à ensanglanter par le contact ; ses bords s'élèvent, durcissent, se rident , deviennent bruns ; si la plaie occupe une grande partie de la circonférence d'un membre , les parties situées plus loin du tronc , le pied , par exemple , contractent un œdème proportionné à l'état de tension de la peau , à l'intensité de l'effort avec lequel elle est entraînée vers le point central de la surface suppurante : il est évident que la plaie et la peau forment une sorte de lien annulaire qui comprime le membre circulairement et gêne la circulation. Quand les choses sont en cet état, la plaie qui en est l'occasion est toujours fort ancienne ; elle a

long-temps, et à plusieurs reprises, été traitée méthodiquement, et l'on trouve, au-dessous de sa surface, une couche de
tissu cellulaire pénétré, quelquefois à une grande profondeur,
de l'*organisation fibreuse* déjà citée. Il est évident, d'après
cet état et la marche des choses, que la nature a établi les
conditions favorables à la guérison, et que ces conditions ont
même produit une partie de leurs effets. Mais la perte de substance a rendu ces derniers imparfaits : d'abord, en ce que la
peau, détruite dans une trop grande étendue, n'a pu subir
une extension suffisante ; en second lieu, parce que la résistance de cet organe y a produit, aussi bien que dans la surface suppurante, une tension habituelle, un tiraillement douloureux, qui a perpétué l'état inflammatoire à un degré trop
élevé pour permettre la guérison. La longue persévérance des
topiques relâchans réussit quelquefois à procurer une cicatrice
complète, mais rarement est-elle solide : le plus léger engorgement, la moindre inflammation, suffisent pour la déchirer ;
et, le plus souvent, ces topiques n'ont pour effet que de rendre
la plaie lisse, pâle, et la suppuration séreuse. Cependant,
si l'on a recours à des topiques toniques ou stimulans, ils
renouvellent l'inflammation en pure perte ; ils augmentent les
dimensions de la plaie par l'effet de l'engorgement, ou bien
ils donnent lieu à la formation d'un ou de plusieurs points
gangréneux à la surface, ce qui ne manque pas d'accroître
encore les difficultés. C'est dans des cas de cette espèce, que
l'on a pratiqué l'amputation d'un membre ; et si l'on ne peut
s'empêcher de reconnaître qu'il n'y a aucune proportion entre
les dangers d'une amputation et l'incommodité d'une plaie
perpétuelle, il faut convenir aussi que ce moyen est le seul
qui puisse terminer la maladie.

Nous avons insisté sur l'exposition de ce phénomène, *la
crispation des surfaces suppurantes et la création d'un*

tissu nouveau qui jouit de cette propriété et qui est dû à l'inflammation suppurative, parce qu'il est mal connu, et que c'est lui, cependant, qu'il importe de bien concevoir, pour se faire des idées exactes de ce qui nous reste à dire sur les suites de notre première opération.

On a vu que nous avons dû donner au lambeau pris dans les tégumens du front, pour oblitérer la brèche nasale, une forme quadrilatère fort prolongée ; que les bords de ce lambeau ont été affrontés soigneusement avec les bords de l'ouverture qu'il s'agissait de clorre ; mais que sa surface profonde ou celluleuse devait demeurer isolée, en partie devant la surface muqueuse qui régnait au-dessous de la région du grand angle de l'œil, en partie devant l'ouverture de la fosse nasale. Rien ne pouvait empêcher que cette surface profonde ou celluleuse ne fût livrée à la suppuration. Si elle eût correspondu à une surface pareille en étendue, ayant comme elle les conditions d'une plaie récente, elles se seraient confondues à la faveur de l'inflammation adhésive ; et cette affection, bornée au degré qui favorise cet effet, n'eût point atteint le degré qui amène la suppuration. Nous pouvions provoquer ce résultat et l'obtenir, du moins pour la moitié supérieure de cette surface du lambeau, si nous eussions ensanglanté, par une légère rescision, la surface muqueuse située au-dessous du grand angle de l'œil, entre la racine du nez et la demi-paupière inférieure : alors, obtenant une réunion immédiate dans ce point, il n'y aurait pas eu de crispation du lambeau dans le sens transversal, le point correspondant de la surface extérieure du lambeau aurait offert une concavité, disposition tout-à-fait conforme à cette partie des traits de la face humaine. La moitié inférieure du lambeau devant être nécessairement isolée, la suppuration y aurait été inévitable ; mais la crispation dans tous les sens, que la surface profonde y aurait subie, aurait donné au point correspondant de la surface cutanée, une convexité qui aurait simulé l'aile du nez, avec plus d'exactitude qu'il ne nous a été possible de le faire par d'autres procédés. Mais, tandis que nous aurions donné tant de soins à l'imitation des formes naturelles, nous n'aurions pu nous empêcher de sacrifier un intérêt bien plus grand. L'appareil sécréteur des larmes existait ; mais celui de leur transmission dans le nez était vicié à tel point, que ses fonctions étaient nulles. Le rétablissement de ce dernier appareil, la restitution de ses fonctions, était la pensée capitale qui nous occupait : nous devions mettre à profit ce qu'il en restait, le point lacrymal supérieur, la demi-paupière inférieure, compléter le grand angle de l'œil, suppléer au point lacrymal inférieur, et trouver l'équivalent du sac lacrymal et du canal nasal. L'épiphora était une incommodité très-fâcheuse ; elle ne pouvait disparaître, qu'en ménageant aux larmes une voie facile vers le nez. Dans cette intention, l'isolement de la surface profonde du lambeau était inévitable. Dès-lors, toute cette surface devait être livrée à la suppuration ; elle devait subir les conséquences qui en sont inséparables. Aussi, le lambeau s'est-il crispé dans le sens transversal, dans toute sa longueur ; d'où il est résulté que sa surface extérieure est devenue convexe, et que ce côté du nez représente un demi-cylindre vertical. Cependant, cette forme, qui était très-marquée d'abord, comme on le voit par la planche XXVI, gravée d'après un dessin qui fut fait immédiatement après la guérison, a bien changé depuis, ainsi que nous avons pu nous en assurer en avril 1823 et en février 1824. La crispation de la face profonde du lambeau, couverte d'une cicatrice complète, n'a pas disparu ; mais elle est devenue moindre, sans doute parce que toute irritation y a cessé. Pour le même motif, le lambeau est complétement dégorgé, et toute la saillie de la surface extérieure qui provenait de cette circonstance n'existant plus, sa forme convexe est beaucoup moindre. Aujourd'hui cette surface est parsemée de quelques légères rides qui ont fort peu d'inconvéniens, mais qu'il convient de noter, pour tenir compte de tous les résultats, et qui n'auraient pas lieu, s'il avait été possible de ne pas laisser la surface profonde isolée.

La crispation du lambeau sur sa face profonde n'est un inconvénient, qu'à cause du lieu où la *greffe* a dû être faite, des formes particulières à la région qu'il s'agissait de restaurer; et s'il eût été possible de provoquer une réunion complète de cette surface du lambeau avec les parties sous-jacentes, on aurait évité sûrement la difformité que le malade a gardée. Mais cette même propriété, loin d'avoir des inconvéniens, est la source d'un grand avantage, quand il s'agit de réparer la partie charnue du nez. C'est sur elle que *Tagliacozi* comptait pour donner au lambeau de la peau du bras, la forme et même presque la consistance du nez. Il faisait d'abord deux incisions parallèles et longitudinales ; il disséquait la peau entre les deux sections ; il engageait au-dessous un corps étranger, pour maintenir l'isolement et provoquer la suppuration : le lambeau se roulait sur lui-même dans le sens transversal. Lorsque ce phénomène était bien marqué, que la surface profonde du lambeau et celle d'où il avait été séparé étaient presque entièrement recouvertes d'une cicatrice, il détachait l'extrémité supérieure par une coupe transversale, mais ondulée, afin de réserver un prolongement moyen, propre à simuler la cloison, et deux lobes latéraux qui devaient représenter les ailes. Les nouvelles coupes livrées à la suppuration, se crispaient à leur tour ; et quand ce travail était terminé et toutes les cicatrices accomplies, il s'occupait de la coaptation. Cette crispation du lambeau sur sa face profonde, phénomène dont il attendait d'abord les effets , donnait à sa surface superficielle une convexité qui devait imiter la côte du nez , et qui la simulait en effet ; il arrivait même , que ce phénomène étant provoqué , tandis que le lambeau était libre , cette crispation et la convexité extérieure qui en résulte , étaient exagérées ; en sorte que le nouveau nez avait un air gonflé , qui rentrait peu dans les formes du reste de la face.

Cet inconvénient n'a pas eu lieu dans notre seconde opération , dans laquelle le lambeau a été coapté de suite après avoir été formé : l'engorgement et la suppuration de la face profonde ne sont survenus, qu'après que les bords ont été réunis au contour de la brèche à réparer. Cette réunion a mis des bornes à la crispation de la surface celluleuse et à la convexité de la surface cutanée ; en sorte que la conformation du nouveau nez, a contracté une analogie convenable avec le reste des traits de la face. La concentration du lambeau, son *enroulement* sur sa face profonde ne pouvant se faire alors pleinement que dans sa partie libre , laquelle répond à son centre , ce point devient culminant, comme il convient à la pointe du nez et il acquiert , en même temps , une consistance assez analogue à celle que le nez naturel reçoit de sa structure cartilagineuse. Il faut avoir été témoin de ce dernier phénomène , pour concevoir avec quelle perfection un lambeau de peau mince, presque flottant , peut acquérir de la ressemblance, sous tous les rapports , avec un nez naturel. C'est un effet vraiment admirable , qui résulte de la combinaison de l'engorgement inflammatoire du lambeau , de la suppuration et de la crispation de sa face profonde , ce dernier phénomène étant borné par l'union immédiate des bords du lambeau avec le contour de la brèche qu'il occupe.

Græfe , de Berlin , à qui l'art est redevable d'un travail fort instructif sur ce sujet , a cru devoir rechercher des avantages semblables dans l'emploi d'un appareil mécanique , propre à comprimer à volonté chaque point de la surface extérieure du lambeau une fois réuni. La construction de cet appareil fait le plus grand honneur au génie de son inventeur ; mais nous croyons que son usage est de peu d'utilité, que la conformation du nez nouveau ne peut résulter que du travail de la nature , et que l'art n'a que de très-faibles moyens pour influencer ce même travail. Nous prouverons dans la suite , que la puissance de l'art est assez grande , sous bien d'autres rapports , pour n'avoir rien à regretter sous celui-ci ; mais en ce qui concerne la conformation d'un nez nouveau , son influence doit s'exercer sur la forme du lambeau , la peau que l'on choisit pour le former , sa coaptation exacte , la disposition des parties avec lesquelles on l'adapte , etc. ; mais une fois le lambeau réuni aux parties avec lesquelles il doit vivre désormais, toute l'influence de l'art devient presque nulle. Tout dépend alors du degré auquel sera portée l'inflammation de la face profonde du lambeau , de l'étendue de l'engorgement qu'il contractera , des organisations nouvelles qui se formeront à cette occasion dans les mailles du tissu cellulaire enflammé , du dégorgement plus ou moins complet qui aura lieu , de la force avec laquelle la face profonde se resserrera , se crispera , avant de se couvrir d'une cicatrice , ou même après l'accomplissement de cette dernière. Quelle influence peut-on espérer d'exercer sur des conditions semblables, au moyen d'une compression sur divers points de la surface extérieure ? Nous avouerons que nous ne la concevons pas : les conditions que nous venons d'énumérer auront des résultats nécessaires , inévitables , qu'il n'est pas au pouvoir de l'art d'empêcher. Aussi, n'avons-nous pas cru devoir adopter l'usage de l'appareil du docteur Græfe , et nous n'avons pas eu lieu d'en regretter le secours , comme le fait suivant peut le démontrer.

OBSERVATION III.

Charles Sychal, natif de Toulon, matelot attaché à ce même port, âgé de 21 ans, entra à l'hôpital Saint-Éloi en juin 1818. Il portait aux ailes du nez des ulcérations qui avaient l'aspect syphilitique, et sur l'origine desquelles il fut questionné. Soit que le malade craignît qu'on ne le gardât pas dans cet hôpital, soit par tout autre motif, il nia constamment qu'il eût eu aucun commerce avec des femmes avant l'apparition de ces ulcérations. Il racontait que son père avait gardé pendant sept ans un écoulement gonorrhoïque, auquel il n'opposait aucun traitement ; il paraissait tenir à l'idée de nous persuader que sa maladie était congénitale. Il avait eu dans sa jeunesse, des dartres aux cuisses et des engorgemens glandulaires, qui avaient disparu spontanément. Selon son rapport, à l'âge de 16 ans, il avait éprouvé des douleurs à l'intérieur du nez, qui furent suivies, long-temps après, du développement de la première ulcération. La maladie était fort ancienne, mais elle avait fait peu de progrès, lorsque, au mois de mars de cette même année, il fut admis à l'hôpital de Toulon, où l'on reconnut le caractère de la maladie, et on lui opposa un traitement mercuriel sous forme de pilules. Il en prit cent vingt, en deux mois qu'il y séjourna ; mais il sortit de cet hôpital, à peu près dans l'état où il y était entré. Nous ne le gardâmes à Saint-Éloi, que le temps nécessaire pour obtenir des effets suffisans de l'administration de pilules de sublimé, et dissiper tous nos doutes sur le caractère de la maladie. Il fut transféré dans un autre hôpital, pour y subir un traitement anti-syphilitique. Pendant un an de séjour, on s'y occupa plus de topiques que de médications générales; aussi, le malade n'était nullement guéri, lorsqu'il se présenta de nouveau : il avait alors perdu toute la portion molle du nez et la plus grande partie de la cloison correspondante. Il nous demanda, avec les instances les plus vives, la restauration de son nez; opération qu'il savait que nous avions pratiquée avec succès. Mais la diathèse n'était nullement effacée, et nous n'avions garde d'entreprendre une opération aussi délicate en cet état. Nous lui donnâmes une note concernant l'usage que nous lui prescrivîmes, des pilules de Sédillot et de celles de sublimé, et nous lui procurâmes quelques facilités pour exécuter nos conseils. Il partit satisfait de l'espérance d'être opéré plus tard.

Jusques en mai 1825, le malade fit usage des provisions et des conseils qu'il avait emportés, mais avec assez de négligence et de fréquentes interruptions, occasionées surtout par la misère. Dans cet espace de temps, ce qu'il fit avec le plus de constance, fut des pansemens avec l'onguent brun. A son retour, le 4 mai, voici quel était son état.

La totalité de la portion molle du nez était détruite, à cela près d'une bordure étroite qui régnait sur le contour des narines, et qui était formée par un reste des cartilages; mais une cicatrice la bridait et l'inclinait fortement en dedans et vers le centre des deux ouvertures. Le pourtour entier était violacé et encore couvert de quelques ulcérations. Deux autres bien plus étendues, mais en voie de cicatrisation, existaient sur la lèvre supérieure, l'une à droite, l'autre à gauche, depuis sept mois : elles étaient réduites à moins de la moitié de ce qu'elles avaient été.

Nous reprîmes le traitement qui avait été institué auparavant, et dont le succès aurait sans doute été complet, s'il avait été exécuté avec la suite nécessaire. Pendant un mois qui fut employé de la sorte, nous vîmes s'effacer les ulcérations et

la couleur brune de leurs cicatrices. Nous ne pensions pas
que le traitement fût suffisant pour pouvoir s'en promettre
une guérison solide et définitive; mais il était évident que nous
pouvions sans inconvénient, procéder à l'opération de la
rhinoplastique, pendant une interruption, et le reprendre ensuite pour confirmer la cure Le malade fut donc opéré le
4 juin 1825, de la manière suivante.

Le malade étant placé sur un siége solide, exposé au grand
jour, nous traçâmes avec de l'encre, les incisions par lesquelles
il convenait de rafraîchir le contour de la brèche du nez , et
de préparer la place que devaient occuper les bords du lambeau
destiné à la réparer.

Nous découpâmes ensuite un patron de papier, selon la forme
que devait avoir la portion de peau à greffer, pour remplacer
les parties détruites ; et renversant ce patron sur le front, et
le transposant d'un côté à l'autre, nous le *silhouetâmes* aussi
avec de l'encre. Le front était rasé jusqu'au sommet de la tête:
nous avions d'abord pensé que l'on pourrait prolonger jusque-là, la pointe du lambeau , afin d'essayer de rapprocher
par des points de suture les bords de la plaie. Mais nous
vîmes bientôt que ce projet était inexécutable, à cause de la
largeur nécessaire dans le lambeau : en effet, la destruction du
nez était complète; il fallait en réparer toute la saillie et la
totalité des deux ailes. Il arriva même, que le front étant peu
découvert, il fallut anticiper un peu sur le cuir chevelu, pour
y prendre la portion destinée à représenter la base de la cloison.

Tout étant ainsi arrêté, nous fîmes au contour de la brèche
les incisions tracées ; mais notre ligne ayant dû être placée ,
de toutes parts, dans la convexité que formait l'inclinaison
du reste des cartilages déprimé par les cicatrices , afin
d'éviter quelque difformité , nous n'eûmes garde de couper
perpendiculairement tout cet excédant ; nous nous contentâmes

d'emporter les cicatrices en dédolant, de manière à augmenter
d'autant les surfaces sur lesquelles il convenait d'adapter le
lambeau.

Ce dernier fut disséqué alors avec assez de soin pour lui
conserver toute l'épaisseur possible, sans néanmoins dénuder
le coronal. Cette portion de peau avait la figure d'un as de
pique renversé : la petite portion destinée à simuler la cloison
du nez, répondait à la queue du pique; et sa pointe était
représentée par le sommet du pédicule du lambeau, qui se
prolongeait entre les deux sourcils et l'angle interne des
deux yeux. Ce prolongement fut poussé successivement, jusqu'au point où le renversement et la torsion du lambeau purent
être faits sans effort.

Trois aiguilles courbes portant chacune un fil simple, furent
passées à travers l'extrémité du petit prolongement destiné à
représenter le bord inférieur de la cloison du nez, et autour de
la perte de substance qui avait été pratiquée à dessein vis-à-vis
le point central du bord fixe de la lèvre supérieure; et ces trois
points de suture ayant été serrés, cette portion centrale du lambeau se trouva coaptée et fixa le reste. Quatre points de suture
semblables furent placés également sur chaque côté du lambeau,
et serrés ensuite successivement : ils en coaptèrent tout le contour, à l'exception du point supérieur, auquel répondait le pédicule. Il ne fut pas nécessaire d'interposer des rouleaux ou cylin-
dres d'emplâtre, pour niveler les bords : partout, le rapport de
l'épaisseur des parties se trouva exact et leur coaptation parfaite.

Pendant toute cette partie de l'opération, la plaie du front
avait été tenue recouverte d'amadou, pour empêcher l'inondation du sang qui en aurait découlé sur les parties dont nous
étions occupé. Elle fut pansée alors avec une nouvelle pièce de
cette même substance, de la charpie, quelques compresses et
une bande.

Tom. II.

L'opération était terminée. Nous avions pris avec beaucoup de soin, des mesures pour ne pas faire au front, surtout dans le sens transversal, une dévastation inutile ; mais pour y prendre, cependant, tout ce qui était nécessaire pour s'étendre d'une aile du nez à l'autre. Cette distance était grande ; et lorsque le lambeau se trouva adapté, la rétraction transversale à laquelle rien ne s'opposait, en réduisit l'étendue, dans ce sens, à l'intervalle qui séparait ces deux points, en ligne droite, sans aucun relief ; il semblait que cette portion de peau fût beaucoup trop étroite, et seulement propre à former une sorte de valvule devant l'ouverture du nez. Les assistans crurent que l'opération serait infructueuse pour cette raison, et nous pressèrent vivement de placer de la charpie sous le lambeau, pour le repousser en devant et même le distendre. Nous ne partagions pas ces craintes, et nous ne cédâmes que par complaisance : nous engageâmes derrière le point central du lambeau, quelques brins de charpie que nous retirâmes le lendemain, dans la crainte qu'il n'en résultât une violence dangereuse et la mortification du lambeau. Nous avions appris à nous confier dans les efforts de la nature, et nous ne fûmes pas déçu.

L'opération n'avait pu manquer d'être longue et douloureuse, à cause des soins qu'elle exigeait. Immédiatement après, nous fîmes administrer *deux grains d'opium*, qui furent réitérés le soir. Le malade souffrit pendant les quatre heures qui suivirent l'opération.

Le deuxième jour, 5 juin, le malade avait peu dormi ; il se plaignait de la tête et peu de la face. Le lambeau était chaud et un peu engorgé ; les bords des sutures étaient rouges et tuméfiés ; le pouls était fréquent et vif. *Saignée au bras de douze onces ; diète ; eau de veau nitrée pour boisson.*

Le troisième jour, le malade a un peu dormi la nuit ;

pouls fréquent ; langue sèche à la pointe , sur la ligne médiane ;
il y a eu des coliques , qui se sont dissipées sans évacuations ;
le ventre est souple , exempt de douleur et de tuméfaction ;
les urines coulent librement ; pouls vif et dur ; le lambeau
est gonflé , pâle , mais plus chaud que le reste du corps ; le
contour du nez est rouge , engorgé et tendu. *Saignée au bras
de dix onces , réitérée à midi et le soir ; diète ; eau de
veau et limonade.*

Le quatrième jour , le malade a dormi ; l'engorgement de la
face est moindre ; le pouls est moins fréquent et moins vif.
Deux crèmes de riz ; même boisson.

Le cinquième jour , tout est presque dans l'état naturel ;
le lambeau engorgé se projette en devant , quoique rien ne le
soutienne ; la rougeur du contour des sutures a disparu ; la
face profonde du lambeau suppure ; le pus qu'il fournit, se
montre à son pédicule et aux narines. La plaie du front est
aussi en voie de suppuration. *Quatre crèmes de riz ; même
boisson.*

Le sixième jour , on supprime tous les points de suture ;
la réunion est faite partout ; la forme du nez se prononce par
l'effet de l'engorgement , que les bords du lambeau réunis
ne peuvent partager. *Deux soupes.*

Le septième jour , la réunion ne se dément en aucun point ; la
plaie du front se couvre de bourgeons celluleux ; sa suppuration
est abondante, aussi bien que celle du revers du lambeau.

Le neuvième jour, tout est bien. Nous coupons le pédicule
du lambeau ; l'excédant est renversé vers le côté du front ; il
est relevé et logé dans la partie déclive de la plaie, entre les
deux sourcils. Le côté opposé de la section est adapté avec la
côte du nez , où nous faisons une section récente ; nous main-
tenons les parties par trois points de suture. Le malade reprend
les *pilules de Sédillot.*

Le dixième et le onzième jour , l'état du lambeau est satisfaisant; la nutrition s'y fait bien.

Le douzième jour , nous coupons les derniers points de
suture : la réunion est faite.

Le quatorzième jour, il survient un léger érysipèle sur la
tempe gauche. *Suppression des pilules ; purgatif ordinaire
sur-le-champ ; diète.* Le soir , l'éruption se propage vers
l'oreille.

Le dix-neuvième jour , l'érysipèle est entièrement terminé.
La saillie et la forme naturelle du nez se prononcent de plus
en plus et d'une manière étonnante. Le contour des narines
s'arrondit ; nous le soutenons par deux petits cônes creux
d'ivoire , fixés à un lien qui s'attache derrière la tête. On
accorde des alimens solides; on reprend les pilules mercurielles.

Jusqu'au 2 juillet, vingt-huitième jour , les progrès de la
forme du nez sont étonnans , surtout en considérant que les
parties sont entièrement livrées à elles-même. On aide ce
phénomène par quelques applications de nitrate d'argent à
l'intérieur (1).

Jusqu'au 15 juillet , on porte les pilules au nombre de six ,
matin et soir , et on y en ajoute une , matin et soir , contenant
un sixième de grain de sublimé. La rougeur des cicatrices du
contour du nez s'efface ; les cicatrices de la lèvre supérieure se
raffermissent et blanchissent.

Le 1.ᵉʳ août , les traces de la greffe du nez sont tout-à-fait linéaires , et la ressemblance ou l'imitation du nez primitif fait

____

(1) Un élève du docteur Græfe , de Berlin , ayant visité l'hôpital Saint-
Éloi, à cette époque, témoigna son étonnement des progrès que la guérison
avait fait en si peu de temps, et de la forme naturelle que le nouveau nez
contractait sans le secours d'aucun moyen particulier.

l'étonnement de tout le monde. La plaie du front est presque
entièrement cicatrisée ; sa difformité est fort médiocre.

Cette portion de peau empruntée au front, qui était molle ,
flottante , semblable à une valvule sans consistance et sans
action , a pris la densité d'un nez fourni de ses cartilages ; et
c'est à la coarctation seule de la surface celluleuse qui a suppuré , qu'elle est redevable de cet admirable changement.

Cette crispation consécutive du lambeau sur sa face profonde , devrait être prise dans une grande considération, s'il
s'agissait de réparer , par un semblable procédé , des parties
habituellement libres sur deux faces : une lèvre , par exemple.
Il est évident que, en pareil cas , un lambeau dont la face
profonde répondrait à l'intérieur de la bouche , ne manquerait pas de se crisper, de *s'enrouler* de ce côté , et qu'il
serait bientôt réduit à un cylindre transversal, qui laisserait les
dents à nu, et qui serait peut-être moins utile qu'embarrassant. Mais , si alors , et s'il s'agissait de réparer la lèvre inférieure , on donnait au lambeau , que l'on pourrait prendre
au-dessous de la mâchoire inférieure , assez d'étendue pour
pouvoir le doubler dans le sens de la hauteur de la lèvre ,
on pourrait obtenir une réunion immédiate entre les deux
feuillets de la peau , ainsi doublée et en contact avec elle-
même ; et l'on éviterait sûrement la crispation du lambeau
sur la face profonde. Cette précaution serait la seule à la
faveur de laquelle on pût obtenir une lèvre debout, isolée ,
entièrement libre, flottante devant l'arcade dentaire, et pouvant être agitée par un reste du muscle demi-orbiculaire inférieur , si la dévastation qu'il s'agirait de réparer , n'était pas
telle qu'il n'en restât quelques traces. On s'apercevra, sans
doute, que les conjectures que nous formons , touchant la possibilité d'obtenir une lèvre mobile , par un procédé analogue
à celui de la rhinoplastique , sont autorisées par notre propre

expérience : en effet, nous avons pu de la sorte , dans notre première opération, compléter la paupière inférieure , et faire jouir la moitié nouvelle de cette partie , des mouvemens naturels à la totalité , parce qu'il existait dans la demi-paupière inférieure qu'il s'agissait de réparer , un reste du muscle demi-orbiculaire inférieur. Nous avons déjà mis à exécution le plan d'opération que nous venons d'exposer comme un simple projet ; mais , conformément à nos usages, ces opérations sont trop récentes , pour que nous puissions en entretenir encore le public. Il nous suffira seulement de dire ici , que nous avons trouvé ce projet très-exécutable, et qu'il promet un moyen de prothèse d'une grande perfection, pour un cas où il n'en existerait d'aucune espèce.

En toute autre circonstance , on ne pourrait éviter la crispation d'un lambeau de peau que l'on emploierait à réparer des parties perdues , qu'en s'appliquant à obtenir une réunion immédiate et complète de toute sa face celluleuse avec les parties sous-jacentes , comme nous l'avons fait dans l'opération de l'éléphantiasis : des lambeaux des tégumens de l'aine ont servi à réparer le scrotum, à former de nouveau et de toutes pièces cette enveloppe des testicules ; nous avons obtenu une réunion immédiate des lambeaux avec les testicules et avec le tissu cellulaire du périnée; et cette condition, une fois remplie, a suffi pour préserver les lambeaux de toute crispation vers leur face profonde , et le nouveau scrotum de toute difformité.

Un point important reste à décider dans cette question intéressante : quels motifs peuvent faire préférer le choix de la peau du bras ou de celle du front, dans la restauration d'un nez ? Le procédé de *Tagliacozi* a été repris en Allemagne; il a été substitué au procédé indien , et il faut convenir que ce n'est pas sans quelque avantage. Le procédé renouvelé et perfectionné n'a pu être dépouillé de l'inconvénient d'une

position très-gênante : on y exerce le malade d'avance, on
l'accoutume à l'usage de l'appareil propre à maintenir le bras
et la tête dans un grand rapprochement ; mais enfin, il faut
du temps pour que le lambeau ait contracté, dans sa nouvelle
situation, une union assez intime pour que sa nutrition
soit assurée : ce temps ne peut être réglé d'avance ; sa durée
doit être déterminée, d'après les signes de la vitalité du lambeau ; on ne saurait, sans s'exposer à le voir périr par la
gangrène, le séparer trop tôt du point où il a été pris ; et jusqu'à ce qu'il soit permis de compléter ainsi l'opération, la
gêne de la situation est inévitable. Ce point ne peut être décidé,
que par l'observation et la comparaison d'un assez grand
nombre de faits. Nous avons pratiqué l'opération par le procédé
italien renouvelé ; nous lui avons trouvé des inconvéniens :
mais un fait ne peut rien décider, et il est trop récent pour
qu'il soit utile de le publier encore. Au reste, s'il est des
sujets qui ne puissent supporter les épreuves préparatoires
relatives à l'attitude, on peut, en leur faveur, renoncer au
procédé italien, et pratiquer de préférence le procédé indien.

Celui-ci a un inconvénient qui lui est propre et que l'on
ne saurait nier : il impose la nécessité de créer une difformité pour en réparer une autre ; et cette considération peut
paraître d'un grand poids, surtout auprès du beau sexe. Cependant, nous n'avons usé d'aucune précaution particulière
dans les trois faits précédens : nous avons pratiqué l'opération
selon le procédé indien, dans toute sa teneur, et nous pouvons assurer que la difformité provenant de la cicatrice du
front était médiocre, même chez le sujet de la troisième opération, quoique nous ayons eu la totalité du nez à réparer ;
elle a été beaucoup moindre chez le sujet de la première
opération, où nous avons pu nous contenter d'un lambeau très-
étroit. On conçoit, en effet, que même quand on livre à

la suppuration la surface du front qui résulte de la séparation du lambeau, elle se crispe, rapproche les bords, et perd ainsi une grande partie de son étendue. Néanmoins, comme cette attraction, cet entraînement des bords vers le point central se fait uniformément ; il ne peut avoir lieu sans la formation de quelques rides, dont le nombre et l'étendue sont proportionnés à la forme plus ou moins bizarre qu'il a fallu donner au lambeau. Ceci, il faut en convenir, peut ajouter beaucoup à la difformité ; mais il faut reconnaître aussi que, sous ce rapport, le procédé indien a quelques défauts, et peut être susceptible de quelques perfectionnemens.

Le patron de papier que l'on trace sur le front, à la *silhouette*, a nécessairement une forme bizarre et proportionnée au besoin de réparer une étendue plus ou moins considérable du nez, à droite ou à gauche, d'imiter la cloison, une aile ou toutes les deux, etc. La plaie qui résulte de la séparation de ce lambeau, a inévitablement des formes aussi bizarres, et l'on sent qu'alors la cicatrice doit en être d'autant plus difforme. Ne serait-il pas possible de faire disparaître la plus grande partie de cette difformité ? On peut se servir du patron, d'abord pour marquer la largeur nécessaire de ce lambeau : en tenant compte de ce document, que l'on doit marquer sur la peau du front, on peut prolonger dans le cuir chevelu, sous la forme de deux parallèles en regard, les deux incisions par lesquelles on circonscrit le lambeau ; en sorte qu'elles se réunissent supérieurement sous l'angle le plus aigu possible, et qu'elles soient séparées entre elles inférieurement par la racine du nez. Il importe fort peu à quelle distance on sera conduit vers le crâne, pourvu que l'on obtienne un angle très-aigu, à l'incidence des deux incisions latérales. Le lambeau étant détaché supérieurement et renversé vers le nez, rien n'empêche d'user alors du patron ; et ce qui vaut peut-être

mieux encore , de rapporter le lambeau lui-même à l'espace
qu'il doit occuper , afin de le retailler comme il convient,
pour tous les usages auxquels on le destine. En se conduisant
ainsi , le rapprochement des deux bords latéraux de la plaie
du front peut être complet, exact, surtout si l'on y emploie
quelques points de suture , dont l'expérience nous a bien
appris à ne pas redouter l'action, autant que le faisait l'Académie de chirurgie. Le seul angle inférieur n'admet pas cette
coaptation immédiate, parce que le bout du lambeau qui lui
correspond , s'interpose entre les bords de la plaie ; mais, sans
rien changer au procédé indien , nous n'avons eu là qu'une
difformité très-médiocre ; et il est possible de la rendre beaucoup moindre , en prenant le soin, dans la section définitive
du lambeau dans son pédicule , de couper celui-ci de manière à y ménager une légère pointe , que l'on peut ramener
de bas en haut, pour l'interposer dans le léger écartement
des bords , dans le point le plus déclive. Cette manière particulière de former le lambeau , sans le découper d'abord ,
dans l'intention de rapprocher immédiatement les bords de la
perte de substance et d'obtenir une réunion simple, n'est praticable que dans les cas où il ne s'agit que de réparer une
partie du nez, et où l'on peut se contenter d'un lambeau
étroit : elle peut réduire alors les traces de l'opération à presque rien. Mais , quand le nez entier est dévasté, quand il
s'agit de le réparer avec toutes ses parties, surtout les deux
ailes dans toute leur largeur, la chose nous paraît impraticable. Nous avions entrepris la troisième opération dont nous
avons exposé l'histoire, avec l'intention de faire ainsi ; mais
nous fûmes bientôt convaincu qu'il serait impossible de rapprocher les côtés d'une aussi grande plaie (1).

---

(1) Voyez le supplément, à la fin du volume.

La seconde observation présente des circonstances bien dignes d'attention , touchant les difficultés du diagnostic des lésions organiques. Ce fait a été cité , dans une thèse soutenue à la Faculté de Médecine de Montpellier , en 1822 , comme un exemple de cancer guéri rapidement par l'application de quelques sangsues et de topiques émolliens. On voit cependant que l'ulcération s'étant reproduite *avec les mêmes caractères sensibles ,* elle a été reconnue pour syphilitique , rattachée , par l'historique des circonstances antécédentes , à une syphilis ancienne , et enfin guérie par un traitement mercuriel. Ceux qui soutiennent que les préparations d'or guérissent le cancer , ne seraient peut-être pas bien éloignés d'accorder que le mercure jouit de la même propriété ; mais, d'abord , on serait forcé d'admettre une analogie d'action entre les deux genres de médicamens , qui ne s'accorderait guère avec les prétentions de supériorité en faveur des préparations aurifiques , telle qu'elle devrait faire renoncer entièrement au mercure ; en second lieu , il faudrait réussir à effacer de la mémoire de tous les praticiens , le souvenir des effets funestes produits constamment par le mercure , dans les cas de cancer ; enfin il faudrait commencer par renverser tout l'édifice de la science physiologique , pour établir que le cancer , cette affection dans laquelle les doses les plus hautes d'opium suffisent à peine pour calmer les douleurs et l'excitation générale qui en est la conséquence , peut être guéri par l'usage des préparations mercurielles , dont l'effet constant , l'inconvénient le plus manifeste , est le développement excessif de l'irritabilité et l'établisssement d'une irritation générale, toujours difficile , quelquefois impossible à effacer , et irrévocablement mortelle. Dans deux époques distinctes de l'affection locale , cette dernière a disparu une première fois, et très-rapidement , par un traitement anti-phlogistique ; dans une seconde époque , elle a guéri plus lentement, mais sans retour, par un traitement anti-syphilitique. Il y a eu erreur dans l'un ou l'autre cas : elle provient des défectuosités de la Science ; de l'impossibilité d'assigner dans les formes extérieures d'une ulcération, des caractères distinctifs et sûrs. Or, il est peu vraisemblable que cette erreur se trouve du côté de l'induction qui découle de la nature du traitement qui a procuré un succès durable ; et dans le cas où il faille admettre le caractère syphilitique de la maladie, ce qui nous paraît difficile à révoquer en doute, on conçoit pourquoi un traitement anti-phlogistique avait d'abord obtenu un succès passager. La rapidité extrême de ce même succès, peut porter à croire que la guérison apparente aurait été moins le résultat des efforts de l'art, que celui de la marche naturelle du symptôme dont il s'agit, l'ulcération syphilitique consécutive des tégumens, laquelle, sans influence extérieure, paraît, persiste, guérit quelquefois en peu de jours, et se reproduit bientôt, ou sur le même point ou ailleurs. D'ailleurs, cette ulcération, comme toutes les autres, n'est jamais exempte d'un état inflammatoire, qui, à cause de sa liaison constante, nécessaire, avec l'ulcération proprement dite, en a reçu une dénomination particulière : *l'inflammation ulcérative*. Or, il est bien reconnu que le traitement anti-phlogistique peut arrêter les progrès des lésions organiques, parce que les symptômes en sont toujours accompagnés d'inflammation, ce qui ne change absolument rien à l'état de la diathèse de laquelle ces symptômes dépendent. Un traitement anti-phlogistique a souvent arrêté la dégénération des tubercules du poumon, et reculé la catastrophe d'une phthisie pulmonaire ; mais il n'y a rien de changé pour cela, dans l'état de la constitution : de nouveaux tubercules se forment et peuvent dégénérer à leur tour. La question demeure dans le même état, quelque opinion que l'on embrasse par rapport

à la nature des tubercules ; car , si l'on soutient que les tubercules sont le produit de l'inflammation , il faudra accorder
qu'il y a alors une diathèse inflammatoire , à laquelle le traitement anti-phlogistique ne peut rien faire, et qui reproduit sans
cesse ses résultats.

Mais un trait singulier de la marche ultérieure de cette
maladie , c'est que, tandis que l'ulcération se reproduit dans
la cicatrice qui unit déjà très-solidement les restes du nez
primitif et le lambeau qui en avait réparé la perte , ce n'est
pas de ce dernier côté que ce symptôme tourne son activité :
le lambeau demeure intact , et l'ulcération poursuit ses rava-
ges du côté où ils s'étaient déjà exercés précédemment. Les
tégumens de l'ancien nez sont seuls attaqués de nouveau ;
et le lambeau qui lui était uni, et que la nouvelle ulcération
en sépare dans toute sa partie moyenne , présente , dans son
bord détaché , une surface suppurante qui ne s'accroît pas,
qui ne se détruit pas ; le lambeau lui-même ne se maintient
vivant , qu'à la faveur des liaisons qu'il a conservées dans ses
deux extrémités, droite et gauche , avec l'emplacement des ailes
du nez primitif.

Nous avions bien observé précédemment que les ulcérations
syphilitiques consécutives , qui guérissent spontanément pour
se reproduire sans cesse , laissent toujours , jusqu'à ce que
la diathèse soit entièrement effacée , une maculation profonde
dans leurs cicatrices, reconnaissable au rouge cuivré , à l'engorgement qui les accompagnent , et qui présagent une réci-
cidive prochaine des symptômes. Ce phénomène conduit à la
conséquence naturelle, que des cicatrices ainsi disposées , retiennent le caractère syphilitique , lequel est prêt à éclater
de nouveau à la première occasion. On en a conclu aussi , et
l'observation l'a pleinement confirmé , que tout engorgement
de cette espèce peut reproduire la diathèse syphilitique , quand

d'ailleurs tout porte à croire qu'elle a été détruite dans l'ensemble de la constitution. Enfin , nous nous fondions sur des faits de cette espèce , et cette induction nous a valu des succès inespérés , lorsque nous adoptions le précepte important de poursuivre le traitement général qui réussit , jusqu'à ce que ces engorgemens , cette couleur, fussent entièrement effacés , sans autre égard que ceux que la prudence commande , pour le degré auquel ce même traitement a pu déjà être porté. Le fait dont il s'agit ici , prouve que , même quand cette couleur et l'engorgement qui l'accompagne , ont entièrement disparu , il est possible que les parties qui ont cessé d'être maculées de la sorte , retiennent l'impression syphilitique, laquelle ne peut plus consister alors que dans un état nerveux, absolument inappréciable , mais qui n'en est pas moins propre à reproduire le même symptôme. En voyant l'ulcération se renouveler dans son siége primitif, détruire pour cela la continuité du lambeau , respecter celui-ci , et le laisser subsister en entier , uniquement sans doute, parce qu'il avait été transplanté du front , où il n'y avait pas eu de symptômes syphilitiques , il est impossible qu'une élection aussi positive ne porte pas à conclure qu'il existait là des dispositions clandestines qui constituaient l'aptitude au renouvellement prochain du même symptôme ; ce qui revient à dire plus simplement, que la maladie subsistait encore dans ce point. Quelle est donc la règle sûre , s'il en est, d'après laquelle on puisse mettre un terme au traitement le mieux institué , le plus heureusement choisi , et qui a la puissance de guérir une syphilis ancienne ? On voit dans combien de points importans la Science est encore muette.

OBSERVATIONS ET RÉFLEXIONS

LE TRICHIASIS.

Depuis long-temps les procédés opératoires propres à guérir le trichiasis, se multiplient et se remplacent, sans augmenter la puissance de l'art. Cette sorte de richesse sur un même sujet , est une preuve sans réplique d'indigence ; et l'on peut assurer hardiment , que le nombre prodigieux de moyens destinés à guérir cette même maladie, démontre clairement que nous n'en avons aucun de sûr. On peut voir , d'ailleurs, la preuve de l'inutilité de tout ce que l'on a proposé pour changer la direction des cils , dans le précepte de les arracher et d'en détruire les bulbes , c'est-à-dire, de dégrader les paupières. Cette dévastation n'est pas une guérison : on serait dans l'erreur , si l'on se persuadait que la chose est aisée à pratiquer. Les caustiques risquent d'étendre leur action à la conjonctive et à l'œil, s'ils sont puissans ; leur action ne s'étend pas à une profondeur suffisante, s'ils ont moins d'activité ; le feu ne devrait agir que perpendiculairement sur le bord libre de la paupière , et , dans cette direction précise , son action devrait être assez soutenue, pour ne pas manquer le but : nous verrons bientôt, que rien n'est plus difficile. On a proposé, en dernier lieu, pour appliquer le fer rouge, un procédé plus défectueux et plus difficile que tous les autres. On avait conseillé, depuis long-temps, de porter dans chaque bulbe, la pointe d'une aiguille rougie au feu ; mais, sous cette petite masse, le fer ne conserve pas le calorique, et la cautérisation, en outre de bien d'autres difficultés, était toujours insuffisante. On a renouvelé ce même procédé, en adaptant la pointe métallique à une sphère de même nature, pour que l'incandescence se maintienne. On sent tout ce qu'il y a de difficile dans la précision avec laquelle il faut que cette pointe rougie au feu, soit portée dans chaque bulbe pour détruire son organisation, et prévenir la reproduction des cils.

Nous avons cherché un moyen propre à conserver les cils, organes utiles et concourant à l'ornement de la face, et à défendre l'œil, ou la conjonctive, de leur action irritante, telle qu'elle doit résulter de leurs frottemens perpétuels, quand leur direction est vicieuse. Pour obtenir ce résultat, il nous parut nécessaire d'agir sur les bulbes eux-mêmes ; car c'est eux qui déterminent la forme et l'inclinaison de ces poils.

On peut considérer les bulbes des cheveux ou des poils, comme formés, en général, de deux parties distinctes : une sorte d'ampoule, répondant à leur fond, et où se fait l'organisation du poil, ou la sécrétion de laquelle il résulte, et une sorte de col, ou conduit, répondant à la surface dermoïde, et servant à soutenir le poil à mesure qu'il durcit, s'accroît et s'échappe au dehors. Quelques bulbes sont logés perpendiculairement dans l'épaisseur de la peau : les cheveux ou les poils qui en proviennent, s'élèvent aussi, perpendiculairement, au-dessus de la surface extérieure. D'autres bulbes ont une direction oblique, et les appendices qui s'en élèvent, suivent la même direction.

La partie extérieure des bulbes , que nous appellerons *leur collet* , peut éprouver des modifications accidentelles dans sa forme, qui ne manquent pas d'être communiquées aux poils qui s'en échappent. On voit, dans le développement des tumeurs volumineuses du scrotum , la peau fort distendue , les bulbes partageant cet état, contractant une direction très-oblique, et les poils qui en proviennent ramper quelque temps dans l'épaisseur du derme avant de se dégager. Cette même obliquité se fait remarquer, dans l'état naturel, aux poils de la barbe, où elle est quelquefois extrême , au point que ces appendices ne sauraient être rasés de près, sans intéresser les espèces de gaînes d'épiderme qui les accompagnent. Dans ces mêmes régions , s'il survient une brûlure, les cicatrices peuvent changer totalement la direction du collet des bulbes , au point que plusieurs bouquets de poils en sont rendus perpendiculaires, d'obliques qu'ils étaient , ou même inclinés en sens opposé. Ce changement total de direction est devenu l'objet de notre attention ; et nous n'avons pas long-temps cherché, sans trouver qu'il devait être rapporté à une propriété qui , depuis long-temps , nous a paru mériter une étude particulière, à cause du rôle important qu'elle joue dans l'économie animale (1).

Toute surface nouvelle résultant d'une solution de continuité, et livrée à la suppuration , présente un phénomène bien remarquable : elle se crispe , se resserre dans tous les sens , au point de mettre en contact, au bout d'un temps plus ou moins long , les bords de la section, et d'effacer la distance qui les séparait. Cette distance n'était pas grande dans les sections simples ; mais, dans les cas de perte de substance , quelque étendue qu'elle soit, les bords sont également rapprochés , et la distance qui les séparait également effacée.

---

(1) Voyez le dernier Mémoire de ce volume.

La puissance de cette force est grande : on la voit s'exercer avec un grand succès sur le contour d'un moignon d'amputation circulaire faite sans précaution , suppléer à l'art , et ramener de vive force les parties molles de la circonférence au centre, vers l'extrémité d'un os saillant. Les muscles , la peau , tout est ridé avec un grand effort , pour être ramené vers le point central et saillant.

Nous avons observé et admiré les effets et l'intensité de cette force , dans quelques cas remarquables par la disposition fortuite des choses , qui la mettait plus particulièrement en évidence.

Un érysipèle malin frappe toute la face externe de la jambe et le dos du pied. La maladie est méconnue et livrée à elle-même. Elle entraîne la mortification de la peau et du tissu cellulaire dans toute cette étendue : les muscles jambier antérieur , extenseur du gros orteil , extenseur commun des orteils , péronniens, et leurs tendons , sont mis à nu. Cependant, des bourgeons celluleux se développent de toute part ; une cicatrice s'annonce ; la surface se resserre dans tous les sens ; le pied s'incline insensiblement en dehors : cette déviation devient extrême, elle est portée au point d'une véritable luxation ; et la cicatrice ne se complète , au bout de deux ans, qu'au prix d'un déplacement tel, que le bord externe du pied se dirige en haut, l'interne en bas , la face plantaire en dehors , et que la face dorsale se confond réellement avec la face externe de la jambe. Au point de ce dernier contour , la cicatrice forme une sorte de corde d'une dureté et d'une tension extrême, qui fixe le pied dans l'attitude extraordinaire qu'il a prise. Cette cicatrice se laisse souvent déchirer , ou ulcérer, dans une grande étendue : l'attitude du pied devient moins extrême ; mais la cicatrice se restituant, la déviation du pied est reportée au même point. Que l'on essaie sur le cadavre, d'opérer un semblable déplacement, et l'on verra quelle force il a dû falloir pour opérer un effet aussi étendu.

Des accès fréquens de goutte envahissaient depuis long-temps les articulations du tarse et du métatarse; ils y avaient déterminé des organisations osseuses dans le tissu cellulaire *sous-synovial,* dans le contour de ces articulations. Un accès plus violent que les autres, entraîne la mortification de ces nouveaux organes, et avec eux celle des membranes synoviales dont ils dépendent : il s'ensuit l'ouverture des articulations de l'astragale avec l'os scaphoïde et le calcanéum, de ce dernier avec le cuboïde, et des trois cunéiformes. De là, suppuration abondante et ruineuse, colliquation et menace de consomption. L'amputation est proposée : nous nous y opposons, parce que nous apercevons le commencement d'une déviation du pied en dehors, signe certain d'un travail curatif. Les symptômes se calment, en effet; une principale plaie qui existait au dos du pied, vis-à-vis l'intervalle circonscrit entre l'astragale, le calcanéum et le cuboïde, se resserre et se déprime vers le fond de ce même intervalle : c'est sur ce point central qu'une cicatrice profonde se forme et se concentre, et c'est vers ce même point que les os du tarse s'inclinent successivement et à un point extrême, de manière à rouler le pied en dessus et lui communiquer les formes les plus bizarres.

Dans le cas précédent, c'était dans l'articulation tibio-tarsienne que le mouvement qui a permis la déviation du pied, a eu lieu; dans celui-ci, c'est dans les articulations mutuelles des os du tarse que s'est passé le mouvement; il a dû être porté au point de permettre un déplacement extrême, tandis qu'à peine existe-t-il là quelque mobilité dans l'état naturel. Que l'on calcule, d'après cela, quelle force il a fallu.

En rasant le scrotum pour poursuivre la destruction de quelques insectes, on fait aux tégumens une section assez

étendue et comprenant toute leur épaisseur. Cependant, le
malade continue de se livrer aux travaux de la campagne,
sans aucune précaution : la plaie s'enflamme, l'engorgement
en renverse les bords, et lui donne plus d'étendue; l'irritation s'étend au testicule ; son poids en est augmenté; il pèse
sur la plaie, il s'y engage, il en franchit le détroit, il est
mis à nu. Les douleurs sont portées au point que le malade
ne peut plus se tenir debout, et qu'il vient demander
des secours à l'hôpital St.-Éloi. Déjà, depuis quelques jours,
il gardait le repos chez lui, et l'inflammation du scrotum avait
fort diminué. Il n'y avait plus d'engorgement ni de tension
aux bourses ; le contour de la plaie était aminci et en voie
de cicatrisation ; mais le testicule était passé au travers, le
cordon testiculaire en était embrassé comme un anneau.
Le malade se plaignait alors de douleurs au testicule, au
cordon, à l'aine et aux lombes, qu'il n'avait pas eues jusque-là ;
le testicule se gonflait de plus en plus ; les bourgeons celluleux qui le recouvraient, s'ecchymosaient, se boursoufflaient,
s'ulcéraient : il était évident que l'effort de resserrement auquel se livrait la plaie du scrotum, faisait l'office d'une ligature autour du cordon testiculaire. Nous coupâmes cette espèce
d'anneau cutané, et nous bornâmes là tous nos soins. Les
bourgeons celluleux de la surface du testicule prirent un
meilleur aspect; ils firent corps avec ceux de la plaie des tégumens. La totalité de cette surface ne tarda pas à se resserrer,
mais de manière que le testicule rentrait dans le scrotum, et
que celui-ci s'étendait sur lui. La guérison fut bientôt complète.

Si l'on examine ce qui s'est passé sur des surfaces suppurantes, à l'occasion desquelles on a observé le plus clairement
ces phénomènes, on trouve une substance nouvelle, organisée
au milieu du tissu cellulaire commun, ou de celui des organes,
quels qu'ils soient, qui étaient intéressés dans la plaie. Cette

substance est fibreuse; elle n'a pas l'aspect brillant des fibres aponévrotiques, quoiqu'elle en ait la blancheur; elle n'a pas l'aspect des fibres musculaires, quoiqu'elle partage, jusqu'à un certain point, leur contractilité; elle est dense, peu extensible, d'autant plus abondante que la suppuration a duré plus long-temps; elle est douée d'une contractilité qui n'est pas soumise à la volonté, indéfinie pour l'étendue, n'ayant de limites que celles d'un obstacle mécanique indomptable; elle est invariable dans son action, laquelle est continue et dure autant que la vie.

C'est cette substance qui préside à la réunion des muscles ou des tendons divisés ou rompus, quelque soins que l'on se donne pour obtenir une réunion immédiate et sans interposition; c'est elle qui forme les fausses articulations, à la suite des fractures non réunies ou des luxations non réduites; c'est elle qui forme le cal fibreux des os fracturés qui n'en peuvent pas obtenir un osseux, comme la rotule, l'olécrâne, le grand trochanter, le calcanéum; c'est elle qui fait la difformité des cicatrices avec perte de substance; c'est encore elle sur la génération de laquelle il faut toujours compter et dont il faut calculer les effets, si l'on ne veut pas encourir des difformités imprévues, à la suite des opérations chirurgicales avec perte de substance que l'on ne peut préserver de la suppuration.

Toute plaie, même la plus simple, donne lieu à la formation de ce nouveau tissu, si elle suppure; il est produit en plus grande quantité, si la plaie suppure long-temps, comme dans les cas de perte de substance : aussi, cette circonstance est-elle particulièrement favorable à sa formation. Mais le mode de solution de continuité qui favorise le plus cette organisation, c'est la brûlure. Il semble que la condition essentielle de cette organisation est l'*inflammation suppurative*, et que l'action du feu produise cet état plus facilement, d'une manière plus durable que toute autre cause. Jamais on ne trouve ce tissu fibreux dans l'épaisseur des parties, qui, ayant été divisées, avec ou sans perte de substance, ont été *réunies immédiatement et ont évité complétement la suppuration.*

Le *tissu fibreux des cicatrices* étant organisé au milieu de parties également mobiles, il exerce partout également son action; en sorte que si, d'ailleurs, tous les points de la circonférence d'une plaie sont à une égale distance et mobiles au même degré, ils sont tous rapprochés également vers le point central. Cette action uniforme donne des résultats différens, si la plaie n'est pas circulaire, comme elle l'est dans un moignon: si elle est oblongue, les bords seront plus tôt rapprochés dans le sens du plus petit diamètre; alors la cicatrice a peu de largeur et moins de longueur que n'en avait la plaie qu'elle remplace. Mais, si tout ne jouit pas de la même mobilité dans le pourtour d'une surface suppurante, sous laquelle s'est organisé le *tissu fibreux des cicatrices,* le rapprochement des bords se fera dans l'ordre de la mobilité respective des parties ; et la cicatrice peut éprouver une sorte de déplacement, en cheminant vers les parties fixées, qu'elle ne peut déplacer. Pour l'accomplissement de ce dernier effet, il faut qu'il y ait assez de parties molles audessous du tissu fibreux, pour qu'il puisse conserver son indépendance. Dans les cas contraires, il se fixe lui-même, à un os, un cartilage sous-jacent, et appelle vers lui toutes les parties environnantes, pour peu qu'elles soient mobiles: de là, les cicatrices adhérentes, déplacées, ridées sur un seul côté, déviant certaines parties environnantes, et causant par là diverses difformités, etc.

Ces derniers traits de l'histoire du *tissu fibreux des cicatrices,* sont précisément ceux dont nous avons cherché à tirer parti dans le traitement du trichiasis. Il ne s'agit point ici des différentes espèces de cette affection ; mais nous dirons pourtant que nous n'entendons point parler de l'inclinaison de

toute une paupière en arrière , par l'effet de l'engorgement
de la peau , ou du tissu cellulaire sous-jacent , de l'état connu
sous le nom d'*entropium ;* mais seulement, quelle que soit
leur cause , des cas dans lesquels les paupières conservant
leur attitude et leurs dimensions naturelles , les cils sont inclinés en arrière , et appuient ainsi sur le globe de l'œil ; en un
mot , du véritable *trichiasis.* En cet état, si une cause quelconque
peut agir sur le collet des bulbes, l'alonger et l'incliner vers l'extérieur du bord libre de la paupière, il est évident que les
cils suivront la même direction , et s'éloigneront par là du
globe de l'œil. Or, une suppuration établie dans leur voisinage , provenant d'une plaie abandonnée à elle-même , peut
modifier ainsi les collets des bulbes , et par conséquent, les
poils qui en proviennent.

L'observation a dû démontrer souvent aux praticiens attentifs , que le *trichiasis* succède fréquemment à la *psorophthalmie,*
dans laquelle on sait qu'il y a souvent des ulcérations sur le
bord libre des paupières; et qu'il suffit pour produire cet
effet , que ces mêmes ulcérations s'étendent un peu vers la
face interne de la paupière. On sait aussi qu'il est assez fréquent que les cils s'inclinent en arrière, lorsque des caustiques , comme les acides minéraux, la chaux vive , etc., péné-
trent sous les paupières et y font des pertes de substance à
la conjonctive , surtout dans le voisinage du bord libre. Ces
effets se conçoivent facilement, si l'on tient compte des phénomènes qui succèdent immédiatement à la suppuration ,
surtout prolongée , et des effets nécessaires, sous ce rapport ,
des solutions de continuité avec perte de substance. Mais on
conçoit tout aussi aisément , que , des solutions de continuité
semblables survenant tout auprès du bord libre de la paupière
sur la surface cutanée , en dehors ou en avant de la ligne suivant laquelle les cils sont implantés , et le plus près possible

de ces mêmes appendices , entraînent une conséquence opposée, c'est-à-dire , l'inclinaison du collet des bulbes et des cils en devant, et que la perte de substance faite par une brûlure , doit l'emporter , sous ce rapport , sur les effets de tout autre accident antérieur.

Une cautérisation faite par un cautère cultellaire , ou tout autre de forme semblable ou analogue, et suivant une ligne horizontale, parallèle au bord libre de la paupière , intéresse la peau près du bord libre du cartilage tarse , dans un point où le tissu cellulaire est rare , où la texture de toutes les parties molles est fort serrée , et où ces dernières sont attachées de fort près au cartilage sous-jacent. Si l'action du cautère a été assez soutenue , la peau et les dernières fibres du muscle orbiculaire doivent avoir été détruites ; le périchondre doit faire le fond de la section opérée par le feu ; cet organe s'enflamme , suppure et devient de plus en plus immobile : dans son épaisseur s'engendre le *tissu fibreux des cicatrices* , lequel exerce incessamment les propriétés dont il est doué. En vertu de ces mêmes propriétés, la cicatrice ne peut avoir lieu qu'après le plus grand déplacement possible vers le point central de la plaie, des deux bords de cette dernière : celui des deux qui répond aux cils, ne peut s'incliner vers l'autre , qu'en alongeant les collets des bulbes ; et comme cette distension s'opère sur le bord libre lui-même de la paupière , ces mêmes collets en sont recourbés en dehors ou en devant, inflexion à laquelle ces cils ne peuvent éviter de se conformer en s'échappant des bulbes ; inflexion, même, selon laquelle leur construction doit être faite, parce que l'alongement des bulbes doit avoir pour résultat , que les poils en soient enveloppés dans une plus grande étendue et pendant un temps plus long. Aussi , non-seulement les cils en sont-ils désormais dirigés en devant , mais encore recourbés dans le même sens sur toute leur longueur.

On sent aussi, et pour les mêmes raisons, qu'une cautérisation pratiquée sur le bord libre lui-même, dans l'intention de détruire les bulbes, devrait, pour remplir son but, être pratiquée bien perpendiculairement et assez profondément pour tout détruire ; que la mobilité et la forme des parties sont de grands obstacles à l'accomplissement de cette condition difficile et de rigueur : que, pour peu que la cautérisation s'incline en arrière ou en devant, il doit en résulter, pour la suite, des inclinaisons semblables des bulbes, s'ils ne sont pas totalement détruits, et, par conséquent, des poils qui peuvent en provenir.

L'action du feu sur les parties vivantes est prompte; mais elle est beaucoup moins profonde qu'on ne se le persuade, à moins de prolonger notablement l'application du calorique: chose toujours difficile à faire, quand on opère sur des parties peu volumineuses, quand il faut y mettre une grande précision, et quand la délicatesse des parties environnantes exige des égards et une certaine rapidité dans l'exécution. En appliquant le fer rouge, le plus près possible des cils, sur la surface cutanée de la paupière, nous avons vu souvent l'action du feu se propager aux poils, qui en étaient brûlés sans être touchés, et aux bulbes qui en étaient cautérisés et que nous avions cru détruits ; mais le développement de nouveaux cils ne tardait pas à nous désabuser, et à nous prouver que l'action du feu ne s'était étendue qu'au collet des bulbes, et nullement dans leur fond, partie essentielle de l'organe et dans laquelle le poil est réellement produit.

On pourrait croire que les choses se passent autrement, dans les cas où l'on s'est efforcé de détruire entièrement les bulbes, par l'application immédiate du feu sur la région qu'ils occupent sur le bord libre de la paupière: c'est une erreur sur laquelle il importe que les praciciens soient désabusés. Le bord libre des paupières est fort étroit ; l'œil est fort mo-

bile et entraîne les paupières dans des mouvemens automa-
tiques causés par la crainte ou la douleur ; la proximité du
globe de l'œil rend d'une application très-difficile tous les moyens
propres à le préserver de l'action du calorique : ces motifs
sont bien suffisans pour rendre difficile, imparfaite, mal assurée, l'application du cautère actuel sur le bord libre d'une
paupière. Le fer rouge, quelle que soit sa forme, passe trop
légèrement, trop rapidement sur la plupart des points, glisse
en devant, en arrière, ne détruit presque pas de bulbes, et
laisse dans ses écarts, des points de suppuration propres à
augmenter ou diminuer la difformité, selon leur situation. Il
est rare que la déviation postérieure des cils, qui constitue le
trichiasis, soit universelle ; que tous les cils, sans exception,
soient dirigés vers la conjonctive et frottent sur elle au point
de l'enflammer ; mais il est très-possible qu'une opération pratiquée par le moyen du cautère actuel, dans l'intention de
détruire les bulbes, n'ait d'autre effet que celui de compléter
la déviation morbifique des cils.

L'observation suivante nous paraît propre à démontrer que
les choses se passent réellement de la sorte, dans certains
cas, et que l'on n'obtient alors pour résultat, qu'une augmentation de la maladie, en se conformant aux préceptes établis
et le plus en crédit.

Joseph Miécand, ancien militaire, âgé de 49 ans, fut admis
à l'hôpital Saint-Éloi, le 1.er août 1820. Il était né de parens
sains ; il était d'une bonne constitution et d'une taille élevée,
et n'avait éprouvé, dans son enfance, que quelques engorgemens passagers des ganglions lymphatiques jugulaires. Il avait
pris du service de fort bonne heure, avait fait les premières
campagnes d'Espagne et d'Italie, sans accident ; il avait été de
l'expédition d'Égypte, où il avait été atteint, à plusieurs reprises,
de l'ophthalmie qui détruisit la plus grande partie de l'armée

Française. La maladie ne fut jamais très-intense ; mais jamais ,
depuis , ses yeux ne furent complétement débarrassés ; les conjonctives étaient constamment injectées , et le bord libre de la
paupière supérieure des deux côtés, engorgé , épaissi et difforme. L'aspect des parties , la marche de la maladie , l'ensemble
de la santé générale , nous donnèrent l'idée d'un état rhumatique , dont les effets se seraient principalement exercés sur les
conjonctives, maintenues depuis long-temps dans un état d'inflammation chronique. Un traitement fut institué en conséquence de ces idées : il se composa principalement d'extrait
d'aconit , de quelques dérivatifs , et de dégorgemens locaux
fréquemment répétés au moyen des sangsues. Le malade fut
notablement soulagé ; mais, quoique rien ne fût sensiblement
changé dans le régime ni dans les influences extérieures , rien
ne put troubler le cours d'une marche intermittente dans
les symptômes, lesquels s'accroissaient par intervalles , pour
s'appaiser ensuite , et toujours d'une manière incomplète et
passagère. Une marche aussi singulière et aussi constante
ne pouvait manquer de fixer l'attention et d'exciter le zéle de
tous les témoins : les élèves firent des recherches exactes , et
l'un d'eux découvrit plusieurs cils entièrement déviés en arrière et frottant habituellement sur la conjonctive. Le malade
se plaignait, depuis long-temps , d'une douleur qu'il rapportait
à ce même point , et qu'il comparait au sentiment d'un corps
étranger engagé sous la paupière supérieure; mais la sensibilité
de l'œil , une sorte de contracture habituelle des paupières
que la longue durée de la maladie avait occasionée , rendaient
fort difficile la vérification de ce point.

Cet état ayant été constaté, il ne pouvait manquer d'être
considéré , sinon comme la seule cause , du moins comme une
de celles qui entretenaient le plus puissamment l'ophthalmie.
Il était plus que probable que l'inflammation aiguë , qui n'avait

pas produit , comme à l'ordinaire , des ulcérations sur la cornée , en avait déterminé de petites vers le bord libre des paupières , d'où était résulté la déviation des bulbes et des cils : la déviation particlle s'accordait avec l'historique de la maladie principale , laquelle n'avait jamais été bien intense. En conséquence , l'arrachement immédiat des cils fut d'abord pratiqué, et nous nous mîmes en devoir de prévenir la reproduction de la maladie.

Pleinement convaincu que l'instruction médicale n'est solide et ne peut porter des fruits utiles , qu'autant qu'elle est fondée sur la connaissance et la comparaison des choses le plus opposées , nous résolûmes d'entreprendre la destruction de tous les cils par l'action du cautère actuel , quoique nos idées fussent bien fixées, touchant les effets et les inconvéniens de ce moyen , employé dans cette intention. Le malade situé sur un siége solide , la tête fixée sur le corps d'un aide placé debout derrière lui , nous engageâmes sous la paupière supérieure , une pièce de linge , en plusieurs doubles , trempée dans de l'eau fraîche. Les paupières furent maintenues tendues et rapprochées entre elles par les doigts d'un aide , qui agissaient sur la peau de l'angle externe de l'œil et l'entraînaient vers la tempe. Nous portâmes , alors , la lame d'une spatule en acier , rougie à blanc , sous le bord libre de la paupière supérieure , et nous la promenâmes dans toute la longueur de ce même bord. Tout ce qui restait des cils fut brûlé , et les bulbes de ces poils en parurent cautérisés profondément et en entier.

L'engorgement qui succéda à cette cautérisation , fut assez grand; mais la conjonctive oculaire ne participa que peu à l'inflammation.

Le quatrième jour de la cautérisation , l'escarre se détache; la plaie suppure.

Les jours suivans , on s'aperçoit que la paupière supérieure

est tirée en dedans , qu'elle se roule vers le globe de l'œil. Cette
inclinaison s'accroît chaque jour; et des cils , en grand nombre , qui se reproduisent , irritent plus fortement que jamais
la conjonctive : il est évident que les suites de l'opération auront beaucoup aggravé la maladie, si on laisse les choses en cet
état. Nous prenons aussitôt un autre parti.

Le malade étant situé comme la première fois , le globe de
l'œil étant garanti et les paupières assujetties par les mêmes
moyens , nous portâmes tout auprès du bord libre de la paupière supérieure, immédiatement au devant des cils qui s'étaient
déjà reproduits , le bord d'un cautère en fer de lance , chauffé
à blanc, et nous traçâmes avec cet instrument une ligne horizontale , depuis l'angle externe jusqu'à l'angle interne. Cette
ligne fut tracée assez lentement , pour former une escarre de
toute l'épaisseur de la peau. Malgré le courage du malade ,
cette partie de l'opération fut difficile , parce que la cautérisa-
·tion précédente ayant roulé la paupière en arrière , tout le bord
libre et une partie de la face antérieure formaient une surface
convexe , une sorte de demi-cylindre horizontal, sur lequel le
cautère se serait établi difficilement d'une manière solide , sans
une attention particulière : il fallait le conduire lentement, et
lui imprimer quelques légers mouvemens de va-et-viens selon
son axe ; alors, le point qui touchait la peau, y creusait une sorte
de rainure dans laquelle il se logeait, et qui lui servait comme
de guide pour la suite. Ainsi , *toute l'épaisseur de la peau se
trouva divisée , cautérisée jusqu'au périchondre dans toute
la longueur de la paupière , et tout auprès des cils ,* qui
s'en trouvèrent brûlés de nouveau.

L'engorgement qui suivit cette seconde opération, fut plus
étendu que celui que la première avait provoqué : il s'ensuivit
une légère inclinaison du bord libre de la paupière en arrière ,
qui n'aurait pas manqué de renouveler l'inflammation de la

conjonctive , si tous les cils n'avaient entièrement disparu par la brûlure.

Le quatrième jour, l'escarre se détache , la plaie est mise à nu : elle est large, profonde ; elle règne dans toute la longueur de la paupière , et s'étend jusqu'aux bulbes des cils.

Le cinquième jour , la plaie se resserre dans le sens de sa largeur ; sa profondeur paraît moindre. Quelques cils sont déjà reproduits : on les distingue aisément , aussi bien que le point d'où ils sortent, sans soulever ni renverser la paupière , et seulement à la faveur du léger écartement que le malade peut leur imprimer : preuve évidente que la paupière est déjà entraînée en devant ou en dehors ; car il était impossible de les considérer aussi commodément auparavant.

Ce phénomène se prononce chaque jour , de plus en plus , et dans les proportions de la cicatrisation de la petite plaie, à laquelle on ne donne d'autres soins que quelques lotions avec l'eau de guimauve. A mesure que les cils se multiplient et se prolongent, ils contractent spontanément une inflexion en haut, qui les éloigne de plus en plus de la conjonctive.

Dix-sept jours après la seconde cautérisation , la plaie fut tout-à-fait cicatrisée ; la paupière avait recouvré presque entièrement les formes naturelles , à cela près d'un peu d'épaississement dans son bord libre. L'injection , le rougeur , l'engorgement et l'état douloureux de la conjonctive disparaissent rapidement.

Dans les premiers jours du mois de décembre, quarante et quelques jours après la dernière opération, le malade quitta l'hôpital , totalement guéri de son ophthalmie , supportant le jour le plus éclatant , et distinguant bien les objets ; la paupière supérieure portant une cicatrice étroite, mais déprimée , blanche et solide , et régnant dans toute la longueur de son bord libre, attenant la rangée des cils. Ces derniers avaient leur ori-

gine beaucoup plus en devant sur le bord libre de la paupière ,
et présentaient dans leur longueur , une incurvation qui en dirigeait les pointes en haut. Une remarque curieuse et instructive ,
pour ce qui sera dit dans la suite , c'est que ces poils n'étaient
pas clair-semés et ne paraissaient pas moins nombreux qu'ils
n'avaient dû l'être dans l'état naturel, malgré les efforts qui
avaient été faits d'abord , dans l'intention d'en détruire les bulbes, et malgré la cautérisation subséquente , que l'on pourrait
croire propre à produire le même effet.

Les suites de cette petite opération furent très-simples ; l'état
général du malade n'en fut nullement altéré : ce fut par prudence,
qu'il fut privé d'alimens pendant les premiers jours. Le seul incident qui eut lieu sur la fin, fut une sorte d'orgelet qui faisait
saillie et qui s'ouvrit en arrière du bord libre de la paupière ,
et dont l'origine vraisemblable fut la suppuration de quelques-
uns des follicules sébacés, appelés de *meibomius,* enflammés
sans doute par l'effet de la cautérisation.

Ce fait nous semble bien démonstratif. Il met en comparaison
deux procédés, ou plutôt deux méthodes bien différentes entre
elles , par leur esprit , leur but et leurs résultats , malgré leur
identité apparente, quant au moyen d'exécution. Il ne s'agit pas
de comparer l'application du feu faite de deux manières différentes ; mais plutôt, les intentions bien diverses que l'on se propose dans les deux , et la manière dont elles sont remplies. Détruire les bulbes des cils et anéantir pour jamais la sécrétion ,
l'organisation de ces poils ; prévenir ou mettre fin, par cette destruction , à l'action irritante que ces corps peuvent exercer par
leur contact sur la membrane conjonctive , tel est le but qu'on se
propose dans la première méthode. Ce but est-il rempli à la faveur des moyens proposés , et notamment de celui qui est le plus
en crédit : la cautérisation par le feu de tout le bord libre de
la paupière ? On vient de voir quelle doit être la réponse.

Les bulbes des poils sont couchés fort obliquement, au côté interne du bord libre des paupières ; leur obliquité est telle , que , tandis que leur fond répond à l'intérieur , leur orifice se montre sur le côté externe de ce même bord libre. Il s'ensuit qu'ils sont réellement recourbés dans leur longueur, de l'intérieur à l'extérieur de la paupière ; incurvation qui résulte de ce qu'ils contournent le rebord presque tout entier. De là , sans doute , l'inflexion prolongée dans le même sens, que présentent les poils qui s'échappent de ces organes.

Les choses étant ainsi disposées, il est clair qu'un fer rouge , dont l'action se passera perpendiculairement au bord libre de la paupière , ne pourra entamer les bulbes que par leur orifice , qui , seul, répond à cette région. Or , ce point des bulbes, le *collet* même tout entier qui le précède , ne peuvent être considérés que comme une sorte de conduit propre à soutenir, à diriger le poil, une fois produit. Mais l'appareil de sa production est dans le fond du bulbe; c'est ce point qu'il importerait de détruire pour empêcher la reproduction du poil. On compterait vainement sur l'inflammation qui se propagerait jusque-là , à la suite de la cautérisation des orifices des bulbes : ce phénomène a eu lieu , lorsque nous avons pratiqué la cautérisation tout auprès de ces mêmes orifices; on a même vu que l'inflammation avait pénétré dans l'intérieur des follicules sébacés. Il est impossible au moins , que l'inflammation n'ait pas pénétré dans le fond des bulbes, lorsque nous avons cautérisé tous leurs orifices dans la première opération ; et, cependant , dans les deux cas , aucun cil n'a été détruit. Par conséquent , c'est inutilement que l'inflammation s'étend au fond des bulbes ; elle y laisse subsister l'appareil nutritif du poil, et celui-ci est reproduit, même pendant que l'inflammation subsiste, ou du moins aussitôt qu'elle a cessé.

L'analogie aurait pu prêter des lumières suffisantes pour éclai-

rer la question *à priori* , si l'analogie avait été consultée, si la
question pathologique avait été étudiée , et si la plupart de nos
procédés opératoires n'avaient été institués sur tout autre base
que celles que la pathologie pouvait fournir.

Le *trichiasis* est , le plus souvent , le produit d'ulcérations
spontanées , ou de pertes de substance accidentelles , établies à
l'intérieur de la paupière , à peu de distance du bord libre :
dans les deux cas, les parties affectées ont toujours été, pendant
long-temps , atteintes de l'*inflammation suppurative*. Est-il
possible de concevoir que l'état inflammatoire ne se propage
pas jusqu'au fond des bulbes , pendant la longue durée qu'il
obtient en pareil cas , et que la sensibilité naturelle des organes
favorise merveilleusement? L'inflammation entretenue par quelques points ulcérés qui préparent le *trichiasis*, peut s'étendre
et s'étend souvent , en effet , à toute la conjonctive , à la cornée ; elle peut former de nouvelles ulcérations sur cette dernière , produire l'*albugo* ; elle peut pénétrer jusqu'à la membrane séreuse des chambres de l'œil et donner lieu à l'*hypo-
pyon* , à l'*iritis* , à l'opacité accidentelle de la membrane cris-
talloïde, à l'altération du corps vitré ou de la membrane ré-
tine. Chacun de ces accidens a souvent succédé aux ulcérations
d'origine scrofuleuse , par exemple , qui finissent si souvent
par le *trichiasis*, qui attestent par ce résultat , autant que
par la situation de leurs cicatrices , quel a été leur siége positif, quelle a été l'origine commune de l'inflammation. L'affi-
liation naturelle des symptômes permet d'admettre que les
ulcérations ont été la source de tout ; que de ce foyer est partie l'irritation qui a enfanté tous les accidens. L'histoire entière des maladies de cette espèce , conduit inévitablement à
cette conclusion. Et il serait possible de concevoir que cette
même inflammation n'aurait pas dépassé l'orifice des bulbes
des cils , qu'elle n'aurait jamais pénétré jusque dans leur fond,

par la raison que les cils ayant reparu , l'organisation essentielle des bulbes n'a pas dû être ulcérée ! Il nous paraît plus
logique de raisonner de la manière suivante: Il est impossible
que les bulbes des cils aient échappé à l'extension de l'inflammation , dans les cas où cette affection située et fixée dans
leur plus prochain voisinage par des ulcérations , s'est étendue à des parties bien plus éloignées , et d'une structure nullement analogue : or , si les cils se sont reproduits dans la suite,
de manière à produire le *trichiasis* , il est probable , et paraît
même démontré , que l'inflammation du fond des bulbes peut
y laisser subsister l'organisation nécessaire pour la production
des poils.

Mais il y a plus : dans un assez grand nombre de cas de cette
espèce , tant que durent les ulcérations du bord libre de la paupière , les cils sont fins et clair-semés. Les choses demeurent long-
temps en cet état, vraisemblablement parce qu'il provient d'une
viciation profonde de la constitution ; que les moyens de l'art ne
réussissent que difficilement et lentement à effacer cet état
morbifique , lequel n'est anéanti fort souvent , que par les progrès de l'âge et les changemens qu'il amène (1). Or , lorsque les
ulcérations sont enfin terminées par des cicatrices , les cils se
multiplient et se renforcent ; ils reparaissent partout sur la longueur du bord libre de la paupière avec toutes leurs apparences naturelles , moins leur direction qui est changée, viciée ,
et qui constitue le *trichiasis* , et le nombre de ces appendices
qui n'est pas tout-à-fait le même. Il n'y a donc pas eu destruction des bulbes , ou , du moins , elle a été bornée à un petit

___

(1) Cette opinion est rendue très-vraisemblable par l'état de finesse , de
rareté , de faible coloration , presque de flétrissure , de tous les autres appendices pileux , tant que subsistent ces conditions morbifiques.

nombre d'entre eux , qui vraisemblablement ont été atteints
par les ulcérations ; il n'y a donc eu , de la part de tous les
autres , que suspension de la sécrétion de la matière pileuse et
de la formation du poil. Or , on ne peut pas concevoir ce phénomène, sans admettre que l'inflammation propagée jusqu'au
fond des bulbes, en est la cause. S'il en est ainsi , s'il faut
prendre comme une preuve d'inflammation du fond des bulbes ,
la suspension plus ou moins durable de ses fonctions , donc il
est démontré que l'inflammation, même prolongée, des bulbes
des cils , n'a pas la puissance , du moins le plus souvent , d'en
détruire l'organisation et l'aptitude à leur fonction naturelle.

Les éruptions qui donnent lieu à de véritables ulcérations,
méritent d'être étudiées sous le même rapport : la variole, la
teigne , quelques espèces de dartres , nous en offrent des exemples ; et leur résultat, par rapport aux bulbes des cheveux
ou des poils, peut être d'autant mieux appliqué aux bulbes des
cils , que souvent ces mêmes affections s'exercent sur ces derniers , et y produisent le *trichiasis :* la chose n'est pas rare,
surtout de la part de la variole.

Les pustules de cette dernière forment des ulcérations plus
ou moins profondes : les plus superficielles ne détruisent par les
bulbes , quoique elles soient assez étendues pour que chacune
puisse embrasser l'orifice de plusieurs d'entre eux , et qu'il soit
incontestable que l'inflammation a dû s'y propager jusque dans
le fond de ces mêmes bulbes. Les effets ne sont pas plus profonds à l'égard des poils de la surface du corps, qui sont bien
plus fins et dont les bulbes doivent être bien plus délicats ,
qu'à l'égard des cheveux et des poils de la barbe , dont les
bulbes ont une organisation bien plus robuste : les uns et les
autres sont conservés , et rien n'est changé dans leurs dispositions apparentes. En examinant les cicatrices des pustules les
plus profondes , on voit que quelques-unes , qui ont opéré une

perte de substance appréciable par l'excavation de la cicatrice , ont consommé la ruine de quelques bulbes , et que les poils correspondans ont disparu pour jamais ; dans d'autres , on voit que l'ulcération n'a emporté qu'une partie de certains bulbes , vraisemblablement l'orifice et le col ; mais , le poil a poussé du milieu de la cicatrice , en changeant de direction : ce qui atteste tout à la fois , que le fond du bulbe n'a point été détruit , et que l'inflammation , qui n'a pu manquer de s'étendre jusque-là , n'a pas suffi pour en altérer l'organisation.

Les pustules de la teigne , qui ont toutes leur siége dans les bulbes des cheveux ou des poils , n'entraînent pas inévitablement leur destruction ; on voit fréquemment des têtes qui en ont été couvertes en entier , et sur lesquelles la maladie a subsisté long-temps , conserver cependant un grand nombre de cheveux. On pourrait soutenir que , dans ces cas, les bulbes des cheveux qui se sont conservés, n'ont point été malades ; mais , trois observations authentiques renversent en entier cet argument : 1.° On voit des teignes légères , quoique durables , laisser subsister tous les cheveux, même sans la moindre altération dans leur couleur , leur forme et leur consistance ; 2.° après des teignes plus graves , on voit surgir du milieu d'une sorte de cicatrice générale et continue , des cheveux rares , fins, crépus, irréguliers , et d'une teinte plus claire ; 3.° dans des cas de la même espèce , on voit naître du milieu de cicatrices irrégulières et difformes, des cheveux rares , plus ou moins forts, quelquefois remarquables sous ce dernier rapport , mais bien davantage sous celui de leur direction insolite et bizarre ; on les voit ramper dans l'épaisseur de la peau , former même quelques circuits sous l'épiderme , et conserver au dehors des inflexions semblables. Dans les cas de la première catégorie , si la maladie est d'ailleurs authentique , et nous pouvons assurer en avoir vu un grand nombre d'exemples, il est démontré que des ulcérations légères ont pu s'établir à l'orifice des bulbes, sans rien changer à l'organisation de leur fond ; faut-il admettre aussi que l'inflammation ne s'est nullement étendue jusque dans ce dernier point? Dans le cas de la seconde et de la troisième catégorie, il est incontestable qu'il y a eu une influence exercée sur le fond du bulbe, puisqu'il y a eu des altérations évidentes dans le produit de ses fonctions. Quelle est la cause immédiate de cette influence? Est-ce l'ulcération ? Mais elle détruit les organes ; et le bulbe qui produit un cheveu, doit subsister. On ne peut concevoir cette influence que de la part de l'inflammation, parce qu'elle ne détruit pas les organes, qu'elle peut les altérer profondément, et qu'elle a eu réellement lieu. Il n'a donc pas moins fallu que des ulcérations graves et profondes, et l'inflammation qui pouvait en provenir, pour que cette derrière, s'étendant au fond des bulbes non détruits, y produisît des changemens capables d'altérer l'organisation du cheveu. Nous ferons remarquer, en outre, que les cas de la troisième catégorie présentent une image claire et fidèle de ce qui se passe dans les bulbes des cils, dans les cas de *trichiasis*. Les mêmes remarques sont applicables en entier aux espèces de dartres qui produisent des ulcérations proprement dites, c'est-à-dire, des solutions de continuité spontanées, avec perte de substance, *sans mortification*.

Il est donc bien démontré que la destruction d'une partie des bulbes, abstractivement considérée de tout autre conséquence, n'entraîne pas la suppression des cheveux ou des poils correspondans, lorsque la destruction se borne à l'orifice ou au col du bulbe ; que la destruction du fond de ce même organe est nécessaire pour détruire à jamais la formation des poils ou des cheveux ; que l'inflammation qui peut et qui doit, sans doute, s'étendre de l'ulcération de l'orifice d'un bulbe, jusqu'à son fond, peut n'exercer aucune influence sur ses fonctions : de là, la formation de poils ou de cheveux, en tout conditionnés comme dans l'état naturel ; que des ulcérations profondes et graves, mais incapables de détruire les bulbes, peuvent exercer, dans le fond de ces derniers, à la faveur de l'inflammation qu'elles y produisent, une influence telle, qu'il en résulte des cheveux ou des poils difformes, pour la consistance, pour le volume et pour la couleur. Ainsi, la cautérisation opérée par le fer rouge appliqué perpendiculairement au bord libre des paupières, ne pouvant attaquer que les orifices des bulbes des cils, ne peut par elle-même entraîner la suppression durable de ces appendices ; elle ne peut entraîner aucune conséquence plus importante par l'inflammation qu'elle occasione, et qui peut bien s'étendre jusqu'au fond des bulbes, mais dont les suites se bornent tout au plus à une altération plus ou moins importante dans les conditions de la formation du poil, et ne peuvent jamais aller, ou du moins ne vont jamais jusqu'à la désorganisation des bulbes et la suppression définitive de ce même poil.

En cet état de la question, peut-on espérer plus de succès de la cautérisation opérée par le même moyen, mais dont l'action serait dirigée vers le fond des bulbes ? Dans cette intention, il faut porter le cautère actuel vers la face interne de la paupière. Là, on cautérise d'abord la membrane conjonctive, le périchondre, et même la cartilage tarse, si l'action du calorique est assez prolongée : quant au fond des bulbes, ce sont des points isolés, dont quelques-uns peuvent bien être atteints et détruits, et dont plusieurs autres peuvent échapper et se conserver au point de reproduire le poil. Que l'on remarque bien qu'un seul point de cautérisation profonde de la face interne de la paupière, suffit pour produire une cicatrice qui renverse le bord libre tout entier de cette même paupière en arrière ; que si le fond d'un seul bulbe échappe à la destruction, il repro-

duira le poil correspondant ; qu'il suffit de l'inclinaison d'un
seul poil, pour entretenir indéfiniment l'inflammation de la
conjonctive et de tout le globe de l'œil. Après avoir mûri ces
considérations, qu'on décide si ce procédé peut inspirer quelque
sécurité ; s'il n'est pas évident qu'il faudrait pousser très-loin
la destruction de la paupière, par l'application du feu au bord
libre et à la face interne, pour obtenir des résultats avantageux ; et si ceux qui ont été la conséquence de notre première
opération, ont quelque chose d'étonnant. Si le *trichiasis* est la
suite fréquente de la cicatrisation des ulcères ou des pertes de
substance à la face interne des paupières, près de leur bord
libre ; si la cautérisation par le fer rouge ne peut opérer la
destruction du fond des bulbes, qu'autant qu'elle est dirigée vers
la face interne des paupières, tout auprès de leur bord libre ;
si l'anéantissement des cils tient exclusivement à cette dernière
condition ; enfin, si les plus grandes précautions dans l'accomplissement de l'opération n'en peuvent pas garantir le succès,
parce qu'on ne peut jamais être sûr que le fond de tous les
bulbes a été détruit ; il est clair que si un seul a pu échapper,
on a établi par la cautérisation les conditions essentielles du
trichiasis, et que le seul poil qui sera reproduit, ne peut manquer de s'incliner vers le globe de l'œil, de l'enflammer constamment, parce qu'il est impossible que les cicatrices dont la
cautérisation doit être suivie, n'entraînent pas le bord libre
de la paupière en arrière, et n'inclinent pas du même côté
l'orifice et le collet des bulbes qui auront pu échapper à la destruction par le feu.

De nouvelles inventions prouvent aussi clairement que les
meilleures raisons, que les précédentes étaient insuffisantes. Il
est si vrai que l'emploi du fer rouge, selon les procédés que
nous venons d'analyser, n'empêche pas la reproduction des
cils et du *trichiasis*, que l'on a pensé à travailler par le même

moyen , à la destruction des bulbes un à un. L'usage d'une **sorte**
d'aiguille rougie à blanc, est seul admissible dans cette intention ; mais, sous ce petit volume, un cautère garde peu la chaleur : de là , l'idée de l'addition d'une sphère métallique à la
pointe , pour conserver plus long-temps le calorique. Il est évident que ce dernier perfectionnement est de peu d'importance ,
et que la partie qui se refroidira la première, sera toujours la
pointe , c'est-à-dire , le point où la chaleur est le plus nécessaire. Mais, ce procédé est sujet à bien d'autres difficultés. **Tout**
ce qui précède , démontre clairement qu'il faut qu'un procédé quelconque de destruction atteigne chaque bulbe , **pour**
empêcher la reproduction des cils ; que l'on compterait vainement sur l'inflammation qui se propagerait des bulbes cautérisés à ceux qui ne l'auraient pas été. **Si** des ulcérations
établies à leur orifice , n'ont pu entraîner la désorganisation de
leur fond , comment espérer quelque chose de mieux de la
cautérisation pratiquée dans leur voisinage? Et , dans la nécessité de les détruire tous , qui peut se promettre de n'en
point épargner , même dans plusieurs séances successives ? **Si**
la sensibilité et la mobilité de l'œil et des paupières rendent
difficile l'application d'une spatule sur le bord libre de la
paupière , si l'on ne peut se promettre d'incliner plus ou
moins en devant ou en arrière , et de ne pas tomber dans
une foule de variations involontaires , ces difficultés ne s'ac-
croissent-elles pas infiniment par l'usage d'une pointe **qui**
exige bien plus de précision ? Il ne s'agit pas de plonger cet
instrument au hasard sur quelques points de la longueur
du bord libre de la paupière , il faut absolument , sous peine
d'insuccès et même d'un résultat plus fâcheux , tomber en
particulier sur chaque bulbe et parcourir toute sa longueur ,
pour être assuré de sa destruction. Si , dans la cautérisation
générale du bord libre , on doit appréhender que l'inclinaison

postérieure du cautère établisse de nouvelles conditions de
trichiasis, si cet effet est indubitable après la cautérisation
pratiquée à dessein vers la face interne , comment se garantir
d'un semblable inconvénient par l'usage du cautère aigu , qu'il
est bien autrement difficile de diriger avec la précision nécessaire ? Les observateurs de bonne foi ne tarderont pas à s'aper-
cevoir et à publier que ce procédé est cent fois plus difficile
et plus infidèle que tout autre : ses effets ne peuvent être
comparés à ceux de la cautérisation du bord libre ou de son
côté interne, que par les défauts qui leur sont communs ; ces
trois sortes de cautérisations se ressemblent en ce qu'on n'est
pas assuré , par l'une ou par l'autre , de détruire tous les
bulbes et d'empêcher la reproduction des poils. On forme des
cicatrices qui ne peuvent manquer d'être difformes, et qui
seront placées , le plus souvent , sur le côté interne du bord
libre de la paupière ; ce qui doit nécessairement dévier en
arrière les orifices des bulbes et les poils qui en proviendront.

Une erreur commune à plusieurs écrivains d'un grand nom
qui se sont occupés de cet objet , a été de se persuader qu'une
cicatrice étant produite dans la région vers laquelle les poils
se dirigeaient vicieusement, elle serait imperméable pour eux ,
lors de leur reproduction , et qu'ils en seraient contraints de
pousser dans une autre direction: de là, le précepte de cautériser tout le côté interne ou postérieur du bord libre de la
paupière , dans les cas où les cils se dirigent en arrière ; cette
barrière devant être insurmontable , il devait être inévitable
que les poils se dirigeassent en devant. Ce précepte démontre
clairement que l'on n'a point compris l'influence des cicatrices
sur la direction des poils. Cependant , l'observation apprend
que les cicatrices qui résultent des ulcérations que certaines
ophthalmies entraînent, donnent lieu à la déviation des cils
et à la formation du *trichiasis* : ce fait est connu et signalé

par les mêmes écrivains. Ils auraient pu remarquer que,
dans leur système , pour que les cicatrices de ces ulcérations
dirigeassent les cils en arrière , il aurait fallu que les unes et
les autres fussent situées en avant ; que le contraire a lieu
dans l'ophthalmie chronique , où l'inflammation et les ulcérations qui en sont la conséquence , ont toujours lieu vers l'intérieur des paupières , par conséquent au côté postérieur de
leur bord libre. Pour que , dans ce système , une cicatrice située en arrière , produisît l'effet qu'on s'en propose , il faudrait
qu'elle fût réellement imperméable aux poils , lors de leur reproduction. Mais nous avons cité des faits qui prouvent clairement le contraire ; et il est vraiment fort étranger qu'on ait
pu s'en laisser imposer sur ce point : on voit si communémen
à la barbe , au cuir chevelu , à la suite de la variole , des brûlures , de la teigne , des ulcérations syphilitiques ou scrofuleu-
ses , des poils , des cheveux naître de divers points dans l'étendue de cicatrices grandes , profondes et difformes , et quelquefois de toute leur surface , qu'il est fort étonnant que de pareils
faits n'aient pas paru remarquables , frappans. La chose est d'autant plus singulière , que cette erreur n'a pas empêché de
reconnaître l'impuissance de tous les procédés connus et de
s'en plaindre : « *Longè difficilius est negotium , quo prava*
» *directio ciliorum iterum increscentium avertitur ,* » a dit
Callisen , l'un des plus récens parmi les écrivains qui ont
recommandé la cautérisation du côté intérieur du bord libre
de la paupière , dans l'intention , comme il s'exprime : « *Cum*
» *igitur margo interior palpebræ , indè cicatrice obduca-*
» *tur , pilos crescentes ad exteriora vergere cogit illius re-*
» *sistentia.* » Richter qui fait le même aveu , donne pourtant
le même conseil , qu'il justifie par les mêmes motifs ; mais il
ajoute que l'on est obligé de réitérer fréquemment la cautérisation , tantôt dans un point , tantôt dans un autre , pour em-

pêcher la reproduction des cils , qui reprennent alors la même
direction vicieuse qu'ils avaient auparavant. Il est vraisemblable que la nécessité de réitérer souvent l'opération , a fait
choisir de préférence , à ces deux auteurs , l'emploi du nitrate
d'argent, qui cause moins de frayeur et auquel les malades se
soumettent plus volontiers.

Le précepte lui-même, ses motifs et les termes dans lesquels
le tout est énoncé, prouvent clairement deux propositions : les
auteurs n'ont pas connu la véritable cause du *trichiasis* proprement dit ; ils n'ont pas conçu la manière d'agir des caustiques employés d'après leur précepte.

Ils ont supposé que les bulbes étant entamés par des ulcérations , leur orifice devait en être oblitéré par la cicatrice subséquente , et que le poil reproduit , trouvant son issue naturelle
fermée, devait et pouvait s'en ouvrir une nouvelle. Ils n'ont
pas considéré qu'il fallait plus de temps à une solution de continuité pour se cicatriser , qu'à un poil pour etre reproduit ;
que cette disproportion est bien plus grande encore , dans
les cas dont il s'agit, parce qu'il existe de véritables ulcérations
et non pas de simples plaies , dont la cicatrisation serait bien
plus prompte que ne peut l'être celle des ulcères ; que les poils
se reproduisent le plus souvent , long-temps avant la cicatrisation des ulcères , par conséquent avant que l'on puisse supposer l'oblitération des bulbes. Si, quelquefois , la formation des
poils semble suspendue , si même plusieurs se détachent spontanément et ne sont pas reproduits immédiatement , cet effet
résulte , sans doute , de l'influence passagère exercée sur le
fond du bulbe, par l'inflammation qui accompagne l'ulcération
de son orifice; mais cette influence cesse avec les excès de l'inflammation , long-temps avant la formation de la cicatrice , et
dès-lors le poil est reproduit : aussi les voit-on naître au milieu
des ulcérations. Pour soutenir l'assertion erronée relative à l'in-

fluence des cicatrices sur le *trichiasis* , et le précepte pratique
qui prend sa source dans ces mêmes idées , il faudrait que les
ulcérations des paupières suspendissent le développement des
cils jusqu'après la formation des cicatrices, et nous venons de
voir que le contraire est ce que l'on observe.

On suppose encore gratuitement que le poil enfermé par une
cicatrice , est capable de se frayer une issue nouvelle , à la manière des corps étrangers. Cette idée ne peut pas soutenir un seul
instant l'examen de quiconque est instruit de la forme des organes destinés à la production des cheveux et des poils. L'anatomie
y montre plus clairement que le jour , un appareil complet,
où la nature a réuni ce qui est nécessaire pour la formation
du poil, une gaîne pour le soutenir, le diriger, et une ouverture
pour lui livrer passage et le fixer. On ne peut pas supposer
qu'à la chute d'un de ces appendices qui doit reparaître , parce
que l'organe reproducteur n'a point péri , l'orifice du bulbe
s'oblitère. Il demeure béant , jusqu'à l'interposition d'un nouveau poil ; et lorsque des ulcérations qui ont attaqué l'orifice
d'un bulbe sans en détruire le fond, se cicatrisent , la cicatrice
borde le contour de l'ouverture et ne l'oblitère pas. Ceci résulte
clairement de ce qui se passe au cuir chevelu dans la teigne ,
à la barbe dans les dartres ulcéreuses , dans les suites des
brûlures profondes , etc.

Plusieurs espèces de kystes ont la propriété de former des
poils à leur intérieur : dans ces cas , les poils sont réellement
renfermés dans un sac sans ouverture. Ils grandissent , se contournent et se bouclent réellement dans l'intérieur du kyste ,
et par l'effet de la résistance de ses parois ; mais, pas un ne perfore ces dernières pour se montrer à l'extérieur , quoique souvent ces kystes , d'ailleurs fort minces , soient placés fort près
de la surface extérieure, comme sous la conjonctive, etc. Les
poils sont donc incapables de se frayer un chemin à l'extérieur ,

à travers les parois d'une cavité où ils se trouvent réellement
enfermés ; et s'il était vrai , ce que nous sommes bien éloigné
de croire , que , par l'action d'un caustique sur les orifices des
bulbes , on pût donner lieu à la formation d'une cicatrice capable de les oblitérer , on peut être certain , si les poils se reproduisaient , qu'ils demeureraient enfermés dans le fond des
bulbes ; qu'ils pourraient bien les distendre , mais jamais les
perforer. Si les poils se reproduisent et s'échappent de leurs
bulbes , à la suite d'ulcérations ou de plaies avec perte de substance , qui ont long-temps suppuré , et qui ont intéressé ces
organes , c'est évidemment parce que leur fond n'en a point été
détruit , et que leur orifice est demeuré libre. Jusqu'ici , l'observation démontre qu'il n'en peut pas être autrement.

L'influence des cicatrices et des ulcérations qui les précèdent sur la formation du *trichiasis*, est bien différente ; et c'est
là le point le plus important à bien établir. Les considérations
et les observations précédentes nous paraissent démontrer clairement que , si les ulcérations et les cicatrices des bulbes des
poils donnaient lieu à l'oblitération de l'orifice de ces organes ,
il n'y aurait pas de *trichiasis* : le poil demeurerait enfermé
dans la cavité où il aurait pris naissance , et ne se montrerait
plus à l'extérieur ; par conséquent il ne pourrait avoir de direction vicieuse et offenser le globe de l'œil. Si le cil reparaît , il
n'est plus possible de douter que c'est parce que l'organisation
entière de la partie qui le fournit , s'est conservée. Or, que l'on
s'arme d'une forte loupe , et que l'on examine le revers de la
paupière d'un sujet mort avec le *trichiasis* proprement dit : on
trouvera des cicatrices couvertes de rides dirigées dans divers
sens , formant des lignes obliques ou courbes , qui s'étendent
du côté externe du bord libre , jusqu'à quelque distance sur la
face interne. Ces lignes passent plus ou moins près des cils et
agissent manifestement sur eux : si on les saisit avec des pinces

fines et très-exactes, si on les entraîne vers le bord libre, le
poil se redresse d'autant; si, au contraire, on entraîne la ride
pincée vers la face interne de la paupière, l'inclinaison du poil
en augmente. Quelques-unes de ces lignes plus ou moins recour-
bées, embrassent et contournent la racine d'un poil : alors, elles
agissent bien plus clairement sur lui, et causent évidemment
sa déviation; il semble même que la ride résulte de la résistance
que le poil et les parties qui le soutenaient, ont dû opposer à
l'effort qui les a déviés. A travers l'épaisseur des parties, on
peut quelquefois distinguer la couleur du poil dans l'intérieur
de son bulbe, et s'assurer qu'il y est plus ou moins recourbé.
Ce fait peut être rendu plus clair par l'acte de l'arrachement.
En le pratiquant avec lenteur et en observant ce qui se passe,
on voit que, dans le point du cil qui se trouve renfermé, il
se redresse d'abord avant de se séparer de son bulbe, et que
les rides des cicatrices environnantes changent de disposition
momentanément et pendant la durée de l'effort de l'avulsion.

Qu'avons-nous pu changer à l'état des choses, lorsque, après
avoir cautérisé inutilement, même avec un dommage sensible,
la face interne et le bord libre de la paupière, nous avons
réussi à redresser les cils par une nouvelle cautérisation pratiquée sur la surface externe de la paupière, tout auprès du bord
libre? Nous avons fait une perte de substance; la cicatrice
n'a pu se former, et ne s'est formée, en effet, qu'après que
le rapprochement spontané des bords a été porté aussi loin
qu'il se pouvait, et que la surface en a été fort rétrécie. Mais
ce rapprochement, à la suite d'une perte de substance, était
un véritable déplacement des points correspondans de la peau,
déplacement qui a dû être égal à la quantité de substance
perdue. Or, si le bord inférieur de la plaie horizontale faite
par le cautère, s'est laissé entraîner, le moins du monde, en
devant, il n'a pu le faire sans entraîner aussi, dans le même

sens, l'orifice des bulbes situés tout auprès, et si près, en effet, que les cils se trouvèrent brûlés: par conséquent, ces poils venant à se reproduire, ont dû se laisser incliner en devant par l'orifice de leur bulbe, déplacé dans le même sens. Ainsi, sans attaquer les bulbes dans aucune de leurs parties, en laissant subsister leur organisation tout entière, et par conséquent, la faculté de reproduire les cils, ces derniers ont pu être inclinés en devant, à tel point que l'on pourrait estimer au quart de la circonférence d'un cercle, l'étendue du mouvement qu'ils ont subi. Ce phénomène remarquable se trouve si évidemment le résultat de l'effort qui a rapproché les bords d'une plaie horizontale avec perte de substance, que ce même phénomène était consommé avant la formation de la cicatrice: il n'y avait plus de *trichiasis*, tous les cils étaient déjà portés en devant, au moment où l'inclinaison réciproque des bords de la surface suppurante était accomplie, et où la cicatrisation allait commencer.

Une perte de substance placée tout auprès des cils, et en dehors, est la condition qui a entraîné l'inclinaison correspondante de ces poils. Une condition semblable dans tout autre point de leur circonférence, ne suffirait-elle pas pour produire le même effet? Que l'on se rappelle que c'est à la suite des ophthalmies les plus prolongées, que l'on observe le *trichiasis*; que l'existence des ulcérations y est commune; que la participation de ces dernières dans la formation du *trichiasis*, est démontrée; qu'il est avéré aussi, que les cautérisations accidentelles de la face interne et du bord libre des paupieres par les acides minéraux, la chaux, la poudre à canon, ont souvent eu le même résultat, et que l'on se demande s'il n'est pas très-vraisemblable que les choses se passent réellement ainsi. Pour nous, il est désormais démontré que, lorsqu'il survient auprès des bulbes quelque ulcération ou quelque perte de substance, la cicatrice doit

nécessairement entraîner la déviation de l'orifice du bulbe , et
par conséquent du cil ; que la déviation a lieu vers tel ou
tel point , selon la situation de la surface suppurante , et la
profondeur ou l'étendue relative de cette dernière : de là ,
l'inclinaison en devant, en arrière , obliquement entre ces deux
directions, et même parallèlement au bord libre de la paupière ;
déviations variées que l'on observe en effet , et parmi lesquelles
cette dernière et la postérieure produisent seules le *trichiasis.*
Les ulcérations et les pertes de substance produisent sûrement
cet effet , si elles sont placées assez près des bulbes ; car elles
perdent cette propriété , si elles sont placées à une plus grande
distance , en sorte que l'extensibilité des parties puisse suffire
au déplacement qu'elles ont à subir. Ces affections n'ont pas
besoin , pour obtenir ce résultat, d'intéresser les bulbes directement ; cependant, les conséquences sont les mêmes et plus
prononcées encore , lorsque les bulbes ont été entamés , détruits
dans une partie de leur étendue ou de leur circonférence ,
pourvu seulement que leur fond n'ait pas été détruit : là résident
l'organisation et les propriétés nécessaires à la formation du poil,
et sa reproduction ne saurait plus être séparée de sa déviation.
On peut sentir maintenant combien cette doctrine , toute fondée sur les faits , est éloignée de celle qui est professée communément aujourd'hui ; et peut-être trouvera-t-on aussi, comme
nous en sommes convaincu , qu'elle peut seule servir de base
à la thérapeutique.

Nous venons de démontrer , si nous ne sommes pas dans
l'erreur , que les écrivains qui ont conseillé la cautérisation
de la face interne de la paupière, n'ont pas connu les véritables
causes du *trichiasis ;* nous pensons aussi qu'ils n'ont pas connu
la nature des effets produits par les caustiques employés selon
leurs vues et leurs préceptes, dans les cas où cette sorte de
moyens a réussi. On ne peut pas se le dissimuler ; ils ont , en

effet , réussi : les détails qui accompagnent le précepte , le démontrent, quoique l'on ait négligé de publier des observations
particulières ; mais ces mêmes détails démontrent aussi , que
le succès est difficile , qu'il doit être acheté par un grand nombre d'efforts infructueux, et, par conséquent , qu'il a dû être
rarement complet. Richter (A. G.) dit expressément que *l'on
est souvent obligé de cautériser de nouveau , tantôt un
point , tantôt un autre , pour empêcher les nouveaux cils
de prendre une mauvaise direction* (1). Il est donc vrai que
les cils qui se reproduisent , prennent une mauvaise direction,
c'est-à-dire , que l'inclinaison en arrière subsiste, que la difformité n'est nullement corrigée, et que le *trichiasis* n'est point
prévenu. Il est fâcheux que ceux qui ont agi de la sorte , n'aient
pas jugé à propos de publier les faits avec leur histoire entière :
il est très-probable que les détails fourniraient la matière de plus
d'une remarque instructive. Il serait intéressant de savoir quelle
était la cause de la maladie ; quelle était la disposition des cils
avant la cautérisation ; si ces poils se sont reproduits après la guérison , et en aussi grand nombre qu'ils étaient auparavant ; si la
direction des nouveaux cils était régulière et uniforme ; dans
quels points de la longueur de la paupière s'étaient montrés de
nouveaux cils mal dirigés ; combien de fois il en a reparu , et si
c'était dans les mêmes points ; depuis combien de temps la
cautérisation principale était faite, lorsque les cils mal dirigés
ont reparu, et si déjà une cicatrice était formée ; etc.

Il n'est pas rare que le *trichiasis* n'intéresse pas la totalité des
cils, ou qu'ils ne soient pas tous inclinés au même degré ou dans
le même sens. Ils sont alors comme disséminés sur tout le bord

---

(1) Il faut remarquer que l'on prescrit de pratiquer d'abord une avulsion
complète.

libre de la paupière , et dirigés les uns en devant , les autres en arrière , quelques-uns de côté et plus ou moins horizontalement, d'autres enfin plus ou moins obliquement. C'est de quelques-uns des cas de cette sorte , que l'on a dit que les cils formaient quelquefois deux rangées, et que, dans la postérieure, les poils étaient dirigés vers le globe de l'œil : vice de conformation originelle que nous n'avons jamais rencontré , et de l'existence duquel nous doutons fort. Dans l'état naturel de l'espèce humaine , les cils ne forment pas des rangées distinctes ; ils sont , à la vérité , implantés sur une même ligne , mais assez large et par bouquets ou pinceaux , et la direction générale des poils tend à les écarter obliquement du globe de l'œil. Une ulcération placée tout auprès du côté interne de l'un de ces faisceaux , et la cicatrice qui doit en résulter, ne peuvent pas agir également sur les bulbes de tous les cils qui le composent : les plus voisins doivent être les plus influencés ; car , si l'ulcération avait été placée à quelque distance de ces mêmes poils , elle aurait pu être sans influence à leur égard. La catégorie est absolument la même pour les poils les plus extérieurs d'un même faisceau. Dans ces régions , une petite différence dans la situation d'un ulcère en peut faire une grande dans les résultats dont il s'agit , parce que les parties jouissent de peu de mobilité , qu'elles sont fixées assez solidement au cartilage sous-jacent, et que , lorsqu'elles sont tiraillées , elles s'alongent autant qu'elles se déplacent. Telle est l'origine de ces déviations inégales des cils , qui semblent les disséminer sur tout le bord libre de la paupière. Dans des cas de cette espèce, une cautérisation pratiquée sur la face interne, au moyen du nitrate d'argent , réitérée aussi souvent que les cils reparaissent , et avec les soins que l'on recommande , a pu , a dû même réussir enfin à détruire complétement les bulbes des cils déviés. On sent qu'il faut, pour pro-

duire cet effet, que la cautérisation pénètre profondément ;
et, pour cela, plusieurs applications sont nécessaires. On arrache le poil, on cautérise, et l'on ne peut savoir quel effet on
a obtenu, qu'au bout du temps nécessaire pour la reproduction du cil: dès qu'il se montre, il est évident que la cautérisation a été insuffisante, que le fond du bulbe n'en a point
été détruit, et qu'il faut recommencer.

Si les observateurs nous avaient conservé le détail des faits,
nous pourrions éclaircir un doute qui ne paraît que trop
fondé. Les effets d'une cautérisation renferment toutes les
conditions propres à opérer une déviation des cils, et, en la
pratiquant en arrière, il est indubitable que c'est de ce côté
que les cils seront entraînés par le travail de la cicatrice. Or,
si l'on attaque et si l'on détruit ainsi les bulbes des cils les
plus déviés en arrière, dans les cas où ils sont comme disséminés, n'est-il pas à craindre que ceux qui n'ont été que
peu ou point détournés de la direction naturelle, en soient
déviés à leur tour? La chose est rendue très-vraisemblable par
cet avertissement donné par les Auteurs de la *Nécessité de
réitérer fréquemment la cautérisation, tantôt d'un côté,
tantôt d'un autre, à mesure que quelques poils se reproduisent dans une mauvaise direction.* On recommande, d'abord,
d'arracher les cils ; et la preuve que ce précepte n'admet pas
de restriction, qui d'ailleurs n'est pas énoncée, c'est que, dans
la crainte de causer une inflammation par ce soin préliminaire,
on prescrit de ne pas les arracher tous à la fois, mais peu à peu:
on a donc l'intention de n'en pas épargner. Lorsque les poils
reparaissent, après la cautérisation, comment reconnaître ceux
qui étaient déviés primitivement, et ceux qui le sont devenus par l'effet de la cautérisation elle-même? La chose est impossible ; mais il est très-vraisemblable que, tandis que l'on
détruit certains bulbes, on étend à d'autres la difformité

que l'on poursuit, et que l'on est conduit de la sorte, à les détruire tous.

Il résulte de ces considérations, que, par le moyen des cautérisations pratiquées, comme on le prescrit, en arrière du bord libre de la paupière, on n'a pu remédier au *trichiasis*, qu'en les employant de manière à détruire en entier les bulbes des cils déviés; que le succès n'a pu être complet, que dans les cas où les cils étant inégalement déviés, un petit nombre seulement étaient fort écartés, et où, dès la première application, le cautisque a pu consommer la ruine des bulbes attaqués par ce moyen, chose toujours fort difficile; que le succès devient très-douteux, quand il faut réitérer fréquemment la cautérisation sur les mêmes points, parce que la crispation subséquente se fera sentir à des distances d'autant plus grandes, et qu'il est vraisemblable qu'elle altérera les bulbes qui ne l'étaient pas encore; que, vraisemblablement, dans ces derniers cas, on s'est trouvé induit, sans s'en douter, à la destruction successive de tous les bulbes, que l'on attaquait à mesure que leurs poils reproduits se présentaient de nouveau inclinés en arrière: de là, la remarque naïve et nullement appréciée, de la nécessité de *réiterer fréquemment la cautérisation, tantôt d'un côté, tantôt de l'autre, à mesure que les cils reparaissaient avec leur vicieuse direction.*

Il est très-probable que, dans les cas où l'on aura eu la constance nécessaire, on ne se sera arrêté qu'après la destruction complète de tous les bulbes, et, par conséquent, après avoir rendu impossible la reproduction de tous les cils. Les praticiens auxquels la patience a manqué, ont pu constater l'inefficacité des moyens, en ce qui concerne la conservation des cils et la restitution de leur direction naturelle; intentions bien différentes de celles que l'on peut se promettre de remplir, et que les cautérisations sont dans l'impossibilité d'atteindre.

Aussi, a-t-on été sur le point de faire revivre une opération douloureuse, une véritable mutilation sans nécessité , pratiquée autrefois par *Burtisch* et ses contemporains , et justement abandonnée depuis long-temps : des praticiens instruits n'ont pu proposer *la résection du bord libre tout entier de la paupière ,* qu'en désespoir de cause , après avoir éprouvé l'insuccès de tout autre moyen , et demeurant dans la nécessité , après bien des efforts inutiles , de faire cesser le *trichiasis ,* pour prévenir la perte totale de la vue et de l'œil. Des traits de cette sorte en disent plus que les discussions les plus approfondies : ces aveux arrachés par la nécessité, sont plus démonstratifs que l'analyse ; et nous pouvons désormais conclure en toute sûreté , que tous les moyens proposés pour la guérison du *trichiasis,* sont généralement impuissans ; que, en particulier , la cautérisation de la face interne de la paupière , ou du côté interne de son bord libre , est également insuffisante , même dangereuse , à moins que l'on ne pousse les choses jusqu'à la destruction complète de tous les bulbes ; ce qui constitue une véritable mutilation , dont l'exécution est même fort difficile , lente et douloureuse.

Tout ce qui précède est bien propre à faire sentir le prix du second procédé que nous avons mis en usage , dans le cas que nous avons cité. Nous croyons devoir joindre ici l'histoire d'un second fait , propre tout à la fois à servir de modèle , et à démontrer de plus en plus qu'il existe un moyen simple et sûr de corriger la vicieuse direction des cils , en laissant subsister tout entier cet ornement des paupières , et sans altérer le moins du monde, si ce n'est dans leur forme , les organes destinés à produire ces poils.

Marguerite Martin , âgée de 56 ans , née dans le département de l'Aveiron, était douée d'une constitution assez f... bie. Elle avait éprouvé dans son enfance et jusqu'à l'adolescence, des ophthal-

mics fréquentes et prolongées, qui avaient laissé de légères taies
à la cornée, et qui vraisemblablement avaient produit des
ulcérations nombreuses à l'intérieur du bord libre des paupières supérieures. Depuis un grand nombre d'années, l'ophthalmie était devenue permanente, lorsque la malade fut admise
à l'hôpital Saint-Éloi, dans les premiers jours de juillet 1823.

La malade avait pris l'habitude de coiffures fort avancées,
comme pour dérober sa face aux rayons de la lumière ; elle
portait la tête basse et de côté pour éviter le jour ; les traits de
la face étaient contractés, par l'effet d'un effort constant de
rapprochement des paupières ; celles-ci paraissaient légèrement
engorgées vers le bord libre; elles semblaient plus courtes
qu'à l'ordinaire; leur ouverture paraissait moins étendue, et ne
découvrait qu'une surface médiocre de la conjonctive ; cette
dernière était rouge, injectée, épaissie, humectée de larmes
surabondantes et de mucosité. La cornée était recouverte de
plusieurs taies légères, qui paraissaient les cicatrices d'autant
d'ulcérations superficielles ; les points intermédiaires étaient
injectés et enflammés. En renversant, autant qu'il se pouvait,
la paupière supérieure de l'un et de l'autre côté, on voyait les
cils moins nombreux qu'à l'ordinaire, inclinés pour la plupart horizontalement, quelques-uns directement en arrière ;
mais les uns et les autres étaient tenus en contact avec la
conjonctive oculaire, par une sorte d'*enroulement* que la
paupière avait contracté vers la face postérieure. La cause probable de ce dernier phénomène, aussi bien que de l'inclinaison
de tous les cils, était des cicatrices dont le bord libre de la
paupière supérieure et la partie attenante de sa face interne
étaient recouverts : il était naturel de rapporter au même principe l'espèce de contracture que le bord libre des paupières
avait subie, qui faisait paraître la paupière plus courte, et l'ouverture des yeux plus étroite que dans l'état naturel. Enfin,

il était évident que le *trichiasis* et le contact perpétuel des cils avec la conjonctive, étaient les causes de l'ophthalmie et d'une partie des ulcérations qui avaient occasioné les taies de la cornée. Néanmoins, la vision n'était pas détruite; elle était seulement altérée par les points nébuleux de la cornée; mais on pouvait s'assurer par la conservation des couleurs, des formes et des mouvemens naturels de l'iris, par la netteté de la pupille, etc., que l'inflammation permanente de la conjonctive ne s'était pas propagée à l'intérieur de l'œil, et que les fonctions de cet organe pouvaient s'exercer sans obstacle, si cette inflammation venait à cesser pour jamais.

Le 12 juillet, nous procédâmes à l'arrachement de tous les cils, au moyen de pinces fines et très-exactes. Nous eûmes soin de diriger l'effort exercé sur chaque poil, parallèlement à son inclinaison, afin de ne pas risquer de les rompre : accident facile, et tout à la fois très-fâcheux, parce que la rupture peut avoir lieu près de l'insertion; qu'il peut devenir très-difficile de saisir, d'arracher le tronçon ; et qu'il ne peut manquer de faire l'office d'une brosse envers l'œil, et de l'irriter d'une manière infiniment plus forte et plus dangereuse qu'auparavant. Dès le soir même, il y eut un si grand soulagement, que la malade se croyant guérie, parlait de s'en tenir à un moyen dont le succès avait été si complet et si rapide. Nous lui fîmes comprendre cependant, que ce n'était là qu'un soulagement passager ; et elle consentit à l'opération qui fut pratiquée le 16.

La malade étant couchée horizontalement sur un lit solide, de manière que sa tête reposait sans oreiller sur l'extrémité des pieds du lit, fut assujettie invariablement dans cette position par des aides intelligens et forts: l'un d'eux debout derrière la tête de la malade, la fixait, en la pressant contre son corps. Nous engageâmes d'abord sous la paupière supérieure de l'œil droit, une pièce de linge pliée en quatre doubles, assez large

pour occuper toute la longueur de la paupière supérieure, et
assez étendue dans le sens opposé, pour recouvrir la paupière
inférieure. Ce linge avait été trempé dans l'eau froide, et son
utilité devait être d'empêcher que la chaleur ne fût transmise
trop rapidement à l'œil, et que la paupière inférieure ne fût
blessée. Un aide placé à la droite de la malade, les doigts enveloppés de linge mouillé à frais, appuyait obliquement sur la
tempe droite, de manière à entraîner l'angle externe de l'œil
dans cette direction, et tendre horizontalement la paupière supérieure : cette dernière se trouvait ainsi déployée et fixée dans
cette position. Nous-même, placé debout à la droite et un peu
derrière la malade, nous saisîmes de la main droite un cautère
actuel en forme de langue de carpe ou de fer de lance, chauffé
à blanc, et, le portant de champ et horizontalement, nous nous
en servîmes pour tracer une ligne transversale sur la paupière
supérieure, dans le bas de sa face antérieure, le plus près possible de la rangée des cils, lesquels en auraient été brûlés,
s'ils avaient existé. L'application du cautère commença dans le
point central de la longueur de la paupière ; il fut ensuite poussé
en dedans et en dehors, de manière à étendre son action vers
les deux extrémités de la même partie ; et dans ces mouvemens de va-et-viens, selon l'axe de l'instrument, qui furent
réitérés plusieurs fois, les parties cautérisées et divisées
transversalement dans toute leur épaisseur, et jusqu'à la profondeur du cartilage tarse. Une escarre occupait et tapissait toute la
rainure que le fer chaud venait de pratiquer ; mais la brûlure
s'étendait au-delà, au-dessus et au-dessous, à la distance d'une
ligne : il y paraissait par la crispation de la peau, une teinte blanche qui annonçait une mortification superficielle, et une légère
bordure de flictaines. Changeant de position, nous passâmes à
la gauche de la malade, mais un peu devant elle ; nous procédâmes de la même manière à la cautérisation de la paupière

supérieure gauche, où nous obtînmes exactement les mêmes
résultats, et où les choses se passèrent de la même manière,
à cela près d'un peu plus de difficulté pour tracer notre ligne
horizontale de cautérisation avec l'exactitude nécessaire. Nous
parvînmes cependant à remplir notre intention tout entière,
de ce côté comme de l'autre.

La douleur avait été vive : nous cherchâmes à la calmer, en
supprimant les linges engagés dans les paupières, et en faisant
humecter ces dernières avec l'eau de Goulard légère. Une heure
après, la malade était calme. Il survint dans la journée un engorgement aux paupières, qui s'accrut durant les deux jours
suivans, et qui fut le précurseur de l'inflammation qui s'établissait. Les yeux eux-mêmes étaient légèrement douloureux ; mais
les conjonctives ne fournirent pas de flux muqueux ; les larmes
même n'étaient pas abondantes. Pendant cet état, qui dura
trois jours, l'engorgement de la paupière supérieure, de l'un
et de l'autre côté, paraissait avoir incliné plus fortement qu'à
l'ordinaire le bord libre en arrière, et avoir produit un *entropium* passager. En effet, cet état ne subsista qu'autant que
l'engorgement qui l'avait produit ; il se dissipa progressivement,
aussitôt que la séparation des escarres permit l'établissement de
la suppuration. Celle-ci ne fut pas de longue durée : les bords
des petites plaies s'amincirent et s'inclinèrent réciproquement
après la séparation des escarres ; alors commença le travail
de la cicatrisation, lequel était complet du côté droit, dès le
douzième jour de l'opération.

Les choses marchèrent avec la même rapidité du côté gauche ;
mais elles offrirent une particularité : l'escarre se dessécha,
ses bords se séparèrent, et la cicatrice commença au-dessous,
en sorte qu'elle se trouva terminée, lorsque l'escarre se détacha en entier.

Dès le quatrième jour, l'engorgement des paupières avait

disparu , et le bord libre avait repris sa situation primitive , c'est-à-dire , qu'il présentait la même bridure qui avait été notée avant l'opération.

Dans les jours suivans , chacun observait avec autant d'intérêt que de curiosité , les progrès rapides de l'inclinaison du bord libre en devant , dans les deux paupières : alors , cette espèce de bridure disparaissait d'un jour à l'autre.

Au huitième jour , quelques nouveaux cils s'annoncèrent de l'un et de l'autre côté ; mais aucun d'eux ne présentait ni l'inclinaison postérieure que quelques-uns avaient eue , ni la direction horizontale que le plus grand nombre avaient présentée. *Ils se portaient tous presque uniformément en devant , et se recourbaient légèrement vers le haut.* Ils se multiplièrent plus qu'ils ne l'étaient avant l'opération ; ils acquirent l'étendue qui leur est naturelle , et leur direction nouvelle se prononça de plus en plus.

La malade sortit de l'hôpital dans les premiers jours d'août, parfaitement guérie. Non-seulement les paupières étaient ornées d'un bon nombre de cils naturellement disposés ; mais encore la contracture des paupières qui les faisait paraître mal fendues , était entièrement dissipée , et le globe de l'œil était découvert spontanément dans une bien plus grande étendue. Les conjonctives avaient recouvré , sans aucun soin particulier , leur état naturel. La malade ne craignait pas la lumière; elle portait ses yeux ouverts , et la vision n'était gênée que par les taies de la cornée ; encore ces dernières avaient-elles beaucoup diminué d'étendue et d'intensité.

Un plus grand nombre de faits semblables que nous pourrions citer , montreraient tous les mêmes résultats , et prolongeraient ce mémoire , sans ajouter notablement à l'instruction contenue dans les deux observations que nous avons détaillées. Mais , nous ne négligerons pas de faire remarquer que la dernière présentait un exemple du spasme du muscle orbiculaire , qui accompagne quelquefois le véritable *trichiasis*, et que *Bell* a, sans raison, pris pour la cause de la maladie. C'est une occasion entre mille, où l'on peut s'assurer de la légèreté avec laquelle des écrivains ont proposé, pour guérir des maladies qui ne leur étaient pas suffisamment connues, des procédés opératoires qu'ils n'avaient pas éprouvés. Pour constater l'influence du spasme du muscle orbiculaire dans la production du *trichiasis* proprement dit, il aurait fallu que *Bell* eût réussi par l'action de quelque topique sédatif sur l'organe affecté ; qu'un traitement anti-spasmodique général eût exercé quelque effet sur la maladie; que celle-ci présentât des irrégularités dans sa marche ; car il est essentiellement propre aux affections spasmodiques de présenter des rémissions. L'illustre *Scarpa* en fait la remarque très-judicieuse: « Cette cause du *trichiasis,* » dit-il , ne serait que temporaire. » Rien de tout cela n'a été observé ; et *Bell* , en énonçant son opinion , n'a pas pris la peine d'exposer les raisons qui la lui ont fait adopter. Mais de plus , *Bell* avait-il mis lui-même sa proposition en pratique? Si nous avons réussi à guérir le *trichiasis* par l'action du feu, lequel n'est point sédatif, et appliqué de manière à ne point diviser en travers les fibres du muscle orbiculaire ; si le spasme de ce même muscle , qui existait en effet et produisit une bridure qui semblait raccourcir les paupières, n'a cédé que secondairement et après que le *trichiasis* avait disparu ; il doit paraître évident que la contraction spasmodique qui détermine la contracture de la paupière, était une conséquence du *trichiasis ,* loin d'en être la cause : dès-lors aussi , il paraîtrait difficile de croire que *Bell* eût réellement mis en usage la section du muscle orbiculaire qu'il conseille , comme propre à faire cesser le spasme du muscle et le *trichiasis* qu'il croyait en dépendre. Il est notable , d'ailleurs , que *Bell* conseille de couper, *par la face interne de la paupière,* les faisceaux inférieurs du muscle orbiculaire, qu'il croyait être seul la cause de la maladie. S'il avait pratiqué son opération, il se serait aperçu que, en s'y prenant ainsi qu'il le prescrivait, il fallait d'abord diviser le cartilage tarse, dont il n'avait pas tenu compte ; que la face interne de la paupière est précisément le point par lequel les fibres inférieures du muscle orbiculaire ne sont pas accessibles. *Bell* aura observé cette rétraction involontaire des paupières, accompagnant quelquefois le *trichiasis,* et plus généralement toute inflammation prolongée de l'extérieur ou de l'intérieur de l'œil, et le rendant trop sensible à l'action de la lumière : dans l'embarras où le défaut d'observations suffisantes le laissait, touchant les véritables causes du *trichiasis,* il n'a pu saisir que cette circonstance, et il lui a tout attribué. C'est, sans doute, la plume à la main, que ces réflexions et l'idée d'une section perpendiculaire des fibres du muscle se sont présentées à son esprit ; et, croyant pouvoir préjuger la chose, qu'il se promettait vraisemblablement d'expérimenter à la première occasion, et des effets de laquelle il ne voyait pas qu'on pût douter, il a cru devoir la conseiller par anticipation.

Le célèbre professeur de Pavie a montré, à l'occasion de cette maladie, cette précieuse candeur dont il a fait preuve dans tant d'autres circonstances, et qui assure à ses travaux une solidité à l'épreuve du temps. «Quant à la.... forme de cette » maladie, dit-il ...... dans laquelle les cils se dirigent contre le » globe de l'œil, sans que le tarse ait éprouvé aucune déviation, » le traitement en est très-difficile, si toutefois il est connu ; » car il est démontré que l'arrachement des cils et la cautéri- » sation de leurs bulbes sont des moyens insuffisans, et que le » renversement du tarse en dehors expose le malade à un lar- » moiement continuel, accompagné d'un engorgement chronique

» de la conjonctive. L'art offre donc une imperfection visible
» sur ce point, qui réclame toute l'attention des chirurgiens.
» Dans le seul cas de cette maladie que j'aie observé, ajoute-t-il,
» *deux ou trois poils seulement* se dirigeaient contre le globe
» de l'œil. Il me parut impossible de leur rendre leur direction
» naturelle ; mais je m'aperçus qu'il suffisait pour les tenir à
» la distance de la cornée, de renverser légèrement le tarse. »
Scarpa pratiqua une perte de substance à la peau de la paupière, et réussit. Mais, en homme profond et familier avec les
difficultés, il ne se montre pas enflé de son succès; il ne le
donne pas comme devant servir de modèle; il ne rétracte rien
des aveux précédens; il ne cherche nullement à en affaiblir les
effets. « L'issue de cette opération, dit-il, aussi heureuse que
» le permettait la nature du mal, ne fut cependant pas telle
» qu'elle m'autorise à proposer la méthode que j'ai suivie, comme
» parfaite et susceptible d'une application générale. » Cette noble
droiture, digne de toutes sortes d'éloges, digne du Patriarche
de la Chirurgie du siècle, est d'un prix inestimable pour la
Science. Combien celle-ci serait plus avancée, si tant de praticiens chargés des plus vastes dépôts où sont réunies toutes les infirmités humaines, moins occupés de leur propre éclat que de
l'honorable mission qu'ils avaient acceptée, avaient pris le soin de
signaler les défectuosités de la Science, au lieu de celui de persuader à la tourbe ignorante, que, plus habile ou plus heureux
que tout autre, ils n'avaient jamais connu ni difficultés ni revers!

Un aveu tout aussi formel se trouve empreint, sinon dans les
expressions, du moins dans la conduite de *Saunders*. Ce ne peut
être que dans le désespoir que lui ont inspiré tous les autres
moyens, que ce praticien a pu recourir à la résection de tout le
bord libre de la paupière : procédé facile à exécuter sans doute,
comme il l'atteste; qui serait peut-être tolérable, s'il n'en existait pas d'autre pour soustraire le globe de l'œil à l'action funeste

des cils déviés ; mais qui vraisemblablement sera abandonné généralement , s'il en existe un autre qui puisse conserver les formes naturelles, tout en guérissant solidement une déplorable maladie ; en un mot, si le procédé que nous avons employé, est aussi heureux dans d'autres mains qu'il l'a été dans les nôtres.

Loin de nous, cependant, l'idée d'abuser de la confiance que peuvent paraître mériter des travaux faits en public, et qui peuvent être attestés par de nombreux témoins : nous ferons connaître la vérité tout entière. Nous n'avons pas encore vu se reproduire le *trichiasis* opéré par le procédé que nous publions ; mais, une seule fois, un homme adulte opéré depuis deux ans, s'est présenté avec deux poils seulement déviés de nouveau. Ils répondaient au milieu de la paupière : ils avaient été dirigés en arrière ; cette fois ils l'étaient en dehors, couchés parallèlement au bord libre du cartilage ; mais leur pointe s'engageait sous la paupière et blessait la conjonctive oculaire. Une nouvelle ustion de la peau sur le seul point qui leur correspondait, suffit pour corriger solidement ce reste d'un vice qui , d'ailleurs, était bien effacé. En examinant les choses de près, voici ce que nous remarquâmes. La première cautérisation n'avait pas formé une ligne bien correcte ; elle avait été déviée trop bas dans ce point, en sorte que là , il y avait eu une perte de substance qui comprenait toute l'épaisseur du bord libre. La chose était évidente par une brèche que le bord de la paupière présentait dans ce point. Ce fait nous a fait sentir , plus que tout autre, l'importance de tracer avec le cautère actuel une ligne correcte, placée très-exactement le plus près possible du bord libre de la paupière , et nous a donné l'idée d'un instrument, d'une sorte de pince, qui, en saisissant la paupière et l'assujettissant, serve en même temps comme de règle au fer rouge. Cette construction est difficile à dégager des inconvéniens dont elle est susceptible, notamment celui de transmettre trop facilement le calorique. N'ayant pas eu d'occasion de réaliser nos idées a cet égard, nous n'en pouvons rien dire de plus encore.

Il paraîtra sans doute remarquable, que, malgré cette destruction du bord libre dans toute son épaisseur, qui a eu lieu dans le fait que nous venons de citer, les cils aient reparu dans ce même point, et que ce soient les seuls qui ont pris une direction vicieuse: c'est que la destruction du bord libre n'a pas été poussée assez loin pour comprendre toute l'étendue des bulbes. Il faudrait donc, si l'on se décidait à pratiquer la résection du bord libre, remplir exactement cette dernière condition, sous peine d'insuccès. Or, le fond des bulbes s'étend assez loin sur le cartilage tarse ; il y a même quelques inégalités à cet égard, et plusieurs d'entre eux se prolongent plus que les autres : c'est leur fond qu'il importe de détruire, car c'est là que se fait la sécrétion du poil; en sorte que pour les atteindre tous, complétement et sûrement, il ne faudrait pas comprendre, dans la résection, guère moins du tiers de la largeur du cartilage tarse. Quiconque réfléchira à la difformité qui devrait en résulter, à la facilité avec laquelle le but de l'opération peut encore être manqué, pour peu que l'on veuille épargner les formes ; que, dans le dernier fait que nous venons de raconter, une cicatrice qui passait sur le bord libre, a suffi pour dévier les poils correspondans, sentira toute la justesse de la réflexion de *Scarpa* sur ce point. « Je ne crois » pas, dit-il, qu'après tant d'inutiles essais, personne se flatte » aujourd'hui de la vaine espérance de guérir cette maladie » en extirpant les cils ,......... et encore moins en excisant une » portion du bord libre des paupières........ La pratique a fait » justice de tous ces moyens ;....... quelques-uns peuvent même » occasioner des affections plus graves que le *trichiasis*. » Le défaut de procédés thérapeutiques fondés sur la véritable étiologie de la maladie, a pu seul ramener vers une opération dont la préférence atteste bien clairement l'impuissance de tout autre moyen: elle présente tant d'inconvéniens , qu'elle n'est pas même justifiable par ce motif; et s'il n'existait pas de procédé thérapeutique plus méthodique, il vaudrait peut-être mieux s'en tenir à l'avulsion des cils très-fréquemment réitérée. Ce moyen nous avait été de quelque utilité, avant que nous connussions le procédé opératoire que nous employons aujourd'hui: ce dernier nous semble mériter une préférence décidée sur tous les autres, et particulièrement sur celui de la résection du bord libre de la paupière, puisqu'elle constitue une mutilation inutile, que son succès n'est pas sûr, et qu'elle peut entraîner des inconvéniens tout aussi fâcheux que le *trichiasis* lui-même.

Un procédé plus ingénieux et plus rationnel a été pratiqué dans ces derniers temps, par *Crampton :* il consiste à pratiquer sur les deux côtés du point qu'occupe le *trichiasis,* une section perpendiculaire comprenant le bord libre de la paupière et du cartilage , et à réunir le haut de ces deux incisions par une autre section transversale n'intéressant que la conjonctive. Il en résulte un lambeau carré, portant les poils déviés , et que l'on peut tenir incliné en dehors par une bandelette agglutinative, pendant tout le temps nécessaire à la réunion: cette dernière a lieu de telle sorte, que les sections de la conjonctive dans le lambeau répondent à celles de la peau dans le reste de la paupière. Après la guérison, il doit exister entre l'œil et ce qui a formé le lambeau, un espace, une sorte de gouttière qui éloigne d'autant les poils déviés et qui pourrait les loger au besoin. On voit, au premier coup-d'œil, que ce procédé suppose que la maladie est bornée à un très-petit point du bord libre de la paupière ; ce qui a lieu effectivement quelquefois, mais non le plus souvent: il ne serait donc pas admissible, quand il en serait autrement. Il peut réussir, lorsque

la déviation des cils est médiocre , qu'ils n'atteignent le globe
de l'œil que par leurs pointes. Mais les praticiens savent que
ces poils tirent leur direction , ainsi que nous l'avons déjà exposé , non-seulement de celle du collet de leur bulbe ; mais
encore de l'incurvation qu'ils y ont reçue et qui les fait presque
boucler. Dans certains cas, dirigés horizontalement à leur naissance , on les voit ramper en formant une sorte de spirale autour du bord libre de la paupière , le contournant, tantôt de
dehors en dedans , tantôt dans le sens contraire , et offenser
également le globe de l'œil , soit par leur base , soit par leur
pointe, soit par le point intermédiaire. Dans des cas de cette
espèce, quand bien même la maladie serait bornée à un
très-petit espace de la paupière , et quoique les poils déviés
pussent être logés , jusqu'à un certain point , sous le lambeau
réuni , lequel , comme nous l'avons fait remarquer , laisse un
petit espace qui peut avoir fortuitement cette utilité , la prolongation des cils , la variété de leurs inclinaisons et de leurs
inflexions peuvent les ramener jusqu'au contact de l'œil. On
voit, d'ailleurs, que ce procédé est inadmissible dans les cas
où la maladie comprend toute la paupière ou sa plus grande
étendue; et nous ne pouvons nous dispenser de dire que nous
l'avons rencontrée souvent en cet état, quoiqu'elle ait paru
fort rare à d'autres observateurs : nous devons même ajouter
que le souci de voir un si grand nombre d'yeux perdus par une
cause prochaine si bien connue , est pour beaucoup dans les
soins que nous nous sommes donnés, et qui nous ont conduit
à la pratique que nous avons adoptée. Notre procédé nous paraît préférable , en ce que, en outre qu'il est sûr et qu'il ne
change rien aux formes naturelles, il peut s'appliquer également
aux cas où la maladie est bornée à un seul point , et à ceux où
elle est plus étendue.

Que l'on ne perde pas de vue que tout ce que nous avons

exposé jusqu'ici , ne concerne absolument que le *trichiasis* proprement dit , tel que nous l'avons décrit , et nullement ce que
les écrivains dogmatiques ont appelé *entropium* , inversion
intérieure du cartilage tarse, etc. ; maladie très-différente de
celle dont nous traitons ici. C'est pour les avoir confondues ,
que tant de praticiens ont raconté des observations de succès
dans le traitement du *trichiasis ,* par des moyens qui n'ont pas
réussi à d'autres , et qui sont évidemment impuissans. Il est
clair pour tout le monde , que l'arrachement des cils , leur
suspension par des emplâtres ou des fils, la cautérisation de
leurs bulbes , sont des moyens nuls , quant au *trichiasis* proprement dit : la plupart ont été proposés sans garantie , et les
autres sont tombés en désuétude , au jugement de tout véritable praticien. Mais une erreur bien commune encore et de
laquelle il importe de désabuser un grand nombre de chirurgiens , c'est que cette même maladie puisse être guérie par
l'ablation d'une partie de la peau de la paupière , ou par la
cautérisation de son muscle releveur.

Le premier de ces deux procédés réussit tous les jours à faire
cesser le frottement des cils sur la conjonctive , et l'inflammation
grave qui en résulte , dans ce que l'on appelle *entropium ;*
mais, que l'on remarque bien qu'alors , il n'y a pas implantation vicieuse des cils, déviation du collet ou de l'orifice de leurs
bulbes , ni altération quelconque dans l'appareil pileux de la
paupière , et que , par conséquent, il n'y a pas de véritable *trichiasis.* Dans les exemples nombreux d'*entropium* que nous
avons eu l'occasion d'observer , nous avons trouvé la peau et le
tissu celluleux de l'extérieur de la paupière, engorgés par une
sorte d'œdème qui avait considérablement distendu les tégumens.
Cette enveloppe commune formait un pli qui descendait au-
dessous du niveau du bord libre de la paupière , en sorte que
les cils étaient poussés contre le globe de l'œil, sans que rien fût

changé dans la disposition de leur base ou racine. Pour faire
cesser ces dispositions morbifiques, il n'était pas question de
raccourcir la paupière, de la suspendre au-dessus de sa portée
ordinaire, ni de la rouler en dehors; il s'agissait seulement de
retrancher l'excédant de la peau, en vertu duquel elle formait
un repli: on était sûr à cette seule condition, de faire disparaître la force qui tenait les cils poussés et appuyés sur le globe
de l'œil, et toutes les conséquences qui découlaient de cette
source. Nous avons pratiqué souvent cette opération, sans aucun
autre soin; et nous avons annoncé, sans risquer d'être démenti
par l'événement, qu'en quelques jours, toute condition contre-
nature avait disparu. Les causes les plus ordinaires d'un état
semblable, sont toutes celles capables de produire l'intumescence de la face, et en particulier celle des paupières: l'érysipèle, l'ophthalmie, etc. Cette dernière peut résulter de l'engorgement déterminé par le premier, et ce même engorgement
être entretenu par l'ophthalmie elle-même; en sorte que la cessation de l'ophthalmie peut faire disparaître l'engorgement,
et vice versâ. On conçoit par là, comment l'avulsion pure et
simple des cils, ou l'ablation d'une portion de la peau palpébrale, peut avoir eu un succès rapide et complet: l'un ou
l'autre de ces procédés peut être choisi indifféremment, puisque l'un et l'autre sont propres à remplir une des deux conditions qu'il suffit d'accomplir. Il n'y a pas, en effet, une quantité excédante de peau à la paupière; mais seulement une distension et un alongement de cet organe, qui peuvent disparaître avec leur cause, l'infiltration du tissu cellulaire sous-
cutané. Si l'on retranche une partie de cette peau, les premiers
progrès de la cicatrice feront cesser la pression qui foulait les
cils contre le globe de l'œil: l'ophthalmie diminue, et avec elle
les motifs d'un nouvel engorgement; la cicatrice sera avancée
plus rapidement que les cils ne seront reproduits, et l'infir-

mité peut être guérie solidement. D'un autre côté, si l'ophthalmie diminue, l'engorgement décroît avec elle : or, si l'on arrache les cils, l'état naturel de la conjonctive se rétablira ; avec son inflammation cessera l'engorgement qui n'en était que le symptôme ; et la peau cessant d'être distendue, revient sur elle-même, au point que le repli qu'elle formait, s'efface. A la reproduction des cils, ils reprennent leur direction naturelle, parce que rien ne les en détourne, et la maladie est guérie sans retour. Le choix n'est plus indifférent, si la cause qui a produit l'état morbifique est de nature moins versatile. Ainsi, par exemple, une brûlure de la conjonctive peut y avoir produit une perte de substance et une cicatrice bridée : il s'ensuit, non pas que le cartilage tarse soit renversé en dedans, chose impossible et rendue telle par la structure des parties, et que l'on a néanmoins admise trop légèrement ; mais une gêne dans les mouvemens de la paupière, en vertu de laquelle elle ne peut recouvrir qu'incomplétement le globe de l'œil. Il est aisé alors que l'engorgement inévitable dans le premier temps de l'accident, et auquel toute l'épaisseur de la paupière ne peut pas se prêter, distende la peau, lui fasse former le repli dont nous venons de parler, et qu'il s'ensuive le refoulement des cils et l'ophthalmie habituelle qui survient ordinairement. Dans ce cas, l'avulsion des cils ne peut rien changer à l'état des choses : ils se reproduisent sans que rien soit changé d'ailleurs, parce que la disproportion d'étendue entre la conjonctive et la peau, est la source de tout. L'ablation de l'excédant réel et relatif des tegumens, est seule capable de faire cesser les frottemens des cils et leur conséquence ; mais elle ne peut pas rétablir l'état naturel : il reste une difformité ineffaçable, puisque la paupière demeure trop étroite et impropre à recouvrir convenablement le globe de l'œil.

Le second des deux procédés que nous avons mentionnés en

dernier lieu, a été conseillé par *Ware* et pratiqué avec succès, sans que l'on ait pris plus de soin pour décrire la maladie contre laquelle il a été employé. Il consiste à diviser la paupière dans toute sa longueur, par une incision qui intéresse la peau, qui sépare les fibres du muscle orbiculaire et mette à nu celle du releveur de la paupière : à travers cette incision on a porté un cautère incandescent, d'une forme particulière, dans l'intention de *cautériser seulement le muscle releveur et d'y exciter un raccourcissement semblable à la contracture qui rapproche des doigts brûlés.* Il suffit d'une semblable exposition, pour reconnaître l'impossibilité d'exécuter ce plan opératoire avec l'exactitude requise. Il n'est pas nécessaire d'avoir fait un grand usage du fer rouge, pour savoir qu'il n'est pas possible, en aucun cas, d'éviter de brûler les parties voisines de celle que l'on veut atteindre. La difficulté est bien plus grande que jamais, lorsqu'il faut agir dans un espace aussi étroit, sur des parties aussi peu étendues et d'une texture aussi délicate. Il n'est aucun moyen capable de défendre la paupière de la cautérisation ; on peut même croire qu'elle aura été brûlée beaucoup plus que le muscle releveur ; il est probable même que ce dernier ne l'aura pas été du tout. Car, un instrument aussi petit qu'il a dû l'être pour cet usage, était peu propre à retenir le calorique, surtout à son extrémité ; ce point a dû toucher le premier les parties externes et se refroidir ; enfin, il n'y a pas eu d'irritation dans le globe de l'œil, ce qui doit paraître étonnant. Il faut conclure que l'on n'a rien fait de ce qu'on avait l'intention de faire ; mais que l'on a brûlé la paupière elle-même dans toute son épaisseur et dans toute sa longueur, moyen trèspropre à dissiper l'engorgement sous-jacent et la distension de la peau. L'opération a réussi : par conséquent, la maladie était un *entropium* et non un *trichiasis.*

On remarquera peut-être une sorte de ressemblance entre

ce procédé opératoire , bien apprécié , et celui que nous employons. Nous convenons que *Ware* s'est fort rapproché , et beaucoup plus qu'il ne l'a pu croire lui-même , des véritables indications que présente le *trichiasis.* En cela , nous le jugeons moins par ses intentions , que par ce qui s'est passé indépendamment de sa volonté; car , il voulait cautériser le muscle releveur , et nous croyons la chose inutile , dangereuse et presque impossible. Il a indubitablement cautérisé la paupière dans toute son épaisseur : le succès a dû dépendre de cet accident inévitable , et que, dans ses vues , il aurait pu appeler un inconvénient. Il avait fendu cette même paupière dans toute son épaisseur , tout exprès pour l'épargner avec le feu. Mais il a connu cette force qui rapproche les bords d'une surface suppurante , surtout à l'occasion de la brûlure ; il a compté sur elle pour le changement à intervenir , et duquel dépendait la guérison. Qu'il eût transporté son procédé plus près du bord libre de la paupière, et tout était fait pour la thérapeutique. Celui qui s'est tellement rapproché du but , aurait pu l'atteindre , sans avoir fait faire un pas à la pathologie ; et l'art aurait pu posséder le meilleur procédé possible pour la guérison du *trichiasis ,* sans que l'on sût en quoi consistait la maladie. Cette différence du lieu où la cautérisation doit être pratiquée , qui peut paraître peu de chose , est tout ; elle est la condition exclusive du succès. La cautérisation pratiquée entre le cartilage tarse et l'arcade orbitaire , peut remplir les mêmes intentions que la résection d'une portion de la peau de la paupière ; elle n'est pas préférable à l'instrument tranchant, mais elle peut en tenir lieu : par conséquent , elle peut être admise dans les cas d'*entropium ,* et peut-être avec quelque avantage dans les cas où cette difformité serait extrême. Mais , dans les cas de *trichiasis* proprement dit , cette même cautérisation ne peut être d'aucune utilité, par la raison que les parties qui sont atteintes par elle, jouissent d'une mobilité complète. Comme nous croyons l'avoir clairement démontré dans le *trichiasis*, il y a déviation vicieuse du col et de l'orifice des bulbes des cils, produite par des cicatrices placées au côté interne du bord libre de la paupière : si la portion de la membrane conjonctive qui répond à ce point de la paupière, était moins adhérente au cartilage tarse, les cicatrices des ulcérations qui accompagnent les ophthalmies chroniques, agiraient moins sur les bulbes des poils et ne dévieraient pas ces derniers. Pour agir sur les uns et les autres, en sens contraire de la force qui a produit la déviation morbifique, il est évident qu'il faut produire des effets analogues et plus puissans encore sur le côté opposé du bord libre de la paupière ; mais, puisque l'adhérence intime de la conjonctive peut être considérée comme très-efficace dans la production de la maladie, il faut que l'ustion destinée à la combattre, se passe également dans la portion de la peau palpébrale le plus intimement unie au cartilage tarse. Les adhérences entre ces deux organes s'accroissent en approchant du bord libre de la paupière : il est donc évident que plus on se rapprochera de ce point, en pratiquant la cautérisation dans l'intention de combattre le *trichiasis*, plus le succès sera probable, et que plus on s'en éloignera, moins la cautérisation, ou plutôt la cicatrice qui lui succédera, aura d'action à exercer sur les bulbes des cils. Or, il est impossible de s'en éloigner davantage qu'il ne le faut pour remplir les intentions de *Ware :* par conséquent, son procédé ne peut agir sur le *trichiasis*, et, puisqu'il a réussi, c'est contre l'*entropium* qu'il a été employé.

En analysant ainsi les moyens qui ont été proposés pour guérir deux maladies bien différentes, et dont on n'a guère connu que deux résultats communs à l'une et à l'autre, le

contact des cils avec l'œil , l'ophthalmie qui en résulte ; en les
rapportant à l'étiologie propre à chacune , on peut concevoir
toutes les assertions , même les plus contradictoires , concilier
toutes les prétentions , tous les résultats de l'observation , et
fixer solidement les principes de la thérapeutique.

DE QUELQUES PHÉNOMÈNES

DE

L'INFLAMMATION.

Un phénomène des plus importans, des plus répandus, n'a point encore fixé l'attention des observateurs ; il se reproduit pourtant avec une constance admirable dans les mêmes circonstances ; il a des résultats toujours semblables ; son principe est fréquemment appliqué par la nature ; après l'*inflammation plastique*, telle qu'elle est connue, il n'est pas de propriété plus utile dans les conditions morbifiques ; et lorsqu'elle aura obtenu l'attention qu'elle mérite, l'on pourra en tirer le plus grand parti. Nous avons le dessein, dans ce Mémoire, de mettre en lumière ce sujet intéressant. Lorsqu'il sera exposé, chacun trouvera qu'il n'est pas neuf : les faits que nous invoquerons, sont communs ; on les trouve partout, chacun retrouvera le souvenir d'un grand nombre, et nous espérons que, dans ces moyens communs et faciles de démonstration, on trouvera les caractères les plus indubitables de la vérité.

L'inflammation entraîne des phénomènes locaux bien variés. Il est, en effet, de grandes différences entre la simple exhalation lymphatique exagérée, la production d'une espèce de

membrane qui s'organise , la disparition complète d'une plus
ou moins grande étendue des parties vivantes, un changement
total dans la structure de ces mêmes parties , etc. Nous ne
citons que ces traits dans l'histoire connue des changemens
introduits par l'inflammation , parce que ceux-là sont incon-
testés, et qu'il faudrait nous livrer à de longues discussions,
dont ce ne serait pas ici la place, pour établir par les faits , que
telle altération organique que l'on attribue à l'inflammation ,
n'en provient pas , et pour montrer d'où vient l'erreur. Les
altérations que nous venons de citer , suffisent à notre but actuel ; nous traiterons peut-être des autres dans la suite.

§. I.ᵉʳ Les grandes différences dans les résultats ostensibles
de l'inflammation , ont donné lieu à des distinctions importantes : quoiqu'elles ne suffisent pas pour embrasser tous les
résultats connus , et que même probablement elles confondent
des choses différentes et séparent des choses identiques ;
malgré ces vices, ces distinctions consacrent des différences
qu'il importait de connaître et de constater. C'est donc avec
raison , à notre avis , que l'un des beaux génies dont l'art de
guérir puisse s'honorer , a distingué une inflammation *adhésive*, une inflammation *suppurative* , une inflammation *ulcérative* , une inflammation *gangréneuse.*

Ces distinctions nous paraissent bien fondées ; peut-être
même le sont-elles sur des raisons meilleures qu'on ne le pense
communément. Les argumens que nous pourrions faire valoir
à ce sujet , n'auraient rien de neuf : aussi , sans entrer dans
le fond de cette discussion , qui serait déplacée ici, nous nous
contenterons de rappeler quelques résultats d'observation bien
connus , que nous ne citons qu'à cause de leurs rapports avec
notre sujet.

§. II. Portés à un certain degré, et peut-être à la faveur de quelques conditions spécifiques, l'arachnitis, la pleurésie, la péricardite, la péritonite, répandent entre les feuillets opposés des membranes séreuses, une couche mince, ou une masse plus ou moins volumineuse de substance pseudo-membraneuse, tendant à s'organiser ; et cette interposition termine le plus souvent l'inflammation, comme si elle avait épuisé l'effort vital que l'on suppose constituer l'état inflammatoire. Cette influence d'un produit sur le sort de l'inflammation dont il provient, ne peut manquer de paraître remarquable : d'autres sortes d'influence sont exercées par des produits différens.

§. III. Dans les mêmes affections, à d'autres degrés, ou avec des conditions qui nous sont inconnues, et qui peut-être proviennent d'autres sources, les feuillets opposés des membranes séreuses sont écartés pour loger une collection purulente. Dans les cas de cette espèce, on ne trouve pas toujours, ni même le plus souvent, des rapports suffisans entre l'intensité appréciable de l'inflammation et ses résultats. Quelquefois une pleurésie très-aiguë, au témoignage des symptômes, donne lieu à un épanchement séro-pseudo-membraneux, et se juge par résolution, tandis que d'autres qui s'annonçaient d'une manière moins formidable, ont entraîné un épanchement purulent. Une remarque intéressante qui s'applique à ces derniers cas, et qui ne nous semble pas avoir assez fixé l'attention des observateurs, c'est que la plèvre, par exemple, est revêtue partout, d'une couche pseudo-membraneuse très-épaisse ; que la membrane normale n'est pas en contact avec la matière de l'épanchement, mais bien ce nouvel organe ; que sa densité, son épaisseur, ne permettent guère d'admettre que le pus formé par la plèvre traverserait son enveloppe ; qu'il est bien plus vraisemblable qu'il est sécrété par la pseudo-

membrane elle-même ; que cette opinion est corroborée par
la remarque que cet organe pseudo-membraneux se retrouve
partout où il y a suppuration (1), par celle que les membranes
séreuses ou le tissu des divers organes qu'il recouvre alors , ne
présentent presque pas d'altération au-dessous de cette enveloppe , et par plusieurs autres encore , que nous rappellerons
dans la suite de ce travail.

Pour le moment , nous pouvons affirmer que l'on ne saurait trouver une collection purulente dans une membrane séreuse , sans que celle-ci soit tapissée complétement par une
pseudo-membrane plus ou moins épaisse ; que si quelques points
paraissent nus , ce qui est extrêmement rare , ou recouverts
d'une lame bien plus mince , ce qui est assez fréquent, on
trouve dans le liquide des lambeaux détachés imparfaitement
ou en entier , flottans , et qui se sont évidemment séparés après
coup.

Que l'interposition de ce produit liquide de l'inflammation
gêne les fonctions des organes qu'il comprime ou qu'il déplace,
il n'y a jusque-là rien d'étrange ; on ne peut même pas s'éton-
ner que des symptômes graves d'irritation résultent de la rupture des limites pseudo-membraneuses d'un épanchement purulent partiel, comme on l'a vu souvent aux plèvres , au péritoine, comme nous l'avons vu dans l'arachnoïde et dans la tunique vaginale du testicule : il y a eu violence dans les feuillets

---

(1) Il ne faut pas confondre avec elle des exsudations qui accompagnent
les ulcérations ; ces phénomènes sont d'un ordre tout-à-fait différent. Les
ulcères proprement dits ne fournissent pas de pus ; quand ils ont conçu
l'inflammation suppurative , il y a tendance à la cicatrisation ; le mode
ulcératif a cessé, et les choses sont alors dans les conditions de la plaie
suppurante.

opposés d'une membrane très-susceptible d'inflammation , et
qu'une inflammation encore instante venait d'unir ; il y a eu
inondation de pus, contact d'un agent insolite sur des parties
saines et très-disposées à l'irritation ; mais que, dans une plèvre
occupée tout entière par le pus, lequel est logé à la faveur de
l'affaissement du poumon correspondant, il y ait de l'irritation,
qu'un ensemble de symptômes graves démontre un état dangereux de souffrance générale, voilà ce qui ne se conçoit plus,
surtout quand on considère que le pus n'agit immédiatement
que sur la couche pseudo-membraneuse, et que la plèvre sous-
jacente est très-peu altérée. Ce dernier fait a été constaté par
des observateurs d'un rang très-élevé (1), lesquels faisant des
remarques de cette espèce à l'occasion de l'empyême, en ont
tiré une trop grande confiance touchant l'ouverture de la poitrine, pratiquée selon les préceptes erronés répandus dans tous
les livres de l'art , et qu'ils ont reproduits eux-mêmes. Quel
est donc le siége de la souffrance grave dont les symptômes se
manifestent ? Il est difficile que cette question ne ramène pas
l'attention sur l'organe nouveau : son organisation serait donc
assez avancée pour qu'il participât aux propriétés de tous les
autres, et un corps étranger produirait en lui le soulèvement
des facultés vitales, tout comme une épine engagée dans l'épaisseur du derme, par exemple. Mais quelle immense différence
déjà , entre l'inflammation qui se termine aussitôt après la déposition d'une masse pseudo-membraneuse , dont les mailles
celluleuses ne contiennent que de la sérosité, et celle que le
même produit centuple , parce que ses aréoles contiennent du
pus ! L'identité est-elle probable ; la différence est-elle toute dans

---

(1) Voyez le Traité d'Op. chir. de Sabatier ; éd. retouchée sous les yeux de
B. Dupuytren. Nosographie chir. du chev. Richerand ; etc.

celle de la collection liquide ? Nous en indiquerons d'autres dans la suite, que l'on trouvera peut-être plus importantes.

Avant de quitter cet épisode intéressant de notre sujet, nous ferons ici une remarque qui n'aura certainement échappé à aucun observateur exact. Que l'on reporte la pensée sur le véritable état des choses, dans tous les cas où il y a du pus formé et déposé, soit dans ce que l'on appelle improprement une cavité naturelle, soit dans ce qui mérite réellement ce nom, soit dans un espace insolite pratiqué dans l'épaisseur des parties, soit même à la surface d'une solution de continuité traumatique: partout on trouve un revêtement pseudo-membraneux ; nulle part, le parenchyme des organes, les surfaces naturelles, ne sont en contact avec la matière purulente. *Bichat* avait bien vu la pseudo-membrane à la surface d'une plaie, formant les mailles du tissu cellulaire commun, s'opposant au passage de l'air insufflé, à l'écoulement d'un liquide infiltré, et dont le simple desséchement lui paraissait rendre un compte suffisant des phénomènes de la formation des cicatrices ; mais il n'avait pas saisi le rapport constant de cette organisation accidentelle et de la formation du pus. Il est tel que, en faisant la part des ulcérations proprement dites, lesquelles ne fournissent pas de pus, tant qu'elles conservent leur caractère, on peut assurer aujourd'hui que les pseudo-membranes, à la faveur d'un degré d'organisation que l'inflammation suppurative leur donne, sont le véritable organe générateur du pus. *L'inflammation suppurative* serait donc celle qui déterminerait *la formation d'une pseudo-membrane assez organisée pour sécréter du pus ; un véritable organe pyogénique.*

§. IV. On a répété trop long-temps sur la foi de notre célèbre *Desault* et de quelques autres observateurs, que la suppuration des méninges, et l'on désignait ainsi particulièrement

l'arachnoïde, était visqueuse, adhérente et nullement susceptible d'évacuation : l'illustre chirurgien en faisait un argument
contre l'opération du trépan, dont il était dégoûté. Il n'avait sans
doute pas eu l'occasion d'observer des épanchemens de pus liquide , que d'autres observateurs ont vus et que nous avons vus
nous-même ; mais ce qui , pour avoir échappé à tous les yeux,
n'en est pas moins constant, c'est que , lorsqu'il y a épanchement de pus liquide entre les deux feuillets de l'arachnoïde ,
il y a, en même temps, une couche pseudo-membraneuse ta-
pissant toute l'excavation que le pus a occupée. Une source d'erreur très-commune , sur ce point, sera indiquée d'une manière
très-utile par les observations suivantes.

OBSERVATIONS I , II et III.

Nous avions conçu de fortes et légitimes préventions contre
le feu appliqué sur le crâne , et tant recommandé surtout par
les médecins arabes , contre l'épilepsie , la céphalalgie , l'amaurose ; lorsque l'un des plus célèbres parmi nos collègues de
cette École , publia en chaire , en juillet 1815 , des résultats
utiles et nombreux, obtenus par ce moyen , dans le traitement
de la dernière de ces maladies. Trois malades furent alors re-
çus presque en même temps à l'hôpital Saint-Éloi. Chez l'un,
l'amaurose avait été précédée de céphalalgies intenses et prolongées , que tout désignait comme symptôme d'une affection cérébrale. La cécité du second avait succédé à une maladie aiguë, et l'avait comme jugée. Le troisième était rhumatique : il était probable que l'amaurose provenait de l'action
de ce principe morbifique ; mais l'événement avait près d'un
an de date. Nous n'espérions rien, et nous annonçâmes que nous
ferions peu d'efforts en faveur de ces trois malheureux aveugles.
Cependant, nos disciples répétèrent les assertions qu'ils avaient

entendues ; onze succès sur douze cas comparables aux nôtres, devaient paraître bien encourageans ; et le praticien qui avait obtenu de semblables résultats, méritait confiance. Nous laissâmes donc vaincre notre répugnance, et le moxa fut appliqué, selon le précepte de l'autorité déclinée, **sur le trajet du nerf frontal des deux côtés.**

Chacun des trois éprouva d'abord une amélioration qui aurait pu passer pour confirmative, si nous avions borné là notre attention ; mais la suite fut bien différente.

Six semaines après la cautérisation, vingt jours après la chute des escarres, le premier éprouva des douleurs de tête profondes, de plus en plus vives, une épigastralgie sympathique, des vomituritions, de la fièvre, et bientôt du délire. Dès le troisième jour de ces accidens, il survint de l'assoupissement sans paralysie, et le pouls devint plus lent et plus mou ; le quatrième jour, l'assoupissement devint moindre, mais la fièvre et le délire étaient plus prononcés ; le soir même, l'assoupissement augmentait de nouveau. On observa encore des momens où le délire se prononçait davantage, dans le cinquième jour, qui fut le dernier : le malade tomba, dès le soir, dans le coma, et succomba pendant la nuit.

Le second et le troisième eurent un sort pareil ; l'un deux mois et demi, l'autre plus de trois mois après la cautérisation. Chez le dernier, l'une des escarres ne s'était séparée que fort tard, et avait mis à nu une très-petite surface de l'os coronal ; mais la nécrose était fort superficielle. L'un et l'autre présentèrent, comme le premier, dans le cours de la maladie rapide qui les emporta, une alternative remarquable des symptômes d'inflammation de l'arachnoïde et de ceux de la compression du cerveau, se remplaçant réciproquement et plusieurs fois de suite.

Cette conformité dans les phénomènes, en signalait une sem-

blable dans l'état des choses : elle fut effectivement démontrée
par l'examen des cadavres.

Dans chacun nous trouvâmes une arachnitis suppurée : la matière purulente *liquide, coulante*, d'un blanc-grisâtre, sans
odeur, abondante, s'élevant à la quantité d'environ six onces
dans le dernier, était répandue inégalement à toute la périphérie des hémisphères cérébraux. Elle occupait la région supérieure en bien plus grande quantité : là, elle était mieux con-
ditionnée et plus rapprochée des qualités ordinaires du pus
phlegmoneux ; on y remarquait aussi des dépressions fort prononcées à la surface du cerveau, où les circonvolutions de cet
organe étaient aplaties, et où l'on retrouvait l'arachnoïde et la
pie-mère, sans autre altération que les traces ordinaires de l'inflammation. La principale de ces excavations répondait à l'extrémité du lobe antérieur du cerveau ; par conséquent, sous la
cautérisation : elle aurait reçu la moitié d'une pomme médiocre, dans l'un des trois sujets ; les autres étaient bien plus superficielles. Les unes et les autres étaient tres-exactement déli-
mitées par une bordure pseudo-membraneuse, répondant parfaitement à une trace semblable que présentait le feuillet opposé
de l'arachnoïde. Cette trace formait un cercle irrégulier, mais
complet, autour de l'excavation principale : les excavations
moins profondes, groupées et formant une sorte de cercle autour de celle-là, étaient circonscrites par un arc, ou une fraction de cercle plus étendue, commençant et finissant sur le
cercle entier de la principale excavation. Les limites de quelques-unes des excavations les plus superficielles, formant
comme un troisième ordre excentrique, commençaient et fi-
nissaient sur les limites en arc de cercle des excavations que
nous appellerons du second ordre, à cause de leur position autour de l'excavation principale. Le corps pseudo-membraneux
qui constituait toutes ces limites, se propageait manifestement,

sous forme de lame mince , vers l'intérieur de l'aire que tra-
çait chacun de ces arcs. En dehors de ces cercles et de ces
courbes, il n'y avait plus de pseudo-membranes ; mais là aussi ,
le pus était bien plus clair , plus séreux , ou plutôt mêlé à une
grande proportion de sérosité.

Il est bien évident que la première inflammation a été
circonscrite par des adhérences circulaires ; que le pus s'est
logé à la faveur d'une dépression de l'hémisphère cérébral ;
que les adhérences récentes ayant été détruites par le pus
accumulé , le contact de celui-ci et la violence qui venait de
le répandre , ont propagé l'inflammation ; qu'elle s'est bornée
encore dans un espace circonscrit par de nouvelles adhérences , d'où il est encore sorti de la même manière, et ainsi
de suite.

Ces observations intéressantes d'abord , sous des rapports
bien importans , dont il n'est pas ici question , prouvent , en
outre , que les produits de l'inflammation de l'arachnoïde sont
quelquefois liquides et coulans ; que l'on peut soupçonner un
semblable état des choses , lorsque, avec les signes ordinaires
de l'arachnitis , on voit paraître une série alternative de symptômes d'irritation et de compression cérébrale ; que le pus ne
se répand uniformément entre les deux feuillets de la membrane , que dans le dernier temps , peut-être au moment de
la mort ; que partout où il y a eu des foyers évidens, les surfaces sont recouvertes d'une couche pseudo-membraneuse ; que
là où il y a du pus sans cette interposition , il a été répandu
et non formé, et qu'il y est presque aussitôt mêlé à une proportion plus ou moins forte de sérosité. C'est , sans doute , pour
l'avoir trouvé dans cette dernière condition , que l'on n'aura
pas fait attention à la constance de l'interposition pseudo-
membraneuse.

§. V. Les choses se passent exactement de la même manière au péritoine et à la plèvre; seulement, le produit des suppurations particlles se répand moins communément sur le
reste de la membrane , surtout au péritoine , parce que les
parois opposées d'un même foyer peuvent également céder ,
se laisser altérer par l'inflammation , et préparer ainsi une élimination , sans faire autant de violence aux limites pseudo-
membraneuses. Mais , dans la pleurésie, quand l'inflammation
est diffuse , l'existence du sac pseudo-membraneux est d'une
telle constance , ses rapports exculsifs avec la collection purulente sont tellement évidens , que les apparences avaient persuadé à un grand nombre d'observateurs fort graves , que le
poumon était tombé en putrilage. Dans les cas de cette espèce,
on peut observer le plus commodément, que , plus la collection purulente est abondante et ancienne , et plus la pseudo-
membrane, que l'on détache toujours aisément alors, est épaisse ,
d'une organisation avancée , renfermant plus étroitement le
poumon , et le réduisant à un moindre volume , sans lui procurer, néanmoins, d'autre altération.

§. VI. L'existence des pseudo-membranes dans certaines es-
quinancies, est un objet vulgaire ; mais nous croyons qu'on est
tombé dans une erreur, quand on a dit que la séparation
de ces corps nouveaux était opérée par des exhalations plus
liquides, fournies par les organes sous-jacens. Nous regardons
comme bien plus probable, que la mortification de ces lames
est la vraie cause de leur décidence , et qu'elles fournissent
elles-mêmes , par leur surface libre , la matière des sécrétions
qui les humecte et qui garnit ou même engoue les bronches.
Nous savons bien que l'un des plus respectables parmi les ob-

servateurs vivans (1), a vu ces lames gangrenées, et que, en cet
état, il les a trouvées fétides, tandis que celles qui proviennent du croup, ne le sont pas ; mais ces lambeaux décompo-
sés ont été trouvés au milieu d'escarres gangréneuses, et en
ont été sans doute putréfiés. Nous sommes porté à croire que,
dans les voies respiratoires et dans les voies nutritives, les
pseudo-membranes sont aptes à fournir des sécrétions propres.
Nous avons vu, en effet, à Marseille, en présence du docteur
Cauvières et de plusieurs autres, les voies alimentaires tout
entières recouvertes d'une lame pseudo-membraneuse continue,
que nous pûmes enlever dans toute son étendue, sans altérer
la membrane muqueuse ; et cependant, la surface libre de
cette même pseudo-membrane était humectée de pus. Nous
avons recueilli plusieurs observations semblables, et notamment,
en dernier lieu, sur l'estomac d'une jeune fille morte de la variole. La plupart des bons observateurs anglais s'accordent pour
considérer les rétrécissemens des intestins et de l'urètre, comme provenant de l'organisation définitive de quelque pseudo-
membrane. Cette opinion ne paraît pas fort éloignée de la vérité, au moins pour un certain nombre de cas ; et néanmoins,
rien ne prouve que, dans les points correspondans, les sécrétions ordinaires soient supprimées.

§. VII. On a dit que les tubercules sont quelquefois enveloppés d'un kyste. Ce qu'il y a de vrai dans cette assertion,
se rattache précisément à l'objet qui nous occupe en ce moment. Jamais on n'observe de kyste autour d'une masse tuber-

---

(1) M. le professeur Laënnec, pour lequel nous faisions profession de la
plus haute estime, et que la France n'avait pas à regretter encore, lorsque
nous écrivions ces lignes.

culeuse à l'état cru : la matière en est toujours distincte au
milieu des parenchymes, même lorsqu'elle tend prochainement
au ramollissement, et qu'elle présente déjà l'opacité, la couleur paille et la fragilité qui en sont les préludes. Mais, lorsque
cette matière est déliquescente, lorsqu'elle a déterminé dans
les parties qui la renferment, un état inflammatoire dont le
véritable pus est déjà le produit, il existe déjà aussi une
pseudo-membrane; c'est elle qui forme l'enveloppe, le kyste;
c'est elle qui fournit le pus dans lequel la matière des tubercules est détrempée. Les contestations qui ont eu lieu sur ce
point d'anatomie pathologique, viennent de ce que l'on a
mal choisi les organes pour étudier le véritable état de cette
sorte de lésions. Il n'est pas de parenchyme plus commodément disposé pour cette étude, que celui du foie. Les granu-
lations dont il se compose, la rareté du tissu lamineux qui
unit ses grains, mettent presque entièrement à nu un noyau
tuberculeux, et montrent par l'isolement complet des deux
substances, qu'elles sont parfaitement indépendantes, que la
matière tuberculeuse ne peut être que le produit d'une sécrétion organisée, et qu'elle n'est nullement entourée d'un kyste,
tant qu'elle n'est pas déliquescente. Dans ce dernier état, au
contraire, il existe un kyste : ce dernier est facile à isoler du
parenchyme hépatique, si la déliquescence du tubercule n'est
pas complète; il est adhérent, au contraire, ses limites sont
mal définies, pour des raisons que nous exposerons bientôt,
quand sa cavité contient une quantité notable de pus.

Dans les os, l'étude des tubercules est également instructive sous ce rapport. Dans les corps des vertèbres, dans les
grands os spongieux du tarse, un tubercule est logé dans une
excavation de l'os, mais n'y manifeste aucune continuité, pas
même à l'état de crudité, et par conséquent, le plus solide.
Dans toute l'étendue de la masse tuberculeuse, même struc-

ture , même consistance , point d'enveloppe distincte. Le tubercule passe-t-il à l'état de fonte , cette transformation atteint successivement tous les points , tout devient pultacé ; l'excavation osseuse se dépouille, est mise à nu, sans présenter d'autre altération qu'une perte de substance , et sans offrir surtout la moindre trace de kyste (1).

Cette marche n'est pas trop favorable à une opinion qui fait dépendre les tubercules d'un état inflammatoire , en vertu duquel les tissus normaux dégénéreraient, au point de ne plus présenter que cette sorte de trame rudimentaire. L'inflammation , comme on le voit , ne s'y développe que secondairement; on n'en peut reconnaître aucune trace avant la déliquescence de la matière , dont l'existence est bien antérieure à la manifestation de cet état morbifique. Le plus grand argument contre ce système , désavoué par la nature , est le défi que l'on peut porter à ceux qui le soutiennent, de montrer un tubercule cru avec kyste, et un tubercule fondu sans kyste, à moins que ce dernier ne soit entièrement plongé dans un os. Avant de donner l'explication physiologique d'un état pathologique , il faut épuiser toutes les formes sous lesquelles il peut se présenter. Or , comment soutenir l'origine inflammatoire des tubercules , lorsque l'on trouve leur matière déposée tout-à-fait en dehors de la trame des organes primitifs? On trouve , en effet, des masses tuberculeuses à la surface des membranes séreuses , de la plèvre, du péritoine. En cet état , de la dégénération de quel organe provenaient-elles ? On en trouve encore au milieu des masses pseudo-membraneuses déposées

_____

(1) Nous ferons connaître bientôt quelques exceptions, qui nous paraissent fournir de nouveaux argumens en faveur de nos opinions sur ce point de doctrine.

entre les deux feuillets du péritoine, de la plèvre, et à de
grandes distances de ces membranes. Où sont là les kystes qui
les enveloppent, les organes normaux qui auraient pu dégénérer ainsi ? Il n'est donc pas vrai que l'inflammation donne,
comme un de ses produits et par voie de dégénération des
tissus normaux, la matière tuberculeuse ; il n'est nullement
démontré que cette maladie soit le résultat d'une sécrétion
opérée par un kyste préexistant; il est indubitable que le kyste
que l'on remarque constamment lors de la fonte des tubercules, est un produit de l'inflammation que la présence du
corps étranger vient de susciter, une pseudo-membrane qui
ne tarde pas à fournir du véritable pus, comme il arrive partout ailleurs, dans les circonstances identiques.

Ces considérations sont propres à jeter des doutes sur la
solidité d'une opinion émise dernièrement encore par M. le
professeur *Laënnec,* touchant la nature des pseudo-membranes,
qu'il croit formées de pus plus dense que celui qui forme les
collections de la même matière. S'il est démontré, autant qu'il
nous le paraît, que les pseudo-membranes sécrètent le pus,
il paraîtra peu probable qu'elles aient une composition semblable. La chose serait sans analogie dans l'organisme, à moins
d'admettre que la substance du foie est de la nature de la bile,
celle des reins pareille à la nature de l'urine, etc. ; ce qui pourrait bien être vrai, mais mériterait bien au moins d'être
constaté.

§. VIII. Il existe certainement de grandes différences entre
les inflammations qui entraînent la formation des pseudo-membranes, et celles qui déterminent des ulcérations. Dans les unes,
il y a organisation nouvelle; dans les autres, il y a destruction
des parties organisées.

Pour s'appliquer utilement à l'étude des ulcérations et de

leurs conditions essentielles , il faut commencer par les éloigner de tout ce qui peut leur ressembler sans être de la même
nature. Ainsi , nous ne confondons pas avec les ulcérations ,
l'état suppuratif d'une ancienne plaie. La solution de continuité
est le résultat de l'action d'un agent extérieur; des motifs perpétuels d'inflammation se sont opposés au succès du travail
de la cicatrisation, et ont maintenu la surface nouvelle ; cette
dernière est recouverte d'une pseudo-membrane qui fournit le
pus. Si les motifs inflammatoires viennent à cesser , l'engorgement dissipé , il ne reste plus rien des apparences de destruction que l'engorgement produisait; et si la guérison a lieu ,
la cicatrice est linéaire , et les formes normales ne sont presque pas changées. Dans l'ulcère, au contraire, la solution de
continuité est spontanée , sans violence provocatrice ; l'inflammation accidentelle , et qu'on pourrait appeler compliquante ,
accroît l'étendue de l'ulcération , réellement et sans fausses apparences tirées de l'engorgement ; la surface nouvelle ne fournit pas de pus, mais seulement un mélange de sérosité et de
sang plus ou moins fétide : aussi, cette même surface n'est-
elle pas recouverte de pseudo-membrane. Lorsque le pus paraît , il y a tendance à une guérison prochaine, les conditions
d'une plaie suppurante viennent d'être restituées , la pseudo-
membrane vient d'etre produite : la cicatrice n'est jamais
linéaire , elle laisse à jamais des traces indélébiles de la perte
de substance.

Il faut distinguer encore des ulcérations , le travail de l'ouverture d'un abcès , et celui de l'élimination d'un corps étranger : l'un et l'autre n'ont de ressemblance avec l'ulcère , que la
spontanéité de la solution de continuité; mais rien n'y est
perdu dans la substance des parties intéressées. Conformément
à ce qui a été judicieusement remarqué par un de nos collègues , l'inflammation entretenue par un corps étranger , ou

par une collection purulente qui en fait l'office , ayant opéré
le ramollissement des parties qui forment l'enceinte du foyer ,
les divise aussi par la distension à laquelle elles sont soumises ; et lorsque le travail de la cicatrisation vient à s'accomplir ,
il ne laisse point d'excavation , point de rides , pas le moindre
changement dans les formes ; il ne laisse pas d'autre trace
qu'un point légèrement blanchi à la surface de la peau.

Le trait caractéristique vraiment propre et distinctif de
l'ulcération , consiste dans une perte manifeste de la substance
des organes qu'elle atteint , avec un ramollissement presque
pulpeux de ce qui en a été transformé en surfaces , et sans que
l'on puisse dire ce qu'est devenue la substance qui manque.

L'uniformité de ces altérations, quelle que soit la consistance des organes atteints , est digne de la plus sérieuse attention. Quiconque considérera ces phénomènes avec les soins
qu'ils méritent , sentira vivement combien nous sommes loin
d'en avoir pénétré les raisons , et combien les explications
fournies par nos doctrines sont petites , mesquines , insuffisantes. Une sorte de pustule se manifeste sur un point quelconque de la peau , où jusque-là l'état naturel n'avait éprouvé
aucune altération ; l'épiderme est soulevé par une petite collection séreuse , sous laquelle le corps muqueux de la peau
présente déjà un alvéole ; quelquefois une masse blanche ,
qu'il est difficile de ne pas regarder comme provenant d'une
partie du corps muqueux mortifié , se détache et laisse à
nu une excavation plus profonde , qui pénètre l'épaisseur du
derme. Après ce début presque clandestin , on voit l'altération s'étendre , tantôt aux dépens de la peau seulement , tantôt eu détruisant d'abord les parties sous-jacentes , et le derme secondairement , procédant à l'égard de ce dernier de
sa face profonde vers la face superficielle , en sorte que les
bords de l'ulcération deviennent minces , flottans, laniés, avant

Tom. II. 47

de disparaître. Quelques appendices de ces mêmes bords, les plus minces, les plus isolées, sont quelquefois mortifiées ; mais ce mode de destruction est le plus rare : le plus souvent, elle s'opère sans laisser de résidu. Il arrive quelquefois que le point qui s'ulcère, et le contour, à une certaine distance, se couvrent de la teinte rouge, présentent l'engorgement, l'élévation de température qui annoncent l'état inflammatoire : on peut même dire qu'il est rare que, dans un cercle au moins fort étroit, quelques-uns de ces phénomènes ne se montrent ; mais ce qui prouve que cet état n'est pas essentiel, qu'il n'est qu'un accident, à la vérité assez commun, c'est qu'il n'est pas inséparable de l'ulcération. Il faut de la bonne foi et n'être pas obsédé par des doctrines, pour en convenir ; mais la vérité est que l'on observe des ulcérations qui ne sont accompagnées que d'un sentiment douloureux, tantôt obscur, tantôt réduit à celui d'un prurit, et qu'il en est même d'assez actives dans leurs progrès, qui sont absolument exemptes de toute douleur.

Lorsqu'il s'est agi d'ériger en préceptes pratiques des résultats d'observation insuffisans, il a fallu se livrer aux inductions. Ainsi, pour les scènes morbifiques qui se passent à de grandes profondeurs, on a proposé, faute de mieux, de regarder une douleur fixe, constante, comme une forte présomption d'inflammation cachée. L'état obscur de la sensibilité dans certains viscères, a suffisamment expliqué le défaut de la réaction générale ; on en est même venu jusqu'à considérer l'absence totale de la douleur comme de peu d'importance ; et, à la faveur de quelques symptômes indirects et fugaces, on a conclu l'existence de l'inflammation, dans des parties dont la situation profonde doit dérober, d'ailleurs, tous les autres phénomènes inflammatoires, et sans faire attention que de semblables théories s'appliquent à des maladies que l'on suppose intéresser des viscères dont les fonctions nécessitent un grand degré de sensibilité , tout aussi bien que ceux où l'on sait bien que la sensibilité est naturellement obtuse.

Nous n'avons pas l'intention de soulever ici des questions immenses , d'un intérêt incommensurable , qui ne nous paraissent encore ni mûres , ni suffisamment approfondies; mais, en nous renfermant dans celle des ulcérations , nous ne pouvons nous empêcher de remarquer qu'on s'est peut-être jeté dans l'erreur, en considérant aussi communément qu'on le fait , toute ulcération de la membrane muqueuse des intestins , par exemple , comme la preuve de la préexistence d'un état inflammatoire. Là , on invoque la sensibilité obtuse des organes affectés , pour expliquer le défaut de douleur , sans s'arrêter aux preuves de cet état physiologique , sans en avoir pesé la valeur , et admettant ainsi , sans examen , sans critique , ce que la théorie rendait indispensable. Mais , lorsque la peau est le siége des ulcérations , l'état équivoque de la sensibilité de l'organe ne peut plus être allégué ; et puisque tous les symptômes inflammatoires , jusqu'à la douleur inclusivement, manquent dans plusieurs de ces cas , pourquoi n'en serait-il pas de même dans les ulcérations intérieures ?

Mais , dit-on , les ulcérations ne sont que des actes inflammatoires, elles en portent le nom ; on ne saurait concevoir leur existence , que par l'idée de l'inflammation.

Cet argument est propre peut-être à démontrer que , cherchant à deviner les choses , au lieu de chercher à les connaître par l'étude, on s'est fait de l'inflammation des idées fantastiques; il prouve peut-être que l'inflammation est moins exactement connue qu'on ne le pense et qu'il ne le faudrait pour une doctrine , dont un dogme serait qu'on peut en reconnaître partout les traces , et qu'on peut lui opposer des méthodes de traitement directes et attaquant ses véritables bases. Cousidérer les ulcérations comme une preuve valable de la pré-existence d'un état inflammatoire dont les autres traces seraient effacées , c'est renverser la question et la substituer aux faits.

Dans une question qui renferme encore , sans doute , une grande instruction , on a négligé des faits bien intéressans. Des ulcérations qui se sont établies avec ou sans symptômes , dans la membrane muqueuse des intestins , de l'estomac , ont perforé la totalité de ces organes , ont amené un épanchement , lequel a provoqué une péritonite rapidement mortelle. Ces ulcérations, on le sait par l'examen des cadavres , ne s'accomplissent pas en peu de temps. Pourquoi donc , si elles sont accompagnées d'un état inflammatoire, qui devrait certainement aussi les précéder ; pourquoi , sur les limites de l'ulcération , où cette inflammation doit être moindre , au péritoine, où l'ulcération pénètre le plus tard, ne se fait-il pas des adhérences capables de prévenir l'épanchement ? Les choses se passent ainsi, lorsque la fonte des tubercules est ce qui détermine la perforation de l'estomac ou des intestins. Qu'un coup de feu , un coup de pointe de sabre ou d'épée , traversent l'abdomen ; le plus souvent, comme on le sait , il ne se fera pas d'épanchement : c'est que le développement de l'inflammation est certain dans ces cas, et que le premier de ses effets est de provoquer ou de former des adhérences.

La formation des tubercules est étrangère , comme nous l'avons vu , à l'inflammation ; mais leur fonte ne manque jamais de produire ce résultat : aussi, le sommet du poumon, dans lequel les tubercules ont lieu si communément , ne manque-t-il jamais , lorsque des cavernes y sont déjà pratiquées , de tenir par de fortes adhérences à la région des côtes supérieures. La pleurésie, suite de la rupture soudaine d'une caverne, n'est pas inouïe sans doute , mais elle est beaucoup plus rare ; d'ailleurs , les parois d'une caverne sont sujettes à la dis-

tension par l'accumulation des matières , à des secousses violentes par la toux, conditions qui n'ont pas lieu pour les viscères de l'abdomen.

On sait, depuis long-temps, que des abcès formés dans les
parois de l'abdomen , de la poitrine, peuvent donner lieu à
des péritonites, des pleurésies partielles, qui préviennent l'épanchement , au lieu de le favoriser , par les adhérences qui en
sont la conséquence : c'est que , dans ces cas, l'inflammation
n'est pas équivoque , et qu'elle ne saurait manquer de produire sur ses limites , les effets attachés à la dégradation qu'elle
y doit éprouver.

On pourrait croire qu'il existe une exception et qu'elle peut
être opposée avec avantage aux idées que nous exposons :
voici en quoi elle consisterait.

Il est pour les affections syphilitiques , un symptôme qui
passe pour ulcératif et qui ne procède pas dans le sens du
mode que nous avons décrit. La gomme syphilitique , que nous
avons entendu appeler furoncle , par ceux que les intérêts d'une
doctrine portent jusqu'à nier l'existence d'une maladie , parce
qu'elle n'entre pas sans effort dans le cercle étroit où ils ont
voulu renfermer la Science : la gomme , disons-nous , présente
d'abord une tumeur long-temps indolente ; elle rougit enfin
la peau qui la recouvre ; cette enveloppe s'amincit , elle s'ulcère , ou plutôt elle s'ouvre , et montre à nu une masse blanche que nous avons long-temps cru gangréneuse , et qui pourrait bien n'être , comme on l'a cru dans ce dernier temps ,
qu'une masse pseudo-membraneuse qui n'a pu obtenir d'organisation ultérieure par l'effet de l'état des parties environnantes , etc., et qui , faisant effet de corps étranger , détermine
l'inflammation et la suppuration avec toutes leurs conséquences , et non l'ulcération proprement dite. De fortes raisons
pour nous attacher à cette théorie, c'est que , lorsque ces tu-

meurs, qui ont toujours une marche fort lente, s'ouvrent, elles fournissent déjà du vrai pus; qu'il ne se fait jamais une grande dévastation, ni à la peau, ni aux parties sous-jacentes; qu'il n'y a de douleurs, que jusqu'à la chute de cette masse blanche; qu'il se forme une cicatrice après cette élimination, et que cette même cicatrice n'est jamais difforme, comme elle le serait nécessairement, s'il y avait une perte notable de substance aux tégumens. Cependant, il est remarquable que les gommes se reproduisent vers la même région; qu'il est ordinaire qu'une nouvelle survienne, à mesure qu'une précédente se cicatrise; et que les cicatrices demeurent brunes, molles, pâteuses, douloureuses, jusqu'à l'administration heureuse d'un traitement spécifique, sous l'influence duquel, tandis que les cicatrices deviennent solides, blanches, et qu'elles se degorgent, la série successive des gommes et de leur ulcération ou de leur suppuration, cesse enfin complétement et sans retour. Il faudrait donc conclure que la gomme est un symptôme de l'action spécifique du principe syphilitique, lequel a donné lieu à la formation d'un corps pseudo-membraneux, où l'organisation est tellement imparfaite, que bientôt ce corps périra et devra être éliminé comme tout autre corps étranger. On voit par là quelle différence il y aurait entre cette affection et les ulcérations proprement dites. Quant à ces dernières, ce que nous venons d'exposer et que nous pourrions étendre bien davantage, suffit pour prouver que, s'il est vrai que les conditions morbifiques qui conduisent à l'ulcération soient inflammatoires, au moins cette inflammation diffère totalement des autres, et mérite bien d'en être distinguée. Le temps mettra peut-être un jour en possession de faits propres à démontrer que ces affections sont tout-à-fait différentes: en attendant, il existe d'assez bonnes raisons pour admettre la distinction consacrée des inflammations *ulcéreuses* ou *ulcé-*

ratives ; langage qu'il faut encore conserver , tout inexact qu'il est peut-être, puisque nous n'avons encore aucune idée plus exacte à exprimer.

§. IX. Nous pourrions étendre ces considérations à la gangrène , et faire voir que, dans l'état présent de la Science, il en est peu d'espèces que l'on puisse sans effort rapporter à l'inflammation , comme à leur véritable source. Mais ces détails, qui conduiraient à démontrer combien est erronée l'identité inflammatoire dont une École moderne fait profession , nous entraîneraient trop loin ; et, pour le moment , nous allons nous arrêter à un phénomène important , provenant incontestablement de l'inflammation, et dont la connaissance est d'une grande importance et peut-être d'une grande utilité.

§. X. Nous venons de montrer quel rôle important joue l'organisation pseudo-membraneuse dans les inflammations que l'on a appelées *adhésives*, et auxquelles on a imposé aussi la dénomination , tout aussi heureuse , de *plastiques*. On vient de voir aussi que cette même organisation n'est pas exclusivement propre aux inflammations *adhésives*, qu'on la retrouve dans celles qui sont appelées *suppuratives*; que le nouvel organe est même exclusivement celui qui est chargé de la sécrétion purulente qu'aucun des organes normaux ne paraît propre à fournir. Ainsi , sous ce dernier rapport, les inflammations *suppuratives* seraient tout aussi *plastiques* que celles qu'on appelle *adhésives* ; mais on va voir qu'elles ont des titres bien plus grands à cette même dénomination. Prenons pour exemple un de ces kystes qui se développent à l'occasion de la fonte des tubercules pulmonaires.

§. XI. Après l'élimination progressive , par la voie des bronches , de tout le produit de la déliquescence du tubercule et du pus dont il a provoqué la formation , les parois de

la cavité se resserrent , l'espace se rétrécit , et tantôt ce même
espace s'efface en entier , de manière à former une cicatrice
complète , tantôt il se conserve en partie , communiquant avec
la cavité bronchique, et constituant une véritable fistule. Ces
faits ont été bien vus par l'illustre médecin français, qui, de
de nos jours , a répandu une si vive lumière sur les maladies
du thorax (1) ; mais il nous paraît avoir erré, en déterminant
la nature de l'organisation qui règne sur les parois de la caverne
pulmonaire. Il a cru cette organisation cartilagineuse , lorsqu'il a
voulu en juger par la densité ; mais il a souvent mentionné les
apparences fibreuses qu'elle présente , sans s'arrêter à ce fait
important (2). La structure fibreuse y est, en effet, bien manifeste : elle se montre d'abord dans l'épaisseur des parois du
kyste, c'est-à-dire, du sac pseudo-membraneux formé à l'occasion de l'inflammation que la fonte des tubercules a provoquée.
Dans la suite, cette organisation pénètre plus profondément dans
les tissus pulmonaire et inter-lobulaire; et telle est la nature des
bandes , des lames blanches qui se plongent plus ou moins

---

(1) Laënnec ; De l'Auscultation médiate.

(2) Nous avons souvent constaté par la dissection , et en dernier lieu
encore , avec notre collègue le professeur *Dubreuil* , sur le corps d'une
femme suppliciée, des conditions bien faites pour en imposer. Dans le
sommet d'un poumon était une cicatrice complète , qui avait terminé ,
depuis long-temps sans doute , une caverne tuberculeuse. Des étoiles du
corps fibreux des cicatrices qui s'y montraient évidemment , étaient par-
semées d'un grand nombre de grains miliaires , que, d'après leur aspect et
leur consistance , il eût été aisé de prendre pour cartilagineux. En y re-
gardant de plus près , nous en trouvâmes quelques-uns formés par de petits sacs, contenant la matière sébacée des tubercules anciennement fondus.
Ces grains, d'apparence cartilagineuse , n'étaient donc que des tubercules
miliaires , demeurés stationnaires depuis le premier évéuement , celui de la
formation de la caverne oblitérée.

avant dans le pourtour de la fistule ou de la cicatrice. L'inflammation a donné lieu à la formation de la pseudo-membrane,
comme à celle d'un corps isolant pour le tissu pulmonaire.
Le pus, autre corps isolant, a servi à l'élimination de la matière tuberculeuse; mais celle-ci, le pus lui-même, l'air qui
ne peut manquer de pénétrer jusqu'à ce mélange, et dont
la présence se constate, en effet, par le râle, ont entretenu
l'inflammation *suppurative* dans le kyste, et l'organisation de
ce dernier en a fait de nouveaux progrès. Comme on le verra
dans la suite, c'est réellement le développement de cette inflammation et sa durée, qui décident de la formation de ce
tissu et de son prolongement.

Or, ce tissu qui semble pénétrer seulement la trame pseudomembraneuse de la première organisation, est manifestement
fibreux ; les fibres en sont d'un blanc mat, sans teinte rouge
ni jaune, et ne ressemblant nullement aux muscles des mammifères ni des oiseaux. Il n'a pas l'éclat des fibres des aponévroses, ni le satiné de celles des tendons ; mais il a toute la
densité de ces mêmes tissus, quoique les fibres ne soient pas
disposées dans un ordre aussi régulier, ni autant pressées
les unes contre les autres. Elles ne ressemblent, ni par leur
couleur, ni par leur élasticité, au tissu des ligamens jaunes ;
elles ont encore moins de ressemblance avec les ligamens élastiques de l'aile des oiseaux grands-voiliers. Elles ont beaucoup
plus de consistance que le tissu fibreux de la seconde tunique
des artères ; car elles résistent fortement à la distension, et la
pression perpendiculaire ne les écrase pas, comme le fait si
aisément une ligature serrée circulairement autour d'un vaisseau artériel. Pour l'aspect, ce tissu de nouvelle formation a
de la ressemblance avec les muscles de certains reptiles, ceux
des batraciens, par exemple ; pour la consistance, la densité, il peut être comparé aux ligamens articulaires les plus

forts ; mais les fibres en sont disposées dans tous les sens. Ces mêmes fibres sont très-peu extensibles et ne gardent jamais l'alongement que l'extension leur a fait subir. Elles sont, en outre, douées d'une force de contraction, ou plutôt de rétraction, qui n'obéit pas à la volonté, qui s'exerce d'une manière lente, mais constante, laquelle peut être accrue par le prolongement de l'inflammation, et qui n'a de terme que celui que peut lui opposer une résistance mécanique aussi puissante qu'elle.

§. XII. Il n'y a pas de cicatrice où ce tissu ne se montre. Il suffit, pour le rencontrer, que la plaie à laquelle il a succédé, ait été livrée à la suppuration; car, si les lèvres en ont été tenues rapprochées, et si elles se sont unies immédiatement dans cette condition, il n'y a pas de tissu fibreux de formé. Il paraît donc que l'inflammation suppurative est la condition exclusive de sa production, et que ce corps est le même que celui que la nature a destiné exclusivement à la formation du pus, mais dont l'organisation est plus avancée : par où l'on voit qu'il est de quelque intérêt de conserver la distinction que cette dénomination consacre, puisqu'elle peut servir à désigner les conditions physiologiques d'un phénomène aussi important. La facilité de vérifier cette organisation dans la première cicatrice proprement dite, nous a fait adopter depuis long-temps la dénomination de *tissu fibreux des cicatrices*, pour la désigner dans nos leçons publiques, bien que ce même tissu se retrouve également dans des choses qui ne portent pas le nom de cicatrices, quoiqu'elles aient, comme elles, le caractère réparateur, et qu'elles résultent des mêmes conditions. La dénomination ne nous a pas paru d'une assez grande importance pour mériter une plus grande exactitude : néanmoins, si l'on estimait utile qu'un mot servît à la dési-

guer, nous croirions que celui d'*inodule* y serait propre,
parce qu'il renferme l'idée de la nature du tissu et des conditions dans lesquelles on le rencontre.

§. XIII. Un phénomène commun à toutes les cicatrices, bien
connu, mais mal apprécié, décèle la présence de ce tissu : c'est
la réduction progressive de la surface qui a suppuré. En com-
battant l'idée erronée de ce que l'on appelait l'incarnation des
plaies, on a considéré l'intumescence inflammatoire comme
la seule cause de l'écartement de leurs bords, et l'on a supposé que, l'engorgement ayant disparu, tout devait rentrer
dans l'ordre primitif. Cependant on n'avait pas tenu compte
de la rétraction des parties divisées, qui, dans la peau même,
est très-notable, mais qui l'est bien davantage dans un muscle.
Or, si la cicatrice étant faite, les choses ne se retrouvent pas
précisément dans l'état où l'instrument vulnérant les avait
mises, si les bords de la peau divisée, si les bouts d'un muscle coupé ne se retrouvent pas, après la guérison, écartés
comme au moment de la blessure, s'ils se trouvent rapprochés, il faut chercher une influence différente de celle du
dégorgement des parties qui ont suppuré : une force a dû les
ramener jusqu'au contact mutuel ; cette force doit être égale,
ou même supérieure à la force rétractile de la peau, à la force
contractile d'un muscle. Nous verrons plus loin, qu'elle est
bien plus puissante encore.

§. XIV. Cette force de coarctation, qui semble résider dans
les surfaces suppurantes elles-mêmes, agit dans tous les sens ;
en sorte que le fond d'une plaie qui suppure, est attiré en dehors et les bords vers la profondeur ; tous les points de la circonférence sont aussi attirés vers le point central. Mais, comme
l'effort est le même partout, les points les moins éloignés du

centre et entre eux, sont plus rapidement rapprochés , ce **qui** peut donner aux cicatrices des formes bizarres. De même , si tel point de la circonférence d'une plaie suppurante répond à une partie mobile, celle-ci peut être entraînée avec la peau que le tissu fibreux attire : ce mouvement une fois commencé , l'attitude contraire procurant des douleurs au malade , celui-ci, par une attitude telle qu'il n'éprouve pas de douleurs , et qu'il garde constamment et presque d'une manière automatique, favorise le travail commencé. Ainsi s'accomplissent les difformités produites par les cicatrices, et qui ne sont dues qu'à la formation du tissu fibreux rétractile dont il s'agit ici. La véritable cause de ces difformités se prouve par les rapports de la difformité même et de la quantité du tissu fibreux produit , et par le maintien de l'état des choses jusqu'à la destruction de sa cause.

OBSERVATION IV.

Un jeune garçon, exerçant la profession de tailleur, contracta des symptômes d'inoculation syphilitique , à la suite desquels il survint un abcès dans les ganglions lymphatiques de l'aine gauche. Les tégumens abandonnés à eux-mêmes furent amincis et détruits, vraisemblablement dans une grande étendue. Pendant la longue durée de la plaie , le malade reprit son travail ordinaire ; et dans l'attitude usitée , les bords supérieur et inférieur de la plaie étant disposés à un plus grand rapprochement , il s'ensuivit que la cicatrice prit une direction transversale. Elle n'était pas linéaire ; mais elle formait un nœud oblong , dur , libre de toute adhérence , et pourtant gênant beaucoup l'extension de la cuisse et rendant la marche très-pénible. Tel était l'état qui l'avait conduit à l'hôpital Saint-Éloi de Montpellier. L'examen des parties ne nous laissa

aucun doute sur les motifs de l'infirmité , et nous proposâmes
au malade l'opération suivante , qui fut exécutée quelques
jours après. La cicatrice fut emportée dans son entier par
deux incisions semi-elliptiques dans le sens vertical, et qui
se réunissaient par des courbes, au lieu de former deux angles
dans les points de leur rencontre: le nœud que la cicatrice formait, était épais et pénétrait profondément. Il fut disséqué avec
soin , pour que son excision fût bien entière : par là , les sections de la peau n'ayant plus de rapports qu'avec le tissu
cellulaire sain , il fut aisé de leur imprimer tel déplacement
qu'il parut convenable. Ayant fait porter la cuisse dans l'extension la plus forte, les points supérieur et inférieur de la circonférence de la plaie s'éloignèrent , et les points opposés se
rapprochèrent ; ils étaient pourtant loin d'être en contact. Il
était important d'obtenir une coaptation plus parfaite , et une
réunion immédiate ; mais , dans cette région , rien n'aurait pu
procurer les conditions nécessaires au but important qu'il s'a-
gissait de remplir, si ce n'est la suture. Il en fut fait quatre points
séparés , au moyen desquels , le douzième jour , il ne restait
plus de trace de la plaie, qu'une cicatrice verticale, linéaire ,
blanche , molle , nullement noueuse, et ne gênant pas le moins
du monde les mouvemens de la cuisse.

OBSERVATION V.

Un jeune enfant avait long-temps souffert des suites d'un
grand nombre d'aphthes gangréneux, qui avaient ravagé l'intérieur de la bouche. Deux des surfaces suppurantes qui résultèrent de cette dévastation , répondaient en avant des deux
muscles masseter , et se maintinrent plus longuement que les
autres , soit que la perte de substance y fût plus étendue , soit
que les mouvemens de la mâchoire eussent souvent rompu

les surfaces ou renouvelé de toute autre manière l'inflammation de ces points. Il s'ensuivit que, lorsque les cicatrices furent enfin terminées, elles formaient un bourrelet à droite et
à gauche, qui bridait fortement la mâchoire et rendait la
mastication très-gênée et très-imparfaite. Ses parens le conduisirent à l'hôpital Saint-Éloi, pour demander du soulagement à
cette infirmité. Le rapprochement des mâchoires était tel,
qu'il était impossible, ni de rien entreprendre en cet état,
ni même de constater la véritable condition des choses. Nous
fîmes placer des coins entre les dents molaires, et nous obtînmes, en quelques jours, quoique avec difficulté, un léger
écartement qui suffisait pour nos informations ; mais, dès que
l'emploi du coin était négligé, la bridure reparaissait tout
aussitôt : quelques instans suffisaient pour la voir se reproduire en entier. Nous insistâmes plusieurs fois sur l'emploi
de ce moyen de distension, nous l'aidâmes même de quelques sections qui coupaient transversalement les brides ; non
pas que nous eussions la moindre espérance d'un succès que
nous savions bien impossible, mais pour donner une démonstration complète à ceux qui nous entouraient : chaque fois que
la distension mécanique était négligée, la bridure se reproduisait avec la même rapidité. Nous exécutâmes alors le dessein que nous avions dès l'origine : nous emportâmes la totalité de la cicatrice, et nous fîmes tenir les mâchoires écartées avec les mêmes coins, qui n'avaient pu jusque-là nous
rendre que des services passagers. Cette fois, une cicatrice
verticale, linéaire, mince, souple, réunit rapidement les
lèvres antérieure et postérieure de la plaie, que l'écartement
des mâchoires avait tenues rapprochées, et qui n'avaient presque pas suppuré.

OBSERVATION VI.

Dans un temps où nous étions loin de soupçonner ce que l'observation nous a appris sur ce point, nous fûmes chargé de donner des soins à un enfant de sept ans, dont une brûlure avait déformé le pouce de la main droite. La peau du bord radial de ce membre avait été détruite jusqu'à l'articulation du poignet, et le doigt avait été fixé dans toute sa longueur sur le côté externe du premier os métacarpien. Un praticien respectable avait entrepris deux fois le redressement du doigt, par des sections sur la bride que la cicatrice formait, et un appareil contentif ; ses efforts avaient été infructueux. Nous crûmes pouvoir attribuer l'insuccès au peu de solidité de l'appareil contentif, et nous nous promîmes plus d'attention ; mais ayant procédé de la même manière, deux fois aussi, et malgré tous nos soins, nos tentatives furent vaines, et la bridure n'en devint que plus intime.

§. XV. Les résultats du dernier fait sont instructifs. Nous sommes persuadé que plusieurs praticiens en ont de semblables qu'ils se sont abstenus de publier, parce qu'ils ne consacrent pas de succès : comme s'il y avait de la honte à proclamer et démontrer par les faits, que la Science est défectueuse sur tel point donné. Si, comme il ne nous paraît pas possible d'en douter, l'inflammation suppurative est l'occasion de la formation des *inodules*, il est indubitable que la simple section d'une cicatrice doit renouveler cette sorte d'inflammation, et, par conséquent, multiplier les chances de cette même procréation. Les résultats ont été tout-à-fait semblables, tant que nous nous sommes contenté de diviser les brides de la bouche, dans le fait précédent ; nous changeons le mode d'opération, tout le reste demeure le même , et le succès le plus complet est bientôt obtenu. Le mode opératoire qui n'a pu réussir, a pourtant été recommandé. Que se proposait-on ? Après une ou plusieurs sections d'une cicatrice bridée , on espérait que les plaies qui résultaient de ces divisions , se cicatriseraient tout étalées, et dans l'état où les met la violence pratiquée pour réduire à leur situation naturelle les parties déformées ou déplacées. Ces cicatrices s'opèrent en effet. Néanmoins, un appareil contentif ne peut pas subsister toujours ; et du moment que son action se relâche ou cesse, la rétraction se reproduit , et toujours avec une plus grande force. L'observation suivante est propre à démontrer, non-seulement l'inutilité, mais même les dangers d'une semblable méthode.

OBSERVATION VII.

Un enfant de treize ans , dont tous les doigts de la main étaient renversés et fixés sur le dos de cette partie par les suites d'une brûlure profonde , laquelle avait détruit la peau sans altérer les tendons , fut confié aux soins de l'un des plus justement célèbres chirurgiens de la Capitale. Les brides de tous les doigts furent coupées dans plusieurs points de leur longueur , avec une habileté peu commune ; une palette de bois portant cinq appendices percées, fut fixée à la région palmaire , et servit à rappeler graduellement les doigts dans ce même sens. L'action de cet appareil, que l'on fut obligé de graduer avec une douceur extrême , fut mille fois plus douloureuse que l'opération : quand on se relâchait, les doigts se renversaient de nouveau ; si l'on pratiquait l'extension , on provoquait l'insomnie et la fièvre. Malgré les suspensions fréquentes que l'on fut forcé d'admettre , ceux des doigts qui cédèrent le mieux , périrent par la mortification , quoique

l'on ait pris des soins très-ingénieux et efficaces pour éviter
toute compression circulaire. Peu à peu , le cinquième doigt et
l'indicateur tout entiers , la seconde et la troisième phalange
des autres , la plus grande partie du pouce , eurent le même
sort , et ce qui resta des doigts , fut renversé et bridé en arrière par les cicatrices comme auparavant , et plus intimément
encore.

§. XVI. Les seules déchirures d'une surface suppurante ou
d'une cicatrice déjà difforme et tendue , et cet accident est
très-commun en pareil cas, précisément à cause de la tension ,
ne manquent pas d'aggraver la difformité, qui en est portée quelquefois fort loin, comme le prouvera l'observation suivante ,
propre à faire voir aussi, tout ce que peut l'art en pareil cas.

OBSERVATION VIII.

Un enfant de dix ans avait été brûlé, à l'âge de trois, à la
face externe de la jambe et au pied. Cet accident avait détruit toute l'épaisseur de la peau , d'une part , jusque vers le
milieu du péroné , et d'autre part, sur le côté externe de l'articulation tibio-tarsienne , tout le dos du pied jusqu'aux quatrième et cinquième orteils , et jusqu'au bord externe. La cicatrice avait plus de huit pouces de longueur, et elle aurait eu
une étendue bien plus grande , sans une déviation extrême
du pied qu'elle avait opérée. Cette partie avait été entraînée
dans le sens de la rotation en dehors et dans celui de la
flexion , à tel point que le bord externe était assujetti au-
dessus de la malléole externe qui en était cachée. Du bord externe et des deux derniers orteils partait une bride large, très-
dure , tendue, et qui venait finir vers le milieu de la jambe.
La difformité n'avait pas toujours été à ce point ; mais l'en-

Tom. II. 49

fant avait grandi depuis cet accident; cette cicatrice avait souvent été déchirée par un accroissement qu'elle ne partageait
probablement pas , et peu à peu la malléole interne se trouva
à découvert et servit seule à la déambulation. L'accroissement
de la difformité à chaque déchirure de la cicatrice avait été
noté , et cet accident avait lieu très-souvent , au point où devait répondre la malléole externe. Nous conçûmes et nous exécutâmes l'opération suivante.

Deux incisions semi-elliptiques circonscrivirent toute la cicatrice , en formant des angles aigus aux points de leur rencontre ;
l'un vers le quatrième orteil, l'autre au-dessus du point moyen
du péroné. Le cinquième orteil fut enveloppé dans l'angle inférieur de cet aire et sacrifié : son renversement était tel, qu'il
était évidemment impossible d'opérer son redressement , et la
suppuration , s'il l'avait provoquée , était propre à faire tout
manquer. Il fallut disséquer profondément , pour enlever la totalité de la masse fibreuse très-épaisse qui constituait la cicatrice ,
et jamais la texture de ces corps n'a été plus manifeste. Nous
mîmes à nu le corps du muscle pédieux , la malléole externe et
les tendons des muscles péroniens , dont l'antérieur était confondu avec la cicatrice et dut être sacrifié. Plusieurs points de
suture entrecoupée servirent à rapprocher d'avant en arrière ,
les bords de cette immense plaie : nous n'eûmes aucune peine à
la jambe et au pied ; mais, comme nous l'avions annoncé , nous
eûmes les plus grandes difficultés vis-à-vis l'articulation tibio-
tarsienne. Enhardi par l'expérience , nous ne craignîmes pas
d'user de violence pour rapprocher ce qui nous résistait , persuadé que, surtout dans un cas de cette espèce, il y a beaucoup
moins d'inconvénient à ce que les fils coupent les parties qu'ils
embrassent, et qui sont toujours, au moment de cette section ,
assujettis en partie, qu'à les abandonner entièrement à la suppuration. La réunion immédiate eut lieu partout, excepté dans

ce point , où la suppuration s'établit dans une étendue d'environ un pouce. Cette défectuosité ne fut pas impunie : il s'établit là une légère bridure qui a nui à la perfection du succès (1) , mais qui n'empêche pas le malade , qui en était privé totalement , de se livrer à l'exercice de la marche avec beaucoup d'assurance.

La force que le corps fibreux a manifestée , dans le cas dont il vient d'être question , a dû être grande : que l'on cherche à produire une luxation sur le cadavre , et l'on verra quelles violences sont nécessaires pour amener un pied aussi loin , dans le sens de la rotation en dehors. Mais aussi, quelle perte de substance dans la peau! Combien a dû durer la suppuration et le mode inflammatoire qui en amène la formation ; combien de renouvellemens de ces mêmes occasions de la formation des *inodules !* Aussi, quelle masse fibreuse! Combien son organisation était évidente , et par conséquent parfaite !

§. XVII. Malgré ce qu'il y a de remarquable dans les détails de cette observation, il en est de plus étonnans sur le même sujet : des forces plus grandes encore ont été déployées par cette même organisation , comme on va le voir par le fait suivant, que nous avons déjà mentionné dans un autre ouvrage.

OBSERVATION IX.

Un homme d'environ cinquante ans , fort sujet à des attaques fréquentes et violentes de goutte , essuya les conséquences d'un accident très-grave , survenu à l'occasion d'une de ces

---

(1) Dans les principes de bien des écrivains , ce malade pourrait passer pour parfaitement guéri : ce serait blesser la vérité et nuire à la Science. Nous savons bien que cette probité n'est pas profitable ; n'importe, nous serons vrai.

attaques plus violente qu'à l'ordinaire : les articulations des os du tarse, le cuboïde, les trois cunéiformes, avec le calcanéum et le scaphoïde, suppurèrent et fournirent plusieurs abcès, dont l'ouverture fut précédée et suivie d'accidens formidables. Quelques-uns de ces corps cartilagineux ou osseux qui se forment dans les plis et au dehors de la membrane synoviale, surtout dans les goutteux, furent frappés de mort par cet accident, et leur élimination, suivant les idées erronées du temps qui subsistent encore sur ce point, fut prise pour un signe de carie. Cet incident de peu d'importance, traduit de la sorte, devint le texte du plus fâcheux pronostic, et fit proposer l'amputation du membre. Il est vrai que ce sacrifice paraissait justifié, d'ailleurs, par le dépérissement dans lequel le malade tombait, manière de juger beaucoup plus sûre. Néanmoins, nous remarquâmes avec un grand intérêt, une déformation singulière du pied. Indépendamment de l'attitude que le malade gardait, les os du tarse et du métatarse étaient enroulés en dehors et en dessus, dans le sens de la largeur du pied ; le point central de ce mouvement était évidemment le foyer de la suppuration qui avait eu lieu, et la peau environnante était manifestement entraînée entre les surfaces articulaires intéressées. Nous demandâmes si l'écoulement du pus ne paraissait pas un peu moindre, et, sur la réponse affirmative, nous assurâmes que, puisque la nature était occupée d'un acte plastique, on pouvait compter sur la guérison, sans le triste secours auquel le malade était résigné. Elle a eu lieu, en effet, au prix d'une déformation plus grande encore.

Que l'on calcule, s'il se peut, la force prodigieuse qu'il faut pour incliner les os du tarse et du métatarse vers le dos du pied, et l'on aura une idée de la force que peut déployer l'organisation nouvelle dont il s'agit ici ; car, nous le démontrerons bientôt, les réunions des os entre eux, celles de certains fragmens de fractures , se font par le même moyen. Or , rien n'est plus solide que l'assemblage mutuel des os du tarse et du métatarse ; et, pour n'en citer qu'un moyen , ce qu'on a appelé ligament filamenteux , ligament d'une force prodigieuse , doit être totalement vaincu dans le renversement complet des principaux os du pied.

§. XVIII. Il est un autre phénomène assez commun , connu depuis assez peu de temps , mal apprécié , et qui se rapporte évidemment à notre sujet. Quand la plèvre a suppuré , ou pour parler plus exactement, quand il y a un empyême , si le malade échappe au sort funeste qui le menace , le côté de la poitrine où la scène morbifique s'est passée, s'efface. Cette diminution de l'un des côtés de la poitrine serait-il une flétrissure passive , une atrophie par inutilité , résultat de l'affaissement du poumon correspondant par la collection purulente ? Une idée pareille n'est pas soutenable , lorsque l'on voit que , pour accomplir un changement semblable, les côtes se portent en bas , au point de se presser les unes les autres , avec effort ; que leurs extrémités antérieures rétrogradent en se portant en arrière , au point de produire une inflexion violente de leurs cartilages de prolongement ; enfin , lorsque l'on voit la colonne vertébrale subir une incurvation latérale très-marquée , permanente, et proportionnée , non pas à la quantité de l'épanchement, mais au temps durant lequel la guérison s'est fait attendre.

On sait que les côtes ne jouissent que d'un très-léger mouvement dans leur double articulation vertébrale; que les moyennes et les inférieures sont seules capables de s'incliner en dedans ; mais on sait que ce dernier mouvement , qui n'a lieu que rarement et dans les asthmatiques , les moribonds , etc., a besoin d'un grand effort et ne peut être produit que par les muscles triangulaires du sternum , dont l'action ne saurait être permanente. On sait aussi combien les articulations des vertèbres dorsales sont peu propres à permettre des inflexions latérales , et que les rapports des côtes avec la colonne rachidienne rendent ces mouvemens bien plus difficiles. Ainsi , l'inclinaison latérale de la portion dorsale de l'épine , l'abaissement extrème et la rétrocession des côtes sont des attitudes anormales , violentes ; une force constante , croissante , considérable , est indispensable pour les accomplir ; et , puisque ces changemens s'opèrent à l'occasion de l'empyéme, c'est à l'occasion de l'empyême que cette force est produite. Que l'on examine l'organe pseudo-membraneux qui enveloppe le poumon et qui tapisse le feuillet costal de la plèvre ; et , si le travail de l'oblitération de la poitrine est commencé , sensible , on y trouvera l'organisation fibreuse , comme dans les cicatrices qui oblitèrent les cavernes pulmonaires.

§. XIX. On chercherait vainement ce même tissu , dans les cas où le travail d'oblitération ne s'est pas annoncé , quoique la poitrine , ou plutôt la plèvre , soit demeurée long-temps ouverte , exposée à l'action de l'air , et fournissant une quantité plus ou moins abondante de pus ou de matière puriforme. Mais , alors , il s'est passé des choses semblables à celles dont on va voir l'histoire.

OBSERVATION X.

Un artilleur , âgé de vingt-huit ans , doué d'une constitution robuste , faisant la manœuvre du canon , marchait en arrière d'une pièce que ses camarades traînaient à la *bricole* , et dont il soulevait l'affût par les deux leviers. La manœuvre se faisait sur un plan incliné que l'on faisait gravir à la pièce.

Les *bricoliers* s'arrêtent brusquement, et la pièce, mal soutenue, retomba sur ses leviers ; de sorte que l'extrémité de l'un d'eux froissa le testicule gauche de celui qui les portait. Il s'ensuivit une intumescence considérable, qui diminua peu d'abord, et qui s'accrut ensuite lentement. Des accidens inflammatoires graves eurent lieu dans le principe ; mais la tumeur devint indolente ensuite, et, six mois après, lorsque le malade fut admis à l'hôpital Saint-Éloi pour la première fois, elle présentait assez peu de douleur pour espérer la résolution. En effet, des cataplasmes émolliens, des sangsues, le repos, etc., firent décroître son volume, cesser entièrement la douleur, au point que la guérison n'était plus l'objet d'un doute. La tumeur présentait quelques points fluctuans, et d'autres, solides et noueux ; ces derniers étaient manifestement formés par des organisations nouvelles contenues dans la tunique vaginale, et dont l'inflammation avait fait les frais. La sérosité que l'on remarquait dans le même lieu, avait beaucoup diminué, et l'on pouvait compter, à moins d'accident, sur sa résolution complète. En cet état, le malade voulut quitter l'hôpital, pour se livrer de nouveau à des travaux pénibles : la tumeur s'accrut, devint douloureuse, et la peau s'enflamma. Alors, le malade retourna à l'hôpital, et nous ne tardâmes pas à être obligé de pratiquer une ponction, par laquelle s'écoulèrent d'abord une grande quantité de pus et de sérosité sanguinolente ; dans la suite, la suppuration bien moins abondante, mais fort prolongée, amenait, de temps en temps, des masses quelquefois très-volumineuses de *pseudo-membranes mortifiées*. La cavité de la tunique vaginale finit par être complétement oblitérée ; mais ce ne fut que plus de six mois après l'ouverture.

On voit, dans l'histoire de ce fait, que la cavité de la tunique vaginale tendait à l'oblitération, par la production des masses pseudo-membraneuses dont l'inflammation traumatique avait fourni les matériaux : il est évident que les inégalités , l'endurcissement de la masse que formait le testicule , et les épanchemens que renfermait sa tunique vaginale , ne provenaient que de l'organisation progressive des produits solides de l'inflammation ; que l'absorption successive de tous les produits liquides aurait fait disparaître ces derniers , et amené une guérison complète ; que celle-ci eût pu être présagée comme d'autant plus prochaine et plus sûre , que la masse entière du testicule eût été plus inégale et ses bosselures plus dures , l'organe devenant , d'ailleurs, de plus en plus indolent (1). Mais, de nouveaux motifs d'irritation sont survenus; l'inflammation s'est renouvelée ; les organisations récentes n'ont pu partager l'état inflammatoire , elles ont péri , et le travail de l'oblitération a dû recommencer. Cette fois, il a été bien plus pénible , parce que c'est une organisation d'une autre espèce qu'il a fallu obtenir : et delà, la longue durée de la plaie qui résultait de la ponction , et qui était passée à l'état fistuleux.

§. XX. La nature met beaucoup de temps, en effet , à la production du tissu fibreux , lequel nécessite le concours de l'inflammation suppurative ; et souvent , tandis que les apparences extérieures donnent l'idée d'une adhérence immédiate et pure et simple, entre des parties qui semblent n'avoir éprouvé que l'*inflammation adhésive* , on voit survenir ensuite des phénomènes qui prouvent qu'il s'est passé autre chose. Ainsi quelquefois , après l'opération de la hernie , tandis qu'on a rapproché immédiatement les lèvres de la plaie du scrotum, et que l'on a obtenu une guérison très-rapide , on voit surve-

---

(1) Telles sont , en effet , les bases ordinaires de notre pronostic , à la suite de l'opération de l'hydrocèle par le procédé de l'injection irritante.

nir consécutivement des corrugations irrégulières, qui déforment
la cicatrice linéaire que l'on avait obtenue d'abord. Si l'on a
l'occasion d'examiner ce qui se passe pendant ce changement
de forme, on acquerra la certitude que la réunion immédiate
n'a réussi que dans un certain nombre de points ; mais que ,
dans une multitude d'autres points , la suppuration a lieu , de
manière que la petite quantité de pus produite ne dépasse pas
la capacité absorbante des vaisseaux environnans. Telle est ,
sans doute , la raison de la longue durée de l'égophonie , à
la suite de certaines pleurésies , lesquelles présentent ensuite
et le rétrécissement du côté correspondant de la poitrine , et
l'organisation d'un tissu *fibreux* si dense , qu'on l'a pris pour
cartilagineux , ou *fibro-cartilagineux* , comme le prouve
un grand nombre des observations publiées par le Professeur
Laënnec.

Le fait de suppuration absorbée et ne formant pas un foyer
dont l'ouverture soit inévitable , est très-connu parmi les chirurgiens attentifs , et doit être bien plus commun qu'on ne
pense. Il frappe l'attention , seulement dans les cas où le pus
forme un abcès extérieur , manifeste , indubitable , que l'on
s'apprête à ouvrir , et que l'on voit disparaître. Il a été observé dans les expériences où l'on a cherché à simuler sur
les animaux , les effets de l'opération de l'hydrocèle ; et cet
accident n'empêchait pas la guérison. Nous l'avons rencontré
souvent dans des sujets morts de toute autre chose , durant les
suites d'une plaie récente et en apparence guérie ; et ces dernières observations ont été si nombreuses , qu'elles nous ont
conduit à penser qu'il y a peu d'inflammations purement
adhésives ; que quelques points de suppuration ne s'opposent
pas toujours , ni même communément , au succès apparent
et solide de la réunion immédiate ; et que , pour qu'une collection purulente nécessite sa propre évacuation , il faut que

Tom. II.   5o

la quantité de pus formée dans un temps donné , surpasse
notablement et constamment , la quantité qui peut en être sous-
traite par les voies de l'absorption. Telles sont donc les raisons pour lesquelles certaines cicatrices, d'abord linéaires et
obtenues avec cette perfection par les soins d'une réunion immédiate, deviennent ensuite corruguées, irrégulières, difformes.

§. XXI. La chose est aisée à observer et à expliquer , dans
les cas d'amputation où l'on a fait usage du rapprochement
immédiat des parties molles. Depuis plus de quinze ans , nous
sommes dans l'usage de rechercher ainsi les avantages de la
réunion immédiate ; et , sans nous trop soucier des reproches
que l'on est accoutumé d'adresser aux sutures , qu'il est bien
plus aisé de blâmer que de les étudier , nous les y employons
constamment , avec un succès dont nos disciples ont depuis
long-temps rendu témoignage. Conservant ordinairement un
chef des fils employés pour les ligatures des vaisseaux , l'interposition de ce corps étranger , quelque peu volumineux qu'il
soit , suffit pour provoquer la suppuration : là , il se fait des
points de cicatrice denses , qui se rétractent à une profondeur proportionnée à la durée de l'interposition , environnés
de rides égales au degré de la rétraction , tandis que tout le
reste est linéaire , souple , et ne change plus désormais ni de
consistance , ni de forme, ni de situation. Dans les points ré-
tractés , on trouve l'organisation des *inodules* ; il n'y en a pas
la moindre trace dans les autres.

§. XXII. Cette considération est une de celles qui nous ont
déterminé dans le choix que nous avons fait, relativement
au sens selon lequel il convient le mieux de rapprocher les
parties molles à la suite de l'amputation : en prenant pour
exemple celle de la cuisse , où l'on croit qu'il convient de

rapprocher d'un côté à l'autre, pour avoir un angle postérieur qui serve d'égout au pus, nous professons des opinions
différentes, qui nous ont été inspirées par l'observation des
phénomènes des cicatrices.

On a dit, avec raison, qu'il est impossible de compter sur
l'union immédiate et complète de toutes les parties molles
rapprochées ; mais l'on est tombé dans une grande exagération, quand on a affirmé que l'on ne devait, le plus souvent,
compter sur l'union d'aucune des parties que l'on rapprochait.
Les faits recueillis et connus, sur ce point, devaient conduire à d'autres résultats que ceux auxquels on s'est arrêté :
ainsi, les épanchemens sanguins, devaient faire sentir la nécessité de lier exactement et à loisir, tous les vaisseaux capables de fournir du sang ; l'écartement des bords, les suppurations profondes, devaient démontrer l'importance de moyens
de rapprochement puissans, exacts, invariables, et ramener à
des points de suture soulagés par des bandelettes agglutinatives intermédiaires ; le gonflement du moignon, les abcès gangréneux, la rétraction consécutive des muscles, devaient faire
renoncer à la compression inséparable de l'usage des banda-
ges, que l'on peut rendre tellement inutiles, qu'il nous est
arrivé souvent de laisser, pour l'instruction des élèves, un
moignon complétement nu, après en avoir exactement rapproché les parties molles par des points de suture qui ne compre-
naient que la peau, et soulagés par autant de bandelettes
agglutinatives. Malgré ces soins que nous n'avons garde de négliger, nous savons que nous devons compter sur quelques
points de suppuration, et par conséquent, de rétraction consécutive : les seules ligatures interposées suffiraient pour cela ;
et quoique cette cause puisse n'être pas la seule, elle est au
moins la plus certaine, celle sur laquelle il faut compter, et
s'arranger en conséquence. Le tronc de l'artère fémorale, ré-

pond, il est vrai, à la face interne du membre ; mais les branches de la fémorale profonde sont nombreuses et répondent presque toutes à la face postérieure, du moins dans le lieu ordinaire de leur section. Il y aura donc, de ce côté, un grand nombre de ligatures ; leur influence s'exercera sur les muscles de la face postérieure, les biceps, demi-tendineux, demi-membraneux, muscles libres dans toute leur longueur, que l'inflammation suppurative ne manque pas de faire rétracter ; en sorte que, si le rapprochement des parties a été fait d'avant en arrière, la totalité de la cicatrice est entraînée en arrière ; déplacement avantageux, qui recouvre l'extrémité de l'os de la masse musculaire formée par le triceps, le droit antérieur et le couturier ; tandis que, si le rapprochement a été fait d'un côté à l'autre, la rétraction des muscles postérieurs presse la cicatrice contre l'extrémité de l'os, et l'expose à être constamment ulcérée et souvent déchirée. Quant à l'angle postérieur qu'on a l'intention de réserver, comme une gouttière pour l'écoulement du pus, on ne s'est pas aperçu qu'en le livrant ainsi à la suppuration, on y assure la formation abondante du corps fibreux, et une rétraction consécutive proportionnée, laquelle peut suffire pour rendre, directement ou indirectement, un moignon conique.

§. XXIII. Lorsque ce dernier défaut résulte d'une amputation mal faite, ou des accidens qui ont pu en traverser les suites, lors surtout, que les os dénudés dans une certaine étendue, ont formé des séquestres, dont la chute, toujours trop lente, a long-temps entretenu l'inflammation dans les parties molles et la conicité du moignon, l'accomplissement d'une cicatrice serait un phénomène très-étrange, si l'on ne savait que plus l'inflammation suppurative se prolonge, et plus l'organisation du tissu fibreux est abondante. Il ne faut pas moins que

la force prodigieuse, que la contractilité de ce corps nouveau
peut déployer, pour concevoir comment les parties molles sont
ramenées avec effort jusqu'à l'extrémité de l'os saillant, en
formant des rides dont le sens et la tension attestent également
l'intensité de la résistance qu'il a fallu vaincre pour atteindre
un pareil résultat. Où est l'organe d'un effort aussi grand,
si ce n'est dans le tissu fibreux que le moignon renferme,
et qui lie sans interruption, toutes les parties molles alongées,
déplacées, et l'extrémité de l'os qui en est recouvert?

§. **XXIV.** Il n'y a pas de cause plus capable de provoquer la
production de ce tissu nouveau, que l'action du calorique;
aussi le trouve-t-on bien plus abondant, et produisant des difformités bien plus prononcées, à la suite des brûlures. C'est
dans des cas de cette espèce et dont nous avons déjà cité quelques exemples, que l'on observe des renversemens de la main,
du pied, des adhérences du bras avec le tronc, de la mâchoire
inférieure avec la région sternale, etc. C'est, en nous fondant
sur la véritable anatomie pathologique de ces cas, que nous
avons cru pouvoir consacrer le précepte suivant. *Dans les difformités de cette sorte, on ne peut espérer de guérison,
qu'autant qu'il sera possible d'enlever totalement l'organisation morbifique, et que, cette soustraction étant accomplie, il restera assez de peau libre pour la rapprocher
dans un sens opposé à celui qui a causé la difformité, et
de manière à obtenir la réunion immédiate.*

Il n'y a pas de praticien qui n'ait eu de nombreuses occasions de voir des difformités déterminées par des brûlures profondes, notamment aux pieds et aux mains, où, sans doute,
à cause de l'extrême mobilité des parties, ces mêmes difformités deviennent extrêmes; mais peu ont examiné, en regar-
dant les choses de près, dans des cas de cette espèce, qui

sont les plus commodes pour l'étude , qu'elle est la véritable
cause d'un semblable état. Nous devons à l'amitié de notre savant collègue le Professeur Dubrueil , l'occasion de placer ici,
une description succincte de l'état de la main droite d'un forçat
du bagne de Toulon , déformée par les effets d'une brûlure profonde qu'il avait éprouvée dans sa jeunesse.

OBSERVATION XI.

Tous les doigts fixés dans une flexion extrême , semblaient
enveloppés d'un sac commun fourni par la peau , à travers
laquelle on distinguait les reliefs formés par les os sous-jacens.
La flexion était portée à l'extrème , même à l'égard du méta-
carpe et du carpe , en sorte que la main *enroulée* sur elle-
même , formait une masse assujettie sur la face antérieure de
l'avant-bras. Néanmoins , la peau ne présentait qu'une dépression médiocre , entre la main et l'avant-bras : on eût dit
qu'elle s'étendait librement et sans effort, de l'un à l'autre ;
mais on ne pouvait imprimer le moindre mouvement à la
masse représentée par la main groupée , ni à aucune de ses
parties.

Par la dissection nous reconnûmes les objets suivans :

1.º Les deux phalanges du pouce et la dernière des quatre
doigts suivans manquaient.

2.º Le premier os métacarpien singulièrement écarté des
suivans , couché sur la face antérieure du radius , de manière
à lui être absolument parallèle , et fixé invariablement dans
cette position , présentait , à son extrémité digitale, la forme
et les dimensions normales , malgré le défaut du doigt correspondant.

3.º La seconde phalange des doigts suivans , effilée , terminée en pointe à son extrémité *phalangettienne ,* et cette

déformation de plus en plus prononcée de l'index à l'auriculaire.

4.° Les quatre derniers os métacarpiens inclinés de plus en plus dans le sens de la flexion, en sorte que le cinquième était entièrement parallèle au cubitus, et couché sur la face antérieure de cet os.

5.° Une conséquence de cette inclinaison progressive et de celle du premier os métacarpien, était que la tête de ce dernier, et l'extrémité mince de la seconde phalange des autres doigts, étaient réunies à un même point, correspondant à la face antérieure de l'avant bras, environ deux pouces et demi au-dessus de son extrémité carpienne, et formaient là le centre d'une sorte d'étoile dont tous ces os représentaient les rayons.

6.° Une masse fibreuse blanche, très-dense, réunissait intimement ces os entre eux, dans le point central de cette sorte d'étoile, avec le point correspondant de l'avant-bras, et particulièrement avec la peau et les tendons des muscles fléchisseur sublime des doigts, radial antérieur et fléchisseur propre du pouce, qui n'ont pu en être séparés sans lésion. L'intimité de cette union était telle, qu'il a fallu une dissection attentive, pour s'assurer que les os de la seconde phalange des deux derniers doigts ne tenaient entre eux que par ce seul moyen, et non par une véritable ossification.

7.° En s'éloignant de ce point central pour pénétrer dans la paume de la main (1), le ligament transversal du carpe,

____

(1) A la faveur de la divarication des doigts, cette dissection a pu être faite par leurs intervalles, en sorte que la pièce anatomique n'en a point été détruite, et qu'elle existe encore dans le cabinet de notre collègue.

les tendons des muscles fléchisseurs, les rameaux du nerf médian se sont trouvés détournés de la région palmaire des os métacarpiens et même de celle de la première phalange des quatre premiers doigts ; en sorte que cette espèce de cordons se rendait directement, du corps fibreux de l'avant-bras à la base de la seconde phalange des doigts, en formant la corde de l'arc que les restes de la main représentaient, et que le ligament transversal du carpe manifestement distendu , *et transporté bien plus haut vers l'avant-bras,* formait une grande arcade, ou plutôt un angle aigu dont le sinus était tourné en bas.

8.º Il n'y avait de tissu cellulaire naturel dans la paume de la main, que derrière le faisceau de ces tendons, entre eux et la région palmaire des os métacarpiens, où il remplissait l'espace insolite qui séparait ces parties.

9.º Le tendon du muscle long fléchisseur du pouce se terminait à la hauteur de la base du premier os métacarpien, et se trouvait solidement fixé dans ce point.

10.º La gaîne fibreuse des tendons des muscles fléchisseurs manquait dans les quatre derniers doigts.

11.º Dans leur état de liberté , devant la première phalange avec laquelle ils formaient un angle fort ouvert, ces tendons étaient fort minces, confondus, les perforans avec les perforés, et réduits à moins de la moitié de leur diamètre naturel.

12.º Les muscles de l'éminence ténar et de l'hypoténar , pâles, minces, et réduits en partie à la structure d'un tissu fibreux blanc.

Il résulte de cet examen , que la brûlure a dû détruire la peau depuis l'extrémité de la main, jusques au tiers inférieur de l'avant-bras ; qu'elle a dû faire périr , ou immédiatement ou secondairement , le pouce tout entier et la der-

nière phalange des autres doigts; qu'une partie de l'épaisseur
de la seconde phalange de ces mêmes doigts, vers l'extrémité
inférieure, a dû être nécrosée; que les gaînes fibreuses des
tendons fléchisseurs et une partie de l'épaisseur des tendons
eux-mêmes, ont dû avoir le même sort; qu'il est peu probable que des tendons ainsi affaiblis, ne tenant qu'en partie à la
base de la seconde phalange, réellement alongés par la destruction de leur gaîne fibreuse qui ne pouvait plus les réfléchir,
aient servi à ramener les doigts aussi loin dans le sens de la
flexion; qu'il est indubitable qu'une autre raison a opéré le
déplacement du premier os métacarpien, puisque le pouce
était détruit, et le tendon de son fléchisseur propre tronqué,
de telle sorte qu'en tirant sur lui, on n'imprime aucun changement au premier os métacarpien; que d'ailleurs la rétraction, ou la contracture des muscles fléchisseurs, aurait dû
produire d'autant moins d'effet que leurs tendons étaient tronqués, presque détachés et redressés; qu'il n'en pouvait pas
résulter la *divarication* des doigts; qu'il est probable que le
faisceau tendineux du muscle fléchisseur sublime a été intéressé par la brûlure, à la hauteur du tiers inférieur de l'avant-
bras; que la chose n'est pas douteuse pour le ligament transversal du carpe; que la masse fibreuse insolite qui unisssait
ces mêmes tendons, ce même ligament et les extrémités des
doigts avec le tiers inférieur de l'avant-bras, était de nouvelle
formation; qu'elle a dû être produite à propos de l'inflammation suppurative, dans toute l'étendue de la face palmaire de
la main et le tiers inférieur de l'avant-bras; qu'étant plus
profonde dans ce dernier point, et adhérente à une masse
tendineuse à laquelle le muscle correspondant ne pouvait
permettre aucun déplacement de haut en bas, elle a rappelé
vers ce point, comme vers un centre, tout ce qui s'est trouvé
plus mobile.

Tom. II.   51

On peut calculer, maintenant, la force qu'il a dû falloir déployer pour ramener les extrémités des doigts jusqu'au tiers de l'avant-bras, coucher le premier et le cinquième os métacarpien sur le radius et le cubitus, luxer presque le carpe, *dévier le ligament transverse de cette dernière partie*, et triompher, pour accomplir de semblables changemens, de la forme des surfaces articulaires, de la densité des ligamens et de la force des muscles antagonistes. La rétraction de cette substance nouvelle, dont l'étendue n'a pu être moindre que celle de toute la surface suppurante, l'a réduite enfin *à un noyau de quatre à cinq lignes de diamètre, représentant réellement l'étendue de toute la main et du tiers de l'avant-bras.*

§. XXV. Cette propriété spéciale du feu peut être mise à profit dans certains cas de pratique, ainsi qu'on va le voir par l'observation suivante.

OBSERVATION XII.

Un jeune enfant se présenta à l'hôpital Saint-Éloi, avec une ulcération circulaire dans la partie centrale du voile du palais: cette partie était complétement perforée, et les informations que l'on parvint à obtenir, rendaient probable que c'était un symptôme scrofuleux. Nous portâmes sur la partie antérieure de l'ulcération, l'extrémité d'un cautère cylindrique, incandescent. A dater de cette application, le contour de l'ulcération se rapprocha du point central ; à la chute de l'escarre, l'ouverture était fort réduite. Peu de jours après, tous les points de la circonférence se touchaient ; ils ne tardèrent pas à s'unir et effacer de la sorte la perforation, dont il n'est pas resté de traces.

§, **XXVI.** D*a*ns un travail particulier (1), nous avons employé
nos observations sur le tissu des cicatrices à l'étude du *tri-*
chiasis , question encore fort peu connue. Nous y avons démontré que cette infirmité, source des ophthalmies les plus
graves et qui conduisent souvent à la cécité , a pour origine
les *inodules* formés à l'occasion de la cicatrisation de fort petits
ulcères placés vers le côté interne du bord libre des paupières ,
et qui déterminent la déviation du canal qui termine les bulbes ,
et par conséquent, du cil que ce même canal soutient et dirige.
De là, la conséquence de toucher avec un cautère cultellaire ,
ou en fer de lance , le côté externe du bord libre de la paupière ,
pour combattre la maladie. Cette cautérisation , si elle est profonde , suffisante , reproduit là les mêmes phénomènes que ceux
qui se sont passés en dedans à l'occasion des ulcérations ; et
si on donne aux derniers suscités plus d'intensité que n'en ont
eu les premiers, leurs conséquences doivent l'emporter et les
cils être inclinés pour toujours en sens contraire. C'est , en effet,
ce que démontrent des observations nombreuses de faits qui
se sont passés sous les yeux de tous les élèves de cette École ,
et dont quelques-uns ont été cités dans le travail dont nous
tirons ces quelques lignes.

§. **XXVII.** On connaît toutes les difficultés qui accompagnent l'application des moyens par lesquels on peut entreprendre d'oblitérer les perforations avec perte de substance
du fond de la vessie et du vagin, et de réunir les ruptures
de la cloison recto-vaginale, infirmités qui ne résultent que
trop souvent de certains accouchemens. Depuis long-temps ,

---

(1) Voyez le Mémoire précédent , dans le même volume du présent
ouvrage.

nous proclamons dans nos leçons publiques , en nous fondant sur les mêmes raisons , la préférence que la cautérisation pratiquée par le feu , mérite sur tout autre moyen , et notamment sur les sutures. Quiconque connaît, entr'autres , les observations de *Saucerotte* sur ce point , ne sera point étonné de l'éloignement que nous témoignons ici pour tout autre moyen que le feu ; et nous pouvons ajouter un fait propre à corroborer notre opinion.

OBSERVATION XIII.

Une dame douée de beaucoup de sensibilité, d'une constitution lymphatique, éprouva, dans deux accouchemens successifs , la rupture de la cloison recto-vaginale , laquelle fut ainsi portée à un degré tel , que l'utérus moins bien soutenu qu'auparavant, se précipitait, et donnait lieu , par le tiraillement de ses ligamens , à une affection nerveuse des plus fâcheuses. Aucun pessaire n'avait pu soulager la malade , qui désirait ardemment de guérir de sa difformité. Quatre points de suture furent d'abord placés avec assez d'exactitude , malgré les difficultés du lieu ; les bords furent rafraîchis ensuite ; les points de suture furent serrés convenablement. La malade goûtait la satisfaction de voir accomplir une opération dans laquelle elle avait placé ses plus chères espérances et dont elle s'était exagérée les difficultés. Malgré le soin que nous avions eu de placer l'opération à une distance d'environ quinze jours des règles à venir , elles parurent intempestivement et sous forme de perte abondante , dès le soir même , et elles se prolongèrent en conservant le même caractère , pendant dix jours entiers. Le sang liquide ou coagulé ne cessa de s'interposer entre les lèvres de la plaie ;

l'orgasme menstruel rendit l'inflammation suppurative ; et
nous fûmes contraint de supprimer les points de suture le
sixième jour , sous peine de les voir diviser et franger les lèvres de la plaie qu'ils traversaient. Cependant, l'inflammation
suppurative , aidée de quelques cautérisations , crispa secondairement les bords de la plaie , si bien qu'ils s'en trouvèrent
réduits , bridés , surbaissés, et qu'ils purent soutenir notablement l'utérus , et soulager ainsi l'affection nerveuse symptomatique.

§. XXVIII. Les *inodules* sont produits dans le derme et
dans les mailles de son propre tissu par les causes ordinaires,
et notamment par la brûlure , les cautérisations de toute
autre nature, et les gangrènes superficielles que déterminent
quelquefois les vésicatoires ou les synapismes trop prolongés ,
comme il arrive souvent dans les fièvres graves , les affections
gastriques ou céphaliques qui émoussent la sensibilité , et où
l'on a lieu de craindre, pour cette raison, de n'avoir pas suffisamment excité la surface extérieure. La suppuration est
toujours long-temps prolongée dans ces cas , ce qui donne à
croire que le tissu fibreux produit doit être abondant. Aussi ,
les cicatrices de cette sorte présentent-elles une particularité
singulière , et qui n'a pas obtenu l'attention qu'elle méritait :
ces cicatrices sont constamment boursoufflées, noueuses , d'un
rouge-violet , injectées, douloureuses , dépassant notablement
le niveau de la peau environnante , long-temps délicates et
faciles à rouvrir , et néanmoins présentant la crispation ordinaire des cicatrices , quoique à un bien moindre degré. Il
semble que l'extrême densité du tissu dermoïde ne se soit
prêtée que difficilement , incomplétement , à l'interposition
de l'organe nouveau, et qu'il en ait été comme rejeté en
grande partie à la surface. Comme aussi , il paraît que la

même cause s'oppose avec succès, jusqu'à un certain point, à la concentration que, sans cette résistance, le tissu fibreux nouvellement formé obtiendrait. En effet, comme la profondeur de ces destructions de la peau est très-variable, que cependant partout les résultats sont les mêmes, à cause de la suppuration prolongée qui a lieu partout, il arrive que là où toute l'épaisseur du derme a été détruite, l'organisation fibreuse ne fait point de saillie, n'est point colorée, mais qu'elle est beaucoup plus *coarctée* que dans les points où elle présente les dispositions contraires.

Ce contraste singulier, qui ne paraît pas avoir été remarqué jusqu'ici, mérite pourtant bien de l'être : dans une surface quelquefois très-grande, couverte de cicatrices de brûlure, on voit dans quelques points une boursoufflure rougeâtre et dure, et dans d'autres qui touchent les premiers, une organisation dure, tendue, dont la surface est blanche, déprimée, et qui cause évidemment l'inclinaison, la bridure, la difformité de quelque partie voisine. Le fait suivant donnera une idée plus exacte des choses à l'état dont il s'agit.

OBSERVATION XIV.

Une dame jeune, et affligée, depuis l'âge nubile, de violentes attaques d'hystérie, fut surprise d'un de ces accidens, seule et auprès d'une cheminée. Elle en fut renversée sur les charbons ardens, et avant les secours qu'elle reçut, elle eut le temps d'être cruellement brûlée à la joue gauche, au pavillon de l'oreille et à tout le côté correspondant du cou. Les quatre cinquièmes supérieurs de la cicatrice, quand elle fut terminée, ce qui fut l'affaire de plus de six mois, présentaient une surface rougeâtre, boursoufflée, dépassant de plusieurs lignes la surface de la peau, noueuse, très-dure, ne se laissant nul-

lement déprimer par la compression, se rouvrant aisément et
ne se laissant cicatriser de nouveau que très-difficilement ,
ayant sensiblement un peu réduit la région qu'elle occupait ,
et en conséquence entraîné en devant le lobule de l'oreille.
Le cinquième inférieur présentait une cicatrice déprimée ,
blanche, ridée parallèlement à son plus grand diamètre, dure
et tendue , et tenant constamment la tête inclinée à gauche et
la face tournée à droite. Les choses étaient encore dans ce
même état, trois ans après ; seulement , les cicatrices étaient
solides et ne se rouvraient plus.

Cet état de choses, la boursoufflure de la cicatrice qui a
été connue de quelques écrivains, a été considéré comme le
résultat du développement excessif des bourgeons celluleux
d'une surface suppurante , et l'on a conseillé , pour éviter la
difformité des cicatrices , de toucher souvent la surface avec
le nitrate d'argent , dans la vue de modérer le développement
des bourgeons. On sait que ce caustique , dans son action passagère , ne peut faire qu'une légère perte de substance; nous
démontrerons bientôt , d'ailleurs , que l'action de ce même
caustique est propre à favoriser la formation du tissu nouveau , ou le développement de sa propriété contractile. Quant
à la véritable origine de ces nœuds , de cet engorgement de
la cicatrice, une seule remarque suffit pour prouver qu'elle
n'est pas dans le développement excessif des bourgeons celluleux; c'est que , le plus souvent, la cicatrice se boursoufle
après qu'elle est terminée, par conséquent lorsque les bourgeons celluleux sont recouverts et ont disparu. L'autopsie démontre, en outre , que ces cicatrices boursoufflées renferment le
tissu fibreux , tout comme celles qui sont bridées et qui causent
des contractures et les difformités les plus bizarres; seulement ,
le tissu des *inodules* y semble infiltré dans le tissu dermoïde, et
surmonter notablement la surface extérieure de ce dernier.

§. XXIX. Il est très-rare que ces boursoufflemens de la peau cicatrisée s'affaissent : nous connaissons quelques exemples de cet amendement, soit survenu spontanément, soit obtenu par des topiques relâchans très-prolongés ; mais, le plus souvent, cette difformité se conserve avec des démangeaisons fort importunes, ou de véritables douleurs, pour peu que le corps soit échauffé, soit par quelque exercice, soit par quelque passion. Il arrive même assez souvent que le boursoufflement et la densité de la cicatrice semblent s'accroître, vraisemblablement par l'irritation dont elle est le siége. Soit à cause de cet inconvénient, soit à cause de celui des déviations que ces cicatrices peuvent entraîner, on est souvent alors obligé d'en faire l'ablation : ce ne doit jamais être sans avoir réfléchi au précepte pratique que nous avons énoncé précédemment, et dont il s'agit de faire une application judicieuse.

L'observation suivante, qui a déjà été citée dans d'autres vues par le docteur *Léveillé*, et qui est empruntée de la pratique de l'un des plus habiles chirurgiens formés à l'Hôtel-Dieu de Lyon, peut servir à démontrer tout à la fois, que, faute de prendre en considération ce même précepte, il n'y a point de succès à espérer, et que la structure délicate des organes n'est pas un obstacle à la formation du tissu fibreux des cicatrices et à la manifestation de la plus importante de ses propriétés.

OBSERVATION XV.

Un jeune médecin qui s'occupait de chimie, sans aucun des instrumens nécessaires pour opérer, eut, par l'explosion d'une fiole à médecine, la face couverte d'un acide minéral en ébullition. Les yeux ne furent pas exempts de cautérisation : l'un d'eux en fut vidé, et l'autre demeura recouvert des paupières, lesquelles étaient adhérentes au bulbe, mais fixées à

une très-petite distance entre elles ; on voyait entre leurs bords
libres , une certaine étendue de la cornée transparente , à travers laquelle le malade distinguait les objets. Si l'on eût pu rendre aux paupières leur liberté , la vision eût été plus étendue.
On crut la chose possible, et on l'entreprit par une opération :
les paupières furent séparées du globe de l'œil par la dissection , et des bandelettes de linge furent interposées. Ces soins
se trouvèrent inutiles , et l'on taxa d'incurie celui qui avait été
chargé des pansemens. Une nouvelle opération , semblable à
la première , fut suivie de soins plus assidus, et dont l'opérateur se chargea lui-même; mais , tous ses efforts furent vains.
Le malade , doué d'un grand courage , se soumit à une nouvelle dissection , laquelle fut , cette fois, pansée avec beaucoup
plus de soin que dans les deux autres : à la suite de l'opération , les pansemens furent faits par l'interposition d'*un œil
d'émail*, que l'on engageait entre le bulbe et les paupières.
Cette fois , comme les autres , la nature se débarrassa du corps
étranger : chaque jour , malgré la pression d'un appareil destiné à l'assujettir , l'œil d'émail était déplacé, et les choses furent remises dans l'état primitif.

On voit que les véritables causes du déplacement des bandelettes de linge interposées après les deux premières opérations , ont été ignorées , et il n'est pas fort étrange que la vérité
ait pu facilement échapper alors ; mais , on a bien de la peine
à concevoir comment on a pu s'abuser sur ce même point ,
la troisième fois. Quelle force n'a-t-il pas fallu pour expulser
un œil artificiel , emboîté par les paupières et logeant le bulbe
oculaire dans sa concavité ! Et quel organe, capable d'un si
grand effort et d'une action aussi persévérante , trouve-t-on
dans la cavité orbitaire et dans la structure des annexes
de l'œil ? N'oublions pas que la dissection avait été pratiquée
entre le bulbe et les paupières; que la cautérisation avait

détruit la conjonctive ; que les instrumens n'avaient pu pénétrer que dans un tissu cellulaire, qui, dans l'état naturel,
jouit d'une grande laxité. Songeons aussi qu'un œil d'émail
était l'invention la plus ingénieuse sur laquelle il fût possible
de tomber ; que l'instrument présente une réunion très-heu-
reuse de qualités favorables, soit par sa forme, soit par sa
matière : inflexible, d'une forme invariable, incapable de
blesser à cause de son poli, suspendu, pour ainsi dire, entre
le bulbe oculaire et les paupières, soutenu par une compression à laquelle tout le pourtour de la tête fournissait un
point d'appui le plus sûr et le plus commode qu'il soit possible de souhaiter ; si tant de conditions favorables ne peuvent
donner le succès, il faut convenir qu'il doit être impossible.
Pour se rendre compte de ce qui s'est passé dans ce fait, de
ce déplacement obstiné des corps étrangers, même le mieux
choisi et le plus méthodiquement employé de tous, de cette
restitution invariable de la difformité primitive, malgré tous
les efforts de l'art, il est bien manifeste qu'il faut avoir recours à tout autre chose qu'à la structure normale des parties intéressées. Eh ! quelle condition plus favorable que la présence du corps fibreux des cicatrices ; quelles occasions plus
aptes à sa production, qu'une cautérisation et une brûlure
tout à la fois ! Il est plus clair que le jour, d'après tous les
détails connus du fait, malgré le silence absolu de l'observateur sur le point capital, que le corps fibreux a été produit en
abondance, et que les opérations l'ont intéressé toutes les fois.
Lui seul est capable de produire des difformités comme celle
qui existait, et de produire ensuite les phénomènes qui ont
été observés. La conjonctive a été détruite sur le bulbe oculaire, à la face profonde des paupières et dans l'intervalle de
l'un et des autres ; peut-être la destruction s'est-elle étendue
plus profondément ; dans tous les cas, à la chute des escarres,

la surface suppurante, qui a subsisté long-temps, s'est couverte, s'est pénétrée du tissu nouveau, dont la contractilité, à laquelle rien ne pouvait s'opposer, a rapproché peu à peu les bords, de manière à fixer les paupières sur le bulbe. Une opération quelconque pouvait bien diviser la masse des *inodules*, pénétrer plus ou moins profondément dans leur épaisseur ; mais, en y renouvelant l'inflammation suppurative, elle ne pouvait qu'apporter de nouveaux accroissemens au tissu nouveau, augmenter sa masse et accroître sa contractilité : dans le cas actuel, chacun sent aisément que si la difformité n'a pas été aggravée, c'est qu'elle n'a pas pu l'être, et on en sent les raisons ; mais il est indubitable que l'union des paupières et du bulbe a dû se trouver enfin infiniment plus intime.

§. XXX. Nous avons dit précédemment que l'application, même superficielle, du nitrate d'argent, est propre à favoriser la formation du tissu fibreux; et c'est une vérité qui ne peut manquer de paraître bien acquise, à tous les bons observateurs. Il est vulgaire, par exemple, que les dimensions d'une surface suppurante sont diminuées par ces applications, pourvu que l'inflammation ne soit pas exubérante. Le symptôme le plus sûr pour signaler cette condition, c'est une sorte de boursoufflement mollasse des chairs, tandis qu'en même temps elles sont d'un rose pâle, qu'il n'y a point de douleur, et que les environs sont exempts de rougeur et d'engorgement. Ce symptôme est bien connu ; mais il est attribué à tout autre chose que la réduction convenable de l'inflammation, et l'intention qu'on se propose est bien différente du but que l'on atteint réellement. On croit que le boursoufflement des bourgeons celluleux tient à une surcharge humorale, que la stimulation du caustique peut dissiper : or, voici des preuves que cette doctrine est erronée.

Prenons pour texte une plaie avec grande perte de substance à la peau , même dans le sens de la circonférence d'un
membre; à la jambe, par exemple. Si l'engorgement qui
subsiste , il est vrai, dans le tissu de la surface suppurante ,
même après que l'inflammation a été réduite autant qu'elle
pouvait l'être , était un obstacle à l'inclinaison réciproque
des bords , cet engorgement étant dissipé par l'action du
caustique , tout devrait en être remis en l'état de la perte
de substance : rien , dans l'état présent de la science , ne peut
faire concevoir quelque chose de plus. Or , les choses n'en
demeurent pas là : les bords de la plaie sur laquelle on a
promené le caustique , s'inclinent et se rapprochent rapidement et d'une manière active , au point de se toucher , enfin,
si la chose n'est pas rendue impossible par l'étendue de la
perte de substance.

Deux remarques intéressantes se placent naturellement ici :
la première est que l'effort avec lequel les bords d'une semblable plaie se rapprochent , est si grand , que le plus souvent
il s'ensuit un effet de ligature ; la circulation veineuse en est
interceptée, et un œdème , quelquefois extrême , a lieu au-dessous , au pied , par exemple , dans le cas que nous avons
choisi. Il est impossible de ne pas reconnaître quelque chose de
plus que le simple dégorgement par une aussi légère cautérisation ; il s'est fait un véritable effort circulaire , dont l'organe
serait absolument inconnu , s'il fallait le chercher dans la structure normale d'une jambe.

La seconde remarque consiste en ce que , tandis que l'on
provoque et que l'on obtient réellement la réduction de la
surface suppurante par l'action du caustique, d'un côté , celui-
ci ne laisse le plus souvent aucune trace de son action destructive , en sorte que c'est bien à titre de stimulant qu'il
agit ; d'un autre côté , ce n'est pas la pseudo-membrane dé-

couverte par Bichat et qui fournit réellement le pus, qui se
resserre, et dont les dimensions sont réduites, bien que les
bords se soient rapprochés; elle est, au contraire, ridée :
nous avons souvent montré ce phénomène curieux et facile à
reproduire, aux nombreux disciples dont nous sommes entouré ; et, en ayant égard à la forme de la plaie, à la mobilité
respective de ses bords, il nous a été aisé, en cautérisant un
jour, de prédire dans quel sens les rides de la pseudo-membrane organisée seraient disposées les jours suivans. C'est donc
au-dessous de cette pseudo-membrane suppurante, qu'il se passe
quelque chose qu'il s'agit de connaître et qui renferme la clef
de tout. En effet, le tissu fibreux des cicatrices ne se montre
pas à l'extérieur ; il est situé, après la guérison, au-dessous
de la pellicule qui tient lieu de derme; et c'est avec le scalpel
qu'il faut le chercher.

L'un des plus célèbres chirurgiens dont l'Angleterre, ou
plutôt l'Europe, peut s'enorgueillir, a proposé pour la guérison des fistules urinaires étroites, qui résultent de la suppuration et de l'ulcération des follicules muqueux du canal
de l'urètre, à propos de la gonorrhée, un procédé fort simple, dont nous avons vérifié l'utilité, non-seulement dans
ce même cas, mais encore dans celui de fistule lacrymale
étroite. Il s'agit d'entamer la peau, par le nitrate d'argent,
à l'extérieur et au pourtour de la fistule, et de toucher ensuite, s'il le faut, à diverses reprises, la petite plaie avec
le même caustique : il se fait une crispation circulaire qui
rejette à l'intérieur du canal l'orifice interne de la fistule,
et qui oblitère l'externe par le contact spontané et l'adhérence mutuelle des points de son contour entamé et suppu-
rant. Quel dégorgement a-t-on cherché à opérer dans ce
cas ? On a pourtant obtenu un rapprochement, une réduc-

tion notable des parties au-dessous du volume naturel : à quelle force ces phénomènes sont-ils dûs ?

Enfin, les deux observations suivantes mettront dans tout son jour, l'utilité des cautérisations légères dans le but qui nous occupe, et pour quelles raisons.

OBSERVATION XVI.

Une dame de quarante ans, nous fut adressée pour la délivrer d'une tumeur cancéreuse, située au bord libre de la paupière inférieure droite. La maladie avait été attaquée par des caustiques qui en avaient accéléré la marche ; elle comprenait toute l'épaisseur de la paupière, même le cartilage tarse. L'amputation de la tumeur était urgente, et nous la pratiquâmes comme on fait celle du cancer des lèvres. Quelques points de suture servirent à rapprocher les parties, dans l'intention d'en rechercher la réunion immédiate : inférieurement nous pûmes nous contenter d'embrasser presque la peau seule, pour tout mettre en contact ; mais, en haut, il fallut nous en abstenir, afin de ne pas mettre les fils en contact avec la conjonctive oculaire. Les assistans crurent qu'il resterait là une grande brèche, par laquelle les larmes s'échapperaient ; mais nous annonçâmes qu'une fois la suppuration établie et le dégorgement opéré, nous ferions marcher l'un vers l'autre, en les touchant de temps en temps avec le nitrate d'argent, les bords de cette échancrure disposée en forme de V, et que les deux côtés de la résection du cartilage tarse lui-même, que nous étions contraint de laisser isolés, seraient rapprochés et réunis de cette manière. Cette prédiction fut accompl e de tout point, au grand étonnement de quelques-uns des assistans qui l'avaient crue hasardée.

OBSERVATION XVII.

Un jeune homme (1) se présente à l'hôpital Saint-Éloi, avec une plaie suppurante au bas du côté droit du scrotum, à travers laquelle le testicule correspondant était complétement échappé : il était recouvert de bourgeons celluleux , tout comme la plaie scrotale ; mais celle-ci formait un anneau qui embrassait le cordon spermatique , en sorte que le testicule était engorgé , très-douloureux , effets du véritable étranglement que le cordon testiculaire éprouvait. Le malade racontait qu'ayant dû se raser le scrotum, il s'était blessé fortement dans la partie inférieure ; que les travaux de sa profession avaient irrité , engorgé et fort augmenté l'étendue de la plaie ; qu'alors avait paru la tumeur qui s'en était échappée; que , depuis , la plaie s'étant rétrécie , la tumeur avait augmenté dans la même proportion , et les douleurs du testicule, celles des reins , les envies de vomir s'étaient établies et accrues, au point qu'il ne pouvait plus faire un mouvement.

Nous pratiquâmes sur deux points opposés de l'anneau que la plaie scrotale représentait , une section qui coupait toute l'épaisseur du *scrotum* , et nous annonçâmes un soulagement immédiat et une réduction spontanée et prochaine du testicule. La première partie de la prédiction fut accomplie à l'instant même. Nous aidâmes l'accomplissement de la seconde, par des cautérisations légères et fréquentes de la surface suppurante appartenant au testicule. Ce dernier organe se dégorgeait et rentrait visiblement dans la plaie du scrotum , par la rétrac-

---

(1) Cette observation a déjà été publiée par M. le docteur *Serres* , agrégé à la Faculté de Montpellier.

tion de la surface suppurante qui le recouvrait. Celle-ci n'était
nullement irritée par le nitrate d'argent ; mais, diminuant
d'étendue , elle rappelait en bas le contour de la plaie du
scrotum , et chassait le testicule en haut dans la même proportion.

§. XXXI. Le renversement permanent des paupières, soit
la supérieure , soit l'inférieure , résulte souvent des cicatrices
de la peau de cette partie, particulièrement à la suite de
la pustule maligne. Il se montre alors un phénomène , surtout lorsque c'est la paupière supérieure qui est affectée,
que plusieurs praticiens auront observé, et dont la cause est
mal appréciée. La membrane conjonctive se boursouffle , au
point quelquefois de cacher entièrement le bulbe oculaire.
On croit généralement que l'irritation produite par le contact
de l'air envers une membrane qui n'aurait pas l'organisation
nécessaire pour cela , est la cause de ce boursoufflement ;
mais on peut remarquer que , lorsqu'il commence, cet engorgement est œdémateux et nullement inflammatoire ; que
l'inflammation qui survient, en effet, de temps en temps
alors , de manière même à laisser sur la cornée des traces ineffaçables par les cicatrices des flictaines dont elle a été l'occasion , ne se montre jamais que secondairement. Si l'on a le
loisir d'observer comment les choses se passent dans les cas de
cette espèce , on verra que la perte de substance qui a eu lieu
à l'angle interne ou externe de la paupière , ou dans le centre
de sa longueur, est suivie d'une cicatrice profonde, adhérente
au tissu cellulaire du fond de l'orbite , lequel a toujours participé à l'inflammation suppurative ; que cette cicatrice est toujours plus étendue d'un côté à l'autre, que dans le sens opposé ;
ce qui vient, sans doute, de ce que les paupières sont libres
dans le sens de leur largeur, et fixées par leurs extrémités ;

enfin, que la cicatrice dure, tendue, dépourvue de toute élasticité, passe derrière l'axe vertical de la paupière affectée. Ce
dernier rapport s'établit progressivement : il résulte de ce que
la cicatrice ou même la surface suppurante à laquelle elle mettra fin, étant fixée par ses deux extrémités, tend à se redresser
et se redresse, en effet, par un effort de raccourcissement qui
lui est propre. L'œil en est comprimé d'une manière plus ou
moins douloureuse, selon que le lieu formé par la cicatrice se
trouve placé en avant ou en arrière de son axe. Ce dernier
rapport s'établit quelquefois aussi : il est à craindre, lorsque la
perte de substance causée par la pustule maligne, par exemple,
s'est notablement étendue dans le tissu cellulaire de l'orbite,
parce que le cordon transversal de la cicatrice en est alors
entraîné fort en arrière, au moins dans sa partie moyenne ; il
est grave, parce qu'il tend à chasser le bulbe oculaire hors
de sa cavité, et à soumettre à des distentions douloureuses
les muscles, et peut-être les nerfs. Alors, la bridure transversale de la cicatrice est un obstacle à la libre circulation veineuse et lymphatique, dans la paupière; d'où résulte l'œdème
de la conjonctive, lequel parvient peu à peu au point d'un
véritable renversement et de la formation d'un bourrelet, qui
cache entièrement le bulbe oculaire.

Il y a long-temps que la résection de la conjonctive passe à
bon droit, pour le procédé le plus utile dans ce cas ; mais, ce
qui n'est pas suffisamment senti, c'est qu'il ne suffit pas d'emporter un excédant de la membrane : le boursouflement reparaît
bientôt, si l'on a épargné quelques points de la conjonctive
qui ne paraissent pas encore atteints de gonflement ; ces mêmes
points se boursoufflent à leur tour, et les choses sont bientôt
remises dans le même état qu'auparavant. Il est nécessaire
de dédoubler la paupière affectée et d'emporter la totalité de
la conjonctive qui lui correspond : la plaie qui résulte de cette

résection suppure long-temps; l'inflammation y provoque la formation d'un nouvel organe fibreux , lequel, par la densité de sa structure , ne se prête que très-peu , ou point du tout , à l'œdème qui résultait de la première cicatrice.

OBSERVATION XVIII.

Un jeune homme , âgé de seize ans , fut atteint d'une pustule maligne qui détruisit la partie supérieure de la paupière supérieure et la moitié externe de sa longueur, moins la région du cartilage tarse ; la perte de substance s'était fort étendue dans l'intérieur de l'orbite et à la région temporale. Lorsqu'il fut admis à l'hôpital Saint-Éloi , le travail de la cicatrice avait notablement commencé , et fait déjà des progrès tels , que le cordon transversal qu'elle représentait, s'enfonçait par sa partie moyenne derrière le globe oculaire, et avait boursoufflé considérablement la conjonctive. Il devint rapidement impossible d'éloigner la paupière de la base de l'orbite, et de découvrir l'œil , tant était devenue grande la tension de la cicatrice, et tant le boursoufflement de la conjonctive avait fait des progrès. Nous pratiquâmes le long du bord libre de la paupière , attenant les bulbes des cils , une section qui intéressait toute l'épaisseur de la conjonctive gonflée ; nous disséquâmes cette même membrane , de l'extérieur à l'intérieur, et en comprenant la totalité des plis que son boursoufflement formait ; nous nous élevâmes ainsi , jusqu'à la hauteur du bulbe oculaire , et là , nous retranchâmes le lambeau que nous venions de former. Le globe de l'œil en fut mis à nu ; et quoique nous n'ayions pu par là, rien ôter de la tension de la cicatrice première , nous avons restitué une partie des formes naturelles , soustrait l'œil à l'une des causes d'irritation auxquelles

il était exposé , et rendu à cet organe le libre exercice de ses
fonctions , en opposant une cicatrice à une autre cicatrice.

Après avoir dédoublé les deux paupières , soustrait la conjonctive à leur face interne, et substitué à sa place une surface suppurante qui devait se terminer par une cicatrice ferme
et propre à résister au boursoufflement , à l'œdème que provoquait la compression horizontale de la base des deux paupières , nous avons vu d'abord un nouveau boursoufflement du
tissu cellulaire qui restait à la face interne des paupières ,
recouvrir encore le globe de l'œil , et gêner ainsi la vision ; en
second lieu , ce boursoufflement s'est affaissé , surtout à la faveur de la compression que nous exercions au moyen d'un
bandage. Nous avons observé ensuite , que l'ouverture des paupières allait décroissant , et que , ainsi réduite , cette ouverture se transportait vers l'angle interne de l'orbite: en même
temps , l'une et l'autre paupière , mais surtout la supérieure ,
présentaient une plissure remarquable à leur bord libre, qui
donnait l'aspect d'une manchette. Il était évident que les
deux bandes *inodulaires* qui régnaient dans la base de chaque paupière , et qui embrassaient ainsi le bulbe oculaire , se
raccourcissaient de plus en plus , quoique les cicatrices dont
elles provenaient , fussent depuis long-temps complètes ; et que
leur effort de raccourcissement plissait les cartilages tarses
des deux paupières et les entraînait vers l'insertion du muscle
orbiculaire , le seul point fixe des parties intéressées. Dans l'espoir de balancer cette force *déformatrice* par une force égale
et qui pourrait avoir une tendance contraire , nous touchâmes les tégumens à la partie antérieure de la tempe avec un
cautère actuel, qui produisit là une escarre profonde. A sa chute,

la plaie suppura long-temps, et ses bords se resserrèrent avec une grande force : il s'ensuivit que l'ouverture des paupières fut ramenée en dehors et replacée vers la cornée, de sorte que la vue en fut rétablie ; mais le bord libre des deux paupières avait conservé sa plissure : c'est par l'alongement·de l'angle interne des paupières, que s'était opéré ce déplacement. En effet, cette extrémité était exempte de cicatrices.

La suite de ce fait est, comme on le voit, très-instructive : non-seulement la force rétractile des *inodules* a recouvert inévitablement le bulbe oculaire des paupières raccourcies ; mais encore, elle a suffi pour plisser deux lames cartilagineuses, à cause de l'adhérence intime qu'ils avaient avec ces mêmes lames. Ces dernières sont assez minces pour qu'il ne fallût pas une grande force pour les recourber: mais les *plisser*, c'est-à-dire, leur faire subir des inflexions opposées, nombreuses et très-serrées, il faut, pour un semblable effet, une force grande et très-suivie. Cette force s'est trouvée telle, en effet, qu'une autre force semblable et mise en opposition avec la sienne, a plutôt alongé l'angle interne des paupières, transporté tout entière leur ouverture commune, que d'effacer la moindre des rides que présentaient les deux cartilages.

Il s'ensuit, comme règle de pratique applicable à ces cas, que, si une perte de substance intéresse l'une ou l'autre paupière dans le sens de la longueur, il faudrait se hâter d'enlever la surface suppurante entre deux incisions elliptiques, et de réunir les bords immédiatement. En augmentant la perte de substance, on augmente aussi, il est vrai, une partie de la difformité ; mais, si l'on peut éviter la suppuration, on évitera des difformités bien plus grandes.

§. XXXII. Un accident dont les écrivains ont peu parlé et qui arrive plus souvent qu'on ne l'a dit, à propos de l'opération de la cataracte par déplacement du cristallin , est l'atrophie du globe de l'œil. Nous l'avons observée tout aussi bien à la suite des opérations pratiquées par d'autres et par des gens très-habiles , qu'à la suite de celles que nous avions pratiquées nous-même ; et nous l'avons vue précédée et accompagnée de douleurs vives et prolongées. Cet accident paraît provoqué par la condition du cristallin , lequel , étant frappé de mort et logé au milieu d'organes vivans , dans une déchirure du corps vitré , fait à leur égard l'office d'un corps étranger. Il est indubitable qu'alors , il y a inflammation dans l'ensemble et l'intérieur du bulbe oculaire : en effet , l'iris perd ses nuances naturelles , la pupille sa forme régulière et sa mobilité ; il se forme dans les chambres des épanchemens de diverse nature , des masses pseudo-membraneuses , des flocons dont la précipitation forme l'*onyx* , du sang qui se coagule ou qui se délaie dans l'humeur aqueuse , etc. Les douleurs sont atroces et ne cèdent guère que très-passagèrement aux divers moyens qu'on leur oppose. On peut prédire seulement leur terme , lorsque l'on voit paraître des rides intéressant la sclérotique : ces rides sont grandes et peu nombreuses ; elles mesurent , en général , l'axe antéro-postérieur du bulbe oculaire ; mais elles ne s'étendent jamais à la cornée transparente , à moins que celle-ci n'ait été altérée , amincie , par des ulcérations précédentes : on n'en observe guère plus de trois ou quatre sur le contour du bulbe ; elles sont ordinairement profondes. Il se montre aussi quelquefois des dépressions qui n'ont pas le caractère de rainures , mais de surfaces planes plus ou moins étendues : ce n'est guère que dans les cas de blessures.

OBSERVATION XIX.

Nous avons observé cette disposition , par exemple , sur l'œil d'un jeune homme qui avait été exposé à l'explosion de la poudre à canon : on voyait sur la sclérotique , des traces de grains de poudre qui l'avaient pénétrée , et dans chacun de ces points , au lieu de sa convexité ordinaire , la sclérotique présentait une surface plane.

Ce phénomène est absolument de la même nature que les rides , quoique les apparences ne soient pas les mêmes ; l'un et l'autre sont déterminés par le tissu fibreux formé à l'intérieur du globe de l'œil : les rides extérieures sont la marque d'autant de lames de ce tissu qui semblent partager l'intérieur en autant de loges , et qui s'étendent d'une paroi à l'autre ; les simples dépressions indiquent une organisation moins avancée , mais de la même nature. La première apparition de ces rides n'amène pas la cessation des douleurs ; mais , quand les premières sont multipliées et profondes , les dernières diminuent et cessent enfin. Il est fort probable que l'effort qui fait rentrer de vive force la sclérotique et la choroïde dans l'intérieur de l'œil , et qui ne peut être que très-grand, à en juger par la densité naturelle de l'organe , équivaut à une pression forte et continue , à laquelle on soumettrait la totalité de l'œil, ou ses parties intérieures ; que cette pression, qui ne peut manquer d'être fort douloureuse d'abord , finit par décider l'absorption des parties internes , comme on décide l'absorption des muscles de tout un membre par une pression égale et continue : de là , l'atrophie et la cessation des douleurs ; tant parce que le volume des parties ayant diminué , il y a nécessairement moins de violence, que parce que l'organisation étant altérée par l'absorption , les propriétés

doivent être changées et la sensibilité peut être moindre. Il est
au moins certain, et tout à la fois remarquable, que les douleurs diminuent et cessent, dans les proportions de l'accomplissement de l'atrophie.

§. XXXII. Ce phénomène, qui ressemble beaucoup trop,
comme on le voit, à celui du rétrécissement de la poitrine dans
des circonstances analogues, pour ne pas découler du même
principe, n'est pas le seul de son espèce. Il est une sorte d'atrophie du testicule qui est précédée et accompagnée, comme
celle de l'œil, de douleurs atroces, et qui ne cessent qu'à mesure que l'atrophie s'accomplit. On voit bien que nous ne voulons point parler ici de l'atrophie que le sarcocèle détermine,
et qui n'est guère accompagnée que de douleurs de la région
lombaire. Nous ne voulons pas faire allusion non plus à l'atrophie névralgique, bien qu'il soit difficile de faire la distinction de ce dernier cas et de ceux dont nous allons parler. Une
phlegmasie chronique déterminée par l'action d'un rhuma-
tisme, par l'état scrofuleux, une *orchitide* gonorrhoïque prolongée, une intumescence syphilitique méconnue, peuvent amener une longue suite de douleurs atroces, qui ne finissent que
par l'atrophie. Nous n'avons pas eu l'occasion d'examiner l'état
des choses dans ces cas, depuis que leur ressemblance avec
les précédens nous a frappée : nous avons bien des souvenirs
qui nous paraissent favorables à l'opinion vers laquelle nous
nous sentons entraîné ; mais ils ne portent pas sur des objets
vus avec assez d'attention, pour être cités comme autorité.
Nous attendrons d'avoir pu vérifier exactement ce qu'il en est ;
et, en attendant, nous signalons les cas de cette espèce à l'attention des observateurs : si nos idées sur ce point, ont toute la
solidité que nous sommes porté à leur croire, ce sera peut-
être une ressource thérapeutique, dans ces cas, que de sou-

mettre les organes souffrans à une compression douce et uniforme. La perte de l'organe affecté est inévitable, du moment
que les symptômes précurseurs de l'atrophie se sont manifestés : plus l'absorption s'accomplira promptement , plus tôt les
douleurs auront cessé. Le succès nous paraît devoir résulter
de l'emploi de ce procédé bien simple et vraisemblablement
méthodique, comme nous l'avons appliqué utilement au traitement de la gangrène décidée par une inflammation légère ,
sur un membre dont la peau était prodigieusement distendue
par un œdème. Si la compression employée à l'usage que nous
indiquons ici , a du succès , elle aura le grand avantage de
rendre inutile l'amputation du testicule, l'extirpation ou la rescision partielle de l'œil ; opérations que l'on a souvent été contraint de pratiquer , malgré les dangers qui les accompagnent,
pour soustraire les malades à des dangers plus grands encore,
que des douleurs atroces et sans relâche peuvent amener.

§. XXXIV. Le baron *Larrey* est le premier parmi nos chirurgiens militaires , qui ait songé à éviter les difformités qui
résultent des coups de feu à la face , en faisant la résection
avec l'instrument tranchant de tout ce qui avait été écrasé par
le projectile, et rapprochant les parties par les moyens ordinaires , dans l'intention d'en obtenir la réunion immédiate. De
bien meilleures raisons que celles qui ont déterminé cet habile
praticien , dans des cas pleins d'intérêt , font du trait de lumière
qui l'a inspiré alors , l'un des plus importans parmi les progrès
modernes de la chirurgie pratique. En effet , l'inflammation
suppurative est nécessairement la suite de tout coup de feu ;
et comme la stupeur des parties environnantes , fait avec l'altération de celles qui sont blessées , les caractères propres de
ces solutions de continuité , il s'ensuit que l'engorgement y est
grand et le travail de la suppuration fort prolongé. De là ,

la formation bien plus abondante des corps fibreux , lesquels
peuvent changer les formes , au point de nuire aux fonctions
les plus importantes. Il faudra donc admettre , comme axiome
pratique, que, dans les cas de coups de feu , et même de plaies
analogues , c'est-à-dire, par écrasement, intéressant des parties
mobiles et destinées à des fonctions importantes , dont le libre
exercice dépend de l'intégrité des formes , on doit retrancher immédiatement les surfaces écrasées, pour leur en substituer de nouvelles , régulières , faites par un instrument
tranchant, et favoriser par le rapprochement la réunion immédiate. Nous ajouterons qu'à cause de la stupeur et de l'engorgement qui s'ensuit , il est important alors d'employer la
compression.

OBSERVATION XX.

Un sous-officier , contrarié dans ses espérances d'avancement ,
cherche à se détruire avec son propre fusil. Le coup qu'il se
porte, est dirigé sous la mâchoire inférieure. La balle pénètre par la région des muscles milo-hyoïdiens , et , se déviant
légèrement à gauche , déchire le côté correspondant de la
langue , brise la voûte palatine , traverse le sinus maxillaire, et
s'échappe par la paroi inférieure de l'orbite , en ouvrant le
globe de l'œil , déchirant l'angle interne de la paupière inférieure et séparant la joue gauche du côté correspondant du nez.
Les choses étant livrées à elles-mêmes , les corps fibreux qui
se développèrent de toutes parts , fixèrent les parties molles
sur le pourtour de la dévastation que l'os maxillaire supérieur avait éprouvée , en sorte que la grande voie osseuse qui
en résultait, demeura ouverte. Il s'ensuivit que l'espèce de lambeau que représentaient la joue et la paupière réunies , affaissé
sur sa base , rentrait dans la fosse nasale , et y fut fixé. Le

Tom. II.   54

pourtour du reste de l'ouverture demeura garni également de la peau de l'angle de l'œil, fixée par des adhérences solides. La colonne d'air employée à la formation de la parole étant divisée entre la voie de la balle et la bouche, l'articulation devint très-confuse ; les larmes ne pouvant être contenues par la paupière inférieure, se répandaient sur la face ; la fosse nasale ouverte par une large voie, donnait un aspect hideux à la face. Nous résolûmes l'opération suivante, à laquelle le malade se soumit.

Nous séparâmes la paupière inférieure de la surface de l'os malaire, sur lequel elle avait contracté des adhérences solides. Nous séparâmes aussi le côté externe du lambeau affaissé sur lui-même, et l'aile du nez à laquelle il était uni par un corps fibreux considérable, que nous enlevâmes. Alors, il fut aisé de soulever ce lambeau et de l'adapter à tout le contour de l'ouverture que nous avions rafraîchie par une légère résection, de manière qu'en l'y fixant par des points de suture, nous lui fîmes obturer totalement cette ouverture.

Nous avons rencontré dans l'exécution de cette opération, des difficultés qui n'auraient pas existé le premier jour, où il eût été bien plus aisé de masquer la difformité. Certainement la résection des *inodules* qu'il fallut enlever, a été bien plus pénible que ne l'eût été la soustraction de la surface altérée par la balle. En outre, la cambrure que le lambeau avait acquise dans sa longueur, et qui le faisait paraître comme affaissé sur sa base, tenait à la formation du tissu fibreux à sa face profonde : il s'ensuivit la nécessité de le disséquer, de manière à ne pas détacher ce même tissu de l'os malaire, afin que le lambeau se trouvât déployé ; mais il s'ensuivit aussi, que le lambeau détaché se trouva mince, et que quelques points de suture de la lèvre inférieure de la plaie, ne tinrent pas assez pour procurer une réunion solide. De la, un petit

hiatus qui est resté au-dessous de l'angle interne des paupières ,
et qui aurait été complétement effacé , si le malade avait eu
plus de patience.

OBSERVATION XXI.

Un jeune homme de vingt-deux ans , poussé à bout par les
mauvais traitemens d'un père dénaturé , entreprit de se donner
la mort par un coup de pistolet tiré dans la bouche. Le recul
de l'arme ayant dévié le poignet, la charge qui était de plusieurs *chevrotines* , se fit jour , dispersée , par la partie postérieure des joues ; mais l'explosion qui avait eu lieu dans la
cavité buccale, y fit de grands désordres. La mâchoire supérieure fut brisée en étoile et les principaux fragmens écartés
entre eux ; plusieurs furent nécrosés et éliminés consécutivement ; d'autres , abandonnés dans les déplacemens qu'ils
avaient subis et s'y étant conservés, firent envers les principaux , .
office de leviers ou d'arcs-boutans , de manière à les maintenir
écartés ; la plupart des dents furent emportées , ou mutilées ,
ou dépouillées de leur émail éclaté; enfin , les lèvres et les
joues furent déchirées des deux côtés , et ces dernières parties
ayant été abandonnées à elles-mêmes , il s'ensuivit des difformités singulières et fort gênantes pour l'articulation de la
parole et pour la mastication : cette dernière était presque
impossible. En effet , des *inodules* nombreux et très-denses
formaient une sorte d'étoile vers chaque commissure ; chacune de ces dernières était élargie dans le sens vertical, dans
une étendue de plus de vingt lignes; les deux lèvres fixées
chacune sur la mâchoire correspondante , étaient à cette même
distance entre elles , en sorte que ce qui restait de dents et
tout l'intérieur de la bouche , étaient constamment à découvert.
Le nez était aussi déformé d'une manière bizarre, par la
déviation que les *inodules* voisins avaient exercée sur divers

points de la partie molle. Les paupières elles-mêmes participaient à cette déformation.

Tel était l'état de ce malheureux, lorsque, rattaché à la vie par les consolations de ses amis, il vint nous demander des soins.

Nous nous occupâmes d'abord, de rapprocher les grands fragmens des os maxillaires et palatins, qui étaient demeurés mobiles, malgré les six mois qui s'étaient écoulés depuis l'événement : quelques pièces nécrosées que nous fûmes assez heureux pour reconnaître et pouvoir les extraire, étaient la cause de cette condition, et donnèrent la liberté, après leur soustraction, de ramener l'un vers l'autre les grands fragmens et de les rendre immobiles, par le moyen des ligatures de fil d'or qui embrassaient les restes de quelques dernières dents molaires, et qui appuyaient sur le contour alvéolaire par la médiation d'une lame mince du même métal. Nous eûmes la satisfaction d'observer, sous l'influence de ces moyens, le raffermissement de la mâchoire supérieure et la diminution de l'aire qu'elle représentait. Nous procédâmes alors à la restauration des parties molles : dans cette intention, nous emportâmes, à droite et à gauche, la totalité des corps fibreux, en les circonscrivant entre deux incisions semi-elliptiques, qui s'étendaient fort haut vers l'angle interne de l'œil, et fort bas vers la base de l'os maxillaire inférieur, comprenant la commissure correspondante des lèvres, et les points d'adhérence parallèles entre la joue, les lèvres et les mâchoires supérieure et inférieure. Par chacune de ces opérations, qui furent faites séparément et à six semaines d'intervalle, les lèvres se trouvèrent libres; et, ayant été rattachées par des points de suture très-près l'une de l'autre, au point correspondant de la joue, des commissures très-larges, étoilées, hideuses, furent transformées en un angle aigu, de forme naturelle, exempt de rides,

de toute dureté , de toute adhérence , obéissant à toutes les
impulsions communiquées par les muscles buccinateurs , orbiculaire , releveurs communs et propres , triangulaires . carré ,
etc. , et , par conséquent, se prêtant aisément à la mastication
et à l'articulation de la parole. Les difformités du nez, des joues
et des paupières disparurent complétement aussi, par le rétablissement des formes naturelles et de la liberté du pourtour
de la bouche.

On sent aisément combien de difficultés et de douleurs on
aurait évité, si , le premier jour, calculant tous les embarras
à venir , qu'il était aisé de prévoir , on eût pris le parti convenable, qui était clairement indiqué et dont notre archiâtre
militaire avait donné l'exemple.

§. XXXV. *Tagliacozi* s'est livré , avec une constance bien
digne d'éloges , à des recherches qui ont fondé une nouvelle
branche de l'art de guérir. Mais son siècle n'était pas mûr
pour la belle découverte qui lui appartient ; et aujourd'hui
même , la rhinosplastique, dont il est, sans doute , bien plus
aisé de se moquer que d'apprendre à la mettre à profit , est à
peine soupçonnée en France , tandis qu'elle est déjà cultivée
avec un grand succès en Angleterre et en Allemagne. Elle
présente cependant une des belles applications des doctrines
fondées sur la connaissance des *inodules ;* et la Faculté de
Montpellier pourra se glorifier d'avoir médité et rendu méthodique l'application d'une série, tout entière , d'opérations
chirurgicales , tandis que ce sujet intéressant était encore , en
France, l'objet de plaisanteries grossières et de mauvais goût.
Nous avons pratiqué , plus de douze fois , en présence d'un
grand nombre de témoins éclairés , la restauration partielle
ou totale du nez, par la peau du front ou par celle du

bras (1) ; et nous avons signalé et observé nous-même avec un
grand intérêt, un phénomène bien digne de toute l'attention
d'un médecin.

Lorsque le lambeau que l'on emprunte à la peau du front
vient d'être transposé et fixé par des points de suture à la
brèche nasale que l'on a l'intention de réparer , il représente
assez exactement une valvule sans action , que le passage en
sens inverse de l'air par les fosses nasales agite alternativement. Lorsque l'engorgement est survenu , ce lambeau s'arrondit
par la seule augmentation de son épaisseur , et il devient fixe;
mais le dégorgement qui survient après , ne remet pas les
choses dans l'état antérieur : la face profonde du lambeau
suppure ; elle se réduit dans toutes les dimensions. Mais,
comme elle tient déjà solidement à la sous-cloison ou à la
lèvre supérieure , aux ailerons du nez, ou à la région qui les
porte dans l'état naturel ; comme, après la section du pédicule du lambeau, il a contracté un autre point d'adhérence
solide sur les os carrés , ou à la côte du nez ; ces quatre
points cardinaux ne pouvant céder, du moins d'une manière
égale , le lambeau ne pouvant obéir que d'une manière imparfaite à la rétraction du tissu fibreux qui se forme à sa face
profonde , reçoit de l'action à laquelle il obéit , aussi bien que
des résistances qu'il rencontre , une forme qui est précisément
celle de la côte et du bout du nez, et même celle des ailerons , quand ces derniers sont au nombre des parties perdues
et qu'il s'agit de réparer. L'un des plus justement célèbres
parmi les praticiens de l'Allemagne, le Professeur *Græfe*, de
Berlin , a cru qu'il dépendait de l'art de provoquer de sem-

---

(1) Ce second volume de Chirurgie clinique de Montpellier , contient un
Mémoire assez étendu sur ce sujet.

blables changemens de forme ; il a , dans cette vue , inventé
un instrument très-ingénieux , propre à comprimer à volonté
divers points de la surface extérieure du lambeau transposé
et tuméfié. Nous devons à la vérité de déclarer que ces moyens
sont absolument inutiles ; la nature produit les changemens
qu'il a paru si intéressant de rechercher , et c'est par une
application très-simple de l'une des plus importantes propriétés de l'organisation. Toute inflammation suppurative provoque la formation des *inodules :* la face profonde du lambeau
transposé ne peut manquer de suppurer ; mais les bords sont
coaptés avec un soin particulier avec les bords de la brèche
à remplir , en sorte qu'il n'y ait pas de suppuration , mais
réunion immédiate. En cet état de choses, la rétraction que
l'*inodule* récemment produit obtiendra , sera proportionnée à
l'éloignement respectif des points attirés l'un vers l'autre et à
leur liberté comparative. Or , si la sous-cloison du nez existe
et qu'on en ait rafraîchi le bord , il y aura réunion immédiate de ce point avec la ligne médiane du lambeau : celui-
ci ne pourra donc se resserrer dans le sens de la longueur,
mais dans celui de la largeur. Il se resserrera entre la région
de la côte du nez ou de la cloison, et celle des ailes ; par
conséquent, le dos, la côte du nez, se prononcera , et ce
point deviendra d'autant plus aminci , que la cloison sera
mieux conservée. Que si la cloison n'existe pas , la restauration est moins parfaite. Cependant, malgré ce défaut et les
avantages qu'il fait perdre, quoique plus arrondi le dos du
nez est encore bien marqué, parce que c'est surtout dans
le sens transversal, que les points opposés de la circonférence du lambeau ont la liberté de se rapprocher. C'est vraiment une chose digne d'admiration , que les changemens
qu'éprouve un lambeau de peau dépourvu de l'organisation
nécessaire pour imiter les formes d'un nez , lequel pourtant,

acquiert la consistance d'un organe cartilagineux , représente parfaitement les formes de la partie perdue , et en remplit tous les offices ; et tous ces changemens étonnans sont le résultat de l'organisation d'un corps nouveau, d'un véritable produit inflammatoire , le corps fibreux des cicatrices. Nous avions d'abord entrevu les véritables raisons de cet instructif changement et de l'inutilité des mesures ingénieuses de M. *Græfe ;* néanmoins, la première fois que nous avons vu le lambeau que nous venions de transplanter , nous n'avons pu nous défendre des craintes que témoignaient les assistans: nous appréhendions que le lambeau fût trop petit. L'accroissement qu'il reçut de l'engorgement, commença de nous rassurer ; et nous goûtâmes une jouissance bien vive , lorsque, observant les phénomènes ultérieurs, nous notâmes les progrès de la rétraction transversale qui formait le dos du nez , et que nous vîmes confirmées les idées que nous avions conçues , et les espérances que nous avions fondées sur la théorie des *inodules.*

§. XXXVI. C'est encore sur la même théorie que repose le succès du procédé opératoire le plus généralement adopté en France , pour le traitement des fistules lacrymales les plus simples ; mais qui nous paraît employé sans connaissance de cause , et appliqué souvent avec trop de légèreté. En outre du spasme dont il est susceptible , comme tous les conduits , le canal nasal partage avec eux la propriété de se laisser resserrer par les conséquences de l'inflammation suppurative. L'expérience de l'inutilité de tous les efforts pour rendre à ce conduit ses dimensions naturelles , a fait recourir à l'usage d'une canule métallique que l'on laisse en place. L'idée a un côté louable et juste ; mais elle n'est pas d'une application générale. En outre de l'office de corps étranger que cet instrument

peut faire (1), lorsqu'on le place, tandis qu'il existe encore
de l'inflammation; en outre de la possibilité de son oblitération
qui a été constatée par plusieurs observateurs, et notamment
par le docteur *Maunoir*, il peut avoir l'inconvénient d'être
inutile. Plusieurs praticiens des plus distingués, entr'autres
Richter, avaient remarqué, sans pouvoir en assigner la cause,
que le canal nasal étant bien libre, rendu tel, par exemple,
par un séton, une sonde de plomb, ou tout autre corps
dilatant longuement employé et récemment supprimé, les
larmes ne passaient pas et séjournaient dans le sac lacrymal. Une canule en or, placée à demeure dans le canal nasal,
ne donne pas plus de facilité pour le passage des larmes, dans
le cas dont il s'agit. Le célèbre *Scarpa* a bien connu cette
difficulté, quoiqu'il n'en ait pas senti toute l'influence. A
son avis, le sac lacrymal extrêmement distendu, ne peut
plus agir sur les larmes pour les pousser dans le nez. S'il en
était ainsi, on devrait vider par le nez ce que le sac contient, en le comprimant de haut en bas avec le bout du
doigt; une injection poussée par un point lacrymal, devrait
descendre dans le nez sans obstacle : puisqu'il en arrive autrement, il faut avoir recours à une autre explication. Nous
avons acquis la certitude que, à la faveur de la distension,
la membrane interne forme des plis qui se rassemblent sur

---

(1) Nous avons vu à l'hôpital Saint-Éloi, un sous-officier de chasseurs,
sur lequel une canule en or avait été placée, un an auparavant, par M.
Dupuytren lui-même. Cet instrument avait, par son propre poids, usé
et perforé la voûte palatine; en sorte qu'il se montrait de la moitié de
sa longueur et qu'il blessait la langue. Il était retenu dans la fosse nasale
par le volume de son pavillon. Nous fûmes obligé de le rompre dans la
bouche pour en retirer les fragmens, l'un par cette même voie, l'autre
par le nez. Ils sont encore entre les mains de M. le docteur *Serres*.

le pavillon de la canule, et servent ainsi à l'oblitérer. Cette étiologie est importante à bien connaître : il s'ensuit que, dans les cas de cette espèce, l'on n'a rien à attendre d'utile des injections, des topiques, etc. ; qu'il faut, avant de placer la canule, selon le conseil judicieux de l'illustre Professeur de Pavie, ouvrir le sac largement, cautériser à diverses reprises son intérieur, non-seulement dans l'intention de détruire les rides de la membrane interne ; mais encore dans celle de provoquer la formation du tissu fibreux dans les parois du sac distendu : lui seul est capable de prévenir toute distension ultérieure et de lui résister. Nous avons été souvent obligé de refaire l'opération de la fistule lacrymale faite par d'autres par ce procédé, et devenue tout-à-fait inutile, faute de la mesure préliminaire dont nous venons de parler ; et, en ayant le soin de procéder ainsi, dans les cas de cette espèce, lesquels sont très-communs, parce que les malades ne demandent guère de soins aussitôt que le sac se laisse distendre, nous n'avons eu à retirer que les canules que d'autres avaient placées.

§. XXXVII. Ce que nous venons de dire, peut faire pressentir une difficulté que les praticiens les plus répandus ont déjà rencontrée et signalée, touchant le traitement des rétrécissemens du canal de l'urètre. Ceux qui tiennent à un spasme, à un engorgement léger, quoique ancien, de la membrane interne, cèdent aisément à la cautérisation ; mais il en est de bien plus graves : ils tiennent à la formation du tissu fibreux dans les parois du canal. Quand cette nouvelle organisation, produit de l'inflammation suppurative, est médiocre, quelques cautérisations peuvent la faire disparaître ; et la chance la plus heureuse consiste en ce que la cicatrice se forme rapidement, à la faveur des soins par lesquels toute cause irritante doit être écartée. Car , c'est encore l'inflammation suppurative qui succède à l'action du caustique ; et, si on en prolongeait l'existence , elle ne pourrait pas manquer d'avoir ses conséquences ordinaires. Il y aura donc des cas , et il y en a en effet , où la cautérisation n'obtiendra que des avantages passagers : ce sont ceux où l'organisation fibreuse est portée fort loin dans les parois du canal ou dans ses environs. Nous savons bien ce que c'est que de fronder une mode , et à quels blâmes on s'expose quand on a la témérité de porter la main sur des choses dont des hommes de mérite ont dit un bien sans bornes : ceux dont l'opinion s'est prononcée, prennent pour des reproches personnels les défauts que l'on croit avoir reconnu dans les choses , et l'on crie à l'irrévérence , à la mauvaise foi. Mais les objets dont les véritables médecins sont occupés , nous ont toujours paru trop graves pour qu'on puisse se laisser intimider par des considérations étrangères à la Science. Nous ne sommes pas un adversaire de la cautérisation , nous l'avons adoptée et nous la pratiquons de bonne foi ; mais, si nous ne savons pas prendre un parti d'avance et nous y tenir invariablement, de même nous examinons attentivement et longuement les choses , et nous trouvons que , en ce qui concerne les rétrécissemens de l'urètre , les hommes éclairés ne peuvent s'empêcher de convenir qu'il reste encore beaucoup à faire ; et nous sommes convaincu que la source des difficultés sera reconnue dans la part que les *inodules* prennent dans la formation de la maladie , et l'impossibilité , jusqu'ici , de combattre cette dernière sans provoquer la formation des premières.

Dans cette espèce , de plus grandes difficultés se rencontrent , par exemple , lorsque la coarctation occupe le méat urinaire lui-même ; et, dans ces cas , il y a toujours, en même temps , une intumescence remarquable des parois du canal, qui se propage plus ou moins dans l'épaisseur du gland. Serait-ce que le tissu de celui-ci se prêterait mieux que le reste de l'appareil urinaire , à la procréation de l'organe fibreux de formation nouvelle ? Il est des faits qui porteraient à le croire. Nous avons vu la dilatation , la cautérisation , des incisions être pratiquées sans succès par des gens habiles et exercés ; nous avons éprouvé le même revers après des efforts sembla-bles. Nous n'avons vu de succès dans cette sorte de cas, que par l'excision de la portion du canal affectée, c'est-à-dire, le méat urinaire , par une coupe oblique sous le gland ; ce procédé fait disparaître la totalité de l'organisation morbide : si la guérison ne se fait pas long-temps attendre , cette orga-nisation peut ne pas se reproduire , et la cure être solide.

§. XXXVIII. Il est bien reconnu que les veines hémorroï-dales dilatées , et plus encore , les corps érectiles qui s'orga-nisent à la marge de l'anus , opposent des obstacles plus ou moins grands à l'expulsion des matières stercorales ; mais, ce qui est moins connu, c'est que les tissus fibreux rétractiles formés à l'occasion de l'inflammation , développés peu à peu , à propos de ce qu'on appelle des attaques d'hémorroïdes , finissent par former un anneau plus ou moins complet au pourtour de l'anus , plus ou moins épais, et pouvant donner lieu aux accidens les plus graves. Le bourrelet formé par les veines gonflées , ou par les corps érectiles , ne se prête que difficilement et avec douleur , à l'accumulation des matières stercorales et à leur expulsion. De là, irritation, inflammation de la membrane muqueuse , et bientôt, du tissu cellulaire sous-jacent. Ces conséquences d'une fonction inévitable et jour-nalière , se renouvellent fréquemment , et donnent souvent lieu à des abcès à la marge de l'anus , qui dégénèrent aisé-ment en fistules. De si favorables , de si nombreuses occasions

ne tardent guère à provoquer la formation d'un *inodule* annulaire : cet anneau , s'il répond au-dessous du bourrelet ,
l'étrangle, le gonfle, l'enflamme de nouveau , et quelquefois
le gangrène, lorsqu'il s'est laissé entraîner par le boudin ster-
coral , s'il n'est pas réduit tout aussitôt. Ces effets sont passagers , lorsque le bourrelet est au-dessus; ils sont continus ,
lorsque le bourrelet est au-dessous de l'anneau fibreux. Dans
les deux cas , la compression circulaire de cette espèce de
ligature peut donner lieu à des hémorragies abondantes et
dangereuses. Nous avons rencontré ce cas, que bien des praticiens se souviendront d'avoir vu aussi, et nous avons tiré
un parti très-avantageux d'une opération que nous allons faire
connaître , en racontant le fait lui-même.

OBSERVATION XXII.

Un homme âgé de quarante-six ans, né en Provence , habitant la Martinique depuis vingt ans, avait toujours eu des
hémorroïdes , dont il n'avait éprouvé aucune incommodité
dans sa jeunesse , et qui semblaient plutôt servir à raffermir
l'excellente constitution dont il jouissait. Le nouveau climat
qu'il habitait, sembla ajouter quelque chose à l'activité avec
laquelle se faisait une évacuation sanguine périodique et qui
devint abondante. Il s'ensuivit des périodes fréquentes d'irritation , et peu à peu le bourrelet que les selles poussaient
au dehors, rentrait avec une difficulté croissante ; il répandit
du sang le plus souvent , puis chaque jour ; enfin, une selle
des plus pénibles était suivie , chaque matin , d'une hémorragie qui finit par devenir abondante et souvent dangereuse.

Le malade repassa en Europe, et vint à Montpellier nous
demander des soins. Son état était alors fort grave : il avait
beaucoup maigri ; le pouls était fréquent et petit ; la peau

chaude et sèche ; les nuits sans sommeil et les jours sans
repos , étaient partagés entre des épreintes continuelles et
inutiles, et un état de faiblesse approchant de la syncope.
Chaque matin , le besoin d'une selle renversait douloureuse-
ment le bourrelet hémorroïdal , et donnait lieu à une perte de
sang d'environ trois à quatre onces. La réduction du bourrelet était ensuite un travail fort pénible , après lequel le malade tombait dans une sorte d'anéantissement. Le doigt ne
pénétrait qu'avec la plus grande peine à travers un anneau
fibreux , jusqu'à la partie du bourrelet qui le suivait immédiatement. Il était clair que la section de cet anneau ne servirait
à rien : l'épreuve en avait été faite à la Martinique , où une
incision de cette espèce , dont les traces étaient entièrement
effacées , ne produisit d'autre effet que d'exposer le malade
à succomber par une hémorragie très-abondante. Il fallait
chercher un autre moyen , et voici celui auquel nous nous
arrêtâmes.

Deux pessaires circulaires en gomme élastique avaient été
choisis de grandeur telle, que leur diamètre dépassait au moins
trois fois celui de l'anneau fibreux. Un tampon d'amadou qui
ne pouvait passer à travers l'ouverture de l'un de ces pessaires , était lié d'un double cordon de fil ciré.

Le malade couché sur son ventre , sur le bord d'un lit ,
ses pieds appuyés sur le sol, le dos exposé au grand jour et
solidement contenu par des aides dans cette attitude , nous
portâmes le doigt indicateur de la main gauche dans l'anus ,
jusqu'au fond de l'anneau , et sur ce doigt nous glissâmes un
bistouri boutonné , dont nous nous servîmes pour faire sur
ce même anneau , une section antérieure et une postérieure.
A la faveur de ces deux sections , nous pûmes introduire
sans beaucoup de peine , celui des deux pessaires que nous
avions garni du tampon d'amadou : il fut poussé de champ ;

jusqu'au delà du bourrelet hémorroïdal, et là , lui donnant
une situation contraire , et retirant à nous le double cordon ,
nous renversâmes , à la faveur de la compression que le pessaire exerçait sur eux , le bourrelet hémorroïdal et l'anneau
fibreux divisé en deux parties latérales. Ayant confié les cordons à un aide qui maintenait le même effort, nous saisîmes
avec le *tenaculum* , et nous excisâmes , l'une après l'autre ,
au moyen d'un scalpel convexe, les deux moitiés déjà séparées
entre elles , du double anneau que le pessaire renversait et
chassait au dehors. Nous étions sans inquiétude sur l'hémorragie : les artères hémorroïdales supérieures et les moyennes ,
les seules à craindre , moins par leur volume que par leur profondeur, étaient sûrement comprimées contre les sphincters
intestinal et cutané qui n'étaient point intéressés , par les
bords du pessaire qui ne pouvaient franchir cette limite. En
effet , il n'y eut que très-peu de sang répandu.

Nous étant assuré que le bourrelet circulaire des hémorroïdes et l'anneau fibreux avaient été emportés complétement ,
sans cesser de tirer sur le double lien qui attirait en dehors le
premier pessaire , nous le passâmes dans l'ouverture du second , et nous pressâmes l'un contre l'autre , après avoir interposé entre eux de la charpie, que nous avions logée dans
l'aire de l'anus , et que nous avions entassée jusqu'à surmonter
notablement le niveau des parties environnantes. Alors, ayant
séparé les deux chefs du lien , nous les assujettîmes par un
double nœud , sur un morceau de bois qui barrait l'ouverture
du second pessaire.

L'élasticité de cet appareil le rendit aisé à supporter , et
la compression qu'il exerçait également dans tous les sens ,
eut un succès complet : le malade qui craignait beaucoup
moins l'opération que l'hémorragie , fut rassuré , et passa
fort tranquillement les deux jours qui suivirent. Néanmoins ,

la délicatesse de l'organe sur lequel devait s'exercer immédiatement la compression, nous fit supprimer l'appareil dès le troisième jour : la suppuration s'annonçait, et tout était dans l'ordre souhaitable.

Nous ne nous arrêtons pas ici à décrire les détails d'une complication de fièvre intermittente pernicieuse, que certains sectaires ne manqueront pas d'attribuer à l'action de l'appareil, mais que nous nous hâterons de leur apprendre avoir cédé à de fortes doses de sulfate de kinine, que nous n'avons pas donné sans hésiter, à cause de la circonstance de la rougeur de la langue, etc. , et qui eut un succès rapide et complet. Nous nous contentons de dire, pour ne pas nous écarter de notre sujet, que, en maintenant l'anus garni d'un tampon de charpie sur lequel nous exercions, au moyen d'un lieu, une traction constante, tenant ainsi rapprochés les bords supérieur et inférieur de la section, nous obtînmes une guérison rapide, condition nécessaire pour éviter la restitution de l'anneau fibreux.

OBSERVATION XXIII.

Faute de cette condition, les opérations le mieux combinées, peuvent demeurer totalement ou en grande partie inutiles. Nous connaissons un Officier supérieur, auquel il était survenu en bas âge un anneau semblable, à l'occasion d'abcès à la marge de l'anus qui avaient été livrés à eux-mêmes. Un praticien des plus distingués pratiqua quatre sections sur le pourtour de l'anneau : il s'ensuivit que la violence que les matières exerçaient sur l'anus, ayant cessé par la liberté soudaine que leur expulsion venait d'obtenir, tout l'engorgement et la coarctation due à cette cause disparurent, mais l'étroitesse due à l'anneau fibreux persista ; et aujourd'hui encore,

vingt-deux ans après cette opération , le malade ne peut aller
à la garde-robe que par le secours des lavemens , lesquels
n'empêchent pas une douleur très-vive , qui se prolonge pendant plusieurs heures. Le doigt le plus délié ne peut pénétrer qu'avec effort, en causant les mêmes douleurs , et fait
aisément reconnaître l'anneau fibreux et la coarctation qu'il a
opérée.

OBSERVATION XXIV.

Nous avons opéré , il y a dix ans , un enfant de naissance,
dont le rectum était intercepté par un diaphragme. Nous
emportâmes , malgré la profondeur du lieu , les lambeaux
que nous en avions formés ; nous engageâmes, après l'évacuation complète des matières , une mèche de charpie , et nous
recommandâmes à la garde de l'enfant, d'enlever cette espèce
de bouchon, de six en six heures , et plus tôt , s'il se pouvait
dans la suite , pour éviter le contact trop fréquent et prolongé
des matières fécales. Ce soin fut très-ponctuellement rempli :
l'enfant s'habitua aux selles périodiques , et en conserva long-
temps l'usage, malgré la suppression de la mèche. La cicatrice
fut rapidement complète; et aujourd'hui , le rectum est ample
et parfaitement libre.

§. XXXIX. L'opération de l'anus artificiel , telle qu'elle a été
inventée par M. le Professeur Dupuytren , suffirait seule pour
l'illustration d'un nom. C'est un de ces traits de génie qui attestent la supériorité de l'esprit de l'inventeur. Cependant, il
est à craindre qu'elle ne puisse rester dans la pratique , ou
qu'avec de grandes restrictions. Il est remarquable que les
premiers résultats de l'opération sont d'abord très-avantageux : les matières qui se partageaient, ou qui sortaient en
entier par la voie contre nature, passent en totalité par la

voie naturelle. Mais, plus tard, de nouvelles difficultés s'annoncent : la plaie qui paraissait disposée à une prompte cicatrisation , se maintient sous forme de fistule, se rouvre fréquemment, et se conserve fort long-temps , ou même toujours (1).
Quelle raison produisait l'effusion des matières stercorales? Le
rapprochement que forment les parois parallèles de l'intestin,
et la nécessité du *diverticulum* si bien décrit par *Scarpa*.
Mais, après la section que la pince opère, il y a deux surfaces
suppurantes dans l'intestin ; et si elles ne sont pas recouvertes
rapidement par une cicatrice solide, elles ne peuvent manquer
de se crisper par la génération du tissu fibreux , lequel est
d'autant plus facilement produit , que les matières intestina-
les peuvent entretenir long-temps l'irritation. D'un autre côté ,
pour atteindre l'éperon à diviser, on dilate une voie amplement
fournie du tissu fibreux nouveau : les rapports sont changés
par cette dilatation ; mais elle accroît les motifs d'une coarctation qui sera bien plus grande , quand les parties seront
livrées à elles-mêmes. Il n'est donc pas étrange que l'éperon
que l'opération peut avoir transporté à un pouce ou à un
pouce et demi de profondeur, soit ramené secondairement
près de la surface extérieure. Cette explication fondée sur
l'analogie la plus grande , donne la clef de tous les événemens
connus , et fera peut-être sentir la nécessité de chercher de
nouveaux perfectionnemens pour une opération qui serait d'une
grande utilité , si elle avait tous les avantages désirables.

§. XI. Nous avons souvent comparé à dessein les résultats
de la réunion immédiate et ceux de la suppuration, à la suite

---

(1) Nous avons été témoin d'un fait de cette espèce, dont le sujet vit
encore.

de l'opération de la hernie. Nous avons vu que, dans les cas
de la première espèce, il se fait, dès le premier jour, un
épanchement pseudo - membraneux dans le sac herniaire,
qui pourrait faire craindre à des yeux inexpérimentés, que
les parties se sont déplacées de nouveau. Cette tuméfaction,
comme celle qui suit l'opération de l'hydrocèle par l'injection irritante, diminue, durcit et se dissipe; elle atteste
l'union réciproque des parois du sac herniaire, toujours enflammé à propos de l'étranglement proprement dit d'une
hernie. Mais cette union, qui se relâche beaucoup avec le
temps, est purement celluleuse, et ne peut opposer aucune
résistance aux viscères qui tendent à se déplacer de nouveau.
Cette adhérence peut même être partielle ; en sorte que le
déplacement des viscères venant à se reproduire, ils peuvent
trouver dans le sac herniaire des brides, des collets, des
compartimens, etc., toutes dispositions très-propres à les gêner, à les *embarrasser*, sinon à les *étrangler*. Lors, au contraire, que l'on garnit le collet et toute la cavité du sac herniaire de tampons de charpie, en provoquant l'inflammation
suppurative on provoque aussi la formation du corps fibreux,
lequel, par sa coarctation progressive, efface la cavité du sac
en rapprochant ses parois, et oppose toute sa force à la
tendance des viscères à un nouveau déplacement. Aussi, après
des pansemens prolongés et soignés, on observe que la restitution de la hernie ne se fait que lentement, qu'un bandage bien fait peut la prévenir totalement ; tandis qu'après
la réunion immédiate, la hernie reparaît presque tout aussitôt, malgré le soin de ne jamais quitter le bandage. Il paraît
donc rationnel de préférer la conduite propre à provoquer la
formation des *inodules*.

§. XLI. Il en est tout autrement de ce qui concerne l'hydrocèle. Ici, il suffit d'empêcher toute exhalation de sérosité ; et l'observation démontre qu'il suffit de l'adhérence celluleuse entre les feuillets de la membrane séreuse. On peut obtenir le même résultat, par l'introduction d'un séton dans la tunique vaginale, ou par l'incision de cette même tunique, qui permet de la tenir comblée de corps étrangers. Mais on provoque alors la formation du tissu fibreux ; et, sans tenir compte d'une foule d'autres difficultés, celle-ci suffit : l'inflammation suppurative peut se communiquer aisément au parenchyme du testicule, y causer des accidens graves, ou même décider sa perte sans utilité.

§. XLII. Une foule de faits relatifs à l'opération de l'anévrisme, sont inexplicables et stériles dans l'état actuel de la Science ; ils s'entendent aisément et deviennent féconds, si l'on y essaie la doctrine des *inodules*. L'oblitération d'une artère par une ligature se rattache à cette question : il importe que les idées susceptibles d'application pratique relatives à ce sujet, ne soient fondées que sur des vérités incontestables. Il est avoué de tous les observateurs, qu'une artère oblitérée par une ligature, est retrouvée dans le point de l'oblitération, à l'état d'un corps fibreux. Ce résultat de l'action d'une ligature n'a rien d'étrange ; elle ne peut manquer de provoquer l'inflammation suppurative, dont on connaît maintenant les propriétés plastiques. Mais, cette conséquence résultant d'une blessure, cette dernière doit atteindre tous les points de la circonférence de l'artère, pour que l'organisation hémostatique ne manque nulle part. On sent par là, l'importance d'un mode par lequel tout le cylindre artériel soit également soumis à l'action vulnérante du lien ; pourquoi la supériorité reconnue d'un lien circulaire ; comment une interposition peut réussir encore, et pourquoi le lien doit être

plus serré alors ; combien il est important, selon l'utile remarque de *J. Bell*, de ne pas craindre de trop serrer une
ligature sur une artère principale (1). On peut juger encore,
sur les mêmes principes, le procédé qui consiste à soustraire
le lien , au bout de quelques jours ou de quelques heures de
son application : dans un séjour aussi peu prolongé, il ne
suffit pas à provoquer l'inflammation suppurative avec la force
plastique qui la constitue. Ces essais ont été suggérés , sans
doute , par l'idée que peuvent revendiquer également *J. Bell*
et *Scarpa* , que l'inflammation *adhésive* est ce qui oblitère
d'abord le vaisseau , à la suite du traumatisme exercé sur lui
par la ligature , et que cette dernière est dégagée par l'inflammation *ulcérative*. L'idée d'une destruction consécutive dans
un point où le besoin d'une digue solide ferait plutôt souhaiter
une organisation , devait conduire à la suppression prochaine
du corps étranger , que l'on pouvait regarder comme l'unique cause de ce renversement dans les événemens désirables.
Mais, ici, des expressions inexactes ont donné lieu à des idées
fausses , et conduit à de mauvaises applications. Il n'y a point
d'ulcération proprement dite , dans le travail de l'élimination
des ligatures : c'est une véritable division par rupture , opérée par le corps étranger et préparée par le ramollissement
que toute inflammation provoque d'abord. Mais ce même état
inflammatoire , avec le caractère particulier qu'il peut revêtir,
prépare un endurcissement consécutif de ces mêmes organes ,
par l'addition d'un organe nouveau , le corps fibreux qu'on y

---

(1) Nous avons été témoin de plusieurs hémorragies consécutives, qui
n'avaient pas d'autre cause que la crainte de trop serrer une ligature ;
et nous avons vu les hommes les plus instruits, mais peu exercés , saisis
de cette crainte puérile et en être trompés.

rencontre , en effet, plus tard. Il n'est pas de praticien qui
n'ait eu l'occasion de remarquer que , quand à la suite d'une
amputation , etc. , une ligature n'est pas détachée avant le
douzième jour , on peut s'attendre à lui voir faire un séjour
très-prolongé , tel même que l'on soit obligé de lui faire violence. Si l'on peut examiner alors l'état des choses , le scalpel
à la main , on s'assurera aisément que ce qui retarde ainsi
la chute de la ligature , est le tissu fibreux déjà produit dans
le point de la section du vaisseau , et dont la densité se prête
mal désormais au ramollissement inflammatoire , et que l'oblitération de l'artère est déjà fort étendue et solide. Ceux qui
auront l'occasion de vérifier de semblables faits , en viendront,
sans doute , à se demander si le corps étranger ne serait pas
pour quelque chose dans la production aussi abondante du
tissu fibreux.

De semblables réflexions ne peuvent certainement suggérer aucun doute sur les dangers bien reconnus des ligatures d'attente , auxquelles il est étrange qu'on ait renoncé si
tard en France ; mais, ces mêmes réflexions peuvent aider à
comprendre comment cette dangereuse précaution n'a pas
été constamment nuisible : sans doute que la force plastique
de l'organisme s'est trouvée suffisante , pour que l'organisation fibreuse ait succédé de si près au ramollissement inflammatoire , que le corps étranger n'ait pu profiter de ce dernier
pour rompre les parties. Cette même force plastique s'est bien
trouvée suffisante , dans d'autres espèces d'animaux , pour
permettre de retirer tout aussitôt après son action , une ligature circulaire , sans nuire à l'oblitération du vaisseau sur lequel on venait d'agir. Pourquoi quelques individus de l'espèce humaine n'en jouiraient-ils pas au degré nécessaire pour
conserver des ligatures d'attente sans accident ?

Ces mêmes réflexions aident à faire un choix judicieux dans

les procédés de pratique applicables aux suites des ligatures principales. Dans la persuasion que l'inflammation adhésive préside seule à l'oblitération des artères attaquées par une ligature, on a conseillé de provoquer la réunion immédiate, afin de ne pas troubler le travail d'adhésion, que l'on croyait seul nécessaire. Il est indubitable, d'après l'expression des faits connus, que le premier résultat d'une ligature bien faite, c'est-à-dire, qui a divisé entièrement les tissus propres de l'artère qui en est l'objet, est la formation d'une masse pseudo-membraneuse fournie par l'intérieur blessé de l'enveloppe celluleuse du vaisseau, et qui reflue par la section des tuniques propres dans la propre cavité vasculaire, sans adhérer fortement à la membrane interne. Ce bouchon vivant, renforcé presque tout aussitôt par une masse vivante aussi, et composée de la fibrine du sang organisée jusqu'à de grandes distances, mais tenant aussi peu que la première à la membrane interne ; ce double obstacle, disons-nous, ne s'est pas trouvé suffisant, dans l'espèce humaine, pour intercepter le cours du sang dans les cas où l'on a supprimé la ligature, bientôt après l'avoir placée. Cependant, le succès de la ligature des grosses artères est devenu presque vulgaire, le lien étant laissé en place jusqu'à sa chute spontanée. Or, si c'est pendant un séjour plus ou moins prolongé de ce dernier, que se procrée le corps fibreux que l'on rencontre constamment dans la suite, il faut bien conclure que ce produit constant de l'inflammation suppurative est le véritable instrument de l'oblitération définitive et solide des artères ; que l'inflammation adhésive qui a lieu, en effet, mais qui n'intéresse sensiblement que la tunique celluleuse, n'est qu'un moyen d'oblitération provisoire, temporaire, et qui, seul, manquerait de la solidité nécessaire ; que l'inflammation suppurative est nécessaire pour obtenir cet heureux résultat ; que cette sorte d'in-

flammation éminemment plastique, est tout-à-fait différente de
l'ulcérative; que cette dernière est essentiellement destructive,
et n'a nullement lieu dans les cas dont il s'agit; que l'inflammation suppurative doit être recherchée et non évitée; enfin ,
que l'on ne doit pas , dans ces cas , faire le rapprochement des
parties divisées pour placer une ligature , dans l'intention d'obtenir une réunion immédiate. Nous rappellerons même, à ce
sujet , une observation qui n'aura certainement pas échappé
aux praticiens. Avant d'avoir approfondi le sujet qui nous
occupe , nous avons recherché la réunion immédiate à la
suite des ligatures, conformément aux préceptes donnés par
les écrivains les plus graves; mais nous avons eu rarement à
nous en louer , excepté à la suite des amputations. Dans tout
autre cas , la suppuration s'est trouvée inévitable ; et nous
serions peut-être autorisé à reprocher quelques hémorragies
consécutives , au succès insolite de la réunion immédiate à
la suite des ligatures des grandes artères : serait-ce que l'on ne
peut provoquer que l'inflammation suppurative dans les tuniques des artères , et que leur oblitération solide serait exclusivement attachée à cet état morbifique ?

On pourrait être tenté de nous opposer un très-petit nombre de faits concernant l'oblitération solide des artères , à la
suite de l'action passagère d'une ligature. En nous renfermant
dans ceux que nous connaissons avec des détails suffisans ,
nous pouvons assurer , par exemple , que ceux de ces faits
qui appartiennent au Professeur Dubois (1) , ne sont nulle-

---

(1) Nous avons été témoin de l'opération et de ses suites. Orgueil-
leux de l'estime et des bontés d'un tel maître, nous aimons à proclamer cette garantie de l'exactitude des faits que nous avons recueillis
sous ses yeux.

ment démonstratifs , tout intéressans et instructifs qu'ils sont
d'ailleurs. Il s'agissait d'anévrisme au jarret : on passa une
ligature autour de l'artère crurale , et on cessa de la serrer
progressivement , aussitôt que les battemens de la tumeur
anévrismale eurent cessé. Le lien n'embrassait pas le vaisseau
immédiatement ; il n'a jamais été suffisamment serré pour
altérer la continuité des tissus propres de ce dernier : c'est
une véritable compression immédiate et non pas une constriction qu'on a exercée temporairement sur le vaisseau. L'autopsie n'a pu rien démontrer , puisque les malades ont guéri ;
mais il est incontestable pour nous , comme pour l'illustre
praticien auquel ces faits sont dûs , que la guérison est ré-
sultée seulement de la coagulation du sang en masse dans le
sac anévrismal et le point correspondant du vaisseau. C'est
un autre mode de guérison qui a obtenu de beaux succès ,
dont quelques-uns ne nous paraissent pas avoir été suffisamment étudiés , mais dont les résultats , au moins jusqu'ici ,
ne sont pas toujours fort solides, ainsi que peut le prouver ,
entr'autres , une belle observation due au docteur *Desgranges.*
On sait que plusieurs mois de guérison apparente, par un
usage assidu de l'appareil de *Theden,* et d'autres soins , ne
purent empêcher la tumeur et les battemens de reparaître , au
point d'amener rapidement la mort du malade, à l'occasion
de mouvemens et même de violences imprudemment exercés par une compression. Il n'y a pas assez d'études anatomiques concernant les faits de cette espèce , pour que l'on puisse
donner une étiologie fondée sur cette base solide ; mais il
nous paraît probable qu'elle consiste en ce que l'organisation
fibreuse à laquelle passe volontiers le *coagulum* sanguin, est
bien moins solide et moins facile à identifier avec les organes
environnans, que le tissu des *inodules.*

§. XLIII. Les fractures dont les fragmens sont réduits et peuvent être maintenus en contact, se réunissent par des moyens et selon des principes étrangers à la théorie que nous exposons ici ; mais, dans les conditions opposées, il en est autrement.

Dans les fractures de la rotule, du calcaneum, du grand trochanter, de l'apophyse olécrâne du cubitus, les fragmens, au lieu d'être refoulés l'un vers l'autre par l'action musculaire, comme dans la plupart des autres cas, seraient emportés plus ou moins directement loin l'un de l'autre par la même cause, sans la résistance des organes fibreux normaux qui entourent ces points du squelette, et qui ne sont que très-rarement rompus dans une grande étendue. Il y a donc déviation, écartement plus ou moins marqué ; mais, plus de contact. On s'est désabusé des moyens auxquels on supposait si gratuitement la puissance de rétablir le contact et même l'immobilité des fragmens dans ces cas, et l'on a reconnu que, à quelques exceptions près, lorsque la destruction des parties molles n'est pas portée trop loin, à la faveur du repos, des fragmens qui étaient à une assez grande distance mutuelle, laquelle semble même augmenter pendant la durée de la période aiguë de l'inflammation, sont rapprochés consécutivement, tout en demeurant isolés, par une force qui doit être grande, d'après le témoignage de certains faits ; mais que l'on ne s'est guère mis en peine de déterminer, d'apprécier, et dont on n'a même presque pas constaté ou mentionné les effets.

Il est pourtant avéré que des fractures de la rotule ont été réunies par un cal osseux, et vraisemblablement il en est quelquefois ainsi de celles du calcaneum, de l'apophyse olécrâne, etc. : et quel que soit le déplacement qu'ont subi alors les fragmens, il n'a pu résulter de cette seule cause aucun rapprochement entre eux ; ils n'ont pu échapper à l'effet des deux forces opposées entre lesquelles ils étaient balancés. Néanmoins , si l'on examine attentivement les pièces anatomiques de cette espèce qui sont connues , on verra que les fragmens de ces fractures , lesquelles étaient comminutives , se sont touchés par quelques points de leur circonférence , et que ces contacts auraient été plus multipliés sans la forme irrégulière des pièces osseuses (1) ; que le cal qui s'est formé dans ces points , est le plus régulier et vraiment immédiat ; qu'il a eu lieu aussi dans d'autres points , où il n'y avait pas de contact entre les fragmens, et qui sont bien plus multipliés et plus étendus ; mais que là , on voit des traces évidentes d'un tissu fibreux intermédiaire , lequel s'est laissé pénétrer de la matière *ossifiante* , sans changer de forme , et en conservant même celle des fibres qui la composaient et des faisceaux qu'elles formaient ; que ces masses fibreuses ne peuvent être seulement celles de la couche fibreuse normale qui règne à la surface antérieure de la rotule , par exemple , puisqu'on voit très-distinctement , dans certains points surtout où les fragmens sont restés écartés et où ils ne se sont pas moins réunis solidement , que ces bandes ossifiées règnent très-profondément ; que cette dernière remarque est frappante et incontestable , dans quelques points où la réunion a manqué totalement , ou du moins n'a pas été osseuse, et qui offrent autant de brèches par lesquelles on peut observer ce qui s'est passé à de grandes profondeurs, ou plutôt à tous les degrés de la profondeur. Pourrait-on admettre que , dans les cas de cette espèce , les moyens recommandés par quelques écrivains avec une assurance puérile , ont eu un succès aussi parfait

---

(1) Il est bien entendu que ce que nous disons ici, s'entend de l'aspect de la pièce anatomique , le cal étant terminé.

qu'insolite? Aucun praticien attentif et de bonne foi ne le croira : aucun de nos appareils ne saurait suffire pour empêcher le déplacement des fragmens d'une fracture, dans le sens de leur épaisseur ; comment pourraient-ils se trouver suffisans pour lutter constamment, sans relâche et avec avantage, contre la tendance des muscles à éloigner entre eux les fragmens d'une rotule, non-seulement divisée en deux par une fracture, mais encore, étoilée, comminuée ? Certes, si jamais ce difficile problème est résolu, ce sera, sans doute, à la faveur de moyens bien plus puissans que ceux qui nous sont connus jusqu'à ce jour, et qui ont pu être mis en usage dans les cas dont il s'agit. Mais, que serait-ce encore, si, dans ces mêmes cas, un succès si rare avait été le résultat de l'application de moyens nuls ou presque nuls, et dont il faudrait réduire l'efficacité à celle du repos ! Si nous sommes bien informé, ce serait sur de semblables données qu'il faudrait juger au moins quelques-uns des faits de cette sorte.

Il faut donc chercher ailleurs que dans la perfection imaginaire du traitement, la raison de ce qui s'est passé : l'analogie, l'aspect des pièces anatomiques parlent si haut, que chacun a devancé les conséquences auxquelles on est naturellement conduit. L'existence de l'inflammation est un fait indubitable ; on pourrait mettre en question celui du caractère de cette inflammation, de son identité avec celle qui préside aux cicatrices. Mais, quand l'identité des résultats est si parfaite, il est difficile de ne pas admettre celle des causes. Pour nous, la chose n'est nullement douteuse : qu'il y ait eu, ou qu'il n'y ait pas eu de pus produit, qu'il ait ou non disparu par l'absorption, chose qui n'est pas plus difficile là qu'ailleurs, l'inflammation a suffi pour produire un tissu nouveau. Ce produit nouveau était fibreux ; il était doué de la propriété contractile ; c'est cette dernière qui a lutté avec suc-

cès contre la miotilité, parce que celle-ci est intermittente ,
et que celle-là est constante , et même progressivement croissante : c'est la *contraction ,* ou si l'on veut , la *coarctation*
de ce tissu fibreux nouveau , qui a rapproché les fragmens osseux , jusqu'à les faire entre-toucher. L'effort a dû être grand ;
car, il y a eu contact entre toutes les inégalités qui le rendaient possible. S'il est resté des points vides , c'est seulement
ceux où des excavations se correspondaient : *l'effort* qui rapprochait ainsi les fragmens osseux, *n'a* donc *eu d'autre terme*
que celui d'un obstacle physique insurmontable ; caractère que nous avons déjà signalé dans le même tissu observé
dans les cicatrices, qui se reproduit ici d'une manière frappante , et qui est certainement bien éloigné de la débilité de
tous nos appareils. Enfin , quand ce tissu a eu fait le dernier
effort, quand cet effort a été borné par des obstacles invinci-
bles, le repos a eu lieu : alors , et à la faveur de cette condition , le tissu fibreux a obtenu le dernier résultat de son organisation croissante ; il est passé à l'état osseux.

§. XLIV. Nous avons publié dans un autre ouvrage (1) , des
faits dont les résultats, sous ce rapport , sont demeurés inaperçus , et qui contiennent une démonstration bien intéressante
de la solidité de la doctrine que nous venons d'établir.

OBSERVATION XXV.

Il s'agit de la résection de l'os maxillaire inférieur : opération que nous avons pratiquée plusieurs fois, à l'imitation de
notre célèbre collègue le professeur *Dupuytren ;* mais en y

------

(1) La *Revue médicale.*

apportant quelques changemens (1). Persuadé que la réunion immédiate peut y être d'une grande utilité, nous avions, la première fois, pris nos mesures en conséquence ; mais la difficulté de loger la langue dans une bouche rétrécie par la diminution de l'aire de la mâchoire inférieure, sans la refouler vers la glotte et l'isthme du gosier, et nuire ainsi à la liberté de la respiration, nous fit modifier notre plan primitif. Nous réunîmes immédiatement les parties molles du plancher de la bouche, aussi bien que les restes de la lèvre ; mais nous assujettîmes les restes de l'os maxillaire inférieur à une certaine distance entre eux, par le moyen d'une ligature métallique. La solidité de notre lien avait été calculée, et dans le choix de la matière, et dans le mode d'exécution, dans l'intention d'éviter sûrement, dans la suite, les dangers de la suffocation que la malade venait d'encourir passagèrement, quand nous avions essayé de rapprocher et de fixer en cet état les restes de la mâchoire : nous fîmes de notre ligature d'or, que nous passâmes plusieurs fois entre quelques dents libres, et dont nous assemblâmes les circonvolutions par une spirale de la même matière, un véritable arc-boutant capable de résister à tout effort propre à rapprocher les fragmens osseux. Nous ne savions pas à quelle force nous avions à faire. Après que toute inflammation aiguë eut cessé dans les parties molles intéressées, lorsque la réunion immé-

---

(1) Nous avons lieu de regretter que, traitant ce sujet neuf et intéressant, notre collègue ait omis de faire entrer les faits que nous avions publiés, dans la masse de ceux dont il a présenté le tableau. C'eût été une occasion de s'expliquer touchant la réunion immédiate, que nous croyons d'un grand prix en pareil cas : qu'il eût dû louer ou blâmer, le jugement d'un collègue était souhaitable, surtout le juge étant placé si haut.

diate avait réussi et s'était raffermie partout , tandis qu'il
n'existait plus , enfin , qu'une plaie suppurante occupant l'intervalle des deux fragmens osseux , nous remarquâmes quelque inflexion dans la *ligature en arc-boutant.* Alarmé par
le souvenir de ce qui s'était passé le premier jour , nous de-
vinmes fort soigneux de restaurer et d'entretenir en bon état
une précaution que nous étions autorisé à regarder comme
très-importante. Nous redoublâmes de soins , en observant le
décroissement sensible de l'intervalle des fragmens : tous nos
efforts furent vains. Nous aurions décidé facilement la perte
des dents qui nous servaient de point d'appui, quoique leur
nombre fût devenu grand ; mais il devint évident que nous
ne pouvions plus rien opposer à un rapprochement devenu
inévitable. Heureusement , nous observions en même temps
que la lenteur de ses progrès avait laissé à la langue le loisir
de s'accommoder à l'étroitesse du nouvel espace auquel elle
était réduite, sans nuire à la respiration , laquelle a fini par
s'exercer librement , même la bouche étant fermée.

Nous sommes bien éloigné de croire que des faits semblables renferment la censure ou la réprobation de la réunion
immédiate ; nous sommes convaincu, plus que jamais , par la
comparaison des résultats de faits de la même sorte où la
réunion n'a pas été pratiquée , que ce soin est , en pareil cas ,
du plus haut intérêt ; seulement , nos observations démontrent
qu'il faut y procéder avec mesure. Mais elles mettent aussi bien
en évidence la formation des *inodules* aux extrémités d'un os
tronqué , d'où peut résulter la réunion solide , vraiment osseuse de deux fragmens. En effet , quoique nous n'ayions pu
constater par la dissection , l'ossification du moyen d'union ,
il est d'une telle solidité que la chose est très-présumable.
Il est d'autres faits qui ne permettent guère d'en douter.

§. XLV.

OBSERVATION XXVI.

Un homme de cinquante ans , doué d'une forte constitution , tomba en avant d'une charrette en mouvement, et eut
la jambe gauche fracturée par le passage d'une roue. La fracture fut compliquée de plaie, et le malade passa deux ans
dans le lit , sans que les fragmens principaux fussent réunis.
Il fut transporté à Montpellier et admis comme pensionnaire
à l'hôpital Saint-Éloi. Les plaies étaient entièrement cicatrisées ; des fragmens de peu d'importance avaient été expulsés ;
ceux du péroné , chevauchés dans près d'un pouce de leur
longueur , tenaient entre eux par un tissu fibreux dense ,
élastique , qui permettait d'assez grands mouvemens ; ceux
du tibia , en rapport par des surfaces obliques et fort étendues , tenaient aussi par un tissu semblable , mais bien moins
dense. Il s'ensuivait de ces dispositions , que, lorsque le malade marchait , ce qu'il ne faisait qu'avec les plus grandes
difficultés et en s'aidant de deux béquilles, il ne pouvait appuyer légèrement sur le pied gauche , sans éprouver les plus
vives douleurs , et une inflexion assez forte de la jambe en
dedans. Dans ce mouvement , les fragmens du péroné s'éloignaient entre eux , comme aurait pu le faire l'extension pratiquée sur la jambe , et les fragmens du tibia éprouvaient un
chevauchement plus étendu. La courbe que la jambe représentait habituellement, se redressait un peu , lorsque le pied
se détachait du sol.

L'indolence parfaite des moyens qui unissaient entre eux
les fragmens osseux, lorsque le malade était couché , ne laissait aucune espérance de voir faire de plus grands progrès à

l'organisation de ces moyens d'union. Nous songeâmes donc
à provoquer une inflammation nouvelle. Elle pouvait multiplier les tissus fibreux , et pousser plus loin l'organisation
des anciens et des nouveaux ; et nos espérances , à cet égard ,
nous paraissaient très-fondées , à en juger surtout par l'effort
élastique qui redressait les fragmens , lorsque le pied se détachait du sol. En conséquence , nous choisîmes le séton comme
le moyen le plus sûr et susceptible de l'application la plus
exacte , et le malade y consentit. Il nous parut suffisant de
travailler à consolider les fragmens du tibia : le mode actuel
d'union de ceux du péroné nous parut devoir se trouver assez
solide pour les usages du membre , si nous réussissions dans
notre projet.

Nous découvrîmes les deux côtés de la fracture du tibia , par
des incisions qui nous permettaient de distinguer les deux
pièces osseuses et leur intervalle. Instruit par l'expérience ,
nous n'eûmes garde de compter sur un stylet pour placer
une mèche de coton : nous nous servîmes d'un instrument
solide en fer de lance, emmanché , et percé près de la pointe ,
d'une sorte de *chas d'aiguille ,* dans lequel nous avions engagé
un fil. Cet instrument fut présenté aux deux côtés de la fracture : les inégalités des fragmens ne permirent de le pousser
que par le côté externe , et ce ne fut qu'à la faveur d'une
grande force qu'il pénétra ; il fut même rompu, au moment
où il traversait la fracture. Cet incident ne ralentit nullement
l'opération , et une mèche de coton se trouva placée entre les
surfaces obliques des deux fragmens , et vers le point central
de leurs surfaces réciproques.

Ce corps étranger fut laissé pendant deux mois et demi. Il
produisit de l'engorgement , de la suppuration , une petite
fièvre continue , et de temps en temps, une inflammation sympathique , mais passagère , de la membrane muqueuse des

Tom. II.   58

voies alimentaires ; une seule fois, une sympathie semblable
sur la muqueuse des bronches , et une amaigrissement assez
remarquable du malade. Le seul moment où ces effets éloignés
parurent assez sérieux , fut celui où nous supprimâmes la
mèche , que nous eussions laissée volontiers plus de temps en
place sans ce motif. L'extension inutile de l'inflammation aux
parties molles environnantes fut combattue par des topiques
relâchans et souvent par des sangsues. Le membre fut assujetti dans le repos par un appareil solide. Ce soin devint plus
important et en même temps moins difficile , après la suppression de la mèche de coton ; il fut prolongé assidûment
pendant trois mois. Au bout de ce temps , nous acquîmes la
certitude que les fragmens du tibia tenaient ensemble avec
beaucoup de solidité ; mais déjà la chose avait paru telle à
tout le monde , lorsque nous supprimâmes la mèche.

Ce fait démontre bien clairement la formation du tissu fibreux entre les fragmens d'une fracture qui a entraîné la suppuration des parties molles , et la nécessité du prolongement
de l'inflammation dans ce même tissu , pour qu'il passe à
l'état osseux, lequel paraît être le degré le plus avancé de
son organisation. La mobilité des quatre fragmens prouve assez
qu'il n'y avait d'abord aucun point de cette dernière organisation. Les bornes étroites du mouvement auraient suffi
pour démontrer de quelle nature étaient les moyens d'union ,
quand bien même on n'aurait pas vu et touché le tissu fibreux , dans l'opération par laquelle le séton fut placé. Quant
à l'influence de l'inflammation sur l'organisation ultérieure de
ce tissu fibreux, elle n'est nullement douteuse pour quiconque remarquera que les fragmens tenaient déjà solidement
entre eux, avant de supprimer la mèche du séton, époque
à laquelle l'inflammation des parties molles ne nous avait
permis d'employer que des appareils fort défectueux , dans

l'intention d'assujettir les fragmens du tibia. Au reste , il n'est
pas possible de douter que nous avons obtenu une réunion
solide par le moyen d'un cal osseux : l'opération a maintenant trois ans de date ; nous avons revu souvent le malade
depuis; il nous a écrit encore depuis peu , et nous pouvons
certifier qu'il marche avec assurance et sans secours étranger.

Cette observation prouverait encore, s'il était nécessaire ,
que le séton est le plus efficace et le plus innocent de tous
les moyens par lesquels on peut provoquer la réunion secondaire des fractures. D'après ce que nous avons observé , il
faut n'avoir jamais vu de fracture non réunie , pour proposer
d'enflammer les fragmens osseux par des frottemens réciproques; et la résection des extrémités osseuses est une opération
très-difficile et qui a dégoûté les praticiens qui l'ont faite. On
a reproché au séton , l'impossibilité d'une organisation nouvelle , là où le corps étranger est interposé : cet argument
est spécieux ; notre réponse est dans les faits que nous possédons et dont nous avons déjà publié quelques-uns. Sans doute,
un corps étranger entretient la voie qu'il habite ; mais il provoque aussi des organisations nouvelles dans tout le pourtour
de cette même voie ; et , au moment de sa retraite , la coarctation du tissu fibreux qui vient d'être produit, met en contact
les parois , et leur permet de s'unir solidement.

Il n'est pas douteux pour nous , que ce fait ne soit le prototype de ce qui se passe dans une grande partie des cas connus sous le nom d'articulations contre nature. Une fracture
est mal contenue ; le poids du membre, l'action musculaire ,
l'interposition d'un fragment osseux bizarrement placé , mortifié ou non , celle d'un corps étranger , etc. , sont autant
d'obstacles qui peuvent s'opposer au travail ordinaire de la
formation d'un cal ; mais autant de causes qui provoquent la
formation du tissu fibreux , par l'inflammation qu'elles en-

traînent. Cependant , l'impatience du malade , l'inexpérience
du médecin peuvent permettre des mouvemens qui nuisent
à l'organisation osseuse de ce même tissu ; et de là , des rapports bizarres , une mobilité insolite dont la volonté ne saurait
tirer parti le plus souvent , parce que les puissances musculaires ne sont pas accommodées sur ce plan.

§. XLVI. Un phénomène tout-à-fait méconnu a fait dire
sans raison que , dans quelques cas de cette sorte , certains
ont même dit dans tous , il se formait de véritables surfaces
articulaires , une nouvelle capsule ligamenteuse, etc. Des idées
physiologiques préconçues , tirées d'abstractions mal entendues
elles-mêmes , ont rendu quelques observateurs trop faciles à
séduire sur ce point , par des apparences qui semblaient flatter
les chimères de leur esprit. Nous allons rapporter un fait curieux, qui montrera aisément les causes de l'erreur.

OBSERVATION XXVII.

Dans une chute grave sur le coude , un jeune homme
éprouva un accident fort singulier : une fracture oblique sé-
para la moitié externe de la trochlée , la petite tête et le con-
dyle externe, du reste de l'humérus. La section s'étendait jusques au bas du tiers moyen de l'os , en sorte que les surfaces nouvelles provenant de la solution de continuité , étaient
fort étendues. Elles étaient , en outre , en communication avec
l'articulation huméro-cubitale. Mais , d'un autre côté , les articulations radio-humérale et radio-cubitale ne furent nullement altérées. Cependant , l'effort nécessaire pour opérer ce
bizarre désordre, s'étant prolongé , il s'ensuivit que l'avant-
bras tout entier fut chassé , avec le petit fragment , sur le
côté externe du bras , plus haut que la fracture. Il est pro-

bable que ce deplacement a dû être peu de chose d'abord ;
mais qu'il a été accru, dans la suite, par l'action musculaire :
car, les apparences de cet accident furent d'abord si singulières, qu'il fut entièrement méconnu ; et le malade à qui
l'on ne put donner une idée de son état, ou seulement lui
imposer un nom, se crut obligé à toute sorte d'efforts pour
recouvrer l'usage de son bras. Il parvint, en effet, malgré le
nouveau rapport des organes, à exécuter l'extension, la flexion,
et plus tard, la pronation et la supination. Ces mouvemens
étaient bornés ; mais ils avaient encore une étendue et une
assurance que les résultats de la dissection rendirent bien
étranges. Il vint succomber à l'Hôpital de la Charité de Paris,
plus de douze ans après son accident ; et voici en quel état
les choses furent trouvées. Le tissu spongieux de l'extrémité
inférieure de l'humérus que les deux faces de la solution de
continuité auraient dû mettre à découvert, était revêtu d'une
lame nouvelle de substance osseuse compacte, d'un tissu plus
dense, d'une couleur blanc plus mat que dans l'état naturel
et d'une assez grande épaisseur. Ces *surfaces osseuses* étaient
humectées *de la synovie qui provenait de l'articulation
avec laquelle la fracture communiquait.* La capsule de
l'articulation du coude, distendue par le déplacement du petit
fragment et des os de l'avant-bras qu'elle avait suivis, enveloppait l'articulation et la fracture tout à la fois. Elle avait
évidemment plus de densité ; ce qu'expliquait assez l'inflammation prolongée qu'elle avait dû essuyer. On distinguait à
sa partie interne et inférieure, le ligament latéral interne,
alongé et fort épaissi : le ligament annulaire du radius, le ligament latéral externe du coude, la corde de Weitbregt, étaient
dans leurs rapports naturels, et seulement un peu épaissis.
Les deux os de l'avant-bras, dans leurs rapports naturels,
dans l'attitude habituelle de la pronation, étaient couchés ainsi

par leur face palmaire , sur le côté externe de l'humérus , au
point correspondant au bas de la surface nouvelle appartenant
au grand fragment ; le petit fragment répondant par sa surface
nouvelle un peu plus haut , et fixé sur le côté externe de
l'humérus par un tissu fibreux nouveau , lequel l'environnait
seulement , en devant et en arrière , mais qui s'interposait
fort avant entre les deux pièces osseuses , vers l'extrémité supérieure de la petite ; en sorte que cette dernière n'était
bien mobile que par son extrémité inférieure, laquelle suivait les mouvemens de l'avant-bras, surtout ceux de flexion
et d'extension ; mais l'extrémité supérieure était bien moins
mobile , et pouvait être considérée comme le point central des
mouvemens dont cette pièce osseuse était susceptible.

Ce fait fournit un exemple curieux d'*une cicatrice osseuse* , chose dont les observateurs se sont encore peu occupés , et de laquelle nous avons souvent cité dans nos leçons
des exemples instructifs , que nous possédons depuis long-temps.
Là où des solutions de continuité, ou des pertes de substance ,
ont ouvert le tissu osseux , une lame compacte nouvelle vient
fermer de nouveau les alvéoles du tissu spongieux, si la nature parvient à guérir. Ce n'est pas ici le lieu de développer
plus longuement les moyens que la nature emploie pour
opérer cette restauration, ce sera l'objet d'un grand travail
qui verra bientôt le jour ; qu'il nous suffise pour ce moment,
de faire remarquer qu'il ne se forme pas de *lame cartilagineuse continue* , encore moins de membrane synoviale ,
ni rien qui puisse être comparé aux articulations naturelles ;
que l'on ne trouve pas autre chose , en pareil cas , que le
tissu fibreux interposé sans interruption, comme dans les sym-
physes des os du bassin , par exemple , et comme nous l'avons
trouvé dans la fracture de la jambe ; ou bien , le tissu fibreux
régnant autour d'une cicatrice osseuse plus ou moins étendue ,

comme nous l'avons trouvé notamment dans la fracture de
l'humérus. Dans ce dernier cas , la comparaison des surfaces
articulaires normales et de celles de nouvelle formation était
facile , et le contraste du cartilage diarthrodial qui revêtait
les unes et de la couche osseuse qui encroûtait les autres ,
était frappant. Eh ! qu'on ne perde pas de vue , que, dans le
dernier cas, les surfaces de la fracture communiquant avec
une grande articulation naturelle , participant aux avantages
de la lubréfaction synoviale, l'organisation cartilagineuse , telle
que la présentent les surfaces des articulations diarthrodiales ,
s'il en avait existé, aurait pu en être protégée , défendue de
l'usure que les frottemens auraient pu lui valoir. Il est hors
de doute que ceux qui ont cru voir de ces surfaces cartilagineuses nouvellement formées , ont dû s'en laisser imposer
par l'aspect blanc mat , le poli et l'isolement de ces cicatrices
osseuses ; quant à la synovie qu'ils ont cru voir , il faut avouer
qu'un degré de prévention bien étrange peut seul faire illusion à ce point.

Ne perdons pas de vue, cependant, que , dans les fractures
non réunies, ou plutôt *non consolidées ,* le tissu fibreux
existe constamment ; mais que , tantôt il occupe toute l'étendue
des surfaces nouvelles , tantôt il ne règne que dans le pourtour , et quelquefois même dans quelques points , dans un
seul de la circonférence. Ces cas sont importans à distinguer
pour la pratique ; car , pour obtenir la réunion secondaire
d'une fracture, c'est-à-dire, pour guérir une articulation contre nature , il faut que le séton soit placé dans ce tissu nouveau, en y faisant la moindre destruction possible. Or , dans
les cas de la première espèce , c'est au point central de l'organisation nouvelle que le séton doit être plongé , afin que
son influence s'exerce sur la plus grande étendue possible. On
le reconnaît , comme on a pu le remarquer, à des mouvemens

bornés, pénibles, douloureux, exempts de crépitation, et
accompagnés ou plutôt suivis d'un effort élastique qui opère
un retour plus ou moins marqué. Dans les cas de la seconde
espèce, il faut se garder de placer un corps étranger entre
des surfaces nues et compactes ; on ne manquerait pas d'y
produire des nécroses, lesquelles feraient perdre toute espérance de succès. On les reconnaît à des mouvemens fort étendus, produits non-seulement par l'action musculaire et le poids
du corps, mais encore par le poids de la partie elle-même
et par toutes les impulsions extérieures ; mouvemens sans résistance et ordinairement accompagnés de crépitation. Dans
ces derniers cas, il s'agit de reconnaître le point auquel correspond le tissu fibreux produit, puisque c'est dans son sein
seulement, que le séton peut être utilement placé, ayant grand
soin toutefois de ne pas le détruire, et de se servir, pour le
placer, non pas d'une aiguille ordinaire à séton, comme on en
a donné l'inconcevable précepte ; mais d'un instrument aigu,
étroit, non tranchant et solide, qui puisse se glisser entre
les *inodules* sans les détruire. Or, ce point où réside la
partie la plus dense du tissu fibreux produit, ce point où
l'organisation est la plus avancée, où il sera le plus probable de la pousser jusqu'à l'ossification, en y excitant de nouveau l'état inflammatoire, où il convient le mieux, enfin, de
plonger l'instrument qui doit conduire le séton, est celui qui
peut être reconnu, à la faveur d'un examen attentif, pour le
point central de tous les mouvemens qui se passent dans l'articulation nouvelle. Si, par exemple, il s'était agi d'entreprendre la guérison dans le dernier cas que nous venons de raconter, il aurait fallu se bien garder de faire passer un séton
par le milieu des surfaces obliques que la fracture avait produites ; mais bien entre l'extrémité supérieure du petit fragment et le point correspondant du grand, là où répondait,

en effet , la seule masse d'organe fibreux dont il fût possible de
tirer parti. Ce point est très-clairement désigné , comme on l'a
vu , par les mouvemens et les remarques auxquelles ils donnaient lieu.

§. XLVII. Mais , il est d'autres conditions , et de bien plus
fâcheuses , dans les fractures non guéries : celles qui sont
dans ce dernier cas , peuvent être appelées , à bon droit, *non
réunies ;* l'épithète de *non consolidées* doit être réservée pour
les autres.

Le périoste joue un rôle plus important qu'on ne pense ,
par rapport au déplacement des fragmens des fractures et à
leur réunion. Cette membrane partage avec les os , les violences
qui fracturent ces derniers; mais , extensible et susceptible de
décollement , elle résiste , le plus souvent , à la faveur de ces
deux propriétés ; en sorte que , tantôt elle est décollée seulement dans quelques points ou la totalité du contour de la fracture ; tantôt elle est déchirée dans une étendue plus ou moins
grande; dans quelques cas très-rares , elle est rompue dans
la circonférence entière de la solution de continuité de l'os.

Dans les cas de la première et de la seconde catégorie , les
fragmens sont contenus plus ou moins près et coaptés , par la
membrane entière ou déchirée : il est , sous ce rapport, telles
heureuses dispositions qui sont capables d'assujettir les fragmens d'une fracture mieux que le meilleur appareil , et qui
se sont prêtées à la réputation du plus chétif, du plus nul de
ces derniers. Nous possédons , sur ce point, des faits très-ins-
tructifs , que nous publierons dans l'occasion. Mais , dans les
cas où le périoste a été rompu en entier , on sent aisément que
le déplacement des fragmens est presque sans bornes : il est
aisé de concevoir aussi , que, dans ces cas , il ne se fait pas de
réunion; mais ce qui ne pouvait être deviné, ce qui ne pou-

Tom. II.   59

vait être acquis que par des études d'anatomie pathologique,
c'est que le tissu fibreux qui se développe dans les cas de
cette espèce, forme deux masses distinctes, attachées chacune
à l'un des fragmens osseux, et n'ayant aucune liaison entre
elles. Ces masses fibreuses n'ont de rapports qu'avec les parties molles, au milieu desquelles le déplacement les a plongées : c'est donc en vain qu'elles se livrent à la coarctation
dont elles sont susceptibles. Cette propriété ne peut servir
à rapprocher les fragmens ; elle sert seulement à les fixer
au point où ils se trouvent au moment où l'organisation nouvelle s'accomplit, et à rendre désormais tout effort de réduction inutile et dangereux. Tout moyen de réunion est donc
impossible entre les extrémités des fragmens devenues étrangères l'une à l'autre, et le déplacement peut être si étendu,
que, par leur circonférence même, ces mêmes fragmens soient
fort éloignés. Il n'est pas probable que, dans les cas de cette
espèce, on obtienne jamais le moindre succès par l'emploi du
séton ; la première difficulté serait de choisir la place convenable. On n'en saurait désigner aucune, en se fondant sur
des motifs raisonnables ; et l'on va voir, par le fait suivant,
que cette difficulté, qui nous paraît déjà capitale, n'est pas
encore la seule.

OBSERVATION XXVIII.

Un charretier, pressé par le sommeil, s'y livre sur le faîte
d'un chargement volumineux, abandonnant ses animaux à
eux-mêmes. Dans un cahot il glisse en devant, et une roue lui
passe sur la cuisse droite. Celle-ci en est fracturée dans sa
partie moyenne. Dans un traitement de près de deux ans,
dans le cours duquel il survint plusieurs abcès et des accidens
formidables, il fut impossible de s'opposer à un raccourcis-

sement immense de la cuisse, aussi bien que d'obtenir le
moindre vestige d'un travail de réunion. Transporté à l'hôpital Saint-Éloi, le malade présentait l'état suivant. Le fragment
inférieur placé au côté interne du supérieur, et chevauché
à tel point, que son extrémité supérieure appuyait sous le
petit trochanter, lequel, seul, avait mis des bornes au déplacement selon la longueur ; le fragment supérieur incliné en
devant et en dehors, comme à l'ordinaire, et faisant une
saillie considérable par son extrémité, sous les muscles qui le
recouvraient ; la plus grande mobilité, sans crépitation, sans
douleur, et présentant de si grandes variations dans ses phénomènes, qu'il était impossible de lui assigner un point central ;
l'énorme déplacement des fragmens n'était susceptible d'aucune réduction ; l'articulation du genou était presque entièrement ankylosée.

Nous sentîmes toute la difficulté de ce cas, dont nous n'a-
vions pas encore vu d'analogue. Cependant, le malade qui
connaissait le succès que nous avions obtenu depuis peu, nous
pressait de mettre en usage sur lui, le moyen auquel nous
en étions redevable ; et, malgré le peu de confiance qu'il devait nous inspirer, nous y consentîmes, n'ayant alors rien de
mieux à lui proposer.

Quoique le bout supérieur du fragment inférieur fût le
plus habituellement en contact avec le petit trochanter, il n'y
était nullement assujetti, car on pouvait l'en éloigner considérablement, en faisant former aux deux fragmens un angle
rentrant en dehors. Il n'y avait donc aucun avantage particulier à placer le séton dans ce point, d'ailleurs d'un abord
difficile et dangereux, à cause de sa structure : on s'exposait à
ouvrir des vaisseaux nombreux et profonds ; on pénétrait plusieurs des loges de l'aponévrose fémorale, et chacune pouvait
devenir le foyer d'un abcès. Dans toute l'étendue du croise-

ment mutuel des deux fragmens , il était évident qu'ils étaient séparés par une grande masse musculaire ; et là , sans doute, la structure normale était le moins altérée. Au bout inférieur du fragment supérieur correspondait certainement une masse fibreuse de nouvelle formation ; il paraissait qu'en portant la jambe dans une forte abduction , on rapprochait notablement les deux os ; dans ce point , d'ailleurs , la structure de la cuisse y est plus simple , et nous nous décidâmes à le choisir.

Après nous être assuré de la situation de l'artère , dans laquelle la circulation pouvait être interceptée à volonté par la compression , dont un aide était chargé , vis-à-vis l'os pubis , nous pratiquâmes une incision qui répondait au côté externe du vaisseau , demi-pouce au-dessus du bout inférieur du fragment supérieur de la fracture. Une seconde incision fut pratiquée en arrière , immédiatement en dedans du bord externe du muscle vaste externe. Deux doigts glissés , un dans chacune de ces incisions , contournèrent l'os presque immédiatement par son côté interne , et se seraient touchés au milieu de cette voie courbe , sans l'insertion des muscles adducteurs , qu'il fallait détruire pour passer le séton , et qui le fut en effet , mais dans un très-petit espace et par l'instrument qui portait la mèche. La facilité de cette opération , qui faisait l'admiration de l'assistance , témoin des difficultés que nous avions rencontrées dans les autres cas , nous faisait mal augurer de l'avenir: il était clair que nous avions marché au milieu des organes normaux , et que nous n'avions rencontré aucune trace d'organisation insolite. Un appareil particulier nous servit à conformer la situation du fragment inférieur à celle du supérieur , de manière à rapprocher , autant qu'il se pourrait , du corps étranger , les points parallèles des fragmens de l'os.

Tous nos efforts furent vains , et malgré cinq mois de soins

secondés par la plus grande docilité de la part du malade ,
nous ne pûmes obtenir la plus petite apparence de réunion ;
tandis que le repos, ou plutôt le défaut de tout exercice ,
l'inflammation prolongée des parties molles, etc., avaient provoqué à plusieurs reprises une affection grave des voies digestives , qui , sous une marche chronique , minait constamment
les forces du malade.

Nous fûmes donc contraint , pour nous efforcer de sauver
la vie à ce malheureux , d'en venir à l'amputation de la cuisse ;
opération qui , dans l'état des choses , ne put être pratiquée
que dans l'articulation iléo-fémorale. Nous rendrons compte
ailleurs de cette seconde occasion que nous avons eue de faire
la *désarticulation* de la cuisse , et des réflexions qu'elle nous
a suggérées pour la pratique : il est plus intéressant ici , de
faire connaître l'état des choses dans le membre amputé.

La mèche du séton avait embrassé le côté interne et postérieur du fragment supérieur , à quelques lignes de son extrémité inférieure. Là , il avait provoqué un état inflammatoire
dans le périoste ; cette membrane était soulevée par deux
masses osseuses de près d'*un pouce de saillie horizontale ,*
manifestement déposées entre elle et l'os , avec lequel ces masses étaient intimement unies ; elles répondaient au-dessus et
au-dessous de la voie que la mèche de coton avait occupée,
et qui était marquée par une sorte de dépression. Dans ce
dernier point , il n'y avait pas d'organisation osseuse nouvelle ;
la présence du corps étranger paraissait l'avoir empêchée. Le
bout du fragment arrondi , sa cavité médullaire fermée par
une couche osseuse compacte , et la surface de celle-ci , recouverte du tissu fibreux nouveau , lequel se perdait à une courte
distance , dans l'épaisseur du muscle vaste externe. Dans le
point parallèle à la voie du séton, le fragment inférieur ne présentait pas la moindre altération ; le bout supérieur de ce

même fragment, qui se trouva, en effet, à la hauteur du petit trochanter, qui appuyait sur cette apophyse , toutes les fois que la jambe était portée en dedans , mais qui n'y était nullement assujettie , présentait , d'ailleurs , le même état que le bout inférieur du fragment opposé.

Il est manifeste , d'après l'expression de ce fait , qu'un corps étranger placé dans le voisinage d'un périoste , incapable de détruire cette membrane, ni physiquement , ni chimiquement , produit bien l'un des phénomènes souhaitables en pareil cas : le périoste enflammé fournit les matériaux d'une organisation osseuse , qui ne l'envahit pas lui-même , comme on l'a cru , comme on le croit encore sans motifs ; mais, tandis que ce travail s'accomplit sur l'un des fragmens seulement , comment espérer une réunion ? Il faudrait qu'un second séton embrassât de même le fragment opposé , circonvînt immédiatement la surface parallèle , et y provoquât des phénomènes semblables. Peut-être réussirait-on ensuite, par des appareils puissans et méthodiques , à rapprocher les deux fragmens , malgré l'interposition des muscles. Si les deux périostes soulevés de part et d'autre par les organisations osseuses nouvelles parvenaient à se toucher, s'uniraient-ils ? S'ils s'unissaient à la manière des lèvres d'une plaie , cette union serait-elle solide ? Quelle serait sa nature ? Deviendrait-elle osseuse ? Pourrait-on lui confier le poids du corps ? Que de doutes ! Eh ! de quelle importance ! On s'abuserait, si l'on croyait trouver la solution de quelques-uns dans l'histoire des fractures dont les fragmens se sont unis par leurs surfaces latérales, dans un grand état de déplacement : c'est par d'autres moyens , tout-à-fait étrangers aux cas de l'espèce qui nous occupe , que ces réunions s'opèrent , ainsi que nous l'exposerons dans un autre travail. Les doutes subsistent donc tout entiers ; et l'on sent aisément que, jusqu'à ce qu'ils soient éclaircis , on

ne pourra recommander l'emploi du séton dans les cas de
cette espèce; uniquement , comme on le voit , faute de pouvoir
en plonger la mèche dans un *inodule* servant d'union temporaire aux deux fragmens.

§. XLVIII. La résection des articulations est une opération
qui n'a pu s'acclimater parmi nous , et qui n'y prendra peut-
être racine, que lorsque les étrangers l'auront reprise et popu-
larisée , comme l'éclairage par les gaz, l'usage des vapeurs, etc.
Cependant , des praticiens d'un grand poids ont obtenu et publié de beaux succès. Pourquoi sont-ils demeurés sans critique
raisonnée , et même sans attention ? Est-ce parce que les faits
ne se sont pas passés dans la Capitale ? Ce mépris serait in-
juste et mal fondé. Si la mention que nous faisons ici de cet
objet , pouvait y ramener l'attention des praticiens , nous croirions avoir rendu un service à la Science. Il ne s'agit pas d'abandonner l'amputation, pour lui substituer la résection des articulations ; l'une et l'autre doivent avoir sans doute leur partage ;
mais il s'agit de trouver, par l'observation, la limite de l'une et
de l'autre. Le grand argument, l'unique vraiment sérieux qu'on
ait opposé à la résection articulaire , est la difficulté, que l'on
a déjà qualifiée d'impossibilité , d'obtenir une réunion osseuse
des fragmens des os mutilés. Ce phénomène aurait dû paraître
étrange , en comparaison de la facilité avec laquelle une fracture se réunit, une articulation même saine s'ankylose , etc.
On pourrait croire que la difficulté de rendre immobiles les
pièces osseuses, était une des principales raisons de ce fait singulier; mais nous pouvons assurer , et nous prouverons bientôt , que , dans certains cas de résection , cette condition est
moins difficile à remplir que dans certaines fractures , et pourtant elle ne suffit pas pour procurer la *consolidation ,* ou
réunion osseuse. De nouvelles recherches peuvent mener plus

loin ; elles manquent encore. Les faits qui nous sont propres ,
nous portent à penser que la *réunion se fait* , dans les cas
de cette espèce , *par le moyen des inodules* , moyen entièrement différent de la *réunion immédiate* des fractures , et
que la difficulté , pour obtenir une *réunion osseuse* , à la
suite des résections , consiste dans ce que l'inflammation qui
a présidé à l'organisation fibreuse , n'a pas duré assez long-
temps pour la pousser plus loin , et produire la *consolidation* par l'ossification du tissu fibreux. Les observations qui
vont suivre , mettront peut-être cette proposition dans tout
son jour.

OBSERVATION XXIX.

Un jeune allemand fut admis à l'hôpital Saint-Éloi , avec les
symptômes d'une affection grave et déjà avancée de l'articulation du coude gauche. La vie du malade était en danger ,
par les effets d'une affection sympathique qui intéressait les
organes digestifs ; et il était évident qu'il fallait mettre un
terme à l'influence du foyer primitif d'irritation , ou renoncer
au salut du malade. Cependant , l'avant-bras et la main étaient
en bon état, et pouvaient devenir encore très-utiles. Nous formâmes donc le projet de les conserver , tout en remplissant
l'indication urgente , qui ne pouvait être ni évitée , ni remise.

La résection fut donc pratiquée, de manière à sacrifier un
pouce et demi de l'humérus , et l'extrémité supérieure des
deux os de l'avant-bras , jusqu'au-dessous de l'apophyse coro-
noïde, et en formant un lambeau du muscle triceps brachial.
Ce lambeau fut exactement coapté , et la réunion immédiate
s'en fit presque complétement. La suppuration ne s'établit que
dans les incisions latérales , et tout était fini , cinq semaines
après l'opération. Quelque repos que nous ayions fait garder à
ce membre dans des gouttières en équerre , serrées par des

courroies à boucle ; nous n'avons pu procurer à la réunion assez
de solidité pour que le malade pût soutenir l'avant-bras fléchi
par le seul effort de ses muscles. Nous fûmes obligé de faire
un appareil léger mais solide , en toile rembourrée , au moyen
duquel l'avant-bras est maintenu fixé dans la flexion à angle droit.
Moyennant cet instrument, qui n'est nullement embarrassant,
le malade peut employer la main à une foule d'usages utiles.

OBSERVATION XXX.

Un commis voyageur, affecté, depuis cinq ans, d'une tumeur
blanche à l'articulation du coude droit, vint demander à
l'hôpital Saint-Éloi , du soulagement et la vie. Plusieurs ouvertures fistuleuses qui entouraient l'articulation , attestaient et
permettaient de vérifier le mauvais état de l'articulation. Cependant, l'avant-bras et la main étaient exempts de toute altération , d'atrophie , de contracture , etc. , et le malade sup-
pliait , de la manière la plus touchante , qu'on lui conservât la
main droite , le seul moyen d'existence de sa famille : néanmoins , des symptômes d'affection abdominale secondaire , mais
déjà ancienne et menaçant de s'aggraver , rendaient urgent un
parti décisif. Nous formâmes donc le projet de la résection du
coude , et il fut exécuté comme dans le cas précédent ; seulement , l'affection des os s'étant trouvée bien plus étendue , nous
fûmes obligé d'en enlever des quantités bien plus grandes.

Cette fois , la réunion immédiate du lambeau fourni par
le muscle triceps , ni celle du reste de la plaie , ne réussirent
pas aussi bien. Le relâchement extrême des parties molles ,
par l'effet de l'étendue insolite qu'il avait fallu donner à la résection , fut cause qu'elles s'interposèrent entre les os mutilés ,
que l'inflammation fut vive , la suppuration prolongée , et qu'il
se fit des exfoliations ; en sorte qu'au bout de trois mois seu-

lement , la guérison fut complète. Pendant tout ce temps , le membre fut tenu assujetti sur une gouttière coudée à angle droit ; une seconde pareille le recouvrait ; des courroies à boucle exerçaient une compression constante et suffisante. Le résultat de ces soins , qui furent continués durant plus de six mois , ne fut pas une *réunion osseuse ;* mais le tissu fibreux qui unissait les trois os devint si dense , que le malade plaçant le bras horizontalement , pouvait soutenir l'avant-bras dans la même attitude , et produire par l'action de ses muscles un degré très-notable de flexion et d'extension au delà de l'angle droit , qui était son état habituel. Sans avoir besoin d'assujettir l'avant-bras par un appareil léger , dont il usait pourtant ordinairement par nos conseils , il pouvait écrire très-correctement tous les genres : il nous a laissé, en allant reprendre ses fonctions dans une maison de commerce , un exemplaire varié de son écriture , qui parle bien plus haut que nous ne pourrions le faire , en faveur de l'opération qu'il a subie.

OBSERVATION XXXI.

Un cultivateur a été admis à l'hôpital Saint-Éloi , avec une maladie du coude droit , qui subsiste depuis plusieurs mois, et qui a donné lieu à plusieurs abcès et à une fièvre habituelle et ruineuse. Les fistules qui entouraient le côté externe de l'articulation , pénétraient profondément et permettaient de toucher à nu des portions osseuses qui paraissent mobiles. Des corps étrangers de cette nature ne pouvant manquer d'avoir une part active dans l'état fébrile , nous nous déterminâmes , malgré le siége de l'affection, à pénétrer dans la cavité articulaire , laquelle était depuis long-temps exposée au contact de l'air, et devait, d'ailleurs , être fort altérée dans sa structure. Nous marchâmes donc à la rencontre des corps étrangers par des incisions suffisantes , et nous eûmes lieu de nous en féliciter. La

petite tête de l'humérus, plus de la moitié externe de la trochlée
articulaire du même os formaient séparément deux corps étrangers déjà entièrement isolés , et dont l'extraction fut très-facile.
De nouvelles nécroses qui compléteront peut-être la perte des
surfaces articulaires de l'humérus , s'annoncent encore. Cependant , l'inflammation cède au traitement convenable , le dégorgement s'opère , et les os de l'avant-bras sont ramenés vers les
restes de l'humérus avec une telle force et une telle rapidité ,
que des sinus que le doigt avait parcourus la veille avec facilité ,
sont devenus impraticables le lendemain. Les surfaces articulaires du radius et du cubitus ne sont pas à nu; le poli des
cartilages diarthrodiaux est remplacé par une couche pulpeuse ,
facile à entamer ; mais, si le doigt y fait quelque violence, on
reconnaît en dessous un tissu bien plus dense, qui lie les os
entre eux , résiste à tous les efforts , et ne peut être que fibreux , à en juger par la consistance.

Ce n'est pas ici le lieu de nous arrêter à l'histoire d'une
nécrose des extrémités articulaires d'un os long , ni de nous
appesantir sur la question de la véritable condition normale
des cartilages diarthrodiaux et de leur susceptibilité morbifique , malgré l'occasion que cette dernière observation pouvait
nous en fournir : ces sujets intéressans , que nous nous sommes complu à exposer souvent dans nos leçons , seront traités
ailleurs. Examinons l'expression des trois faits que nous venons
de raconter , par rapport à la question qui nous occupe.

Dans le premier, où la réunion immédiate des parties molles
a complétement réussi , au moins pour la partie essentielle de
l'opération, la conservation du lambeau formé par le muscle
triceps brachial, la suppuration n'ayant duré que peu de temps,
et dans les plaies latérales seulement , il n'y a presque pas eu
de *réunion* entre les os mutilés , et pas la moindre trace de
consolidation.

Dans le second, l'étendue de l'affection des os transporte bien plus loin leur résection : la coupe a correspondu au tissu compacte de ces os, que nos instrumens ne purent diviser qu'au prix de violences propres à les désorganiser. Aussi, des séquestres osseux se sont séparés consécutivement et ont été rejetés fort tard. Long-temps plongés au milieu des parties vivantes, ces corps étrangers y ont maintenu longuement l'état inflammatoire et la suppuration. Les parties molles surabondantes et devenues telles par l'étendue qu'il a fallu donner à la mutilation, ont concouru à produire le même effet : aussi la suppuration a-t-elle duré long-temps, et là aussi, la *réunion* s'est faite d'une manière solide. Quoiqu'on n'y ait pu remarquer les signes de la moindre trace d'ossification, nous doutons que l'on ait jamais obtenu rien de plus parfait que la *coaptation* et la *nouvelle articulation* de ces os, lesquels, comme on l'a vu, avaient conservé des mouvemens alternatifs bien réguliers et d'une sûreté étonnante, pour la nature des moyens d'union. Il serait donc démontré par ces deux premières observations, que l'inflammation suppurative est plus favorable que l'adhésive au but qu'on se propose, et qu'on approche d'autant plus de ce dernier, que cette même inflammation est plus prolongée. Il serait démontré aussi, qu'une *réunion* par le tissu des *inodules*, sans *consolidation* ou ossification, peut être suffisante, même quand elle est défectueuse, et qu'elle peut porter le nouvel assemblage à un grand degré de perfection, lorsque la suppuration a été suffisamment prolongée.

Nous ne pouvons argumenter pour le troisième fait, puisque les derniers résultats n'en sont pas encore connus ; mais nous ne croyons pas trop présumer, en nous les promettant plus parfaits que jamais ; et, si nos espérances ne sont pas déçues, l'accomplissement en sera dû aux conditions particulières qui auront fixé long-temps sur les restes des surfaces

articulaires , ou sur celles qui les ont remplacées , l'inflammation suppurative.

Si cette conclusion , vers laquelle nous sommes ramené
forcément , est bien fondée, il s'ensuivrait , comme précepte
pratique, qu'il faudrait s'abstenir de la réunion immédiate
dans ces cas ; ou bien , ce que nous aimerions mieux , la
pratiquer de manière qu'elle ne dût réussir qu'en partie : au
sommet du lambeau , par exemple , que représente le muscle
triceps brachial , parce qu'il est important de conserver les rapports et les usages de ce muscle , et qu'il conviendrait de se
ménager les moyens d'obtenir une longue suppuration , dans les
parties molles des côtés. Nous croyons même qu'il serait d'une
haute importance de traiter ainsi les bouts des os eux-mêmes ,
c'est-à-dire , les bourgeons celluleux qui doivent les recouvrir
après les exfoliations , s'il y en a. Un plan que nous accom-
plirons à la première occasion , qui nous paraît clairement indiqué dans cette vue, est celui de l'interposition d'un fil, en travers , entre les surfaces des os mutilés , et de se servir de cette
interposition , pour introduire consécutivement une mèche de
séton , lorsque le temps des dangers est passé , ou quand
les exfoliations sont accomplies, dans les cas où elles doivent
avoir lieu , ce qu'il est toujours aisé de reconnaître. Ce moyen
aidé du repos, que l'on ne peut obtenir que par des appareils solides et des soins bien assidus , est au moins trèspropre à favoriser la formation abondante des corps *inodulaires* et à leur procurer une grande perfection; et nous sommes pleinement convaincu que , si l'espérance de voir former
une réunion osseuse, espérance dont nous ne pouvons nous
résoudre à nous dessaisir , n'est pas chimérique , elle ne pourra
être accomplie que par des moyens de cette espèce. Pourquoi,
en effet , le succès n'irait-il pas jusque-là? Si le tissu des *inodules* peut-être produit entre ces fragmens osseux , comme

entre ceux d'une fracture , pourquoi le même moyen n'y pro-
voquerait-il pas la saturation osseuse? Il y a plus de prévention
que de véritable conviction , dans la manière dont on a voulu
résoudre cette question *à priori*.

§. XLIX. L'histoire des nécroses renferme aussi des traits qui
se rapportent au sujet que nous traitons. Lorsque le séquestre
est volumineux , que toute l'épaisseur de l'ancien os n'a pas
péri , ou que le périoste s'est conservé , de telle sorte qu'il
ait pu être ménagé un étui presque complet, soit d'ancienne ,
soit de nouvelle formation , le corps étranger étant soustrait ,
il laisse libre un espace ordinairement plus grand que son
propre diamètre , espace qui ne tarde pas à se combler , et
qui , dans la suite , s'efface peu à peu. Cet espace n'est pas
occupé par une organisation osseuse; mais bien par un tissu
dense , manifestement fibreux, dont la véritable nature est dé-
celée par les événemens ultérieurs autant que par l'anatomie.
On pourrait croire que la pression des parties environnantes ,
le gonflement qui accompagne la contraction des muscles ,l'élasticité de toutes les parties molles , opèrent la réduction de l'espèce de boîte osseuse dans laquelle le séquestre a été renfermé ;
mais, outre que, parmi ces propriétés , il en est, comme le gonflement des muscles , qui sont encore contestées, ou du moins
susceptibles de l'être , d'autres , comme l'élasticité des parties,
qui sont évidemment insuffisantes , il ne faut pas avoir examiné long-temps la solidité de cette espèce de gaîne osseuse ,
il n'est pas nécessaire d'avoir observé souvent la réduction
dont elle est capable, pour comprendre qu'un phénomène de
cette importance ne peut être accompli que par des causes
bien puissantes : c'est, il n'y a pas moyen d'en douter , lorsqu'on a examiné les choses d'assez près , la coarctation du tissu
fibreux que l'inflammation suppurative produit, et qui est

entièrement identique avec celui des cicatrices. Les faits suivans serviront à mettre la chose en évidence.

OBSERVATION XXXII.

Un jeune homme qui avait éprouvé souvent, dans son enfance, des engorgemens des ganglions lymphatiques, souffrit,
pendant long-temps, de vives douleurs dans la profondeur du
talon droit. Cette partie acquit lentement un volume considérable. Des abcès se formèrent au-dessous de la pointe du talon;
ils s'ouvrirent spontanément par trois points voisins, et les ouvertures demeurèrent fistuleuses. C'est en cet état, qui durait
depuis deux ans, que le malade fut admis à l'hôpital Saint-
Éloi, où nous ne tardâmes pas à acquérir la certitude que le
calcaneum contenait un ou plusieurs séquestres, que l'ancienneté de la maladie permettait de supposer libres. Nous pratiquâmes des incisions par le moyen desquelles nous parvînmes dans une cavité dont l'étendue nous aurait étonné, si
nous n'avions rappelé que, pour donner lieu à des abcès et à
leur ouverture spontanée, le corps étranger avait dû provoquer une longue accumulation du pus, lequel avait pu ainsi
dilater la cavité, malgré la structure osseuse de ses parois,
ramollies néanmoins par l'inflammation. Deux séquestres fort
volumineux, qui avaient manifestement fait partie de l'os primitif, furent soustraits avec quelque violence, et la cavité qui
les avait renfermés, fut laissée vide. Ses parois étaient tapissées
par une couche pulpeuse, du moins à sa surface, mais qui
présentait beaucoup plus de consistance dans son épaisseur.
Cet espace fut garni de charpie, que l'on y introduisait sans
effort : il se conserva à peu près dans le même état pendant
près de deux mois. Alors, il commença à n'admettre qu'une
moindre quantité de charpie, et le volume extérieur de l'os

malade se réduisit. Ce décroissement marcha d'un pas assez lent, puisqu'au bout d'un an, les proportions étaient encore loin de celles de la nature. Le malade fut congédié, malgré la fistule qu'il portait encore au-dessous de la pointe du talon. Pendant les deux années qui ont suivi, il est allé prendre des bains de mer, à Sette, où nous l'avons revu. La seconde année seulement, la fistule a été tarie et cicatrisée d'une manière solide, et alors aussi, le *calcaneum* avait perdu tout l'engorgement qu'il avait présenté auparavant ; il était même devenu moins volumineux que celui du côté opposé, et présentait des difformités, des excavations que l'on ne remarquait pas à sa surface, auparavant.

OBSERVATION XXXIII.

Un autre exemple, tout-à-fait semblable, nous a été fourni par une jeune fille, dont la santé était minée, depuis trois ans, par les symptômes d'une nécrose du *calcaneum* ; seulement, dans ce dernier cas, les abcès s'étaient ouverts sur deux points de la face externe de l'os. Des incisions et l'usage d'une gouge, nous servirent à réunir deux sinus, l'un antérieur, l'autre postérieur, qui rampaient obliquement jusqu'au centre de l'os. Là était une très-grande cavité qui renfermait trois séquestres volumineux ; aussi le talon était-il d'un volume énorme et qui rendait le pied très-difforme. Les corps étrangers furent enlevés en brisant le plus volumineux, pour en accommoder les fragmens au diamètre de la voie que nous avions pu pratiquer, et que l'épaisseur et la densité de l'os qu'il avait fallu attaquer, ne nous avaient pas permis de faire plus large. La cavité, que nous ne pouvions parcourir que très-imparfaitement avec un doigt, était revêtue d'une membrane consistante: elle demeura ouverte pendant plus de deux ans ; mais elle se resserrait peu à peu, et le volume du talon décroissait dans les mêmes proportions. Enfin, la plaie a guéri solidement, et le talon est bien moins volumineux que celui du côté opposé.

Quelle compression a pu s'exercer à la face inférieure du talon, lorsque le malade n'a pu se résoudre à poser son pied à terre, tant qu'a duré la plaie qui a succédé à l'opération? Quelle force a pu déprimer la face externe du *calcaneum*, faisant partie d'un angle rentrant, qui résulte des contours du pied et de la jambe dans cette région, et qui, à l'exception du muscle pédieux, ne donne insertion à aucune partie molle? Le décroissement de l'os n'a pourtant pas été douteux dans les deux cas; et ceux qui savent, pour l'avoir souvent examiné, combien peuvent devenir épaisses et denses les parois d'une cavité osseuse dans laquelle l'incurie a trop long-temps oublié des séquestres volumineux, peuvent seuls calculer la force prodigieuse qu'il faut pour en incliner, entraîner l'une vers l'autre les parois, au point de réduire le volume au-dessous du naturel, et de présenter des difformités extérieures. Ces dernières sont d'autant plus remarquables, par rapport à l'estimation de cette force, qu'elles dépendent certainement bien moins du dégorgement des parties molles, que de la déviation inégale des parois de la cavité osseuse, qui ont cédé plus ou moins, selon les divers degrés de densité, d'organisation, de tel point par rapport à tel autre, et selon la force inégale des divers points du tissu fibreux, dont la rétraction produit le phénomène.

OBSERVATION XXXIV.

Un officier éprouve une violente fluxion, par l'irritation que provoque une dent molaire cariée, dans l'extrémité gauche de l'arcade dentaire inférieure. La bridure de la mâchoire empêche de s'occuper de la dent : un abcès survient ; il est méconnu ; il s'ouvre spontanément au-dessous de l'angle de l'os maxillaire. L'ouverture est insuffisante ; il s'en forme une seconde et successivement une troisième dans la longueur du cou , jusque près de la clavicule : pendant tout ce temps , on n'oppose à la maladie que des cataplasmes et un nombre prodigieux de sangsues (1). Au bout de huit mois , le malade fut transporté à Montpellier , et confié à nos soins. Il existait, dans la région du muscle *masseter* et un peu au devant, un engorgement fort remarquable par sa date, laquelle remontait à l'origine de la maladie , par sa consistance qui était vraiment osseuse, par ses formes bien arrétées et fixes , enfin , par son indolence. La mâchoire était toujours bridée et la bouche ne pouvait s'ouvrir pour l'appréhension du moindre aliment solide. Le malade souffrait , ne reposait plus ; il avait la fièvre , et une suppuration abondante découlait des trois plaies. Nous soupçonnâmes la vérité , et une incision conduite de la plaie la plus haute , celle qui répondait à l'ouverture spontanée du premier abcès , vers l'angle de l'os maxillaire , nous mit aussitôt sur un séquestre, qui n'était pas moindre que l'angle gauche de l'os maxillaire entier dans tous les sens. Cependant , deux lames osseuses, presque entièrement de nouvelle formation, l'une interne , l'autre externe , enveloppaient le séquestre , l'enclavaient et le rendaient presque inabordable. Nous eûmes bien de la peine à le briser dans sa gaîne , en saisissant son bord inférieur seulement avec des pinces d'horloger , et le tordant dans tous les sens : nous parvinmes à en faire plusieurs fragmens, qui furent extraits ensuite l'un après l'autre. La disposition particulière de l'espèce de gaîne

---

(1) Mille huit cent vingt : presque le millésime de l'année.

osseuse qui les avait contenus , devint alors bien évidente :
elle était formée de deux lames , une interne, une externe ,
ayant été formées chacune par le périoste correspondant , et
donnant attache , l'une au muscle masseter, l'autre au ptérygoïdien interne. Ces rapports musculaires qui auraient dû tendre à l'écartement des deux lames osseuses , n'ont pas empêché
leur rapprochement mutuel , et l'oblitération même assez rapide de la cavité qui contenait le séquestre. Il est remarquable que celui-ci était volumineux et embrassé assez étroitement
par les lames de restauration ; ce qui venait , sans doute , de
ce que toute l'épaisseur de l'os étant nécrosée à l'angle du
maxillaire , la résistance du périoste ayant été la seule à vaincre
pour montrer une collection au dehors , elle s'y est manifestée
presque tout aussitôt , et sans distendre la boîte osseuse. Embrassée ainsi étroitement , la pièce mortifiée a dû exciter plus
facilement l'inflammation suppurative , et provoquer , dès le
commencement , la formation d'une masse du tissu fibreux ,
qui rend compte de la rapidité de la guérison. Nous avons
revu le malade depuis : il fait un service très-actif ; sa mâchoire n'est nullement difforme et jouit de tous ses mouvemens.

§. L. Nous avons souvent signalé à l'attention de nos disciples , une condition particulière des nécroses , d'autant plus
curieuse , qu'elle en impose par ses apparences , qu'elle peut
tromper les praticiens les plus consommés, et qu'elle a souvent
fait pratiquer des amputations inutiles : cette espèce doit être
signalée ici, moins pour une mention expresse et à cause des
préceptes de pratique dont elle est susceptible, que parce
qu'elle présente un exemple des plus curieux des effets de la
rétraction secondaire des *inodules* , et de l'oblitération des cavités osseuses qu'ils sont capables d'opérer.

Les causes susceptibles d'entraîner la mortification des os , peuvent agir sur un ou plusieurs, en totalité ou en partie, de ceux qui composent le carpe ou le tarse. Les restes des os qui n'ont pas péri en entier, les organisations nouvelles fournies bientôt par le périoste de ceux qui sont mortifiés et qui s'en trouvent détachés, forment incessamment, une sorte de cage ou de coque osseuse, toujours fort volumineuse, et contenant les séquestres et des collections purulentes. Ces dernières donnent lieu, enfin, à des abcès, dont les ouvertures demeurent fistuleuses et se multiplient quelquefois beaucoup : les séquestres se trouvent quelquefois très-volumineux, plus même que ne l'ont jamais pu être aucune des pièces osseuses dont la mortification est la source de la maladie ; ce qui vient quelquefois, de ce que, avant d'être nécrosés, quelques os du carpe ou du tarse peuvent d'abord se laisser confondre par une ankylose. L'intumescence générale que présente le pied ou la main, n'altère ordinairement que peu ou point la liberté des tendons, lesquels sont, le plus souvent, réfléchis et légèrement distendus par la tuméfaction sur laquelle ils rampent : aussi, est-il ordinaire, à moins d'accident particulier, que les doigts, les orteils, jouissent de toute leur mobilité. Cependant, les fistules fournissent une grande quantité de pus ; quelquefois les malades en sont épuisés, aussi bien que par la fièvre ; un stylet touche partout à nu des os ; des débris en sont souvent entraînés par la suppuration ; celle-ci peut, par des causes fort étrangères à la nature de la maladie, présenter des nuances fort variées. Aux yeux de ceux pour qui le mot de *carie* représente toutes sortes de lésions organiques des os, cet ensemble de phénomènes suffit pour le faire prononcer, et immédiatement après, celui d'amputation. Ceux qui ont suivi avec soin les exercices de la Chirurgie clinique de notre Faculté, depuis dix ans, peuvent rendre témoignage du nombre de mains et de pieds que nous avons pu conserver dans des cas de cette espèce, sans nous donner d'autres peines que celle de former un diagnostic exact, et en enlevant, à la faveur de coupes convenables, les nécroses renfermées dans la coque formée par la totalité ou par une partie seulement des os du carpe ou du tarse. Dans un autre travail, nous montrerons, par l'observation, tout le mal qu'a fait à la Science, toute la mesquinerie qu'a déversée sur la pratique de l'art, l'idée que l'on a crue très-philosophique, et qui a au moins produit la paresse, que *la carie est l'ulcère de l'os*. Nous nous contenterons de faire remarquer ici, pour ne pas perdre notre sujet de vue, que lorsque les sortes de coque dont il s'agit ont été vidées des séquestres qu'elles contenaient, elles reviennent sur elles-mêmes, leurs parois s'affaissent, la cavité se comble, toute intumescence ou la plus grande partie disparaît, les formes naturelles se rétablissent, et avec elles toute l'aptitude du membre. Mais, ces changemens de forme, dans des régions où il n'y a que des tendons glissant librement dans des gaînes ou dans le tissu cellulaire, où l'on ne voit presque pas d'insertions musculaires, où, en un mot, aucune influence extérieure ne peut être invoquée, quelle force peut les opérer, sinon celle des *inodules ?* Ils y sont formés, en effet, dans la proportion des occasions favorables réunies dans la nature du cas ; et c'est cette même organisation qui occupe la cavité, quand les séquestres l'ont abandonnée. Nous pourrions citer un très-grand nombre d'exemples de cette sorte, tous propres à confirmer ce que nous venons d'en dire : nous nous contenterons du suivant.

OBSERVATION XXXV.

Une jeune femme, ayant eu de nombreux abcès froids aux régions jugulaires ; guérie, du moins en apparence, d'une phthisie pulmonaire qui avait marché avec beaucoup de len-

teur, éprouva des douleurs spontanées dans le poignet gauche , lesquelles furent bientôt accompagnées d'engorgement.
La tuméfaction n'occupa pas l'articulation radio-carpienne ,
lieu où la malade croyait avoir éprouvé la douleur ; mais
bien le point central d'abord , et puis la totalité du carpe. Il
s'écoula plus d'un an avant que l'on pût prévoir de quelle
gravité serait cet accident ; mais, enfin , les douleurs augmentèrent beaucoup , la fièvre s'alluma , des abcès se formèrent
et s'ouvrirent spontanément, par trois points successifs à la
face dorsale du carpe , l'un vers le bord cubital , et les deux
autres vers l'os trapèze. La malade fut un peu soulagée , lorsque le pus eut des issues libres , et l'on profita de ce moment
de trève pour l'envoyer à Montpellier , dans la persuasion
que sa main y serait amputée.

Nous examinâmes avec soin l'état des choses , et nous n'eûmes pas de peine à reconnaître des nécroses de la plupart des os
du carpe , logées en commun dans l'une des plus amples cavités
que nous eussions encore vue. Plusieurs points du contour du
carpe présentaient de la rougeur et un travail d'ulcération prochaine. Cependant, nous avions aussi la certitude que les séquestres étaient libres; et, si une ou plusieurs voies pour arriver
jusqu'à eux et les extraire n'étaient déjà pas rendues impraticables par l'état avancé des organisations osseuses nouvelles qui
formaient la coque , tous les symptômes imminens pouvaient
céder et s'arrêter , aussitôt après l'extraction des corps étrangers. Nous y procédâmes en effet , et nous y réussîmes , en
attaquant les deux fistules du bord radial , d'où il fut assez
facile d'extraire, en deux séances , la totalité des séquestres :
ils étaient nombreux et formés par des fragmens volumineux
de la plupart des os de la première rangée du carpe et la plus
grande partie du grand os et de l'os crochu.

Le dégorgement le plus complet des parties molles extérieures suivit de près cette opération, qui n'eut que des suites très-simples; mais la plaie que nous avions faite et l'immense caverne qu'elle découvrait, se conservaient dans le même état, quoique l'on trouvât sur toutes les surfaces des bourgeons celluleux bien conditionnés. Nous confiâmes la malade à l'un des plus honorables parmi les docteurs qui ont été élevés par cette Faculté, le docteur *Fontaine*, de Nismes. Notre confrère n'osait pas se promettre grand'chose d'une main si difforme et en apparence si profondément altérée : cependant, ses soins eurent tout le succès que nous pouvions en attendre. Dans l'année, le carpe s'affaissa, il reprit à peu près ses formes et ses dimensions naturelles, les plaies se cicatrisèrent, et le jeu des tendons, dont la liberté n'avait jamais été altérée que par quelques engorgemens passagers du tissu cellulaire, a rétabli toute la mobilité de la main. Cette femme vit encore : des bains de mer, pendant deux saisons de suite, ont amélioré sa santé; et sa main, dont il nous eût été si aisé de faire le sacrifice, autorisé par les doctrines de tous les écrivains, est conservée et lui rend de grands services.

« On n'a jamais prescrit, dira-t-on, d'amputer les membres à propos de nécroses; les préceptes de l'art, sur ce point, consistent à soustraire les corps étrangers, lorsqu'ils sont libres. » Sans doute, tels sont les préceptes de l'art, et, dans ces termes généraux, ils sont très-respectables. Mais ce qui en a corrompu l'application, c'est cet axiome qui devait reposer sur l'observation et qui en est bien éloigné : « La nécrose attaque les os compactes et la carie les os spongieux. » Il s'ensuit un préjugé contre la nécrose, lorsque la maladie affecte les extrémités articulaires des os longs, et surtout les os courts du carpe ou du tarse ; et avec le vague des idées attachées au mot *carie*, on ne pousse pas plus loin l'examen. Si l'art s'appauvrit par de semblables équivoques , la science y perd bien davantage, parce qu'une foule de faits instructifs passent inaperçus.

Mais , quittons une digression dont ce n'est pas ici la place ; et , pour rentrer dans notre sujet , faisons remarquer combien de faits de cette espèce démontrent clairement que le tissu des *inodules* oblitère les cavités dont il s'agit , et quelle force prodigieuse ils ont besoin de déployer pour cela. Le carpe est disposé en gouttière sur sa face antérieure ; les tendons des muscles de la face antérieure de l'avant-bras y glissent avec une grande facilité , et sans exercer la moindre compression sur les os sous-jacens. Le ligament transverse antérieur, fixé sur les os terminaux des deux rangées , s'il avait une influence quelconque à exercer sur ces mêmes os , ne pourrait que les entraîner en devant , à la faveur de l'action des muscles qui s'insèrent sur lui ; mais cette action est opposée à celle d'une pression perpendiculaire , telle qu'il la faudrait pour opérer le changement de forme dont il s'agit. Postérieurement , les dispositions sont à peu près semblables ; seulement les bandes ligamenteuses qui assujettissent les tendons des muscles extenseurs , sont bien moins puissantes , ne donnent insertion à aucun organe musculaire , et se trouvent, par conséquent , sans influence sur les os. Songerait-on à la pression que pourraient exercer des tendons réfléchis autour d'un carpe devenu sphérique , ou à peu près ? Mais , plus la déformation est grande , plus elle est douloureuse, et moins aussi les muscles agissent alors : le membre est dans le repos , tant que cette disposition subsiste ; il ne commence à s'exercer , que quand les formes naturelles se rétablissent , c'est-à-dire , quand ils cessent d'être recourbés et comme réfléchis par la forme renflée du carpe. Il ne reste , on le voit bien , pour concevoir la raison d'un phénomène d'une grande importance et plein d'intérêt , que l'action connue et progressive des *inodules*.

§. LI. On retrouve des traces bien évidentes de cette même organisation et de ses utiles propriétés , dans les ankyloses proprement dites. Nous n'entendons pas désigner par ce nom les roideurs des articulations , suites de l'engorgement des ligamens ou de l'adhérence de quelque cicatrice voisine , comprenant des muscles et fixée sur un os ; nous n'entendons parler que de la réunion de deux os, dans leurs surfaces articulaires , par une organisation osseuse. Ce travail important résulte ordinairement d'une inflammation prolongée des parties intérieures de l'articulation , que cet état soit essentiel , ou qu'il soit purement symptomatique d'une lésion organique.

Si l'on examine avec attention une ankylose du genou , par exemple , où les choses ont une disposition plus commode pour l'étude , on s'apercevra d'abord , si le travail de réunion est assez avancé , que tous les corps intermédiaires entre les surfaces des deux os , sont passés à l'état osseux ; en second lieu , que tous les espaces libres , que, d'après leur forme , les surfaces articulaires doivent laisser entre elles , sont comblés et occupés par une organisation de la même nature ; en troisième lieu, que, pendant long-temps, on distingue des formes assez bien exprimées , à la substance osseuse qui semble avoir cimenté les deux pièces : on y voit des lignes parallèles plus ou moins suivies, se portant d'un os à l'autre, ne permettant guère de douter que la masse osseuse a eu une texture fibreuse, avant d'avoir acquis la consistance dernière ; et , néanmoins , on ne peut dire qu'il soit vraisemblable que les ligamens normaux sont passés à l'état osseux , puisque l'organisation nouvelle n'en reproduit pas les formes. S'il en était ainsi , pourquoi ne retrouverait-on pas l'image des ligamens latéraux , des croisés , de la capsule, des fibro-cartilages semi-lunaires ? Si les organes normaux sont passés à l'état osseux , les espaces de l'articulation qui sont comblés, ne devraient pas l'être ; ou bien ils devraient être occupés par une substance différente : le grain , l'aspect, la couleur , la consistance devraient présenter quelque diversité par rapport à tout le reste ; tout est uniforme , au contraire ; et lorsque l'on fait passer un trait de scie de haut en bas , à travers une ankylose de cette espèce et complétée depuis long-temps , non-seulement les deux coupes présentent le tissu le plus homogène ; mais encore , quelquefois, on ne voit pas la moindre trace des anciennes limites ou des surfaces normales , et les aréoles celluleuses s'y montrent également partout. Cette dernière remarque , qui doit paraître curieuse, prouve que l'ossification n'est pas le dernier phénomène qui se passe dans la formation d'une ankylose proprement dite.

Si , le scalpel à la main , on examine ce qui s'est passé dans une articulation atteinte des lésions organiques dont on confond les effets communs sous le nom de tumeurs blanches, et où la marche des symptômes annonce les probabilités d'une guérison solide plus ou moins prochaine , par la formation d'une ankylose , on trouve d'abord les cartilages diarthrodiaux plus ou moins complétement réduits à l'état d'une lame pulpeuse rouge, tendre et très-facile à déchirer. Plus tard, ces couches pulpeuses opposées s'unissent, mais elles peuvent encore se laisser rompre par la moindre violence ; plus tard encore, la couche profonde de cette lame pulpeuse , devient plus consistante et rapproche fortement les os opposés. Il est bien difficile de se refuser à croire que les cartilages ramollis , ou détruits et remplacés par une pseudo-membrane dont l'organisation doit être portée beaucoup plus loin , sont, dans tous les cas , entièrement effacés , aussi bien que les fibro-cartilages inter-articulaires ; que cette organisation pulpeuse passe successivement à l'état fibreux et à l'état osseux ; que , secondairement et selon des procédés qui nous sont encore inconnus , toute trace du tissu osseux compacte disparaît , et le tissu spongieux se montre partout également.

§. LII. L'ossification n'est pas toujours la conséquence inévitable de la formation des *inodules* dans une articulation , même des plus étendues , comme l'est celle du genou. Il est probable d'abord , que la rapidité de l'ossification éprouve de grandes variations dans les divers individus ; en outre , des mouvemens peu étendus , mais fréquens, peuvent s'opposer à l'ossification , permettre l'alongement des *inodules* , et même quelquefois rétablir la liberté plus ou moins complète des mouvemens , malgré l'union intime et réciproque des surfaces articulaires , lesquelles sont d'ailleurs détruites ordinairement en entier. Les observations suivantes feront mieux sentir l'importance de cette disposition.

OBSERVATION XXXVI.

Dans les troubles qui éclatèrent dans quelques villes du midi de la France , en 1815 , un Officier supérieur des plus distingués , reçut, à bout portant, un coup de feu qui fracassa le tiers interne de la clavicule. Une vingtaine de fragmens osseux furent extraits , et parmi eux il fut aisé de reconnaître l'extrémité sternale de l'os. La soustraction de tous ces corps étrangers fit cesser tous les accidens , et notamment les suites d'un grand abcès développé entre le sternum et la trachée-artère , par lequel le malade courut de grands dangers. Le calme étant rétabli , le reste de la clavicule était à plus de deux pouces de l'extrémité supérieure du sternum ; mais une grande plaie suppurait et devait suppurer long-temps. Nous avions déjà appris à mettre quelque confiance dans les conséquences ordinaires de ce phénomène, et nous comptâmes sur

elles pour le rapprochement désirable entre les parties dures ;
aussi eûmes-nous peu de regret de ce que le malade n'avait
pu supporter l'action d'un appareil qui devait favoriser ce rapprochement. Il eut lieu , en effet, malgré le poids du membre
supérieur et les mouvemens auxquels le malade se livrait volontiers , et que nous encouragions de nos conseils. Il nous
paraissait évident que l'ossification nuirait à ces mêmes mouvemens , si elle venait à saturer les moyens de *réunion* , et
que les mouvemens pouvaient s'opposer à la *consolidation* ,
sans nuire à la solidité du tissu fibreux qui unissait les pièces
osseuses. La guérison étant accomplie selon ce même plan, nous
avons eu la satisfaction d'avoir tout à la fois prolongé les jours
d'un homme d'état , qui a , depuis , servi loyalement son Roi
et son pays , et de lui avoir conservé la mobilité naturelle et
l'utilité de ses membres.

OBSERVATION XXXVII.

Un homme de cinquante-six ans , doué d'une constitution
grêle et délicate , ayant éprouvé dans sa jeunesse des accidens
nombreux que l'on pouvait attribuer principalement à cette
source , se plaignit de douleurs sourdes devant l'articulation
de la clavicule droite avec le sternum. En examinant cette
région , on y reconnut une tumeur volumineuse , pâteuse ,
embrassant l'articulation et le tiers interne de la clavicule. La
peau qui la recouvrait, était violacée , sur le point de s'ulcérer.
Le malade nous fut conduit en cet état , à Montpellier. Nous
reconnûmes les symptômes d'une affection tuberculeuse des os
assemblés par cette articulation , et nous pratiquâmes, peu de
jours après , l'opération suivante (1).

____

(1) Elle fut pratiquée en présence de M. le docteur *Fontaine* , qui a

Une incision cruciale divisa les tégumens, et servit à découvrir une grande masse tuberculeuse et un foyer de suppuration qu'elle renfermait et qui provenait de sa fonte. Les phénomènes morbifiques qui provenaient de cette source, ne pouvant se terminer que par la fonte de cette même masse , nous prîmes le parti de l'enlever, ce qui fut très-aisé ; car elle ne tenait presque pas aux parties environnantes , si ce n'est aux surfaces articulaires des os qui en étaient dégradées , dépouillées de leurs cartilages , et assez fortement érodées. Néanmoins, les surfaces osseuses qui résultaient de ces pertes de substance , ne présentant, d'ailleurs, aucune autre altération , nous espérâmes qu'elles se couvriraient de bourgeons celluleux , et que la guérison pourrait avoir lieu par une ankylose. Une partie de nos espérances se réalisait , lorsque nous observâmes une tumeur nouvelle , semblable à la première , située derrière l'articulation; tumeur dont nous avions reconnu le principe, lors de l'opération, que nous avions cru pouvoir attribuer alors à l'engorgement des parties environnantes , et que nous ne pouvions plus nous empêcher de reconnaître pour une autre masse tuberculeuse qui faisait des progrès rapides , et dont la fonte ne devait pas tarder. Plutôt que de consentir à la perte de tout le temps que ce travail de destruction aurait entraîné , nous prîmes aussitôt le parti d'attaquer les surfaces osseuses par le trépan exfoliatif, lequel, en les détruisant dans une certaine étendue, nous donnait une voie suffisante pour atteindre la masse tuberculeuse et y exciter un travail plus actif, en y portant un fer rougi au feu. En effet , une suppuration abondante , mêlée de débris de tubercules , marqua les

---

inséré l'observation avec de plus grands détails , dans son excellente Dissertation inaugurale sur les Tumeurs blanches.

progrès de la réduction de la tumeur profonde, laquelle ne tarda pas à disparaître de la sorte.

Mais le trépan exfoliatif avait fait une perte de substance aux os ; des exfoliations produites par l'action du feu, en augmentèrent l'étendue; les deux os se trouvèrent donc à une distance qui peut être évaluée à un pouce, et ils jouissaient d'une mobilité excessive et douloureuse. Comme, dans le cas précédent, tout moyen de rapprochement artificiel fut inutile. Néanmoins, ils se rapprochèrent progressivement, et de telle sorte que le bout sternal de la clavicule, qui s'était laissé entraîner en haut par l'effet du poids du bras, fut ramené en bas vers le sternum, et le moignon de l'épaule qui était notablement descendu, fut relevé, même un peu au-dessus du niveau de l'autre. Enfin, aussitôt que les mouvemens du bras furent devenus moins douloureux, ce qui eut lieu lorsque la clavicule fut ainsi rattachée comme spontanément au sternum, nous engageâmes le malade à faire agir ce membre; ce qui produisit l'effet que nous en avions attendu, d'empêcher l'ossification des *inodules* qui réunissaient les deux os.

OBSERVATION XXXVIII.

Un jeune homme de vingt-deux ans, d'une taille haute et grèle, avait essuyé tous les accidens qui sont la conséquence ordinaire des lésions organiques des articulations, que l'on appelle tumeurs blanches. La maladie avait été des plus graves : les surfaces articulaires avaient été érodées profondément, surtout à la région postérieure ; des abcès nombreux avaient amené la perforation de la capsule articulaire et de la membrane synoviale dans plusieurs points; des cautères, des moxas profonds, et peut-être placés trop près du centre de l'articulation, avaient beaucoup contribué, sans doute, à la contracture progressive de la jambe. Cette partie était fixée dans la flexion la plus avancée, au point de former avec la cuisse l'angle le plus aigu possible ; et, dans cette attitude, une grande partie des mutilations que les condyles du fémur avaient éprouvées et des formes singulières qu'ils en avaient contractées, était fort apparente. La maladie principale était guérie, et le malade aurait dû s'en trouver trop heureux. Mais le membre inférieur lui était devenu inutile, et dans sa profession de forgeron, qu'il affectionnait beaucoup, ce même membre était indispensable : le malade avait d'autant plus de regret de sa difformité au prix de laquelle sa guérison avait été obtenue, que la jambe et le pied étaient d'ailleurs assez bien conservés. Il découvrit un léger mouvement dans le genou ; aussitôt il conçut l'espérance d'en obtenir davantage, et il se rendit auprès de nous pour nous supplier de seconder son désir.

Nous montrâmes peu d'empressement pour donner les mains à une entreprise qui nous paraissait téméraire et dont le succès était si peu probable. Néanmoins, nous ne pûmes échapper à l'obsession du malade, et nous fûmes contraint de lui promettre quelques tentatives, à la condition qu'aux premières douleurs qui se manifesteraient, nous renoncerions à tout. Nous fîmes construire une gouttière brisée, sur un modèle qui nous a souvent été utile, avec un encliquetage élastique propre à opérer le redressement par des progrès insensibles. Le plus difficile fut d'abord de loger l'instrument entre la cuisse et la jambe, et il fallut de la patience pour en venir à bout. Ravi de ce premier succès, et ne doutant plus de la possibilité de tout le reste, le malade mit un tel courage à supporter l'extension progressive et à la pratiquer lui-même, qu'il nous laissait ignorer, le plus souvent, les douleurs qu'il éprouvait, qu'il les combattait par des cataplasmes émolliens et par des sangsues très-fréquemment à notre insu, dans la crainte de nous voir renoncer à l'entreprise et renverser tous ses projets. Trois mois de soins assidus et d'une constance admirable ont suffi pour opérer un redressement complet, sans autre inconvénient qu'un engorgement médiocre, mais presque constant de toute l'articulation, et des douleurs assez vives, dont le malade est convenu depuis, fixées principalement derrière le ligament rotulien et vers le point de son insertion.

Un nouvel appareil servit à fixer la jambe dans l'extension complète, et à la rendre immobile dans cette attitude, qui suffisait à tous les besoins du malade : il en sentit fortement l'utilité, lorsqu'il foula le sol pour la première fois, quoique le poids du corps fût entièrement supporté par deux béquilles. Il lui semblait que son genou n'avait plus de solidité et qu'il allait *se fléchir d'un côté ou de l'autre* ; mais, peu à peu, cette crainte s'est évanouie avec le sentiment de faiblesse qui l'avait suscitée. Aujourd'hui, plus de deux ans après le traitement, le malade n'a plus besoin d'autre secours, pour se tenir debout, pour marcher, pour se livrer même aux exercices de sa profession qu'il a reprise, que de celui de son second appareil, qu'il porte encore, plus par prudence que par besoin, puisqu'il ne le serre plus assez pour qu'il puisse agir notablement (1).

---

(1) Nous croyons notre caractère assez connu, pour qu'il puisse être une garantie suffisante de l'exactitude des faits que nous publions : néanmoins, à cause de ce que celui-ci peut avoir d'étrange ou d'insolite, nous dirons ici que plusieurs praticiens des plus distingués de Toulouse peuvent en rendre témoignage, et, parmi eux, nous croyons citer l'un des témoignages les plus graves du siècle, en invoquant celui de notre savant ami le docteur *Viguerie*.

OBSERVATION XXXIX.

Un jeune homme de vingt-un ans, fut admis à l'hôpital Saint-Éloi, pour y être traité d'une lésion organique intéressant l'humérus droit dans sa moitié supérieure, jusques et compris son extrémité articulaire (1). Des nécroses profondes, dont les séquestres étaient renfermés dans la cavité médullaire et s'étendaient très-haut, paraissaient avoir joué le principal rôle dans les causes de l'état présent des choses. Des incisions distribuées selon la situation et la direction des sinus fistuleux, nous donnèrent la liberté d'extraire un grand nombre de ces corps étrangers; mais il en restait encore, que leur étendue ne permettait pas d'obtenir. Attaquer les parois de l'étui osseux pour les extraire, paraissait dangereux. L'état du malade était devenu supportable. Tant que le repos durerait, on pouvait espérer que l'absorption diminuerait le volume des pièces osseuses mortifiées, et qu'elles pourraient enfin être expulsées ou extraites. Une circonstance rassurante par rapport aux résultats de l'expectation qui était manifestement indiquée, était un travail évident de réunion de la tête de l'humérus avec la cavité glénoïde de l'omoplate : ce dernier os suivait les mouvemens de celui du bras, non pas avec l'exactitude qui aurait pu faire supposer une ankylose proprement dite; mais au point de pouvoir espérer qu'il s'en formerait une dans la suite.

Depuis trois mois les choses en étaient là, et rien ne démen-

----

(1) Cette dernière circonstance pouvait être soupçonnée, et ne se trouva que trop vraie dans la suite; mais on ne pouvait en avoir une connaissance positive *à priori*.

tait nos espérances, lorsque de vives douleurs se firent sentir dans l'articulation de l'épaule, et annoncèrent un abcès provenant de cette source même, et qui provoqua des accidens très-graves : la cavité qui renfermait les séquestres, venait de s'ouvrir une issue de ce côté, parce que l'un de ces corps étrangers pénétrait jusqu'à la surface articulaire, et venait de se détacher entièrement, sans en être devenu plus facile à extraire. Cette dernière circonstance rendit impossible la restitution du calme précédent, et une partie des accidens sympathiques que ce dernier événement avait provoqués, se prolongea d'une manière dangereuse. Ainsi, le dégoût, la diarrhée accompagnée de tranchées douloureuses, l'insomnie, des sueurs abondantes et une fièvre continue, s'établirent de manière à détruire toute espérance. Le sacrifice du membre était devenu inévitable, puisque l'extraction des séquestres était impossible. Mais l'amputation dans la continuité de l'humérus donnerait-elle la liberté d'extraire tous les séquestres? S'il en restait, cependant, l'amputation pouvait devenir inutile. D'un autre côté, le travail de réunion qui s'était fait entre l'humérus et l'omoplate, et qui, à la vérité, ne constituait pas une ankylose, devait, en outre, opposer de grandes difficultés : les os ne tenaient pas entre eux par une substance osseuse ; mais le tissu fibreux, les *inodules* dont on ne pouvait mettre en doute la formation, devaient rendre la désarticulation très-difficile. Nous nous décidâmes néanmoins pour la résection du tiers supérieur de l'*humérus* ; certain, au moins, attendu la nature de la maladie, de trouver l'omoplate dans un état sain, et d'enlever toute l'affection de l'os du bras. En effet, la maladie essentielle était nécessairement propre à l'humérus ; d'un autre côté, l'avant-bras et la main étaient très-sains et pouvaient être fort utiles.

L'opération fut pratiquée en présence de l'un de nos plus

honorables collègues, le professeur Prunelle (1). Elle présenta
toutes les difficultés sur lesquelles nous avions dû compter :
un tissu fibreux des plus denses régnait sur la totalité des surfaces respectives du *scapulum* et de l'*humérus* ; à l'exception
d'un seul point de la tête de ce dernier, qui correspondait,
comme on l'avait prévu, au sommet du principal séquestre.
Vers l'un et l'autre os, aux points d'insertion de ce tissu fibreux, se trouvaient des points d'ossification, dont quelques-
uns tenaient à la surface articulaire correspondante, et d'autres étaient entièrement isolés : tous étaient fort petits, irréguliers et granulés. Les cartilages diarthrodiaux avaient entièrement disparu ; mais la capsule ligamenteuse, les tendons
des muscles sus-épineux, sous-épineux, sous-scapulaire et
biceps, étaient tout-à-fait exempts d'ossification. Le bourrelet
fibro-cartilagineux du *scapulum* était conservé en partie, et
en partie confondu dans le tissu fibreux de nouvelle formation.

Nous ne poursuivrons pas plus loin l'histoire de ce fait :
le reste n'intéresse point la question qui nous occupe. Il suffit
de dire ici, que le malade succomba à une pneumonie, après
avoir donné les plus grandes espérances.

Le dernier de ces faits présente un très-grand intérêt, parce
qu'il offre le prototype visible du travail préparatoire à la
formation des ankyloses, et qu'il permet de se rendre un
compte très-rationnel de tous les phénomènes. Il est évident
que, dans tout ce qui n'était pas nécrosé, l'*humérus* n'a dû
souffrir que de l'inflammation éliminatrice ; que l'affection
du *scapulum* ne peut avoir eu un autre caractère. Or,
que trouve-t-on pour résultat ? Le tissu fibreux, tel que le

---

(1) Nous nous honorons de l'affection et de l'estime de ce savant Professeur, l'un des plus justement célèbres que notre Faculté ait possédés.

présentent les cicatrices. L'origine est la même, et la structure
est tellement semblable, que l'identité la plus parfaite ne peut
être méconnue. Si ce tissu est le même que celui des cicatrices, il doit en avoir les propriétés ; et, puisque des surfaces
articulaires attirées par l'effet de l'inflammation suppurative se
trouvent rapprochées au point que leur mobilité en était singulièrement réduite, il est très-rationnel d'attribuer à la *rétraction* du corps fibreux intermédiaire qui s'y trouve, cette
union intime des deux os contigus. L'ossification s'établissait,
mais seulement dans les points d'insertion du tissu fibreux
nouveau ; c'est-à-dire, là où les mouvemens dont les os jouissaient encore, se faisaient le moins sentir au corps de nouvelle formation ; et, si l'on se rappelle que, tandis que les
probabilités d'une guérison complète se soutenaient, les mouvemens du bras avec l'épaule décroissaient dans la même proportion, on croira pouvoir conclure, sans doute, que les progrès de la *rétraction* croissante des *inodules* tendent à produire le repos par l'impossibilité des mouvemens, et que,
lorsque ce résultat est atteint, l'organisation parvient à son
dernier terme, lequel, dans ces conditions seulement, est l'ossification.

Mais, sans doute aussi, les conditions de l'accomplissement
de ce dernier phénomène varient comme les diverses circonstances concomitantes. Ainsi, de grandes surfaces, comme celles
du *scapulum* et de l'*humérus*, recouvertes totalement des
corps *inodulaires*, doivent être rapprochées avec force, et
obtenir enfin le repos nécessaire et favorable au dernier degré
de l'organisation anormale. A en juger d'après l'état des choses, par les points d'organisation osseuse qui se sont rencon-
trés près des surfaces osseuses normales, il paraîtra probable que, sans l'interruption que le point le plus élevé de la
nécrose a formée dans l'organisation fibreuse, sans le trouble

que son élimination , ou seulement sa séparation , a porté dans
le travail de la nature , la faculté des mouvemens se serait
perdue plus rapidement , l'ossification aurait tout envahi, et
une véritable ankylose aurait eu lieu. On voit , au reste , que
ces dispositions favorables n'ont pas lieu sans la disparition
des cartilages diarthrodiaux. Ce n'est pas ici le lieu d'exposer
ce qui nous paraît croyable , d'après l'observation , touchant les
susceptibilités morbifiques, les diverses sortes d'altération de
ces derniers organes , que l'on a trop légèrement considérés ,
dans ces derniers temps, comme des corps inorganiques; il nous
suffira de faire remarquer pour le présent , d'abord , que le
tissu fibreux *inodulaire* n'est produit dans les articulations ,
qu'autant qu'il peut remplacer les cartilages diarthrodiaux ,
n'importe de quelle manière ; en second lieu , que l'articulation scapulo-humorale n'a été ouverte que lors de l'abcès qui
a rendu si périlleuse la situation du malade ; que le moment
en a été marqué par des accidens graves , qui ont formé véritablement une nouvelle série ; que, lors de cet événement, déjà
les mouvemens du bras étaient singulièrement réduits , et par
conséquent, l'organisation fibreuse fort avancée ; qu'il est impossible de ne pas croire que les points d'ossification que l'on
a trouvés , existaient déjà et depuis long-temps ; enfin , que
lors de l'ouverture de l'abcès , ni durant l'opération , ni dans
la dissection attentive et publique de la pièce osseuse , il ne
s'est rien trouvé qui pût autoriser à croire que les lames cartilagineuses fort étendues qui manquaient , eussent été nécrosées.

Le premier et le second de ces quatre derniers faits , montrent ce qui doit résulter de l'action opposée de muscles nombreux et puissans, et d'un corps fibreux rétractile borné à des
surfaces de peu d'étendue. Dans ces dernières conditions , la
force de rétraction de l'organe nouveau ne peut suffire : elle

est subjuguée , et l'action musculaire l'emportant , les *ino-dules* conservent leur flexibilité. La force dont ils sont doués, peut bien tenir lieu d'une articulation des plus solides , des plus importantes par ses relations et par la fréquence de ses mouvemens ; d'une articulation , celle de la clavicule et du sternum , dont la solidité est si essentielle , que la nature y a fait servir une coupe singulière et insolite des surfaces. Cette force a bien pu effacer une perte de substance fort étendue, et ramener vers le sternum , les restes d'une clavicule qui en étaient séparés par un grand espace ; elle a bien pu relever le bras , que son poids avait entraîné notablement en bas , malgré tous nos efforts ; mais elle n'a pas été suffisante pour condamner au repos les pièces osseuses , pour annuler à leur égard l'action de muscles très-nombreux et agissant sur des leviers très-longs : aussi, le corps fibreux n'a-t-il pu acquérir l'organisation osseuse ; et, sans doute , dans des circonstances pareilles, il serait fort difficile d'obtenir plus.

Nous n'avons garde de citer comme un modèle , les résultats de la troisième observation ; mais il n'est pas sans intérêt de voir combien peu de chose peut suffire pour conserver la flexibilité , l'extensibilité des *inodules* les plus denses , du moins ceux qui se forment entre des surfaces osseuses, et qui paraissent destinés à l'ossification , en conséquence de leurs rapports. Certes , il est difficile d'échapper à de plus grands dangers que ceux que le malade avait dû encourir par la maladie principale du genou : les déformations de cette partie , dont nous avons pu juger à la faveur de la contracture, attestent que les surfaces articulaires avaient été profondément altérées. En cet état, la maladie n'avait pu guérir qu'autant que les surfaces osseuses avaient pu se confondre. Ce phénomène précieux n'avait pu s'accomplir , que par la formation du tissu fibreux. Ce dernier a dû être abondant et fort dense,

à en juger par la réduction des mouvemens et les grands efforts
qu'il a fallu exercer pour en vaincre la résistance. Certainement, la rétraction musculaire qui a porté la flexion de la
jambe jusqu'à l'angle le plus aigu, la résistance des muscles
antagonistes, ont dû assujettir fortement le membre, et réduire les mouvemens fortuits à fort peu de chose, pendant
la durée de la maladie. Malgré ces conditions favorables, il
ne s'est point formé d'ossification, puisque nous avons pu
rendre à la jambe une attitude si différente et qui a rétabli
son utilité. Nous avons depuis assujetti le membre dans l'extension, et nous y avons employé un appareil propre à maintenir solidement les nouveaux rapports ; aussi, est-il très-vraisemblable que l'ossification a eu lieu depuis, puisque la jambe
a recouvré la solidité que son redressement paraissait lui avoir
fait perdre, malgré la négligence actuelle touchant l'usage des
appareils, et les fatigues attachées à une profession des plus
pénibles, que le malade a pu reprendre.

Malgré tout le respect que méritent, sans doute, les ankyloses
à la suite des tumeurs blanches, des traumatismes, etc., ne
décide-t-on pas quelquefois légèrement de l'incurabilité des difformités que ces affections laissent si souvent ? A Dieu ne
plaise que nous donnions ici des leçons de témérité ! Mais il
nous semble que l'on reviendra sur quelques-unes de ces sentences trop générales, qui reposent sur des observations trop
peu nombreuses ou incomplètes, et que l'étude approfondie
de l'anatomie pathologique peut seule rectifier. Dans l'espèce
dont il s'agit ici, il paraîtra peut-être probable que le précepte absolu et beaucoup trop absolu de provoquer la formation d'une ankylose et de se bien garder d'en troubler le travail, vient de ce que l'on n'a pas assez connu les modes variés
d'altération des surfaces articulaires et des moyens d'union,
aussi bien que les procédés de la nature par lesquels la gué-

rison est acquise. On a trop pris en considération la terminaison heureuse par l'ossification, mode peut-être le plus rare,
et l'on n'a pas connu des modes plus communs et plus avantageux, ni même ceux dont l'ossification n'est que le dernier
terme, et qu'il est au pouvoir de l'art de rendre stationnaires
pour les mettre à profit. Pour nous, que cet objet intéressant
occupe depuis long-temps, encouragé par ce que nous avons
eu occasion de voir et par quelques applications heureuses
des inductions auxquelles nous avions été amené par nos observations, nous avons fait d'autres tentatives de la même espèce, et nous avons obtenu des succès bien séduisans et que
nous ferons connaître avec plus de détail, avec les travaux
auxquels ils se rapportent.

Dans le travail que nous venons d'exposer, nous avons cherché à montrer l'application des lois selon lesquelles les corps
inodulaires se développent à divers points de pathologie et
de thérapeutique. Nous sommes bien éloigné de croire que
nous ayions épuisé ce sujet intéressant : chacun se rappellera
des faits, ou semblables à ceux que nous avons cités, ou tout-
à-fait différens, mais tendant aux mêmes conséquences. Nous
pouvons assurer que ce que la nature nous a montré sur
ce point, est une clef très-utile d'explications et une source
abondante d'applications heureuses. D'autres pousseront, sans
doute, ce travail bien plus loin ; car, nous n'en doutons pas,
les vues fondamentales dont nous sommes parti, sont solides :
on en trouve des conséquences partout, et ce champ peut être
prodigieusement agrandi. Nous nous féliciterons d'avoir ouvert
le premier cette carrière, et d'avoir signalé à l'attention des
observateurs et des praticiens, un sujet neuf et d'une grande
importance.

SUPPLÉMENT.

Observation *de kyste développé dans l'orbite et prolongé dans la cavité crânienne par le trou optique.*

Louis Bonnet, né dans le département de l'Aveiron, âgé de vingt ans, d'une stature moyenne, d'un teint coloré, jouissant d'une assez bonne santé, fut admis à l'hôpital Saint-Éloi, le 3o avril 1825. Il portait, depuis l'âge de huit ans, une tumeur considérable qui remplissait l'orbite gauche et faisait une grande saillie entre les paupières. En l'examinant attentivement, voici ce qu'elle présentait. Les paupières bridées, fort distendues dans le sens de leur largeur, étaient séparées entre elles par un intervalle d'un pouce et demi ; leur surface était recouverte d'une peau mince, injectée, mais nullement altérée d'ailleurs ; leur bord libre était encore orné de quelques cils rares, clair-semés et fins. L'espace intermédiaire était convexe, saillant, rouge, recouvert de la conjonctive fort injectée, fongueuse, humecté de larmes et de mucosité puriforme. La place dans laquelle avait dû exister la cornée transparente, en présentait à peine quelques traces : une demi-teinte brune que l'injection et l'épaississement de la conjonctive permettaient de discerner etait le seul indice de son existence. La vue était oblitérée depuis plusieurs années, et l'œil paraissait atrophié. Toute la saillie qui distendait les paupières, paraissait formée par une tumeur logée dans l'orbite jusque dans son fond, placée entre les muscles du bulbe oculaire, lesquels lui imprimaient les mêmes mouvemens qu'à l'œil lui-même, et dont la renitence annonçait suffisamment le caractère : il était évident qu'il s'agissait d'un kyste, dont la longue innocence annonçait suffisamment la structure séro-muqueuse. En effet, la tumeur était fluctuante dans toute son étendue.

Le malade ne put rien nous apprendre sur les causes de cette altération organique. Il se souvenait seulement que, dans le principe, une douleur assez vive se fit sentir, pendant environ un mois, dans la profondeur de l'orbite malade ; que, peu de temps après l'œil parut soulevé, et successivement chassé de sa cavité ; que la vue de cet œil s'affaiblit dans la proportion du déplacement ; que la conjonctive s'enflamma et conserva long-temps cet état morbide ; que la cornée se couvrit d'ulcérations, dont quelques-unes produisirent sa perforation et l'évacuation du corps vitré.

On constatait aisément que la cavité orbitaire avait acquis des dimensions extraordinaires ; ce qui s'accordait parfaitement avec l'ancienneté attribuée à la maladie, et avec son premier développement à une époque où celui du squelette était loin d'être complet. Les formes du front, du nez et de la demi-arcade dentaire supérieure gauche en étaient changées. Mais rien ne l'était, ni quant aux formes du côté opposé, ni quant aux facultés de l'œil droit, ni quant à celles des autres sens, ni même en ce qui concernait l'intelligence. Point d'illusions dans le sens de l'ouïe, ni dans celui de la vue ; point de dégradation dans celui de l'odorat ; point d'altération dans les facultés musculaires ; pas la moindre différence dans la force active des quatre membres ; enfin, pas la moindre douleur à la tête. Le malade était seulement géné par sa maladie, en ce que l'état

des choses entretenait dans la conjonctive renversée , une exci-
tabilité telle que la moindre variation dans l'état de l'atmosphère , y renouvelait l'inflammation aiguë et les ulcérations ,
dont il n'avait jamais cessé complétement de souffrir. Il désirait ardemment de se délivrer de sa maladie , et nous l'examinâmes avec attention pour seconder ses vœux.

Nous avions déjà eu d'autres occasions d'observer des kystes
séro-muqueux très-grands et très-anciens , et précisément dans
la même région ; nous avions éprouvé que l'épaississement des
kystes , en cet état , ne provenait que des inflammations fortuites qu'ils peuvent avoir contractées et ne nuit pas à leur oblitération par l'inflammation suppurative. Rien ne pouvait nous
faire soupçonner quelque différence notable entre ce cas et
celui que nous avons exposé précédemment, et ses analogues
que nous avons fait connaître : tout autorisait l'opinion d'une
parfaite identité, et nous dûmes nous livrer à l'espérance d'un
succès que de si bonnes raisons semblaient promettre. L'opération fut donc décidée et acceptée par le malade

Le 6 mai , en présence de nos collègues les professeurs
Lallemand et Dubrueil, le malade étant placé sur un siége
solide, sa tête assujettie contre la poitrine d'un aide , nous
plongeâmes horizontalement la lame d'un bistouri droit , vers
le milieu de la paupière inférieure , lieu auquel correspondait
le point le plus renitent et le plus sensiblement fluctuant de
la tumeur. Un liquide coulant, transparent , de couleur citrine , se répandit aussitôt, et s'élança avec une grande force ,
au point d'atteindre plusieurs assistans. Nous fûmes surpris
de ce phénomène ; nous le fûmes aussi de la quantité de ce
même liquide , qui nous parut disproportionnée, par rapport
au volume de la tumeur , même en ayant égard à l'accroissement de l'orbite qui la contenait; mais nous fûmes bien plus
étonné , lorsque, portant un doigt dans la cavité que le liquide

venait d'abandonner , pour constater l'état des choses, nous reconnûmes que le kyste qui , en effet, était séro-muqueux , qui ,
comme nous l'avions prévu , présentait des épaississemens nombreux, durs, inégaux et complétement indolens , ne se bor-
nait pas à l'orbite que cependant il tapissait en entier ; mais
qu'il se prolongeait dans la cavité crânienne , à travers le trou
optique du coronal , *dilaté au point d'admettre librement
notre doigt indicateur.* Nous pûmes aisément constater, et nos
collégues en firent autant après nous , que le prolongement postérieur du kyste , moins altéré que le reste par l'inflammation ,
mais en présentant néanmoins des traces évidentes, était plongé
dans la substance cérébrale, dont on distinguait aisément la
consistance.

Il ne fut que trop aisé , dès-lors , de porter un fâcheux pronostic. Il était impossible de soustraire à l'inflammation le
prolongement crânien du kyste; il n'était pas au pouvoir de
l'art d'empêcher que cette inflammation se propageât aux
méninges , et notamment à l'arachnoïde , qui devait avoir les
rapports les plus intimes avec la partie intra-crânienne du kyste :
la substance cérébrale elle-même ne paraissait pas pouvoir
échapper à une semblable destinée , soit par ses rapports avec
l'arachnoïde, soit par ceux que le kyste lui-même paraissait
avoir avec elle. Un miracle pouvait seul faire que l'inflammation ne s'étendît pas du kyste aux parties environnantes. De la
charpie fut engagée mollement dans la cavité , et les bords de
la plaie maintenus isolés par l'interposition d'une bandelette de
linge enduite de cérat.

Le malade souffrit peu les deux premiers jours ; mais, dès
le troisième, il survint des douleurs qui annoncèrent bien l'événement auquel nous étions préparé : elles partaient de la plaie
et s'étendaient au front et jusqu'à l'occiput. Les traits du malade étaient profondément altérés ; la langue était rouge , la soif

vive, la température du corps fort élevée, le pouls fréquent, vif et sans consistance. *Saignée au bras, dix onces ; eau de veau nitrée, limonade légère pour boisson ; fomentations émollientes sur la tête et sur l'œil ; lavemens émolliens.* La nuit fut fort agitée ; il y eut du délire.

Le quatrième jour, le pouls bien plus vif et plus fréquent ; la chaleur est brûlante ; les douleurs sont comme la veille. *Vingt sangsues à chaque tempe ; mêmes prescriptions ; lavemens émolliens.* Nuit moins agitée: assoupissement.

Le cinquième jour, assoupissement plus profond; décoloration de la face; oblitération des sens ; insensibilité générale ; on ne peut dire s'il y a paralysie ; la connaissance est entièrement perdue. *Vésicatoires aux jambes et aux cuisses.* Mort dans la soirée, sans autre agonie et sans convulsions.

Autopsie faite dix-huit heures après.

L'extérieur du crâne fortement injecté,

Les vaisseaux du cerveau dans le même état.

Le tissu cellulaire sous-arachnoïdien infiltré, demi-opaque, opalisé.

Dans les ventricules latéraux, environ trois onces de sérosité lactescente.

La substance du cerveau, dans toute sa face inférieure, ramollie et gris-ardoise, surtout vers la partie gauche et antérieure.

Vis-à-vis la fosse temporale interne de ce même côté et tout près de la selle turcique, il y avait une adhérence de la substance cérébrale telle, qu'il fallut la couper par couches minces pour la séparer et pour connaître l'état des choses. Alors il fut évident que la diffluence du cerveau dans presque tout son lobe antérieur gauche, était portée jusqu'à l'état purulent ; que du véritable pus avait été fourni par les méninges ; qu'un prolongement du kyste de l'orbite se plongeait dans la substance de la face inférieure de ce même lobe, dans une profondeur d'environ trois pouces , refoulant à cette même profondeur la pie-mère et l'arachnoïde, et adhérant fortement à ces mêmes membranes. Ce prolongement du kyste orbitaire présentait, comme le reste , des bosselures , des inégalités considérables d'épaisseur dans ses parois. Sa structure était absolument la même ; sa cavité contenait la même matière purulente, et n'était distincte que par une sorte d'isthme formé par le trou optique.

Ce dernier, déplacé, situé plus haut et plus en arrière que celui du côté opposé , distendu , arrondi , présentait un diamètre de plus de six lignes ; changement qu'il avait évidemment éprouvé dans le temps de son état de mollesse. Le nerf optique gauche y avait entièrement disparu ; il avait été divisé par la pression du kyste contre le contour de cette ouverture osseuse.

A la face inférieure et dans l'épaisseur du lobe antérieur droit du cerveau , dans le point parallèle , était un autre kyste séro-muqueux, comme celui du côté gauche , mais différent de celui-ci , en ce que sa structure primitive était conservée sans altération , que sa cavité contenait de la sérosité pure , et qu'il était plongé dans la substance du cerveau sans refoulement de la pie-mère et de l'arachnoïde ; il avait des rapports d'union avec ces membranes dans un seul point , en bas et en devant , lieu où il était le plus superficiel. Son volume était égal à celui de la moitié d'un œuf de pigeon divisé selon son grand axe. La couche inférieure du cerveau dans le pourtour de ce second kyste , était ramollie et gris-ardoise ; le point correspondant des méninges avait légèrement souffert d'inflammation.

A l'exception de la membrane muqueuse de l'estomac qui était légèrement rouge , tout le reste du cadavre n'offrait aucun intérêt.

Ce fait , très-instructif, a plus d'un côté par lequel il mérite l'attention la plus sérieuse : ses conséquences doivent conduire à des changemens importans à introduire dans la thérapeutique.

Quel a été le point du premier développement du kyste ? Nous voyons par celui qui a été trouvé à droite , qu'il aurait pu se développer primitivement dans le crâne ; l'histoire semble annoncer qu'il est parti de l'orbite. Comment et à quelle époque du développement de cette tumeur , le trou optique a-t-il été dilaté ?

Ce denier phénomène est vraiment fort étrange ! Sans doute , la formation , par un point distinct d'ossification, des appendices de l'os sphénoïde qu'*Ingrassias* a appelées petites ailes , a dû donner quelques facilités , puisqu'il s'ensuit que le pourtour du trou optique doit être long-temps cartilagineux. Néanmoins , c'est à l'âge de huit ans que la maladie a commencé ; et si l'on admet qu'elle n'est pas plus ancienne que ses phénomènes sensibles , cet âge est déjà avancé par rapport à l'époque de l'union des appendices du sphénoïde : le contour du trou optique était osseux alors. Une force permanente pouvait triompher de sa résistance , parce que les os n'ont pas , à cet âge , la consistance qu'ils doivent acquérir plus tard ; mais cette force devrait être fort grande , pour donner lieu à une aussi grande dilatation.

Si l'on admettait que le kyste a pris naissance primitivement dans le trou optique même , et qu'il s'est étendu de là , en se développant , d'une part , dans l'orbite , d'autre part , dans la cavité crânienne, cette hypothèse donnerait l'explication naturelle de tous les phénomènes et de ce que le fait offre de plus étrange. Une force insensible, constante , toujours croissante , douce , mais devenant successivement énorme, comme celle de tout liquide soumis à un dilatation progressive, ou , ce qui revient au même , à une augmentation continuelle de volume , est bien propre à surmonter toutes les résistances ; et, si cette force a été appliquée d'abord à l'anneau osseux lui-même, la plus grande de toutes les résistances , la plus difficile à surmonter , il n'est pas étrange qu'elle ait été vaincue assez complétement , pour en faire un anneau de plus de six lignes de diamètre. Il est remarquable , comme faits favorables à cette hypothèse , que le trou optique a été très-notablement déplacé et porté obliquement plus loin de la base de l'orbite ; que les bords crânien et orbitaire de cet anneau sont également relevés , disposés en pavillon , chacun de son côté , comme s'ils avaient cédé plus que le point intermédiaire ; ce que l'on conçoit aisément comme le résultat du renflement que le kyste avait formé de part et d'autre , en s'étendant à la fois vers le crâne et vers l'orbite , où il devait être plus à l'aise.

On conçoit pourquoi les premières douleurs étaient vives et profondes , et pourquoi elles ont été suivies de la cécité, aussitôt que de l'exophthalmie. Sans doute que le kyste était déjà ancien dans le trou optique , lorsqu'il a commencé de gêner les parties au milieu desquelles il était plongé ; ce qui fait remonter son origine à une époque plus reculée et plus favorable à la distension des os. Les parties molles environnantes ont dû se prêter d'abord à la pression de la tumeur, sans altération sensible; l'anneau osseux lui-même a pu céder jusqu'à un certain point; mais, enfin, l'os a résisté , et le premier effet de cette résistance a dû être la compression du nerf et de l'artère optiques , organes dont le premier, en effet, s'est trouvé détruit , et le second oblitéré.

Si l'origine du kyste avait été d'abord dans l'orbite , la tumeur aurait dû s'accroître beaucoup dans cette cavité avant de franchir le trou optique; cependant , en comparant ce fait avec son parallèle contenu dans le deuxième Mémoire de ce même volume , on verra que, chez Bonnet, l'exophthalmie et l'amplifica-

tion de l'orbite étaient beaucoup moins marqués que dans la
fille de Carcassonne , quoique, chez cette dernière , la maladie
eût commencé dès l'âge le plus tendre , et que, malgré cette circonstance bien plus favorable , le kyste ne se fût pas porté dans
la cavité du crâne par le trou optique. Ce dernier , chez Bonnet ,
aurait cédé après les parois de l'orbite , et à une force qui aurait procédé de devant en arrière : il eût donc dû arriver que
la partie antérieure de cet anneau, pressée plus longuement ,
plus fortement, dès une époque plus favorable, aurait cédé plus
que le reste , et qu'il aurait présenté un évasement , une sorte
de pavillon en devant, par les mêmes raisons qu'il présente en
petit un phénomène de la même nature en devant et en arrière. La paroi interne de l'orbite n'est nullement déformée :
comment concevoir qu'avant de franchir un détroit aussi difficile que le trou optique, le kyste n'aurait pas déprimé les lames
minces et délicates de l'os ethmoïde , et oblitéré par là une partie de la fosse nasale ? Ce phénomène n'existait pas , il est vrai ,
sur la fille de Carcassonne; mais, aussi, le kyste ne s'était-il pas
propagé dans le crâne par le trou optique et l'exophthalmie
était-elle énorme. Pour sentir toute la force de cet argument , il
ne faut pas perdre de vue l'insertion des quatre muscles droits ,
non pas seulement aux points correspondans du trou optique ;
mais encore et surtout à quatre bandelettes aponévrotiques qui
entourent le nerf optique , qui adhèrent intimement à son névrilème , et qui semblent être un prolongement de la dure-
mère : la clôture du trou optique est donc très-exacte. et tellement, qu'il paraît impossible qu'une texture aussi solide soit
jamais surmontée par une force comme celle dont il s'agit ici;
et, si elle pouvait jamais l'être de la sorte , au moins ce ne serait
qu'après que tout aurait été déformé , ce qui n'est pas arrivé ici.

Si le kyste avait pris son origine dans le crâne, pourquoi
aurait-il pris , pour s'en échapper , la direction du trou opti-

que , situé sous l'extrémité interne des ailes d'*Ingrassias* , au sommet d'une sorte de promontoire , tandis que l'inclinaison des surfaces devait l'amener si naturellement sur la lame criblée de l'os ethmoïde , vers la fente sphénoïdale , dans la fosse temporale interne? Cette tumeur, située entre le cerveau et la base du crâne, aurait-elle pu trouver dans le premier une force suffisante pour surmonter la résistance de la seconde ? Il est bien connu, sans doute, que des tumeurs cancéreuses se sont frayées un chemin de l'intérieur à l'extérieur du crâne; mais il est remarquable aussi , que la chose n'est arrivée que dans les cas où la maladie tenait à la dure-mère : l'adhérence naturelle et la texture dense de cette membrane, et les impulsions expansives du cerveau , ont fourni la force perforante; mais jamais il n'y a eu de perforation, quand la tumeur s'est trouvée située dans le cerveau , hors du tissu de la dure-mère; et c'était le cas du fait qui nous occupe. Si la partie crânienne ou cérébrale du kyste est la primitive , si la partie orbitaire n'est qu'une expansion de la première, la force qui a conduit celle-ci au dehors , a dû agir de derrière en devant. Dans ce cas , pourquoi le trou optique n'est-il pas déplacé dans le même sens ? Pourquoi son contour ne présente-t-il pas un évasement, un pavillon en arrière ? Pourquoi l'orbite ne présente-t-il pas d'autres déformations qu'une ampliation uniforme et régulière ? Pourquoi son fond , où les parois sont plus minces , n'est-il pas plus développé que sa base , où il y a beaucoup plus d'épaisseur ?

Il est suffisamment démontré pour nous , par l'état des choses, que le kyste a pris naissance d'abord dans le trou optique lui-même , et qu'il s'est étendu de là vers le crâne et vers l'orbite ; et l'on a vu par le deuxième Mémoire de ce volume , que ce fait n'est pas le seul qui prouve que les kystes, de la texture la plus délicate , peuvent se développer au milieu des organes les plus denses , et détruire ou déformer considérablement ces derniers, par le seul effet de la pression constante que leur accroissement entraîne. Le premier effet que la pression de celui-ci a obtenu, a été, sans doute, la destruction du nerf optique : il est vraisemblable que le malade aura fait une erreur dans la narration des symptômes, et que la cécité aura paru avant l'exorbitisme. L'inflammation du névrilème du nerf optique aura guidé la partie profonde de la tumeur dans son expansion ultérieure, jusqu'à ce que de nouvelles adhérences avec l'arachnoïde l'aient fixée au point de la face inférieure du cerveau, vis-à-vis lequel elle s'est creusée une cavité, en conservant l'enveloppe des méninges. Il est bien remarquable que les adhérences solides et étendues du kyste et des méninges, sont des traces évidentes d'inflammation ancienne ; que les inégalités d'épaisseur des parois du kyste, même dans sa partie crânienne, sont des preuves tout aussi claires d'inflammations multipliées, prolongées, qui ont dû se propager souvent aux méninges ; et, cependant, qu'il n'y a eu qu'une période douloureuse, celle qui a précédé l'exorbitisme, et qui justifie suffisamment la destruction du nerf optique. Il est donc démontré que l'inflammation des méninges peut exister à l'état clandestin, même à la base du crâne, ou du moins avec des symptômes tellement équivoques, qu'ils ne soient point remarqués, même par le malade ; mais qu'alors même, l'inflammation laisse des traces ineffaçables. Il paraîtra aussi très-remarquable que, malgré les préventions contraires, l'inflammation agit sur ces organes comme sur tous les autres ; elle y produit les mêmes altérations ; on vient de voir qu'elle y laisse des adhérences. Nous avons démontré ailleurs, qu'elle y produit des lames ou des masses pseudo-membraneuses, le pus coulant et formant de grandes collections, tantôt diffuses, tantôt circonscrites, quoique renfermées entre les deux feuillets de l'arachnoïde, comme dans les pleurésies ou les péritonites partielles.

On voit encore par la nullité des effets des deux kystes, par rapport aux fonctions du cerveau, que l'on ne peut pas être certain qu'une affection de cette nature ne se propage pas à l'intérieur du crâne, par la raison qu'il n'existe aucun symptôme de lésion des facultés cérébrales. L'erreur du diagnostic est donc inévitable; et nous n'avons pu l'éviter, nous que la contemplation d'autres objets semblables avait aidé à reconnaître celui-ci. Faudra-t-il donc s'abstenir désormais de toute entreprise thérapeutique dans des cas analogues, dans la crainte d'une extension de la maladie que les moyens ordinaires du diagnostic ne permettent pas de connaître? Nous ne le pensons pas, et voici nos raisons.

Les moyens de distinguer un kyste et toutes les autres affections qui se présentent sous forme de tumeur, ne sont pas sûrs : en conséquence, la réserve pourrait n'être pas appliquée exactement aux cas pour lesquels elle serait faite; et l'on pourrait être conduit ainsi à s'abstenir, dans des cas où l'on pourrait, en agissant à temps, empêcher les progrès de telle affection qui n'est pas hors de la portée de nos secours et ne devient funeste que par trop d'extension. On a vu d'ailleurs par l'observation qui concerne la fille de Carcassonne, que l'on peut réussir dans des cas de kystes très-volumineux, mais ne dépassant pas l'orbite. Il reste beaucoup à faire, sans doute, pour obtenir des moyens sûrs de diagnostic, applicables à tous les cas de tumeur occupant la cavité orbitaire; mais nous croyons que l'on peut s'élever jusqu'à connaître les kystes, les distinguer certainement des autres tumeurs de la même région, et même jusqu'à distinguer entre eux ceux qui pénètrent dans le crâne et ceux qui se renferment dans l'orbite; nous croyons même qu'en cas d'erreur comme celle dans laquelle les imperfections de la Science nous ont laissé tomber, on peut se préserver par les secours de l'art, et en se conformant aux préceptes suivans, des conséquences funestes qui doivent avoir lieu incessamment.

Une ponction avec un trois-quarts plat est un moyen d'exploration tout-à-fait innocent, par lequel on peut apprendre si une tumeur est pleine, solide, ou creusée d'une cavité, et de quelle nature est ce qu'elle contient. On l'a souvent employé dans les cas douteux, et nous en avons nous-même tiré un grand parti. Dans le cas dont il s'agit ici, pendant que le liquide coule, on peut porter dans la cavité une bougie de gomme élatique, ou mieux encore, un porte-empreinte à urètre, pour être certain de ne rien blesser : cet instrument doit pénétrer aisément dans tous les réduits de la cavité intérieure, dans les prolongemens inconnus d'un kyste, et révéler ainsi les dangers attachés à un procédé opératoire. Il est évident que, dans le cas qui fait le sujet de ces réflexions, si des cas semblables avaient pu nous donner d'avance l'idée d'une pareille disposition et de la nécessité des précautions que nous indiquons en ce moment, un corps étranger quelconque aurait pénétré facilement dans le trou optique, où notre doigt a pénétré sans obstacle, et nous eût fait éviter le danger. Une fois l'extension de la maladie, jusque dans le crâne, reconnue par la profondeur à laquelle un instrument aurait pénétré, il ne reste qu'à retirer le trois-quarts et livrer les choses à la nature : la piqûre s'efface, le kyste ne s'enflamme point, il se remplit de nouveau, et les choses sont dans le même état qu'auparavant. Il est impossible de dire si, dans ces cas, on pourrait espérer ce qui est arrivé dans ceux de kyste de l'ovaire, où l'on a vu la tumeur vidée par la rupture de la cicatrice ombilicale, se maintenir en cet état par la conservation de cette même ouverture devenue fistuleuse, sans que le kyste, chiffonné et plissé, passât à l'état inflammatoire ; mais nous ne conseillerions pas de le tenter.

Même après une incision comme celle que nous avions pratiquée, nous ne croyons pas que le mal fût sans ressource. Une

blessure , même intéressant des organes anormaux et morbifiques , n'a pas toujours pour résultat inévitable l'inflammation
et la dégénération de ces mêmes organes. On a quelquefois pénétré dans un cancer, uniquement pour l'explorer ; nous l'avons
fait nous-même, sans rien ajouter à la gravité de la maladie ; et
l'on va voir dans le fait suivant , un exemple d'accident involontaire de cette espèce, que nous croyons renfermer en même
temps, le modèle de la conduite qu'il faut adopter.

Un jeune homme de vingt-deux ans , grand , fort, bien con-
stitué, et jouissant d'ailleurs d'une bonne santé, portait , depuis
sa naissance , une tumeur qui avait acquis successivement un
grand volume , et qui occupait la région du muscle grand pectoral. Il la montra à un médecin , qui, sans un examen fort approfondi , conseilla de l'extirper. Il se chargea de communiquer
ses idées , touchant la maladie , à un chirurgien ; et celui-ci se
croyant suffisamment instruit de l'état des choses par cet entretien , entreprit une opération qui devait consister dans la dissection de la tumeur , pour l'isoler en entier. Les tégumens furent divisés horizontalement , dans une étendue de six pouces ,
sur la surface antérieure de la tumeur ; on disséqua la peau en
haut et en bas sans accident ; mais, lorsqu'on voulut pénétrer
plus avant pour suivre les contours assez mal exprimés de la
tumeur , on tomba supérieurement dans une excavation , de
laquelle jaillit une grande quantité de sang qui couvrit les assistans. L'idée d'un anévrisme de l'artère sous-clavière se présenta alors à tous les esprits : on se hâta de comprimer derrière
la clavicule ; on tamponna la plaie elle-même , et l'on demanda
du secours. Nous vîmes le malade en ce moment : l'hémorragie était suspendue; mais la frayeur était grande. Nous cherchâmes à nous éclairer avec l'opérateur , sur les symptômes
que la maladie présentait auparavant ; mais, trop confiant dans
l'examen qu'il croyait avoir été fait préalablement, dans la solidité

du plan opératoire qui lui avait été tracé par le médecin consulté , il avait cru devoir s'abstenir de toute recherche (1) , et
il ne put nous aider dans celles qui étaient devenues indispensables.

Le malade était un élève en médecine ; sa maladie avait fort
exercé son imagination et celle de ses condisciples , dont il était
entouré dans ce moment. Les renseignemens que nous obtînmes
par eux, caractérisaient suffisamment un *fungus hæmatodes*
ou *tumeur érectile ,* développée dans l'épaisseur des muscles
pectoraux , et s'étendant au loin dans la région de l'aisselle .
L'extirper était impossible, par la position de la maladie et l'incertitude de ses limites ; la livrer à l'inflammation eût été funeste , d'après le témoignage unanime de l'observation. Le seul
parti qui pût être utile, était donc de s'efforcer d'obtenir une
réunion immédiate des bords de la plaie par laquelle ce tissu
anormal venait d'être mis à nu. Un appareil fut placé dans
cette intention, et nous fûmes assez heureux pour obtenir un
succès complet (2).

Nous croyons que , dans les cas de kyste de l'orbite , s'étendant jusque dans le crâne , et qui n'aurait pu être reconnu
qu'après y avoir pénétré par une incision , la conduite que
nous avons tenue dans ce dernier cas , devrait être imitée en
tout point. Des bandelettes agglutinatives suffiraient , sans
doute , comme il est arrivé dans le cas que nous venons de
citer , pour remettre en contact les bords de la section de la

---

(1) On peut prendre ici une idée de l'état d'abjection dans lequel nous
avons trouvé la Chirurgie-pratique dans ce pays.

(2) Le malade qui a fait le sujet de cette observation , est encore vivant
et jouit d'une bonne santé. Si ces lignes passent sous ses yeux, nous dé-
sirons qu'il y puise de quoi corroborer la résolution que nous lui avons
inspirée, de supporter patiemment sa maladie et de ne jamais rien entreprendre sur elle.

peau et obtenir leur réunion ; mais . s'il le fallait , si l'on ne
pouvait éviter qu'à ce prix l'accident formidable qui doit nécessairement suivre la pénétration de l'air et l'inflammation qu'il
ne peut manquer d'entraîner, nous n'hésiterions pas de placer
quelques points de suture ; seulement il serait plus important
que jamais, dans un cas de cette nature , de ne comprendre
que la peau dans les points de suture , et de s'abstenir d'y comprendre le kyste.

Ce fait , dont nous ne croyons pas que l'analogue ait jamais
été observé, était d'une grande importance à publier. Il démontre que les kystes développés dans l'orbite, peuvent être accompagnés d'une circonstance extrêmement grave , le prolongement
de la tumeur jusque dans la cavité crânienne et dans la masse
cérébrale , sans qu'aucun phénomène extérieur puisse le faire
soupçonner ; qu'il faut s'en défier , particulièrement dans les
cas où l'orbite a éprouvé de grandes déformations ; qu'il se
présentera , sans doute , des cas de cette espèce, où la lésion
de quelqu'une des fonctions du cerveau ou des nerfs qui s'y
réunissent, donneront l'éveil et fixeront d'abord l'attention , de
manière à préserver de l'erreur ; qu'il en est de bien plus difficiles , où, malgré les énormes progrès de la maladie, les rapports très-étendus de la tumeur avec les méninges ou le cerveau lui-même , même la face inférieure de ce dernier organe,
malgré des périodes nombreuses d'inflammation qui ont rendu
la tumeur très-adhérente à l'intérieur du crâne et du cerveau ,
qui ont épaissi , déformé de bien des manières le kyste lui-
même , l'état des choses ne se décèle par aucune altération sensible à l'extérieur , par aucun phénomène remarquable et qui
puisse servir de base à un diagnostic. Il s'ensuit aussi , qu'il
faut admettre comme précepte pratique de la plus haute importance, que des tumeurs de cette espèce ne doivent être attaquées d'abord, que par le trois-quarts plat dit anglais ; que

si l'on ne trouve pas des rapports entre le volume appréciable
de la tumeur et la quantité du liquide évacué , il faut éclaircir
le soupçon que cette remarque doit inspirer , en promenant
dans la cavité du kyste , par la cannule du trois-quarts , une
bougie souple ou tout autre instrument semblable , et que si
l'on acquiert par ces recherches la connaissance d'une extension suspecte de kyste, on doit renoncer à la guérison radicale.

Le fait suivant intéressera aussi , sans doute , par l'équivoque
à laquelle il a donné lieu, par sa ressemblance avec les affections que les kystes peuvent occasioner , et par le dénouement
heureux d'une aberration bien grave des fonctions reproduc-
trices , dont il fournit un exemple bien rare. Nous croyons devoir le consigner ici , afin de compléter par là l'histoire de
tout ce que nous avons vu jusqu'ici sur cette matière , malgré
que nous en ayions déjà disposé en faveur d'un de nos élèves
les plus distingués (1) , qui en a fait le texte d'un excellent travail sur la *pitimiction*.

OBSERVATION.

Eup.^{se} J......, des environs de Valence (Drôme), adonnée
aux travaux de la campagne , âgée de vingt-sept ans , d'une
constitution lymphatique, d'un caractère doux , naquit de parens sains , et jouit d'une bonne santé jusqu'à l'époque de son
mariage , c'est-à-dire , jusqu'à vingt-trois ans.

La première grossesse et l'accouchement furent simples et
exempts d'accidens.

Dès le deuxième mois de la seconde grossesse , elle éprouva

---

(1) M. *Léon Boyer.*

des douleurs en urinant. Bientôt , les besoins d'uriner devinrent fréquens , l'émission des urines accompagnée de douleurs ,
d'épreintes vésicales , et du sentiment d'un corps étranger qui
se serait porté avec effort vers le col de la vessie. La mère de
la malade ayant examiné l'état des choses, retira avec ses doigts,
du méat urinaire, un corps dur , qui ne fut pas conservé, mais
dont la malade représente la forme et la consistance , en le
comparant à une arête de poisson.

L'extraction de ce corps étranger, qui provenait évidemment
de la vessie , procura un grand soulagement à la malade : le
reste de la grossesse s'écoula sans autre événement, et l'accouchement fut heureux et facile.

Peu de temps après sa délivrance , il survint de nouveau
des envies fréquentes d'uriner , un sentiment d'ardeur pendant
l'émission des urines , quelquefois de la difficulté pour les expulser , des efforts involontaires et une vive douleur au col de
la vessie après l'expulsion du liquide. Ces symptômes s'aggra-
vèrent. La malade était obligée de prendre des attitudes variées
pour uriner ; il lui semblait qu'un corps dur venant se placer
sur le col de la vessie , causait les accidens qu'elle éprouvait,
et qu'elle faisait cesser quelquefois en changeant de position.

Ces remarques et le soulagement que la malade avait éprouvé
par le service que sa mère lui avait rendu, firent examiner
avec soin le méat urinaire ; mais rien ne s'y présentait comme
la première fois.

Le mari , homme simple, mais ingénieux , imagina de chercher à soulager sa femme , en allant chercher plus loin, par le
canal de l'urètre , les corps étrangers dont il supposait l'existence , d'après le langage de sa femme et l'événement qui avait
eu lieu précédemment. Un crochet métallique lui paraissait
propre à cet usage; mais , craignant avec raison que la griffe ne
pût blesser les parties au milieu desquelles il s'agissait de le

plonger , il prit un fil de laiton , dont il contourna un bout ,
au moyen de pinces à tordre, de manière à lui faire décrire
trois cercles concentriques , par où l'extrémité se trouvait entièrement cachée : il contourna le bout opposé un bien plus
grand nombre de fois, de manière à en former comme le
manche du singulier crochet que le premier bout représentait.

Cet instrument fut porté dans la vessie par le canal de l'urètre , et en le retirant, on entraîna des mèches de poils , dont
une partie était chargée de concrétions urinaires. Le fait piqua
la curiosité du chirurgien du lieu, qui avait donné des soins à
la malade : il voulut être témoin de l'opération , qui fut pratiquée sous ses yeux ; il la répéta lui-même avec le même
succès , sous les yeux du mari et d'après ses instructions.

Depuis ce moment , la malade rendit un fort grand nombre
de poils , tantôt isolés , tantôt agglomérés , et la plupart couverts de concrétions urinaires.

Dans les recherches fréquentes que l'on faisait dans l'intention de soulager la malade par l'extraction de ces corps étrangers , on reconnut la présence d'un calcul , et on lui conseilla
de se rendre à Montpellier , pour en être délivrée. Elle y fut
admise , en effet , le 28 septembre 1826.

A son arrivée , elle présentait les symptômes suivans :

Maigreur extrême et qui était survenue rapidement ;

Fièvre habituelle avec des exacerbations fréquentes et irrégulières ;

Insomnie complète ; nuits très-agitées par la chaleur de la
fièvre , et par les besoins fréquens d'uriner ;

Soif vive , sécheresse et rougeur de la langue, sans douleurs
à l'épigastre ;

Besoins d'uriner réitérés à des intervalles très-rapprochés ,
d'une heure , de demi-heure, et quelquefois moins ;

Émission des urines difficile , douloureuse , souvent interrompue , toujours accompagnée d'efforts involontaires et d'une douleur vive à l'hypogastre , aux reins , au siége , à la vulve , au méat urinaire , et qui se prolongeait plus ou moins ;

Urines abondantes , mais rendues en petite quantité chaque fois , troubles , purulentes , maléolentes et quelquefois sanguinolentes , presque toujours accompagnées de poils en plus ou moins grand nombre , courts , fins , fusiformes, blonds , courbés en arc , chargés pour la plupart de concrétions urinaires , lesquelles étaient distribuées par petites masses globuleuses dans la longueur du poil , de manière à les faire ressembler à des sortes de chapelets. La malade les desséchait sur du papier ; elle en avait conservé de fort grandes quantités.

Le mari nous ayant fait part de ses remarques et de ses opérations , nous eûmes d'abord la curiosité d'explorer nous-même la vessie. Notre sonde se glissait au milieu d'un grand nombre de corps durs , qui semblaient se détourner pour lui livrer passage , mais contre lesquels on ne pouvait pas obtenir de choc sonore. Le mari ayant préparé son instrument ordinaire , il fit devant nous l'extraction d'une mèche de poils, dont la plupart n'étaient recouverts de concrétions que dans une partie de leur longueur, et quelques-uns même n'en présentaient pas du tout. Nous voulûmes opérer nous-même , d'après les renseignemens du mari , qui était présent. En introduisant l'instrument, nous éprouvâmes la même sensation que celle que nous avait procurée la sonde : en le retirant de manière à appuyer le crochet vers le bas-fond de la vessie , et successivement vers la paroi inférieure du canal, nous retirâmes aussi une mèche de poils en tout semblables aux autres. Nous les examinâmes attentivement ; mais nous ne pûmes y distinguer l'extrémité d'implantation.

Cependant , une lettre que le médecin ordinaire avait remise à la malade pour tenir lieu de renseignemens , faisait men-

tion d'une pierre que nous n'avions pu sentir. Nous fîmes et
nous fîmes faire des recherches multipliées par le cathétérisme,
pratiqué tantôt à sec , tantôt la vessie occupée par l'urine , ou
même distendue par des injections. Nous parvinmes , en effet ,
à rencontrer un corps étranger ; mais le choc ne put jamais
être obtenu plusieurs fois de suite , ni dans le même lieu.

L'opération de la taille était d'une nécessité manifeste :
l'état de la malade paraissant aggravé par les fatigues du voyage,
nous crûmes devoir employer quelques jours à combatre l'irritation de la vessie et les symptômes généraux qui en provenaient. Nous prescrivîmes un régime ténu, des bains généraux ,
une boisson mucilagineuse et émulsive , quelques doses d'o-
pium , des sangsues à l'anus, et le repos.

En résumant les symptômes , nous pûmes former publiquement le diagnostic suivant.

La forme , les dimensions , le nombre des poils que la malade urinait, rendaient très-probable à nos yeux, qu'ils pouvaient
avoir pour origine un kyste séro-muqueux, à la face interne duquel ils avaient dû être produits par des bulbes , lesquels effectivement y ont été souvent observés.

Ce kyste pouvait s'être ouvert dans un point quelconque des
voies urinaires : il suffisait qu'il y eût fait une saillie notable ,
pour que la membrane muqueuse normale eût cédé à la distension, soit par voie de rupture, soit par l'inflammation qu'elle
avait pu en contracter. Le kyste, une fois mis à nu , avait dû
être bientôt , par l'effet du contact de l'urine , enflammé , ramolli , rompu , etc. L'urine pénétrant dans son intérieur, avait
dû l'enflammer aussi. De là , la matière purulente dont les
urines étaient chargées , et la nécrose d'un nombre plus ou
moins grand de poils , dont les bulbes altérés par l'inflammation qui avait dû les atteindre , ne suffisaient plus à leur production.

Le kyste qui avait formé ces poils, ne pouvait être éloigné de l'extrémité extérieure de l'appareil urinaire, puisque, parmi les poils qui étaient expulsés, la plupart n'étaient recouverts qu'en partie des concrétions urinaires, quelques-uns même en étaient entièrement exempts; et, parmi ceux que l'on entraînait avec le crochet du mari, et que l'on n'obtenait jamais qu'avec une certaine violence, il n'y en avait pas un seul qui fût couvert de ces concrétions dans plus de la moitié de sa longueur : les mèches entières présentaient tous les poils incrustés dans une moitié, dépouillés dans l'autre, et toujours la même pour chacun. En effet, un doigt porté dans le vagin, faisait découvrir une tumeur du volume d'un œuf, située au point d'union de la vessie et de la matrice, molle, pâteuse et conservant l'impression du doigt. Nous n'hésitâmes pas à croire que cette tumeur était formée par un kyste, lequel devait contenir la matière appelée athéromateuse, et dans lequel étaient aussi, sans doute, les bulbes des poils que les urines charriaient.

Une mèche de ces mêmes poils avait dû tomber en masse dans la vessie et y devenir le noyau du calcul.

Le kyste devait être ouvert depuis long-temps. Son ouverture devait s'être resserrée par l'effet de l'inflammation suppurative dont il était le siége, et cet anneau devait embrasser la masse peut-être entière des poils projetés par leur extrémité libre dans la cavité vésicale, et peut-être encore implantés solidement dans leurs bulbes ; car, l'inflammation ne suffit pas toujours pour troubler les fonctions de ces derniers.

L'indication consistait donc, non-seulement dans l'extraction du calcul, mais encore celle de tous les poils, et l'adoption de telle mesure qui paraîtrait convenable pour détruire solidement dans les bulbes du kyste, la propriété *piligène.* Des injections ou des douches prolongées , dans le kyste lui-même, si nos idées touchant la tumeur utéro-vésicale étaient fondées, pouvaient devenir fort utiles. C'est après avoir exposé de la sorte notre plan et notre but , que nous procédâmes à l'opération , le même jour 8 octobre.

La malade étant assujettie , nous portâmes dans le canal de l'urètre et jusque dans la vessie, une sonde cannelée ordinaire. Le long de la cannelure, dirigée vers la symphyse pubienne , nous glissâmes le lithotome caché , dont nous nous servons ordinairement. La sonde étant retirée du canal, le côté convexe de la gaîne du lithotome fut dirigée de même vers la symphyse, et, démasquant la lame, nous fîmes agir son tranchant sur toute la longueur de la paroi supérieure du canal de l'urètre , en retirant lentement l'instrument en dehors de la vessie , et l'appuyant légèrement vers le vagin. L'hémorragie fut veineuse, et de très-peu d'importance ; un flot d'urine s'échappa tout aussitôt.

Un gorgeret introduit par le canal jusque dans la vessie, servit de guide au doigt indicateur de la main gauche , au moyen duquel l'instrument ayant été pressé légèrement vers le bas , ou en arrière , le canal en fut uniformément éloigné de la symphyse , et les bords de la plaie écartés entre eux, sans délacération irrégulière.

Le gorgeret retiré , le doigt pénétra aisément dans la vessie , et toucha de suite le calcul , situé en arrière et à gauche. On verra bientôt ce qui le maintenait dans cette situation. Il fut aisé de saisir et d'extraire ce corps étranger , dont le volume et la forme étaient ceux d'un œuf de pigeon aplati sur deux faces.

Le doigt avait reconnu , en même temps , une masse volumineuse de poils frisés , rendus très-gros et durs , par les concrétions urinaires dont ils étaient recouverts ; ils étaient fixés à la partie postérieure et droite de la vessie ; ils sortaient manifestement d'une ouverture dont le contour était épais, dur et arrondi, et qui les embrassait avec assez de force pour qu'il fût impossible d'y insinuer le doigt. Ayant compté sur cette disposition, nous étions pourvu de pinces à polype, lesquelles nous furent d'une grande utilité. Elles saisirent avec beaucoup d'exactitude les masses de ces poils, et nous mirent en état d'employer sur elles la force sans laquelle nous n'aurions pu les entraîner, et que nous n'aurions pu exercer avec les tenettes.

Nous débarrassâmes ainsi, comme nous l'avions prévu, l'ouverture du kyste, et notre doigt ayant pénétré dans sa cavité, il se répandit à l'instant par le canal de l'urètre, une grande quantité de matière purulente très-fétide ; phénomène auquel il était naturel de s'attendre. Mais ce que nous n'avions pu prévoir, c'est que la tumeur utéro-vésicale faisait une grande saillie dans la vessie, et que sa base présentait un col circulaire capable d'admettre une ligature : tout en regrettant de n'avoir pas sous la main les instrumens nécessaires et d'être obligé de différer ce qui restait à faire, nous crûmes pouvoir nous promettre un succès complet, quelque difficile et périlleux que pût être l'emploi d'une ligature dans ce lieu.

Les suites de cette opération furent nulles : dès le troisième jour, la malade retenait les urines pendant huit heures, sans effort et sans souffrance ; le sommeil était rétabli et l'appétit se déclarait.

Le sixième jour 14 octobre, la malade étant dans l'état le plus satifaisant, nous nous mîmes en devoir de placer la ligature.

Un fil d'argent avait été préparé : ses deux chefs furent engagés dans un seul œil de l'extrémité d'une sonde à femme, afin que l'anse du fil se trouvât sur un côté de l'instrument. L'un des chefs du fil fut assujetti aux anneaux de la sonde ; l'autre

fut laissé libre. L'anse du fil métallique formait un cercle d'environ cinq pouces de circonférence ; elle fut alongée, de manière
à contourner seulement l'extrémité du doigt indicateur gauche
entre la pulpe et l'ongle , et à pouvoir pénétrer dans la vessie
par le canal , avec le moins de violence possible. Un gorgeret
de bois , qui devait servir de conducteur , se trouva inutile. La
sonde avec la suite du fil métallique fut portée aussi dans
la vessie , mais à la suite du doigt indicateur. Celui-ci servit
d'abord à rendre , dans la cavité de la vessie , la forme circulaire à l'anse , et ensuite à placer cette dernière dans l'espèce
de rainure qui régnait autour de la base de la tumeur. Cette
partie de l'opération , qui pouvait être fort difficile , fut très-
heureuse. Le chef libre du fil ayant été retiré par un aide , tandis
que nous contenions la sonde , la base de la tumeur se trouva
entourée et serrée par la ligature.

Le lendemain 15 octobre , la malade était bien ; elle avait
peu souffert par la ligature. Les urines avaient coulé constamment par la sonde , ce qui avait épargné les douleurs attachées
à leur expulsion.

Jusqu'au 19, il ne se passa rien de remarquable : la malade
témoigna le désir des alimens. Ce jour-là , la tumeur et la ligature tombèrent. En examinant attentivement ce qui venait d'être
expulsé , nous fûmes étonné de son peu de volume et de n'y
pas trouver de cavité. Le doigt porté dans la vessie par le
canal , nous fit reconnaître que la ligature n'avait détruit que
le sommet du kyste faisant saillie dans la cavité ; une sorte de
chapeau portant la perforation par laquelle les poils avaient pénétré dans la vessie. Le doigt pénétra bien plus aisément dans
une ouverture beaucoup plus ample ; de là, dans une cavité qui
correspondait à la tumeur utéro-vésicale que l'on sentait , dès
le principe , dans le vagin. Plus loin, d'avant en arrière , était
un second anneau , dans lequel le doigt s'engageait aussi ,

mais avec effort ; son contour était bien plus épais , bien plus dense que celui de *l'anneau vésical :* le second fut aisément reconnu , au moyen d'une exploration faite en même temps par le vagin , pour une perforation de la paroi antérieure du corps de la matrice. Au-delà , la cavité du kyste se prolongeait encore ; mais le doigt ne pouvait plus la suivre.

Ces recherches avaient été fort douloureuses : elles venaient d'apprendre que le kyste s'étendait beaucoup plus qu'on n'avait pu le soupçonner, qu'il était en pleine suppuration , et que, s'il était un moyen de guérison solide , il serait dans ce qui déterminerait l'oblitération complète du kyste , par le maintien de l'état inflammatoire dont il venait de nous fournir les signes. Nous fîmes établir un appareil à douche intérieure : un baquet d'une capacité considérable fut placé à six pieds d'élévation ; un robinet s'ouvrait de ce baquet dans un tube de cuir de huit pieds de long; à une bobine qui le terminait, était vissé le pavillon d'une sonde à femme. Cet instrument fut porté par le canal de l'urètre dans la vessie et dans le kyste : le liquide parcourant par son propre poids le tube et la sonde, lavait rapidement le kyste et la vessie , et s'échappait par le canal. La malade fut soumise à cette douche, matin et soir, dès le 20. On n'y employa que de l'eau tiède, et l'injection durait demi-heure.

Du 21 au 24 , il survint des douleurs à l'hypogastre, de la soif, du hoquet, de la fièvre précédée de frissons. Nous suspendîmes les douches.

Le 30 , les douleurs de l'hypogastre ont cessé, aussi bien que le hoquet : la fièvre continue et la malade se plaint de douleurs aux reins; elle retient les urines. Nous fîmes appliquer des sangsues à l'anus , et nous prescrivîmes des bains tièdes.

Le 12 novembre, la fièvre disparut entièrement. On reprit les douches; mais elles renouvelèrent la fièvre et la douleur des reins : il fallut y renoncer entièrement.

Le 20 , la malade se plaint de souffrir encore en urinant ;
elle peut garder ses urines pendant deux heures , surtout
couchée.

Le 5 décembre, les douleurs en urinant , sont plus vives :
nous examinons l'état des choses. Nous trouvons encore une
mèche de poils sortant par l'ouverture du kyste , baignant dans
la vessie, et couverte, dans cette partie saillante , de concrétions urinaires. Nous la saisissons aussitôt avec des pinces à
pansement , elle résiste ; nous employons la force nécessaire,
elle est entraînée tout entière. Elle est, comme les mèches précédentes, composée d'une moitié de sa longueur où tous les
poils sont couverts de concrétions urinaires , et d'une autre
moitié où tous les mêmes poils sont exempts de ces concrétions. En plongeant cette mèche dans l'alcohol, tous les assistans
constatent que ces poils viennent d'être arrachés de leurs bulbes : leur extrémité libre de concrétions, porte *la gaine membraneuse qui caractérise l'extrémité d'implantation* (1).

Le 12 décembre, nous examinons de nouveau l'état des choses. L'ouverture du kyste est extrêmement resserrée ; le doigt
ne peut plus y pénétrer ; elle est entourée de rides ; elle semble oblitérée. Il ne paraît plus aucun des appendices qui ont
donné tant d'embarras. La malade est bien , à cela près de la
faiblesse , qui se dissipe de jour en jour.

Le 15 mars , nous revîmes la malade ; elle se plaignait encore de besoins fréquens d'uriner , accompagnés de nouvelles
épreintes vésicales et de l'expulsion de quelques poils chargés
de concrétions. Nous l'examinâmes en présence de notre collègue *Lallemand,* et de M. le docteur *Gregory* , d'Édimbourg.
Nous reconnûmes que , à travers l'ouverture de l'arrière-cavité

---

(1) Cette mèche de poils a été présentée à l'Académie royale de médecine.

utéro-vésicale , s'échappait encore une masse considérable de poils disposés comme la première fois. Des pinces à polype que nous avions sur nous , servirent à entraîner d'abord quelques mèches , puis la masse entière de ces poils. Il fallut faire un grand effort, et nous éprouvâmes la sensation d'une déchirure; mais notre étonnement fut grand, lorsque nous vîmes que les poils que nous venions d'extraire , avaient entraîné un corps organique vivant auquel ils appartenaient. Ce corps formait une masse ovoïde du volume d'un œuf de poule médiocre ; il était enveloppé d'un *tégument crânien,* chargé de cheveux dans une moitié de sa circonférence ; le côté opposé présentait d'abord la trace d'une déchirure récente , et tout auprès, une dent petite molaire bien développée. Ce dernier organe n'était pas à l'état fœtal : la dent était complète; sa racine unique , longue, effilée , mais recourbée dans sa longueur , se terminait par l'orifice ordinaire du canal dentaire, lequel admettait un cordon vasculaire. L'extrémité seule de cette racine était engagée dans un petit alvéole ; le reste était revêtu , jusqu'au collet , d'une membrane rouge comparable au tissu gencival. Cette dent était donc implantée superficiellement dans une pièce osseuse logée profondément au milieu des parties molles , oblongue comme la totalité de la masse , et où l'on reconnaissait des traces évidentes de la conformation de l'os maxillaire supérieur , et un zygoma complet. Sous cette arcade était un rudiment des muscles ptérygoïdiens. Les parties molles étaient à l'état le plus frais: leurs vaisseaux fournissaient du sang liquide , dans toutes les coupes ; il n'y avait pas de rides , pas la moindre trace de *momification :* il était évident que ce corps avait vécu jusqu'au dernier moment , et l'on voyait le lieu de son adhérence. Après l'extraction de ce corps, nous portâmes le doigt dans la vessie , et nous reconnûmes que la cavité qui l'avait contenu, était entièrement libre, qu'elle appartenait essentiellement à l'*utérus,* et qu'elle était seulement en communication avec la vessie. Ses parois étaient tapissées partout d'une couche de la substance pulpeuse qui revèt les surfaces suppurantes. M. le docteur *Grégory* constata, comme nous, cet état.

Depuis ce dernier événement, l'état de la malade s'est amélioré de jour en jour ; elle a cessé de souffrir ; elle a repris des forces, de l'embonpoint et de la fraîcheur, et, ce qui pourra paraître étonnant, elle a recouvré presque complétement la faculté de retenir les urines et de les verser à volonté, malgré les nombreuses violences auxquelles on n'a pu se dispenser de soumettre le canal de l'urètre et le col de la vessie.

Ce fait présente un exemple bien curieux de la terminaison la plus heureuse de l'espèce de gestation, qui a exercé naguères la sagacité du professeur *Meckel* et du docteur *Breschet*.

Il est incontestable que le corps que nous avons arraché, est un produit de conception. Ce n'est pas ici le lieu de rechercher comment il a pu être réduit à un si petit nombre des parties qui ont dû le composer : nous ne pourrions, d'ailleurs, rien ajouter aux belles recherches du professeur *Geoffroy-Saint-Hilaire* sur ce point, et nous devons faire remarquer à l'appui de ses vues ingénieuses, que ce corps a bien manifestement été adhérent avec les parois de la cavité qui le renfermait, non par une appendice plus ou moins prolongée, mais par une grande surface.

Ce qui doit nous occuper particulièrement, c'est la manière dont ce corps est arrivé dans la vessie, et les symptômes qu'il a occasionés.

Avant de soupçonner ce dont il s'agissait, nous avions reconnu, et nous avions fait constater aux assistans, que la cavité dont les poils provenaient, s'étendait dans l'*utérus :* ainsi, l'étiologie que nous sommes conduit à former, ne peut pas être soupçonnée d'influence *à posteriori.* Il est donc indubitable qu'une cavité formée dans l'épaisseur des parois de la matrice , a contenu le corps dont il s'agit ; et , en comparant ce fait avec les analogues connus , on ne peut s'empêcher d'admettre que l'*ad-uterum* a formé cette cavité. Selon l'expression des faits , même ceux publiés par le docteur *Beschet ,* où l'on voit que les trompes se sont trouvées oblitérées , soit dans toute leur longueur , soit du côté de la matrice seulement, il paraît raisonnable d'admettre avec le professeur *Mechel ,* que l'*ostium* s'est trouvé imperméable. Quelque heureux qu'aient été la première grossesse et l'accouchement, il est difficile de ne pas songer à cette première épreuve, parmi les causes probables de l'altération d'organes qui se sont refusés la seconde fois, à une fonction qui venait de s'accomplir sans accident la première.

Dès le deuxième mois de la seconde grossesse, les premiers symptômes morbifiques se sont manifestés; mais ce sont les fonctions des organes urinaires qui ont été troublées. On conçoit bien comment la distension de l'*ad-uterum ,* laquelle , dans tous les autres cas connus, a fini par une rupture qui a poussé le germe dans le péritoine et a causé rapidement la mort ; comment , dis-je , cette distension a pu intéresser les parois de la vessie et amener un dénouement si différent : il suffit pour cela qu'au lieu de soulever aussitôt le point correspondant de la surface péritonéale de l'utérus, le corps organique ait trouvé moins de résistance en avant et en dedans ; cette heureuse déviation a décidé de tout l'événement, et a tourné la rupture vers la cavité vésicale. Mais, lorsque les premiers symptômes se sont manifestés, la conception devait être ancienne : il est peu probable que deux mois aient suffi pour amener les effets qu'on observait déjà. Il est donc plus vraisemblable que, dans l'intervalle du premier accouchement à la deuxième grossesse, il y a eu une autre conception , dont le produit n'a

pu parvenir à l'utérus, et dont la présence dans un *ad-uterum*
distendu, n'a point empêché une nouvelle fécondation. Cette
manière de concevoir le fait, ferait remonter la fécondation
morbifique à environ trois à quatre ans; ce qui n'est nullement invraisemblable, quoique extraordinaire : la dent que
renfermait le germe amorphe, avait un développement très-
remarquable, et qui la faisait ressembler à celles d'un enfant de ce même âge (1). Certainement, la persistance de la
vie dans un être organique aussi imparfait, pendant un
temps aussi long, dans une cavité anomale, cavité où la structure des parois a été profondément altérée par les conditions
et les conséquences inévitables d'une rupture, de la pénétration de l'urine, du séjour d'un calcul urinaire et des concrétions dont les poils se recouvraient, par une inflammation
attestée par le pus fétide qui s'est écoulé à la chute de la ligature; cette longue durée de ce que l'on peut appeler une
vie parasite, est un fait physiologique fort étrange, mais il
est indubitable, comme de nombreux et respectables témoignages pourraient l'attester; et peut être que l'imperfection
même du germe pourrait aider à le concevoir.

Ce fait est aussi du nombre de ceux qui peuvent donner la
clef de quelques-uns parmi les faits de pilimiction qui ont été
observés, et qui ont attiré, en dernier lieu, l'attention d'un phy-
siologiste justement célèbre et de l'Académie des Sciences. Ces
faits ne sont pas nouveaux, mais ceux qui étaient déjà connus,
étaient incomplets; ils n'avaient de bien constaté que la présence
tantôt de poils, tantôt de véritables cheveux dans les urines.
Dans l'état présent de la Science, et en faisant entrer dans la

---

(1) Notre collègue le professeur *Dubreuil* en a jugé de la sorte. Le docteur *Grégory* fit les mêmes remarques.

masse des faits connus ceux que nous avons recueillis , il est établi que des kystes pileux sont de véritables phanères, et portent à leur intérieur des bulbes de poils ; que ces kystes ont été vus dans une grande variété d'organes ; que leur développement dans un point quelconque des voies urinaires, ne peut pas paraître plus étrange que dans tout autre lieu ; que la rétention d'un germe dans l'*ad-uterum* peut l'amener dans la vessie urinaire , et donner lieu à la décidence des poils ou des cheveux , leur incrustation par les sels urinaires, leur expulsion en cet état ou tout-à-fait nus , et à la formation d'un calcul urinaire ; que telle a été, sans doute , la double origine des poils qui ont été expulsés avec l'urine , dans divers cas ; que telle est, aussi, la terminaison la plus souhaitable des malheureuses gestations, dans lesquelles le germe est retenu dans l'*ad-uterum*.

Malheureusement l'art ne peut influer en rien sur une terminaison aussi heureuse d'un cas morbifique des plus graves : à peine peut-on le soupçonner , lorsque la chose s'annonce par les symptômes dont notre malade a offert le tableau ; seulement les phanères ainsi placés étant encore plus insolites que cette aberration de la grossesse , la pilimiction ; chez une femme, rend bien plus probable le second que le premier cas.

Cette condition morbifique est importante à reconnaître ; car les secours qui sont alors au pouvoir de l'art , peuvent être d'une grande utilité. Il est peu probable que le germe que nous avons réellement *arraché* , se fût détaché spontanément. Depuis long-temps en contact avec l'urine, il n'en avait nullement souffert ; le seul effet de cette macération avait été de produire la chute de quelques cheveux. La sécrétion de la matière pileuse dans leurs bulbes , était donc la seule fonction qui en eût été troublée ; mais il n'y avait pas la moindre trace d'inflammation , ni d'ulcération , pas la plus légère excoriation au tégument crânien. Adhérant par une grande surface , ce rapport

n'avait nullement été altéré par l'inflammation suppurative
des parois de la cavité qui le renfermait : lors de son extraction,
il a fallu employer une grande violence ; la rupture de la surface d'adhérence était fraîche, sanglante, et la totalité de la
masse présentait les caractères les plus évidens de la vie ; et, cependant, lorsque la malade vint à Montpellier, il y avait long-
temps qu'elle rendait des poils, qu'elle souffrait, par conséquent que l'urine pénétrait dans la cavité utéro-vésicale et
l'avait enflammée. Lorsque nous avons pratiqué l'opération de
la taille, quand nous avons fait tomber par l'action d'une ligature le bourrelet qui entourait l'ouverture de cette même cavité, nous avons certainement ajouté à cette inflammation ;
nous y avons ajouté bien davantage, lorsque nous avons pratiqué des douches prolongées dans la cavité même : les douleurs des reins, de l'hypogastre, la fièvre, nous contraigni-
rent d'y renoncer. Nous ne pouvons pas douter que ces symptômes ne fussent ceux de l'inflammation de la cavité qui contenait le germe, et que, dans notre persuasion de l'existence d'un
kyste à oblitérer, nous cherchions à maintenir dans l'état d'inflammation dont le pus était la preuve : ce produit inflammatoire s'accroissait avec les douleurs et la fièvre, et pourtant
rien n'était plus solide que l'adhérence du germe.

L'inflammation de la cavité rompue de l'*ad-uterum* exposée
au contact de l'urine et à tous les effets de la présence de plusieurs corps étrangers, s'est manifestement étendue à la matrice et à la vessie : les conséquences d'un semblable état ont été
prolongées, graves, et ont manqué devenir funestes. Il est indubitable que la malade aurait succombé, avant que l'altération
de la substance utérine à laquelle le germe était attaché, eût
été suffisante pour entraîner la mort et l'expulsion de ce dernier.
Il est même aisé de prévoir qu'en cas de séparation de ce corps
parasite, sa putréfaction aurait beaucoup ajouté aux dangers

que sa présence avait déjà entraînés. Son extraction était donc très-urgente ; et, si des faits analogues eussent établi précédemment la possibilité d'un cas de cette sorte , le diagnostic eût pu être formé , et l'indication être remplie plus tôt.

Lors donc que l'expulsion de poils avec les urines , chez une femme exposée à concevoir, est accompagnée de symptômes de souffrance des voies urinaires , particulièrement de la vessie , nous croyons que l'on ne peut pas se contenter d'une exploration avec la sonde : elle ne peut apprendre que la présence d'un corps étranger sonore , qui peut bien exister en pareil cas , et résulter de l'incrustation abondante de quelque mèche de poils ; mais un tel corps étranger , qui doit , sans doute , être extrait , n'est pas alors la partie la plus importante à connaître de l'état morbifique. Il s'agit , ou d'un kyste qui peut être à portée des instrumens , et dont on peut provoquer la destruction ou la crispation par des injections , des cautérisations, au besoin ; ou bien , d'un germe égaré, lequel, vivant ou mort, ne peut être que très-dangereux et doit être enlevé au plus tôt. Une sonde ne peut rien apprendre de semblable. L'incision de la paroi supérieure du canal de l'urètre est exempte de tout danger , lorsque l'on évite la lésion des corps caverneux du clitoris. On a pu remarquer dans les détails du fait qui nous occupe, que ce procédé opératoire nous a rendu praticables une foule de manœuvres , de recherches prolongées et difciles , et qu'il n'en est pas résulté pour les organes , une altération telle que les urines n'aient pu être retenues à volonté dans la suite. Il nous paraît donc bien conforme à la nature des indications manifestes , de fendre la paroi supérieure du canal , et avec elle le méat et le col de la vessie ; de borner l'incision à l'épaisseur de ces parties , sans risquer d'entamer les corps caverneux ; de se servir , dans cette vue, d'une sonde cannelée et du lithotome caché ; d'incliner d'abord le manche

de l'instrument en bas , afin de faire une incision suffisante au
col de la vessie ; de lui donner ensuite une inclinaison nouvelle en haut , tandis que l'on soutient en bas le canal de
l'urètre avec la sonde , afin de diviser le bourrelet du méat et
d'approfondir moins la section vers le point moyen de la longueur du canal , pour éviter les corps caverneux ; de porter
dans le canal un petit gorgeret , dont la cannelure soit tournée
en haut ; de glisser le doigt indicateur le long de la cannelure ,
pour déprimer ce dernier instrument en bas et séparer ainsi les
bords de la section ; d'introduire, enfin, le doigt dans la vessie ,
après avoir retiré le gorgeret, et de faire une exploration exacte.

Il est impossible de pousser plus loin la prévoyance dans un
état pareil : on a vu que nous avons été obligé d'abattre par une
ligature le bourrelet qui bordait l'ouverture de la cavité utéro-
vésicale ; il eût été impossible sans cela , de pénétrer dans cette
cavité, tant le contour de l'ouverture embrassait fortement
la masse de poils qui en sortait. Il est possible qu'en pareil cas ,
on trouve quelque difficulté de moins , que l'on puisse pénétrer plus aisément dans la cavité qu'il s'agirait de reconnaître ;
mais , sans pouvoir établir d'avance des préceptes sur ce point,
on peut au moins regarder , comme le point capital , qu'il
s'agit de faire une exploration approfondie , exacte , suffisante ,
qu'il doit en résulter un diagnostic entier , évident, et que, s'il
existe un germe égaré , tel que nous l'avons rencontré , il faut
tout tenter pour l'atteindre et pour l'extraire ; que , s'il s'agissait
d'un *kyste pileux* ouvert dans la vessie , cette même exploration serait , non-seulement nécessaire pour le reconnaître , chose
bien suffisante pour justifier l'incision préliminaire ; mais encore il serait indispensable de procéder ainsi, pour essayer de
ruiner le kyste par une douche prolongée , telle que nous l'a-
vons pratiquée. Si , dans ce dernier cas, une méthode plus
énergique devenait nécessaire, il ne serait pas impossible de

porter dans la cavité du kyste , après avoir vidé la vessie , une sonde de gomme élastique ouverte à son extrémité ; de pousser par la cavité de cet instrument une cannule armée de nitrate d'argent, que l'on promenerait rapidement dans la cavité du kyste , laquelle serait lavée tout aussitôt et à grande eau , par la même sonde qui aurait dirigé le caustique.

Nous terminerons ce Supplément par un fait qui intéresse la restauration du nez. Cette opération, que nous avons pratiquée souvent depuis dix ans , que plusieurs de nos disciples ont répétée, d'après nos documens , dans les villes du Midi de la France , semble avoir été ignorée ou dédaignée jusqu'à ce dernier temps, dans le reste du Royaume. Nous avons vu avec intérêt un opérateur distingué de la Capitale , examiner enfin et tenter cette ressource nouvelle. Nous ne doutons pas qu'une étude réfléchie ne fasse donner à cette opération , de la part des bons esprits , le rang qu'elle mérite , et nous nous féliciterons d'en avoir , le premier , donné l'exemple en France , et d'avoir contribué par notre persévérance , à proclamer le bien que nous en pensons , à diriger enfin de ce côté , l'attention de nos compatriotes. Le fait que nous allons raconter , contient le détail de quelques perfectionnemens dont nous avions annoncé que l'opération nous paraissait susceptible. Nous aurions pu en citer plusieurs exemples ; mais, comme ils ont eu tous un grand nombre de témoins , celui-là nous a paru suffisant.

OBSERVATION.

Un jeune homme âgé de vingt-cinq ans , doué d'une forte constitution et d'une bonne santé, dans une vive discussion avec un de ses camarades , fut saisi par le nez à belles dents

par son adversaire , et en fut cruellement mutilé. Il accourut ,
dès le jour même , pour réclamer nos soins. Il comptait que
la restauration pouvait être pratiquée sur-le-champ ; mais il
venait de faire six lieues par un temps chaud : cette circonstance et celle de la nature de sa blessure avaient occasioné un
engorgement qui ne permettait pas de rien entreprendre dans
le moment. Il s'écoula douze jours avant que l'engorgement et
toute inflammation fussent dissipés , et alors la plaie était cicatrisée. La mutilation comprenait toute la portion molle du nez
avec sa sous-cloison : la base de cette dernière , celle des ailes
du nez et le bas des os carrés en faisaient les limites.

Le malade étant assis solidement en face du jour , nous rafraîchîmes la surface de la mutilation , en enlevant avec le bistouri
une très-légère couche.

La moitié antérieure de la tête avait été rasée jusqu'au niveau de la suture fronto-pariétale. En traçant sur le front les
contours d'un patron en papier représentant la forme que devait
avoir le lambeau à transposer , nous étendîmes ce dessin , par
trois pointes fort aiguës , sur la peau du crâne jusqu'aux limites
de la surface rasée. Ainsi , notre lambeau n'avait pas , comme
à l'ordinaire , la forme d'un trèfle ou d'un pique renversé ;
mais bien celle d'un trident , dont le manche répondait au
pédicule du lambeau entre les deux sourcils. Nous le disséquâmes , comme à l'ordinaire , sans dénuder le crâne , et nous retranchâmes les trois pointes à leur base, de manière à arrondir
les deux latérales et carrer celle du milieu : elles acquirent
ainsi , en second lieu , la forme qui leur était nécessaire pour
la coaptation du lambeau , laquelle fut exécutée de suite , à la
faveur de huit points de suture.

Cette coaptation , pendant la durée de laquelle les plaies supérieures étaient couvertes d'amadou , afin d'opérer à sec,
étant terminée, nous nous occupâmes de ces dernières. Les ayant

découvertes , nous fîmes effort avec les mains pour rapprocher la peau du front d'un côté à l'autre , et nous observâmes avec satisfaction , qu'à la faveur d'un léger déplacement de celle des tempes , notre projet de rapprochement immédiat et mutuel des côtés de la plaie à trois pointes, était fort praticable. Nous fîmes donc plusieurs points de suture dans la longueur de ces trois prolongemens , et, sans un grand effort , nous mîmes les bords de chacun dans un contact assez exact pour espérer une réunion solide. Dans le point de concours des trois pointes , le rapprochement ne put pas être complet ; mais il s'en fallait si peu , que nous pûmes nous promettre de grands avantages consécutifs par le rapprochement immédiat , et que nous ne craignîmes pas d'y employer une certaine force. Nous aurions pu remettre en contact les bords de la plaie inférieure ; nous trouvâmes plus avantageux de la livrer à la suppuration , afin de nous ménager pour la suite , la liberté d'y interposer le pédicule du lambeau.

Le malade fut saigné après l'opération , et mis à un régime sévère. La saignée fut réitérée le soir.

La nuit ne fut pas fort mauvaise. Le matin , l'engorgement du front était léger et avait servi à produire une coaptation plus exacte; les douleurs étaient médiocres. Le boursoufflement du lambeau l'avait arrondi d'une manière déjà fort intéressante. Le pouls était légèrement vif et fréquent , et la peau un peu chaude. (*Saignée de douze onces ; limonade ; fomentations émollientes sur le front et la face ; abstersions fréquentes des bords de la plaie et des points de suture, avec un pinceau de martre ; lavemens.*)

Jusqu'au cinquième jour , point d'accidens : l'engorgement du front diminue et se dissipe , surtout dans le haut ; le défaut d tout suintement annonce dans les trois plaies supérieures une réunion complète ; elle se trouve solide, en effet , après la suppression des sutures. Nous laissons subsister les deux points qui répondent au concours des trois plaies supérieures : la plaie correspondante est en suppuration ; mais elle est fort réduite par l'effort de ces sutures , lesquelles ne fatiguent pas la peau qu'elles embrassent , quoique très-tendues. Le revers du lambeau suppure ; son engorgement donne à sa face extérieure une forme avantageuse ; les bords et la pointe de la sous-cloison sont solidement réunis. Nous supprimons toutes les sutures. (*Deux crêmes de riz ; orangeade pour boisson ; laxatif avec l'huile de ricin.*)

Le huitième jour , les points de suture laissés au bas du front, commencent à diviser la peau : nous les supprimons. Il ne se fait pas de rétraction et la plaie n'en est pas augmentée. Les bords du lambeau sont solides de toutes parts : il est moins engorgé , et la partie qui fera la suite du dos du nez, se resserre transversalement. (*Deux bouillons gras , deux crêmes , un œuf frais ; deux lavemens ; tisane amère.*) Dans la nuit, il survient un frisson suivi de chaleur.

Le neuvième , fièvre ; rougeur érysipélateuse de la joue gauche. Les plaies et les cicatrices sont en bon état. (*Diète ; eau d'orge nitrée pour boisson ; lavemens émolliens ; fomentations avec l'infusion de sureau.*) L'érysipèle s'étend à l'autre joue , et puis au lambeau. Nuit agitée ; point de sommeil.

Le dixième , l'érysipèle s'étend au front ; il a diminué aux joues. La fièvre est plus forte ; douleurs vives à la tête; langue humide , mais rouge à la pointe. (*Saignée au bras , le matin ; douze sangsues aux tempes , le soir.*) Nuit plus calme; sommeil de plusieurs heures.

Le douzième , l'érysipèle est terminé; l'engorgement du front se dissipe ; à peine la plaie qui subsiste au centre de cette région, en a-t-elle été accrue. Les cicatrices n'en ont nullement souffert. Plus de fièvre ; tête libre ; langue naturelle ; désir des

alimens. La forme du lambeau simule de plus en plus celle du
nez , surtout à sa pointe. La suppuration de la face profonde
est encore abondante. (*Deux soupes , quatre bouillons ; tisane vineuse.*)

Le seizième, nous coupons le pédicule du lambeau. Cette
section s'opère au niveau de la partie supérieure de la mutilation ; cette dernière est rafraîchie dans le point correspondant , et deux points de suture affrontent sur-le-champ ces
deux parties. L'excédant du lambeau est *dédoublé , détordu ,*
en enlevant avec le bistouri la surface suppurante. On en fait
autant au reste de la plaie du front, pour y adapter l'excédant
du pédicule ; mais la plaie qui répondait au concours des trois
pointes supérieures, est tellement réduite dans le sens transversal , que, pour y loger le petit lambeau , il faut le tailler en
pointe. Une bandelette agglutinative suffit pour l'y maintenir.
(*Suppression des alimens solides ; deux bouillons.*)

Le vingtième jour , le petit lambeau du front est solidement
uni à la surface correspondante; il reste à peine une petite plaie
au-dessus. La réunion du point supérieur du lambeau nasal est
faite : nous supprimons les points de suture. Le malade est très-
bien. Il commence à manger.

Le quarantième jour , le malade nous quitte , parfaitement
guéri depuis long-temps. La forme du nez était imitée par le
lambeau transposé , d'une manière étonnante. Les cicatrices
du front sont linéaires : les supérieures sont cachées par les
cheveux dans la région antérieure du crâne ; les inférieures se
perdent dans les rides naturelles du front. *Les ouvertures des
narines n'ont aucune tendance à se resserrer.*

La cicatrice hideuse du front que l'on a cru inévitable à la
suite de la rhinoplastique par le procédé indiqué , peut avoir

éloigné des praticiens de bonne foi d'une opération utile ; et, cependant, l'expérience démontre que cette même opération, pratiquée selon le procédé italien, est sujette à de grands inconvéniens, dont le moindre consiste en ce que la structure anatomique des parties où l'on prend le lambeau n'ayant rien d'avantageux, il est le plus souvent probable que l'on perdra par la gangrène une partie de ce lambeau ; à moins de prendre les précautions nombreuses et fatigantes que *Tagliacozi* avait consacrées. Il sera donc très-avantageux d'ôter, s'il se peut, au procédé indien, la nécessité d'une difformité au front.

Tel qu'il a été enseigné et pratiqué jusqu'à présent, en Allemagne et en Angleterre, ce procédé opératoire ne peut manquer de laisser une cicatrice large et ridée, correspondant au point central et le plus étendu de la surface que l'on dépouille. Cette surface ne peut se recouvrir que par la coarctation du tissu *inodulaire* (1), formé à l'occasion de l'*inflammation suppurative*. Or, cette coarctation sera plus ou moins étendue, selon l'étendue de la perte de substance; et cette dernière elle-même est réglée par l'étendue de la mutilation à réparer. Ainsi, nous avons eu des cas où n'ayant pas à restaurer le nez tout entier, nous avons laissé sur le front des cicatrices peu difformes. Mais, telles qu'elles étaient dans ces cas favorables, elles eussent encore été fort fâcheuses sur la face d'une femme.

On peut acquérir la certitude que ce résultat est une nécessité attachée au procédé lui-même, et non à quelque vice de son exécution, en examinant avec soin les gravures qui ont été publiées dans le dessein de montrer le procédé opératoire et ses suites, dans les divers ouvrages qui sont connus,

---

(1) Voyez le Mémoire sur l'Inflammation, dans ce même volume.

et notamment dans celui du docteur *Græfe*. On peut y étudier surtout, le portrait d'une femme qui avait eu le nez restauré par ce procédé, après l'avoir perdu par une affection cancéreuse. On y remarquera d'abord, que l'artiste doit avoir exagéré la longueur du nez : il nous a paru impossible de lui donner, et surtout de lui conserver une telle étendue. La plus grande difficulté ne serait pas de disposer d'un assez grand lambeau de tégumens ; on pourrait l'obtenir, en le prenant, comme nous le faisons à présent, dans une autre intention, dans une partie de la peau du crâne ; chose que M. *Græfe* ne dit pas avoir faite. Mais, la *coarctation inodulaire du lambeau nasal* est inévitable, puisqu'il est impossible de soustraire le revers de ce lambeau à l'*inflammation suppurative*. Toutes sortes de précautions pour éluder ce phénomène, qui continue même après la guérison, seraient absolument vaines ; et M. *Græfe* ne dit pas en avoir employé d'aucune espèce. D'un autre côté, on remarquera que des rides aux joues entourent le contour du lambeau transposé ; phénomène qui pourrait donner à penser que la réunion immédiate n'aurait pas bien réussi, et qu'il y aurait eu là de la suppuration, si l'on ne savait avec quels soins tout particuliers cet habile praticien recherche les avantages de la réunion par l'*inflammation adhésive*. Il faut donc prendre ces rides pour une preuve que la suppuration qui a été la conséquence de l'action de l'arsenic, avec lequel on a poursuivi la destruction du cancer, s'est étendue jusque-là ; remarque qui, pour le dire en passant, fait sentir la nécessité de se servir toujours du bistouri, dans des opérations par lesquelles on peut avoir à préparer la possibilité ou le succès de la *rhinoplastique*. Enfin, on remarquera que le contour de la cicatrice du front est garni de *rides rayonnantes;* preuve indubitable de la *coarctation du tissu inodulaire* que la cicatrice renferme.

Éviter, autant qu'il se peut, à la suite de l'opération de la *rhinoplastique*, *l'inflammation suppurative*, qui crée inévitablement les *inodules* ; rechercher les avantages de *l'inflammation adhésive*, qui ne donne jamais lieu à cette production, est donc un but important à se proposer : c'est lui que nous nous sommes efforcé d'atteindre. En examinant l'histoire du dernier fait, qu'il nous serait fort aisé de multiplier, et surtout en répétant l'opération et observant avec un grand soin les précautions que nous avons prises, on pourra acquérir la démonstration que nous n'en sommes pas demeuré bien loin. Toutes les plaies supérieures ont été réunies immédiatement : nous avons recueilli de la sorte, les avantages que nous avions recherchés dans leur prolongement insolite et leur terminaison en angles très aigus. Le rapprochement solide des parties dans le sens transversal, qui résulte des sutures et qui est bientôt raffermi par la réunion, donne l'avantage de rapprocher beaucoup aussi, quoique indirectement, les parties correspondant au point central de la plaie, celui du concours des trois plaies angulaires supérieures ; lieu auquel correspond la plus grande étendue de la perte de substance, et où il est toujours le plus difficile de la dissimuler. Les deux points de suture que nous avons placés dans ce même lieu, ont d'autant plus ajouté au rapprochement déjà obtenu par les moyens précédens, que, désabusé par une longue expérience sur ce point, nous avons appris à ne pas craindre, autant qu'on le fait communément, l'action des sutures, et nous n'avons pas craint non plus, de donner à ces deux derniers points un grand degré de constriction. Les parties que l'on violente de la sorte, sont bientôt alongées par l'effet de la tension permanente à laquelle elles sont soumises ; les extravasations pseudo-membraneuses qui ont lieu dans les interstices des tissus, fixent déjà par autant d'adhérences profondes, tout ce que l'on rapproche ; les organisations inflammatoires acquièrent si rapidement une grande solidité , quand on empêche l'inflammation de s'accroître beaucoup , que, lorsque vient l'engorgement , il éloigne peu les bords d'une plaie déjà fixés de la sorte ; surtout si l'on peut conserver encore l'effort de rapprochement opéré par la suture , c'est-à-dire , la suture elle-même. Or , on a vu que ces deux derniers points ont pu être conservés , même pendant l'inflammation ; et par là, nous avons tellement réduit la seule surface suppurante qu'il n'eût pas été en notre pouvoir de recouvrir, que , dès le seizième jour, ayant coupé le pédicule du lambeau , l'excédant de ce dernier n'a pu y être logé dans son entière largeur. Certainement, le suprème bien serait de remettre en contact immédiat les bords de toutes les plaies et d'éviter dans toutes , la suppuration ; mais on voit qu'il s'en est manqué de fort peu : et dans un sujet où la peau présenterait plus d'extensibilité , le rapprochement pourrait être complet. Lors même qu'il ne le serait pas , comme il nous est arrivé , la plaie est réduite à si peu de chose, que la crispation la fait bientôt disparaître.

Ce dernier perfectionnement que nous croyons avoir ajouté à la *rhinoplastique* (1) , nous paraît mériter la plus sérieuse

---

(1) Un disciple du docteur *Grafe* nous a assuré , en dernier lieu , que ce praticien venait d'opérer de la même manière Cette conformité d'idées avec un professeur aussi distingué , en outre de ce qu'elle aurait d'honorable pour nous , donnerait , dans notre esprit, un grand poids aux réflexions que nous avions faites sur ce point. Nous ignorions celles du professeur allemand ; il ignorait certainement les nôtres , quoique nous les eussions souvent communiquées dans nos leçons publiques, depuis plus de quatre ans. Pour conduire à des conséquences pratiques tout-à-fait semblables, deux hommes placés si loin , et ne communiquant que par leurs travaux et leurs disciples , il faut bien que les faits d'où ils sont partis aient présenté les mêmes faces , et se soient trouvés bien démonstratifs.

attention des praticiens. Il intéresse les conséquences immédiates et les conséquences éloignées de l'opération, et peut-être même le sort qui lui est définitivement réservé parmi les nations civilisées. La seule étrangeté d'une greffe animale a suffi pour éloigner de tous les esprits, jusqu'à l'idée d'une entreprise pareille. Il n'y a pas fort long-temps, que, dans les cours de tout professeur public de thérapeutique chirurgicale, une séance était spécialement consacrée à des plaisanteries de mauvais goût, sur les entreprises de *Tagliacozi*, que l'on qualifiait d'extravagantes ou de mensongères. Il a fallu que des navigateurs nous rapportassent de l'Inde un procédé pratiqué depuis long-temps avec succès par des peuples à demi-civilisés, pour faire croire à la possibilité d'une restauration, qui, depuis, est restée presque exclusivement dans les mains des Anglais et des Allemands. Lorsque le premier, en France, nous avons donné l'exemple de l'accomplissement de cette intéressante opération, des hommes instruits et versés dans la pratique des opérations et qui ont été témoins de celle-là, ont trouvé qu'elle était d'une très-grande difficulté et que le remède était pire que le mal : ce jugement, qui n'a d'autre erreur que celle de l'exagération, était plutôt dicté par les préventions contraires, que par la réflexion appliquée au sujet lui-même. Craignons que la difformité que cette opération peut laisser après elle, que les difficultés de son exécution, que l'imperfection qui peut résulter des mauvais procédés, ne la discréditent encore, ne la fassent tomber encore une fois dans le mépris et l'oubli, jusqu'à ce qu'elle nous revienne enfin, après avoir fait le tour du monde, comme il est arrivé à tant d'inventions d'origine française, ou qui avaient été notablement perfectionnées parmi nous, et qui nous ont échappé, faute de patience.

Il est très-vrai que, lorsque la restauration du nez est faite

par le procédé indien , tel qu'il est pratiqué partout , le lambeau de peau que l'on est obligé d'enlever au front, laisse
une plaie dont la cicatrice ne peut manquer d'être difforme.
Cette trace de l'opération est d'autant plus ineffaçable , que la
restauration a dû être plus étendue.

Lorsqu'il ne s'agit que de réparer le bout du nez , la sous-
cloison étant conservée , peu de chose suffit , et les traces
de la perte de substance ne sont pas très-apparentes au front.
Ces traces sont bien moins sensibles encore , lorsqu'il ne s'agit
que de réparer un seul point dans les parois d'une fosse nasale ou d'un sinus maxillaire. Dans ce dernier cas , une seule
bandelette étroite peut suffire: la plaie du front livrée à la suppuration et à la coarctation consécutive de sa surface, peut se
réduire à une trace linéaire fort peu apparente. Mais l'issue
peut être bien plus parfaite , si l'on rapproche les bords de
cette même plaie , alors peu distans , faciles à mettre en contact et à réunir immédiatement ; surtout si l'on a eu le soin
de donner aux incisions qui ont circonscrit le lambeau , une
disposition favorable. Nous allons citer une observation de cette
espèce , pour donner une idée de la nature du cas.

OBSERVATION.

M. B. , de Cette , âgé de 58 ans, éprouvait, depuis long-
temps , des démangeaisons incommodes , et quelquefois des
élancemens douloureux dans un engorgement du tissu réticu-
laire de la peau de la face , situé dans l'angle rentrant formé
par l'union de la côte du nez et de la région malaire. Ce point
était couvert de lames furfuracées, qui se renouvelaient souvent. A leur chute, quelques gerçures du derme se montraient
à découvert ; il en découlait alors une sérosité roussâtre, que
l'air desséchait en croûte brune : cette dernière se maintenait

ou était renouvelée , tant que durait l'inflammation passagère qu'avait produite la mise à nu du point malade du derme; et, lorsque cet accident était dissipé , les lames épidermoïdes reprenaient la place des croûtes. Avec le temps , il se forma un engorgement plus épais, plus profond , d'une dureté extrême; ce symptôme se couronna d'une véritable ulcération : il fut impossible de méconnaître un état cancéreux.

L'alternative des accidens inflammatoires et de leurs intervalles , qui formaient des séries assez régulières , inspirèrent à quelques disciples, trompés par des doctrines et des promesses trop séduisantes , le désir de voir traiter le malade par des moyens anti-phlogistiques et l'espoir de le voir guérir de la sorte. Sans raconter ici , dans leur détail , les soins de cette espèce qui furent administrés de bonne foi et publiquement, mais sans aucun succès , il suffira de dire que cette méthode ne fut abandonnée , que lorsque l'espérance fut abandonnée elle-même par ceux qui l'avaient embrassée.

Alors, la tumeur était plus étendue et plus profonde. En la pressant perpendiculairement on la déplaçait ; elle était repoussée dans l'intérieur du nez. La cavité de la fosse nasale droite en était évidemment diminuée ; il y avait un suintement séreux dans cette même fosse, lequel devenait sanguinolent , lorsque la tumeur avait été pressée notablement. Tout démontrait que la lésion organique avait pénétré l'os sous-jacent, l'apophyse montante du maxillaire supérieur ; que cette destruction avait eu lieu par pression ou de tout autre manière; que la soustraction de la tumeur et de l'ulcère qu'elle portait, était la seule voie de salut que l'on pût tenter , mais que l'on aurait pour résultat une perforation de la fosse nasale ; que s'il fallait attendre, après cette opération , en livrant la plaie à la suppuration , qu'une cicatrice vînt recouvrir le contour annulaire de la perforation qui en résulterait , il était à craindre que la structure des parties environnantes, les humidités dont elles baigneraient la plaie, ne la maintinssent long-temps et avec elle l'inflammation suppurative, conditions éminemment favorables à la reproduction des lésions organiques, et notamment du cancer. Clorre cette voie immédiatement et par le secours de l'inflammation adhésive, était donc un parti avantageux sous tous les rapports : il était éminemment médical ; il pouvait dissimuler la difformité, le son défectueux de la voix, etc. Dans cette vue, nous procédâmes de la manière suivante.

Deux incisions elliptiques servirent à circonscrire la tumeur dans un espace oblong, dont le grand diamètre était vertical. Elles furent poussées perpendiculairement jusque dans l'intérieur de la fosse nasale : l'os manquait, en effet, sous le point malade de la peau, et les instrumens pénétrèrent dans la cavité sans avoir rencontré la moindre résistance. Nous nous assurâmes aussitôt, qu'il ne restait aucune trace de la lésion organique.

Deux incisions elliptiques servirent à circonscrire de même, une portion de peau dans la région moyenne du front. Ces deux incisions furent placées à six lignes l'une de l'autre, à droite et à gauche de la ligne médiane du front ; elles furent réunies à angle très-aigu supérieurement, presque dans la région des cheveux ; elles furent terminées inférieurement entre les deux sourcils, en s'écartant l'une de l'autre ; tel était le pédicule du lambeau dans lequel cette portion de peau fut convertie par la dissection.

La pointe de ce lambeau fut retranchée ; elle n'aurait pu s'engager dans la partie déclive de la perforation nasale. Le reste du lambeau renversé, tordu avec précaution, y fut adapté et assujetti dans tout son contour, excepté en haut, par plusieurs points de suture, disposés avec un grand soin. La coaptation était parfaite ; il ne restait d'ouverture libre , que le point qui correspondait au pédicule renversé du lambeau.

La plaie du front présentait des bords peu distans , et un angle très-aigu supérieurement : cette forme était très-favorable à un rapprochement immédiat ; elle avait été ménagée de la sorte dans ce dessein. Aussi , les bords en furent-ils rapprochés et coaptés sur-le-champ et avec un très-grand soin , par d'autres points de suture , excepté dans le point inférieur, où l'interposition du pédicule du lambeau s'y opposait.

La réunion de cette plaie frontale fut complète le sixième jour , malgré l'inflammation qu'avaient produite les fils dans les piqûres des points de suture , et quoiqu'ils ne fussent supprimés qu'à cette époque. Les sutures du lambeau furent enlevées le cinquième jour : il était gonflé , mais bien réuni.

Le douzième jour , le pédicule du lambeau fut coupé près de l'ouverture nasale : la section en fut coaptée de suite avec le point supérieur du contour de cette même ouverture , que nous venions d'ensanglanter tout exprès.

Dans ce premier moment , le volume du lambeau , que nous avions laissé un peu avantageux tout exprès , nous parut suffisant pour que , en l'engageant dans l'ouverture , et l'y maintenant par une bandelette agglutinative en forme de bride , il dût y avoir une coaptation exacte. Nous étions dans l'erreur , comme la suite nous le prouva. Quant au pédicule du lambeau , déroulé par l'excision de sa surface , taillé en pointe , il fut ajusté dans la partie déclive et resserrée de la plaie frontale , rafraîchie tout exprès. Il y fut assujetti par une bandelette agglutinative.

Dès les trois jours suivans , le pédicule du lambeau était réuni , et les traces de l'opération au front étaient réduites à la forme d'un Y renversé et purement linéaire. Mais le bord supérieur du lambeau transplanté ne se réunit qu'en partie avec les points correspondans de la perforation nasale , uniquement faute d'avoir été coaptés avec l'exactitude nécessaire , par un ou deux points de suture. Il est resté un très-petit hyatus que le malade ferme aisément avec un morceau de taffetas gommé , et qu'il eût été aisé d'oblitérer encore , s'il s'y fût prêté.

* * *

CETTE observation fournit naturellement la matière de deux réflexions intéressantes , et auxquelles il sera utile de nous arrêter.

La première concerne le peu de traces que l'opération a laissées sur le front , malgré que cette partie ait fourni la peau dont il a été fait usage pour oblitérer l'ouverture nasale. Il est évident que cet avantage précieux est dû au soin avec lequel le lambeau a été taillé , de manière à laisser des bords disposés à permettre un rapprochement exact , aussi bien qu'à celui d'opérer soigneusement ce rapprochement , et par un moyen dont les résultats sont invariables.

Si , au lieu de donner à notre lambeau une pointe supérieure et de le terminer par l'angle le plus aigu possible , nous avions taillé le lambeau sur un patron de l'ouverture à fermer ; si, en faisant cette dernière , nous avions suivi servilement le contour de la tumeur à extirper ; si nous avions négligé de nous écarter de la forme de ce contour ; si nous n'avions pas, à dessein , donné à la plaie résultant de la première opération , une forme oblongue ; si nous nous étions laissé aller à la nécessité d'une plaie circulaire , de la formation d'un lambeau analogue pour l'oblitérer , toutes les dimensions de la plaie du front étant égales , l'idée d'en rapprocher les bords , dans un sens quelconque , n'aurait pas même pu se présenter à l'esprit. Cette plaie aurait dû être abandonnée à la suppuration ; les bords en auraient marché l'un vers l'autre , par l'effet ordinaire de la production et de la coarctation des *inodules ;* mais leur rapprochement se serait fait à la fois et du même pas , de la part de tous les points de la circonférence : il y aurait donc eu corrugation de la peau du front , formation de rides rayonnantes autour d'une plaie médiocre , laquelle , à cause de cette disposition , aurait été recouverte d'une cicatrice assez étendue.

Si , après avoir donné à la plaie du front la forme la plus prolongée et la plus étroite possible , après avoir sacrifié l'angle aigu de la peau formé dans ce dessein , nous avions abandonné cette même plaie à la suppuration , sans tenir compte des dangers attachés au prolongement , à la longue durée de l'inflammation inséparable de cet état , voyons comment la nature aurait opéré la guérison.

Toute inflammation suppurative donnant lieu à la formation des corps *inodulaires* , il est de toute nécessité qu'une surface suppurante perde progressivement de ses dimensions. Mais les corps *inodulaires* sont tissus de fibres étoilées : leur coarctation a lieu donc dans tous les sens ; et quoique , à raison de l'extrême différence de ses dimensions , les grands bords d'une plaie oblongue doivent être le plus tôt rapprochés, néanmoins les angles sont ramenés aussi , tant que dure la suppuration , et même long-temps après ; car la coarctation des corps *inodulaires* continue , même après l'achèvement d'une cicatrice. Il s'ensuit donc que la corrugation eût été inévitable, malgré le soin de donner aux plaies une forme particulière et favorable.

La réunion immédiate était donc positivement indiquée, afin d'éviter entièrement l'inflammation suppurative et les corrugations qui en sont inséparables. Quant aux moyens les plus propres à la procurer avec la perfection nécessaire et les avantages précieux qui en découlent , nous démontrerons bientôt que la suture ne saurait être remplacée par rien d'aussi sûr.

La seconde réflexion que notre dernière observation présente, concerne ce qu'est devenu le bord supérieur du lambeau, que nous avons négligé d'adapter par des points de suture, avec le bord correspondant de l'ouverture nasale que nous voulions oblitérer. La face profonde de ce lambeau était libre ; elle répondait à l'intérieur de la fosse nasale ; elle faisait partie de la paroi externe de cette même fosse. Doublée du tissu cellulaire commun, cette face profonde et isolée n'avait pu être affrontée, coaptée à une surface opposée et sanglante comme elle. Elle avait donc subi l'inflammation suppurative, et sa conséquence ordinaire, la formation des *inodules* : de là, un effort de coarctation dont le foyer était dans le tissu cellulaire, et qui tendait à produire *l'enroulement* du lambeau sur sa face profonde. La réunion des bords de ce lambeau, en bas, en dedans et en dehors, avec les points correspondans du pourtour de l'ouverture à fermer, s'est opposée à ce que cette tendance à *l'enroulement* se soit réalisée dans ces mêmes points ; la continuité du lambeau avec son pédicule opposait une résistance aussi efficace de ce dernier côté. Le lambeau ne pouvait donc céder que dans sa partie moyenne : aussi, présentait-il là une légère éminence, l'équivalent d'un gonflement, qui provenait du raccourcissement qu'éprouvait le tissu cellulaire sous-jacent, et qui aurait entraîné les bords du lambeau, s'ils eussent été libres. La section du pédicule a eu lieu ; il n'a pas été assujetti par des sutures ; la résistance qu'il opposait à *l'enroulement* a cessé, et celui-ci s'est accompli sans obstacle : de là, l'hyatus, etc.

Une coaptation exacte, capable de procurer la réunion immédiate la plus prompte, la plus sûre, la plus solide, soit de la part de la plaie du front, soit de la part du lambeau et de l'ouverture qu'il était destiné à fermer, était donc une indication éminemment médicale et très-urgente, puisque d'elle et de l'exactitude avec laquelle elle serait remplie, dépendait tout le succès de l'opération. Or, après avoir atteint cette intéressante conclusion, que l'on n'oublie pas que les restaurations sont toujours des opérations douloureuses, à cause de leurs difficultés et de la perfection qu'elles exigent; qu'il serait bien cruel de manquer le but auquel tendent tous les vœux, tous les sacrifices d'un malheureux patient, pour s'être trompé sur l'efficacité de l'un des moyens employés; que, d'un côté, la perte de substance faite au front doit donner beaucoup de valeur à la résistance de la peau dont on s'efforce de rapprocher les bords; que, d'une autre côté, comme nous venons de le voir, un lambeau transposé, libre dans sa face profonde, ne pouvant être assujetti que par ses bords, est exposé à un grand effort, déployé par son propre tissu cellulaire suppuré, et capable d'agir violemment sur les bords, de manière à les détourner de la coaptation qu'il est si intéressant de leur procurer.

Maintenant, quel moyen de rapprochement possédons-nous, tellement exact, tellement sûr, tellement solide, que l'on soit assuré de maintenir par son action, laquelle ne peut s'exercer que sur de très-petites surfaces, les bords d'une petite plaie, rapprochés avec une telle perfection, que toute interposition en soit rendue impossible; que tout effort contraire, même continu, croissant, en soit rendu inefficace; que tout changement de température, que toute intervention d'humidité en soient rendus indifférens?

Il n'y a point d'attitude avantageuse à choisir : aucune variation n'est possible entre le front et le nez.

Quel appareil pourrait exercer à la fois, et sur des surfaces aussi réduites, et la compression perpendiculaire, et des efforts parallèles aux surfaces, opposés entre eux, de manière à

ramener ces dernières les unes vers les autres ? La compres
sion ne nuirait-elle pas à la vitalité d'un lambeau transplanté,
ou plutôt à transplanter , et que l'on est obligé de priver d'a-
bord de ses instrumens vitaux, au moins dans la proportion de
dix douzièmes ? Un appareil cacherait nécessairement le véritable état des choses ; et pour acquérir des informations importantes , il faudrait faire cesser son action : n'y aurait-il rien à
perdre , soit dans cette ignorance obligée, soit dans des lumières acquises à un si haut prix ? Un appareil est inévitablement
pénétré des humidités d'une plaie , et la plus exactement coaptée fournit encore des suintemens séro-gélatineux , albumineux , etc., que l'air dessèche, durcit, de manière à en faire
un ciment très-solide : n'y aurait-il rien à craindre des violences inséparables du changement de l'appareil ; ou bien , faudrait-
il abandonner les choses en l'état où elles peuvent se trouver après le premier pansement, et livrer ainsi au hasard , le
succès d'une opération délicate et dont le malade se promet
toujours des résultats importans ?

Des emplâtres agglutinatifs offriraient-ils de plus grandes ressources ? Mais les conditions exclusives du succès de cette espèce de moyens , sont : que les surfaces sur lesquelles il faut
agir, soient convexes sans interruption et dans une assez grande
étendue ; que la matière dont l'emplâtre est fait, éprouve un
léger degré de fusion, ou un léger degré d'humidité. Ainsi, la
tête , le contour du tronc , celui de quelques-uns, de nos membres, présentent des formes favorables ; mais le voisinage des
articulations , et surtout la face, sont dans des conditions opposées. D'un autre côté, comment se promettre que la température ne s'élevera pas au point de fondre la matière d'un emplâtre adhésif et d'en relâcher les bandelettes ? Comment se
promettre qu'il ne surviendra pas d'humidité capable d'isoler un corps gras, ou de trop délayer un corps gommeux ,

gélatineux, dont sont composés les taffetas adhésifs? Ajoutons que, dans les cas les plus heureux, tous ces emplastiques ne réussissent qu'en agissant sur de grandes surfaces, et que, dans celui qui fait le texte de ces réflexions, il s'agissait d'agir sur des surfaces très-petites.

Les considérations auxquelles nous venons de nous livrer, conduisent à l'élection raisonnée de la suture : nous avons suivi cette logique, et elle ne nous a point égaré. Là où nous avons employé la suture, le succès a été complet ; là où nous avons cru pouvoir ou devoir la négliger, nous avons failli : un seul point n'avait pas été assujetti de la sorte, et là, précisément, il n'y a pas eu de réunion. La leçon de la nature est assez positive.

Mais, si telles sont les conclusions données par l'observation et l'étude d'un cas où il y avait si peu à réparer, que sera-ce de ceux où il s'agit de reproduire la plus grande partie, la totalité d'un nez, ou de tout autre partie aussi étendue, de la restauration desquelles on parle trop légèrement, et sans y avoir réfléchi?

La pointe du nez paraît former une surface bornée et que peu de chose couvrirait aisément. Néanmoins, la courbe que cette partie de la face représente, donne une ligne droite assez étendue : aussi, faut-il un lambeau assez large pour la remplacer ; lors surtout que la sous-cloison est conservée, et que ce cartilage servant de norme, il faut absolument reproduire les formes et les dimensions primitives. Il est vrai que, dans ces cas, le lambeau étant appuyé et réuni sur trois points, la cloison et les ailes, les surfaces suppurantes étant réduites aux points intermédiaires, la coarctation est moindre, et l'on a moins à perdre sur l'étendue du lambeau. Malgré cet avantage, il faut pourtant un lambeau large ; et c'est précisément dans ce sens, qu'il est difficile de retrancher de la peau du front.

Il est aisé de sentir que , si , dans les cas de cette nature , on découpe sur le front un lambeau de la forme nécessaire, on ne peut s'empêcher d'y laisser une plaie large , et quelquefois bizarre ; car il est rare qu'une perte de substance du nez soit régulière , et que la cicatrice , si elle est abandonnée aux suites de la suppuration , chose presque inévitable alors , est nécessairement lente à s'accomplir , large et hideuse. Il est aisé de sentir aussi , qu'en donnant au lambeau la forme oblongue , circonscrivant dans son petit diamètre la largeur nécessaire , et se prolongeant en angle très-aigu vers la partie supérieure du crâne , il est moins difficile de rapprocher les côtés de la plaie ; et, quelle que soit la distance à laquelle ils paraissent d'abord , on peut espérer de les mettre en contact, surtout si l'on commence par l'angle supérieur , comme nous croyons qu'il doit être de règle invariable. Ce serait assurément un avantage dérisoire à citer , que celui de la liberté de retailler le lambeau précisément à la grandeur et à la forme nécessaires , en les comparant au fur et à mesure à la brèche à remplir : aussi , en indiquant ce précepte comme une conséquence du précédent , l'appellerons-nous une douloureuse nécessité; mais il y en a de pareilles dans toutes les opérations. Dans les extirpations des tumeurs, il faut découper et disséquer des lambeaux ; dans l'amputation de la jambe , de la cuisse , il faut disséquer la peau pour la réserver , à moins de renoncer aux avantages immenses de la réunion immédiate , chose dont beaucoup de praticiens , en France , font trop bon marché aujourd'hui. Les chances d'une opération grave méritent bien le soin d'être rachetées , même par des précautions douloureuses. En multipliant les incisions dans celle-ci , nous avons eu en vue, non-seulement d'assurer le succès toujours ardemment désiré d'une restauration pénible, de dissimuler ce qu'il en coûte, et d'éviter la défédation de la face par une cicatrice hi-

deuse ; mais encore de prévenir les inconvéniens et les dangers attachés aux longues suppurations de la face. On sait combien les plaies suppurantes , l'inflammation suppurative dans
un point de la tête et surtout du crâne , sont propres à provoquer la formation d'un érysipèle ; exanthème qui n'est pas
toujours exempt de danger.

Si , comme nous en sommes convaincu , nous avons donné
des raisons décisives pour justifier l'usage de la suture , dans
le cas dont nous venons de citer l'histoire , et où il y avait
très-peu à réparer , à plus forte raison est-elle indiquée dans
l'espèce dont il s'agit ici. Des points de suture sont seuls capables de maintenir tout à la fois le lambeau assujetti par son
point médian sur les restes de la cloison cartilagineuse, ce
même lambeau cambré dans sa largeur , et ses bords latéraux
fixés et très-exactement coaptés avec les restes des ailes du nez.
Sans le secours de ce moyen, le gonflement qui ne tarde pas à
s'emparer de toute cette portion de tégumens , la projetterait
fortement en devant , l'écarterait inévitablement des bords latéraux de la brèche à réparer. Lorsque ce symptôme est survenu , lorsqu'il a pris toute l'extension dont il est susceptible ,
on sent bien vivement , en examinant attentivement l'état des
choses, toute l'utilité des points de suture , toute l'importance
des services qu'on en retire : il faut avoir contemplé ce tableau , comme nous l'avons fait , sans prévention , et avec le
seul désir de s'instruire, pour être pénétré de la conviction que
ce secours est indispensable et d'un prix infini. Une réflexion
que nous croyons bien fondée , et dont nous démontrerons plus
tard toute la solidité , nous paraît propre à peser fortement
dans l'esprit des praticiens accoutumés à penser. On est obligé
de circonscrire dans une grande partie de sa circonférence ,
le lambeau que l'on a l'intention de transplanter ; il n'est pas
sûr que ce lambeau dût vivre long-temps dans cet état d'iso-

Tom. II. 71

lement presque complet , s'il ne s'unissait pas incessamment par ses bords et son extrémité opposée au pédicule , avec la brèche du nez : dès que cette union est faite , il vit par ses deux extrémités ; son existence nouvelle est celle d'un corps parasite ; mais, telle qu'elle est , elle ajoute aux instrumens vitaux et assure la conservation du lambeau. Or , se hasarder dans l'emploi de moyens de rapprochement défectueux , infidèles , dont les défauts peuvent faire manquer la réunion , c'est risquer de perdre par la gangrène le lambeau réparateur et de faire une seconde difformité , par les moyens même que l'on destinait à la réparation d'une première. Cette faute serait impardonnable , parce qu'elle aurait l'imprudence pour principe.

Quant à la plaie du front , infiniment plus étendue horizontalement dans les cas de cette espèce , que dans celui dont il s'agissait ci-dessus, il est plus nécessaire dans celui-ci d'employer un moyen solide pour en rapprocher les bords. Il faut avoir été témoin de la facilité avec laquelle on y réussit par le moyen de la suture, en commençant par l'angle supérieur de la plaie , où il y a toujours peu de chose à faire pour les mettre en contact , pour être pénétré , comme nous le sommes et comme le sont tous nos disciples , que rien ne peut être comparé à l'utilité de ce moyen. Les poi-ts qui répondent à la plus grande largeur de la plaie , ont besoin d'un assez grand degré de constriction ; et certainement tout praticien qui n'y sera pas accoutumé , n'osera, pour la première fois , pousser les choses aussi loin qu'on le peut. Encouragé par l'expérience , nous avons osé exercer de grandes violences ; et nous pouvons sans crainte adjurer le témoignage de tous les disciples de cette École, touchant l'innocuité d'un pareil procédé ; nous pouvons déclarer, en toute vérité , que nous n'avons jamais vu d'accidens, et que ceux dont on a tant parlé , en pareil cas , sont autant de chimères. Nous en sommes venu à craindre beaucoup

moins les violences d'une suture, que l'érysipèle que l'inflammation suppurative des tégumens du crâne provoque si
souvent.

La nécessité d'un moyen solide de rapprochement se fait
d'autant plus vivement sentir, que l'on est obligé de réparer de plus grandes pertes de substance du nez, et par conséquent, de faire de plus grands emprunts à la peau du front.
Or, lorsqu'il s'agit de réparer la totalité du nez, même les
ailes, on a besoin d'un lambeau fort étendu, surtout dans le
sens de la largeur : la courbe qui forme cette partie de la
face, ne peut être représentée par une ligne droite de moins
de deux pouces et demi. Peu de praticiens ont eu l'occasion de faire une restauration aussi étendue : il est rare que
la perte du nez soit complète, et que les deux ailes ou une
seule ne soient pas conservées. Nous nous sommes trouvé
dans cette position, et nous avons été effrayé de la quantité
de surface frontale que nous avions été conduit à dénuder.

OBSERVATION.

Un jeune homme de 22 ans, d'une constitution lymphatique, d'un caractère très-doux, né dans la Picardie, et adonné
aux travaux de la campagne, fut atteint souvent, dans son enfance, d'engorgement chronique des ganglions lymphatiques,
dont la plupart suppurèrent. Aux approches de l'adolescence,
ces symptômes de scrofule furent remplacés par des ulcérations à la face, dont quelques-unes s'établirent au-dessous de
la région malaire de l'un et de l'autre côté ; mais les plus
graves entreprirent la portion molle du nez, et en avaient détruit la plus grande partie, lorsqu'il fut admis à l'hôpital
Saint-Éloi, en juillet 1821.

Nous fûmes d'abord occupé d'arrêter les progrès des ulcé-

rations , et nous eûmes le temps d'y employer tour à tour :
les effusions sanguines locales , les topiques émolliens , les cautérisations , les stimulations variées , diverses médications générales , etc. Le succès ne fut pas tellement prompt, que la destruction de la portion molle du nez et de sa cloison ne fût
consommée , et que les cicatrices des joues ne fussent fort
étendues et difformes ; mais la difformité la plus fâcheuse était
celle de la mutilation du nez. Le malade y était fort sensible ,
et désirait vivement un moyen de la dissimuler ; aussi , ac-
cepta-t-il avec empressement la proposition de la rhinoplastique.

Le malade étant situé convenablement , nous traçâmes avec
de l'encre la résection qu'il convenait de faire au contour de
la brèche , pour l'ensanglanter. Nous avions d'abord eu le dessein de faire disparaître toute l'étendue des cicatrices qui
avaient terminé les ulcérations de ce contour ; mais , lorsque,
après avoir formé un patron de papier représentant l'étendue
et la forme nécessaires au lambeau, nous en eûmes fait le
calque sur le front, nous fûmes effrayé de la perte de substance que nous étions conduit à former, et notre première
inspiration fut de laisser subsister une partie des cicatrices
de l'ancien nez, pour épargner les tégumens de la région frontale. Une réflexion nous arrêta : les ulcérations avaient résisté
long-temps aux soins les plus méthodiques ; l'inflammation
qui devait résulter d'une résection imparfaite , pouvait reproduire les ulcérations dans les cicatrices , et ruiner ainsi toutes
nos espérances. Nous conservâmes donc notre plan à cet égard;
mais nous songeâmes à un autre artifice. Nous savions que ,
pourvu que les bords de notre lambeau fussent exactement
coaptés , solidement réunis au pourtour de la brèche, nous pouvions compter sur une certaine distension du lambeau lui-même,
par l'effet de son engorgement ; que c'était ainsi que se pro-

duirait la forme effilée de la pointe du nez , sa dépression latérale ; circonstances qui se maintiennent plus tard , à la faveur
des organisations insolites que l'inflammation produit. Cette
considération nous enhardit à réduire un peu l'étendue transversale du lambeau , et épargner d'autant les tégumens du
front. Trop occupé de ces parcimonieuses pensées , nous découpâmes le lambeau sur le front, le réduisant aux formes et aux
dimensions rigoureusement indispensables. Les ailes et la sous-
cloison manquaient : il fallut donc dessiner un trèfle renversé ,
avec sa queue tournée en haut , ce qui devait nécessairement
donner à la plaie du front une forme fort bizarre , et une
grande étendue dans le sens horizontal.

La coaptation de ce lambeau fut faite avec un grand soin,
et ne laissa rien à désirer. La perfection du succès de la réunion était bien nécessaire ! Ce lambeau ajusté avait l'air d'un
voile ou d'une valvule sans le moindre relief; l'élasticité de la
peau l'avait fait rétracter dans le sens transversal, en sorte
qu'il paraissait trop étroit. Cependant , l'engorgement qui
commença le jour même, et qui put devenir extrême sans
altérer le moins du monde la réunion des bords, tant elle
avait été parfaite, donna au lambeau l'étendue , la cambrure
nécessaires , et avec elles la ressemblance d'un nez (1). Tout
le reste se passa d'une manière satisfaisante , à cela près des
narines , qui présentèrent un phénomène intéressant dont
nous allons bientôt parler. Mais la plaie du front, dont les

____

(1) C'est celui que M. Geoffroi de Saint-Hilaire a vu à Montpellier, et
qui était alors opéré depuis près de six ans. C'est la face de ce même
sujet qui a servi à faire le moule en plâtre qui a été mis sous les yeux
de l'Académie des Sciences ; et cette Compagnie a pu juger si les formes sont fort étranges.

formes ne permettaient guère l'usage du rapprochement des bords, livrée à elle-même, suppura long-temps, et se couvrit enfin, d'une large cicatrice, malgré le soin presque excessif que nous avions pris de réduire, autant que possible, l'étendue transversale du lambeau.

Les narines, avons-nous dit, présentèrent un phénomène digne de remarque. Les ouvertures que nous y avions ménagées, avaient fait partie du contour du lambeau ; elles résultaient des espaces qui, dans la coupe de ce dernier, séparaient la queue du trèfle et ses côtés : là étaient donc des surfaces sanglantes qui n'étaient pas coaptées ; la suppuration avait dû nécessairement les atteindre, et par conséquent aussi, la coarctation secondaire. Il s'ensuivit inévitablement un effort de rétrécissement du contour de ces ouvertures qui les aurait oblitérées, sans l'interposition de canules métalliques conformes au dessin joint à ce volume, et dont l'expérience nous a aidé à régler la forme. Cet accident n'est point insolite ; il résulte naturellement de l'état des choses : il est inévitable, toutes les fois que l'on sépare le nez perdu en totalité ; et l'usage constant des canules est de toute nécessité. À la vérité, ce petit instrument, qui doit être nécessairement métallique, n'a rien d'incommode : à la faveur de sa forme, il se soutient par la seule élasticité des parties et sans le secours d'aucun appareil. Cette tendance au rétrécissement des narines n'est pas à craindre, lorsqu'on n'a pas à restaurer les ailes du nez, et que la mutilation se borne à la pointe de cette partie ; mais aussi, et comme par compensation, le lambeau y est plus difficile à adapter, et la cicatrice y est toujours bien plus apparente par la bridure circulaire qu'elle forme, sans qu'on puisse l'éviter.

On sent que , dans les cas de l'espèce du dernier que
nous venons de raconter, un moyen propre à dissimuler une
partie de la grande perte de substance qu'on ne peut éviter
de faire au front, est d'un grand prix. C'est surtout pour les
cas de cette espèce , dont nous avons bien senti toute la difficulté , que nous avons cherché à varier les coupes et à trouver quelque artifice avantageux. Nous croyons avoir atteint le
but , d'abord, en transformant toutes les lignes courbes en
lignes droites ; en second lieu , en isolant , pour ainsi dire ,
les trois parties de la forme de trèfle à laquelle , en dernière
analyse, il faut que celles du lambeau soient ramenées; en troisième lieu , en prolongeant chacune des trois parties de ce même
lambeau , le plus loin qu'il se peut , pour obtenir à la limite
de chacune , l'angle le plus aigu possible. Il reste alors trois
pointes intermédiaires , séparées entre elles par des angles ren-
trans , aussi aigus que ceux qu'elles représentent elles-mêmes.
Au-dessous du concours de ces trois pointes , le lambeau doit
répondre à son propre pédicule , lieu où il doit se rétrécir notablement : par conséquent, les coupes correspondantes dans
la plaie du front , doivent s'incliner là , l'une vers l'autre, et les
bords de la plaie principale qu'elles représentent, en sont d'autant plus aisés à rapprocher entre eux (1). Les lignes droites
que l'on forme ainsi partout, se prêtent bien mieux que
tout autre, au rapprochement des parties ; et lorsque l'on part
d'un angle très-aigu , le rapprochement que l'on y obtient
toujours fort aisément, favorise beaucoup celui des points sub-
séquens. Personne ne se douterait, à moins de l'avoir vu , de la
facilité avec laquelle on ramène ainsi des parties fort éloignées

---

(1) Voyez , à la fin du volume , la gravure représentant ces coupes et le
rapprochement des parties.

entre elles, et on les porte jusqu'au contact. En y employant
les moyens convenables, on rapprocherait, si on le voulait, et
on unirait entre eux jusqu'aux sourcils. La chose ne saurait
être utile : il vaut bien mieux les tenir à la distance naturelle, en y interposant, le plus tôt qu'il se peut, l'excédant du
pédicule du lambeau. Le rapprochement des sourcils, phénomène difficile à éviter jusqu'à un certain point, lorsque l'on livre
la peau du front à la suppuration, donne à la face une expression de souffrance ou de dureté fort disgracieuse.

Mais, comment espérer de tirer parti des perfectionnemens
que nous avons introduits dans la manière de disposer les
coupes, sans un moyen solide de rapprochement, un moyen
éminemment propre à procurer la réunion immédiate ? Il n'y a
certainement, ni appareil, ni emplâtres adhésifs, capables de
rapprocher et de maintenir avec la perfection nécessaire, les
trois pointes et les bords inclinés que la plaie représente :
la suture est le seul moyen propre à des résultats aussi désirables. Nous l'avons employée avec le plus grand succès ; et
nous pouvons garantir à ceux qui oseront y recourir, sans
craindre les préjugés et l'injustice, qu'ils auront lieu de s'en
louer.

Nous ne saurions assez insister sur ce point, soit par rapport à la coaptation exacte du lambeau, la restauration des
formes naturelles qui est le but capital de l'opération ; soit
par rapport à la guérison prompte et le moins défectueuse
qu'il se peut de la plaie du front, la conservation des formes naturelles dans une partie intéressante de la face humaine,
but secondaire et tout aussi important que le premier. Il
n'est certainement aucun moyen de rapprochement des bords
d'une plaie, aussi propre à favoriser leur réunion immédiate,
que le sont les points de suture. Cette proposition, dira-t-
on peut-être, conduirait à l'adoption de la suture pour le

rapprochement des bords de la plupart des plaies : nous ne
reculerons pas devant la conséquence; nous en acceptons toute
la responsabilité. Notre profession de foi sur ce point , est
faite depuis long-temps : nous avons pratiqué les sutures , plus
que qui ce soit dans le monde; nous pouvons affirmer que nous
en avons retiré des avantages immenses ; et nous adjurons les
nombreux disciples de cette École de déclarer quels inconvéniens ils leur ont trouvés. Nous savons combien il est facile
de se rendre intéressant en parlant d'humanité , à propos
d'un procédé opératoire douloureux que l'on propose de supprimer : mais nous savons aussi, que la science ne consiste pas
dans des amplifications de rhéteur. La sensation que firent les
discussions et les déclamations de l'Académie de chirurgie ,
sur ce point de doctrine , a plus tenu à la considération de
cette Compagnie savante qu'à la conviction , et subsiste encore tout entière ; et aujourd'hui même , cette question
est plutôt jugée par ces mêmes souvenirs , que par la raison et les résultats de l'observation. Il s'agit moins de savoir
si ce procédé opératoire est douloureux , que de rechercher
s'il est utile , et s'il renferme des qualités que l'on puisse retrouver ailleurs , ou dont on puisse se priver sans dommage.
Or , en nous renfermant dans la question spéciale dont il
s'agit ici , nous ne craignons pas de déclarer que les sutures
sont inévitables pour coapter le lambeau avec l'exactitude et
la perfection nécessaires : le succès de l'opération en dépend ,
et la véritable humanité consiste à garantir les résultats d'une
opération douloureuse. Loin de considérer comme un perfectionnement utile la suppression de ce moyen de rapprochement , sans avoir rien de nouveau et de meilleur à lui substituer , nous la regarderions plutôt comme une erreur née de
l'inexpé ience et propre à faire rétrograder l'art sur ce point.
Il n'est pas impossible qu'un lambeau soit réuni à la brèche

nasale , par des moyens plus doux que les sutures ; mais ces moyens étant tous plus défectueux , on aura des réunions imparfaites , peu solides , et pour résultat des formes insolites qui ne méritent nullement les honneurs d'une restauration. Il ne s'agit pas seulement de transplanter une pièce de la peau du front ; mais encore de restaurer une partie perdue et de reproduire ses formes naturelles. Quant au traitement de la plaie du front , les sutures y peuvent être employées avec le plus grand avantage : elles n'y sont pas indispensables , en ce sens que la plaie peut guérir sans ce secours ; mais , comme elle guérit alors lentement , défectueusement , qu'elle peut faire naître des chances périlleuses , il est dangereux , il est imprudent de s'en passer.

La force avec laquelle nous revenons sur ce point de la question , témoigne assez clairement de notre part , une profonde conviction du besoin urgent de le placer hors de toute contestation. Nous n'hésitons pas à le dire , parce que nous le pensons intimement , le sort réservé à la rhinoplastique parmi les nations civilisées , tient à la rectitude des idées qui présideront à son application. Cette intéressante opération a été long-temps perdue pour l'Europe : en France , nos préceptes , notre exemple et nos succès , connus de tous les disciples d'une École fort fréquentée , proclamés par eux ou par nous-même , n'ont pu persuader personne , pendant une période de quinze ans. Craignons que cette même opération ne retombe dans le mépris ou dans l'oubli. Tel sera son sort , assurément , si l'on ne s'attache pas de bonne foi , sans ambition personnelle , dans le seul intérêt de l'art , à perfectionner le procédé indien. On tomberait dans une grande erreur , si , pour échapper aux conséquences d'une plaie à la face , sans user des sutures , on comptait sur la substitution du procédé italien : nous avons acquis le droit d'avoir une opinion sur cette partie du sujet , et nous allons la dire.

OBSERVATION.

Un homme âgé de 24 ans, doué d'une forte constitution
et d'une grande patience, éprouva les symptômes d'une affection dartreuse, qui, après avoir atteint légèrement diverses
parties, s'établit, d'une manière fixe, sur le nez. Des ulcérations
qui ne furent combattues et guéries que très-lentement et avec
les plus grandes difficultés, détruisirent successivement toute
la portion molle du nez, moins la sous-cloison. Ce malade fut
admis, en mai 1825, à l'hôpital Saint-Éloi, où la guérison des
ulcères fut enfin terminée. Il sentait d'autant plus vivement
tout ce que la dégradation de sa figure avait de fâcheux, que
la nature l'avait fort bien traité d'ailleurs. Il manifesta donc le
désir de restaurer son nez, et nous en prîmes l'engagement.

L'implantation des cheveux s'étendait fort en devant, en sorte
que la surface glabre du front avait peu d'élévation : nous
n'avions pas appris alors à ne pas faire trop de cas de cette
circonstance, et nous la tînmes pour une contre-indication
formelle à l'exécution du procédé opératoire indien. Nous formâmes donc le projet de mettre à exécution le procédé italien.

Nous fîmes construire, avec grand soin, un appareil propre à fixer le poignet gauche sur le sommet de la tête, et à
maintenir le nez en contact avec la région du bras qui correspond à ce que l'on appelle le ventre du muscle *biceps*. Le
malade fut exercé à supporter cet appareil, même dans son
lit, ainsi que l'attitude qu'il donnait. Pendant dix jours entiers,
il passa les jours et les nuits dans cette contrainte, laquelle lui
était enfin devenue familière, et ne le privait pas du sommeil.

Cette préparation étant terminée, nous procédâmes à l'opération, laquelle fut exécutée de la manière suivante.

Le malade étant délié et fixé sur un siége solide, nous

commençâmes par retrancher les cicatrices du contour de la brèche du nez, qui en fut ainsi ensanglantée, et convertie en une coupe perpendiculaire et régulière. Nous laissâmes subsister la sous-cloison conservée, et nous en rafraîchîmes le bord antérieur; mais il existait là une circonstance particulière, qui mérite d'être notée : la destruction avait fait moins de progrès dans le cartilage de la cloison, que dans les tégumens qui répondent au bas des os carrés du nez. Nous fûmes conduit à former, dans ce dernier point, un plan oblique assez étendu, lequel devait former une condition plus favorable qu'à l'ordinaire pour la réunion du lambeau.

Le bras gauche étant étendu, nous y traçâmes avec de l'encre la figure d'un ellipse, terminé par deux angles aigus : le grand axe de cette figure était parallèle à celui du bras ; elle répondait au muscle biceps.

La peau répondant à la moitié supérieure de cet ellipse, fut disséquée de manière à lui conserver tout le tissu cellulaire sous-jacent, jusqu'à l'aponévrose. La pointe terminale de ce lambeau fut retranchée.

Les bords de la plaie qui résultait de la dissection du lambeau, furent rapprochés entre eux, et mis en contact mutuel par quelques points de suture.

L'extrémité supérieure et arrondie du lambeau fut coaptée avec soin, à la partie supérieure et centrale de la brèche nasale ; la partie contiguë des bords fut coaptée pareillement avec les côtés de la mutilation. Plusieurs points de suture servirent à établir les rapports les plus étendus et les plus exacts possibles. Cette partie de l'opération fut d'une difficulté extrême, parce qu'une condition préliminaire indispensable fut de placer d'abord le bras et la tête, par le moyen de l'appareil, dans l'attitude où ils devaient demeurer, pendant tout le temps que la nature employerait à la réunion.

Tout ce plan fut exécuté avec assez de bonheur pour ne
rien laisser à désirer. Le malade se prêta avec une docilité
admirable à la gêne de l'attitude, à la sévérité du régime , au
repos le plus absolu , aux soins minutieux dont son état était
susceptible. Il ne survint presque pas d'accidens , et la réunion du lambeau se fit avec toute la perfection désirable. Il
n'eu fut pas ainsi de la plaie du bras : l'attitude gênante que
le malade gardait , rendait nécessaire quelque changement de
position du bras, d'où résultèrent des violences qui troublaient
la réunion. La plaie suppura donc , ce qui devint une source
d'embarras et de soins fatigans pour le malade.

Jusque-là , sa patience avait été à toute épreuve; mais l'o-
deur de la suppuration du bras fit souvent détourner la face
en dedans ou dehors , ce qui commença à ébranler la réunion
du lambeau. Les bords de ce dernier ne souffrirent point;
mais sa face profonde qui s'était unie à la sous-cloison et à
la surface oblique que nous avions ménagée au-dessus , céda
un peu. Cependant , dans ce point déchiré et dans le reste
de sa face profonde vers le bras , le lambeau présentait de
beaux bourgeons celluleux d'une couleur vermeille.

Le neuvième jour , le malade était inquiet ; il avait un peu
de fièvre. Il déclara avec énergie qu'il n'y pouvait plus tenir ,
et qu'il arracherait lui-même le lambeau , si on ne le déli-
vrait pas. Ce fut à regret que nous nous vîmes contraint d'en
finir : nous aurions désiré ajourner encore la section de la base
du lambeau; mais , tout délai était impossible. Nous coupâmes
donc la base du lambeau , assez loin du nez pour pouvoir préparer la forme des ailes en le retaillant , et nous l'adaptâmes
aussitôt , par quelques points de suture , aux parties auxquelles il devait être uni. Le bras fut libre désormais.

Au moment de la section , le lambeau pâlit beaucoup et
perdit de sa température : nous en augurâmes mal. Nos crain-

tes furent confirmées , dès le soir même : la moitié inférieure
du lambeau avait péri ; la couleur noire , le froid et l'insensibilité absolue, démontraient clairement l'état de gangrène de
tout ce qui ne s'était pas uni immédiatement , lors de la première opération. Les jours suivans l'escarre se détacha , et il ne
se trouvait de restauré que la moitié supérieure de la partie
perdue du nez.

Quelle est la véritable raison qui a causé l'insuccès de
cette opération ? Cette recherche est d'un grand intérêt ; ses
résultats doivent exercer une grande influence sur la rhinoplastique en général , et en particulier sur le choix à faire
du procédé, et sur les applications variées dont l'occasion peut
se présenter.

Certainement on peut compter parmi les causes de ce revers, la précipitation avec laquelle la section définitive du lambeau a été faite. Jusque-là , nous n'avions opéré cette séparation qu'au douzième jour ; et nous avons de bonnes raisons
pour croire que ce délai est indispensable. On ne peut plus
douter qu'il ne se forme de nouveaux vaisseaux à travers les
corps pseudo-membraneux que les organes enflammés produisent et qui les unissent ; que ces vaisseaux , qui sont en communication avec ceux des organes normaux , comme des injections heureuses le prouvent (1) , partagent avec les vaisseaux

---

(1) Nous avons fait des expériences sur les animaux vivans , avec notre
savant collègue le professeur Dubreuil , desquelles il résulte que les vaisseaux de nouvelle formation que contiennent les sacs pseudo-membra-

de première formation la fonction nutritive. S'il manquait
une preuve de ces propositions, on pourrait la prendre, et
bien démonstrative, dans le succès même des greffes animales :
il est indubitable, puisqu'une portion de la peau du front a pu
être transplantée au nez, et y vivre malgré son isolement complet de la région qui l'a fournie, que des vaisseaux de nouvelle formation ont établi la communication la plus libre entre
ces parties, étrangères l'une à l'autre. La nutrition ne pouvant
avoir lieu que par le sang et son assimilation, ou du moins
celle de quelqu'un de ses principes, il faut bien admettre
que ce liquide composé a dû pénétrer jusqu'au lambeau transposé : donc, les voies sanguines anciennes ont pu verser
dans les voies sanguines nouvelles, et faire circuler ainsi le
même sang partout également ; mais ce travail a besoin d'un
certain temps. Il faut, sans doute, un haut degré de perfection, pour que des vaisseaux de nouvelle formation soient aptes
à leurs nouvelles fonctions. L'esprit ne saurait s'arrêter sans
étonnement à l'idée de la formation de vaisseaux sanguins nouveaux ; mais l'idée de l'aptitude de ces mêmes vaisseaux à la
circulation du sang, à l'acte compliqué, incompréhensible de
la nutrition, maintenu avec toute la régularité de ce même acte
à l'état normal, est bien autrement propre à confondre l'esprit humain ! Il n'est pas bien étrange que quelques jours ne
suffisent pas pour amener au point de leur maturité, des phénomènes aussi admirables.

La déchirure a eu sa part aussi, sans doute, dans les causes
du revers qui nous occupe: il est incontestable que, plus le
travail de la réunion est étendu, plus il est près de suffire

---

neux de la pleurésie, sont en communication avec les vaisseaux sanguins
de la plèvre.

pour l'entretien de la vie dans la totalité. Cependant, en faisant la résection des cicatrices nasales, nous avions pu, ainsi que nous en avons déjà fait la remarque, ménager une surface oblique assez étendue, et sur laquelle une bonne partie de la surface profonde du lambeau a contracté une adhérence immédiate et solide ; avantage dont nous n'avons jamais pu jouir, en pratiquant l'opération par le procédé *indien*. En effet, dans ce dernier, on adapte d'abord l'extrémité libre du lambeau avec le point central ou médian du bord adhérent de la lèvre supérieure, et avec les ailes du nez ou la région qu'elles devraient occuper : c'est donc à des parties minces, à des bords, à des surfaces très-étroites qu'il s'agit de le coapter. On se rappellera sans doute, que, dans l'une des opérations dont nous avons raconté l'histoire, l'un de ces bords s'est trouvé tellement mince, que, craignant les dangers de ce défaut, nous fûmes conduit à dédoubler ce bord, pour loger le bord correspondant du lambeau dans l'espèce de rainure que nous venions de former ainsi : on se rappellera aussi, que cette précaution, sans laquelle nous n'aurions probablement pas réussi, nous fut extrêmement utile. Il est difficile de se figurer rien de plus défavorable que l'état des choses dans le cas dont il s'agit : des parties minces, des os très-voisins, des tissus altérés par l'inflammation prolongée et le travail des cicatrices, tel était le fond sur lequel il s'agissait de s'établir ; et cependant le lambeau fut réuni très-solidement. Dans le procédé *italien*, au contraire, l'extrémité libre du lambeau peut d'abord être dirigée vers la côté du nez ; région où l'on peut toujours ménager des surfaces assez grandes et continues, et où, par des dispositions favorables insolites, nous avions pu agrandir cet avantage, dans le cas dont on vient de lire l'histoire. Il avait donné tous les résultats qu'on pouvait s'en promettre : les mouvemens avaient bien réduit un peu l'étendue de la réunion ; mais elle avait eu lieu dans des surfaces si grandes, qu'il en restait encore beaucoup plus qu'à l'ordinaire. L'aspect même de la plaie, la couleur vermeille dont elle était pénétrée, la bonne qualité et l'abondance du pus qu'elle fournissait, nous rassuraient contre les craintes que nous inspirait bien légitimement l'impatience du malade. La gangrène était bien l'objet de l'une de nos craintes ; mais nous avouons que, vu l'état des choses, nous ne l'attendions pas aussitôt. Il y a ici désaccord entre les causes et les effets, et nous croyons devoir pousser plus loin nos recherches.

Quelle était la structure anatomique des parties intéressées, dans les cas que nous comparons ? Cette question est intéressante, et renferme probablement la solution du problème.

Dans le cas où nous avons opéré selon le procédé *indien*, et où nous n'avons jamais eu de mécompte semblable, le lambeau que nous avons formé avec la peau du front a toujours été fait de manière que son pénicule s'est trouvé répondre à l'intervalle des deux sourcils ; nous avons même été conduit, par des raisons que nous développerons tout à l'heure, à faire tomber les deux sections qui forment le pédicule sur une partie de la continuité du sourcil ; en sorte que son extrémité interne, appelée la tête, et une étendue d'environ cinq lignes de cette région, se trouvent en dedans du pédicule du lambeau, à droite et à gauche. Toute cette largeur du pédicule n'étant point utile à la restauration proprement dite, nous ne l'aurions pas admise, même dans nos premières opérations, si nous n'avions eu le dessein et l'espérance justifiée par l'événement, de rétablir dans sa situation primitive ce pédicule, lorsqu'il serait séparé définitivement du lambeau. Il y aurait eu de grands inconvéniens à ne pas mettre cet excédant à profit : en livrant à la suppuration toute la surface qui avait été dénudée, les deux sourcils se seraient avancés, réunis, à la faveur de leur déplacement et de celui des paupières supérieures ; ce qui aurait donné à la face un aspect dur et désagréable.

En opérant, dès la première fois, nous avions éprouvé que le bas du front immédiatement au-dessus des sourcils, et la région du nez répondant au bas des os carrés, lieu où s'arrêtent ordinairement les destructions ulcéreuses, sont deux points fort distans ; qu'un lambeau renversé du front, et dont le pédicule s'arrête au premier de ces deux points, a de la peine à atteindre le second ; que la difficulté est bien plus grande lorsqu'il faut amener la base de ce même lambeau jusqu'à la région de la base du nez, c'est-à-dire, au bord adhérent de la lèvre supérieure ; nécessité inévitable dans la plupart des cas, puisque c'est surtout et presque exclusivement la base du nez qu'il s'agit de restaurer. Cependant, il importait, la chose était évidente, il importait à la conservation du lambeau, qu'il ne dût point éprouver de violence, surtout qu'il ne fût point distendu dans le sens de sa longueur : c'était déjà une condition très-défavorable, sous ce même rapport, que la nécessité de renverser et de tordre le pédicule. Nous raconterons incessamment des faits qui sont venus prouver depuis, combien nos préventions, sur ce point, étaient fondées. Il nous parut donc indiqué de pousser plus loin que les sourcils la dissection du lambeau, afin qu'il ne fût pas soumis à d'autre gêne que celle que nous ne pouvions éviter : notre habitude de réunir immédiatement partout où nous le pouvions, de tout faire pour y réussir, la confiance que des succès nombreux devaient nous inspirer, nous portèrent sans hésiter à remplir cette indication, assuré que nous étions de ne pas créer une nouvelle difformité, et de tenir les sourcils à la distance naturelle. En opérant ainsi, nous eûmes à lier une artère considérable, tantôt à droite, tantôt à gauche, coupée un peu au-dessus du sourcil : c'était l'artère angulaire, suite de l'artère ophthalmique, renforcée de l'anastomose de l'extrémité de la maxillaire externe. Ces deux vaisseaux, en débouchant des orbites, se rapprochent de la ligne médiane, et se consument en ramifications dans cette région. En nous apercevant qu'ils pouvaient être compris l'un et l'autre dans l'épaisseur du lambeau frontal, nous sentîmes de quelle importance ils pourraient être pour la restauration, de quel intérêt il serait de les y ménager. En opérant même avec aussi peu de soin qu'il en avait été recommandé jusque-là sous ce rapport, il nous paraissait impossible de sacrifier les deux artères : la crainte de voir périr le lambeau, avait dû inspirer à tous les opérateurs le soin de tenir le pédicule assez large ; mais on ne s'est pas expliqué là-dessus, et l'on n'a pas pris en considération la structure vasculaire des parties. Cependant, des préceptes capables de rendre la pratique sûre, seraient utiles : car, enfin, si dans le désir, bien louable d'ailleurs, de laisser moins de difformité au front, on faisait passer les deux côtés de la section qui forme le pédicule du lambeau entre les deux sourcils, sans entamer ni l'un ni l'autre, on serait presque certain de couper les deux artères. Les lier deviendrait inévitable : les chances de la conservation du lambeau reposeraient alors sur la circulation capillaire seulement; et l'on doit pressentir maintenant qu'elles auraient beaucoup d'incertitude. Nous instituâmes donc, et nous suivons depuis avec exactitude et succès, le précepte que nous croyons fait pour devenir classique, de terminer la section du lambeau par deux lignes qui dessinent son pédicule, en s'écartant légèrement entre elles, coupant les sourcils à cinq lignes de leur extrémité nasale, et descendant au-dessous jusque dans une partie de l'orbite. Il n'est pas nécessaire que ces deux sections soient à une aussi grande distance entre elles, dans toute la longueur du pédicule : à quelques lignes au-dessus des sourcils (10 à

12) , elles peuvent être plus rapprochées ; c'est là véritablement le pédicule. Mais ce dernier doit avoir ensuite un évasement , et celui-ci doit s'étendre au-dessous des sourcils. En rapprochant les deux lignes plus haut , on peut , on doit même y couper les deux artères dont il s'agit ; mais, à cette hauteur , elles ont déjà fourni plus bas un grand nombre de rameaux en dedans : ces rameaux sont mis à profit par la divarication subséquente des incisions , parce qu'elles en sont portées plus en dehors que les deux artères. Mais le rapprochement des deux incisions supérieurement , prépare des facilités pour la coaptation des bords ; facilités importantes pour le point de la plaie du front situé immédiatement au-dessus , et auquel correspond la plus grande perte de substance dans le sens horizontal. Quant au nouvel écartement des deux incisions vers les sourcils qu'elles divisent , là doit être interposé l'excédant du pédicule : les sourcils n'en éprouvent pas de rapprochement hideux , et les cicatrices linéaires sont d'autant mieux dissimulées , qu'elles passent au milieu des sourcils même.

On peut sentir maintenant, que la principale cause de l'insuccès de la rhinoplastique que nous avons pratiquée par le procédé *italien* , se trouve dans les différences de structure anatomique des parties intéressées. Le pédicule du lambeau frontal renferme deux artères volumineuses ; une seule suffirait pour assurer sa vitalité ; et nous n'hésitons pas à croire que l'influence de ces vaisseaux, éminemment assimilateurs de leur nature , sur le développement des vaisseaux de formation nouvelle dans les masses pseudo-membraneuses qui résultent de l'inflammation , ne doive être fort grande. La vitalité du lambeau est assurée par l'influence directe des deux artères angulaires sur sa nutrition , et par l'activité des propriétés plastiques de l'inflammation accrues par l'action directe et circonscrite de deux artères volumineuses. Nous ne donnerions certainement à personne le conseil de couper, avant le terme raisonnable, le pédicule du lambeau ; mais nous sommes convaincu que cette imprudence serait beaucoup moins dangereuse, si elle avait lieu envers le pédicule d'un lambeau frontal.

Au contraire, lorsque la peau du bras a fourni le lambeau restaurateur, nous n'avions d'autre vascularité dans le lambeau, que le réseau capillaire : c'est bien là, il est vrai, que s'exerce la plasticité. Les vaisseaux capillaires sanguins jouissent bien, comme le prouve le jeu des passions, d'une action propre à mouvoir le sang dans des directions différentes de celle de la circulation générale et de son principal mobile ; mais ces deux ordres de phénomènes ne sont pas abstraits dans la nature comme dans notre esprit, par l'effort de la pensée ; et, puisque les vaisseaux sanguins de tout ordre sont continus, que leurs fonctions sont simultanées, qu'ils font partie, tous ensemble, d'un tout animé dans toutes ses parties, il est impossible de soutenir que les vaisseaux sanguins non capillaires sont sans influence sur les fonctions des capillaires. L'exemple de ce qui s'est passé dans les cas que nous comparons et que nous allons corroborer par d'autres, est propre à donner beaucoup de force à la proposition contraire.

OBSERVATION.

Un homme de 22 ans, doué d'une grande taille, de belles proportions et d'une forte constitution, avait éprouvé en bas âge un accident bien déplorable. Il avait conservé assez tard, l'habitude de laisser aller son urine pendant le sommeil. Des reproches trop peu ménagés, peut-être des corrections déplacées, lui firent prendre le parti de se lier la verge. Son expédient réussit trop bien : non-seulement les urines furent bien retenues, mais encore au réveil l'engorgement eut tellement enseveli le lien dans l'épaisseur des tégumens , qu'il fut impossible ni de l'enlever , ni même de le distinguer. La honte fit dissimuler ce grave accident , et les parens de l'enfant ne s'en aperçurent que fort tard. Alors , il y avait une section qui comprenait une partie du corps caverneux , et toute la paroi inférieure du canal de l'urètre. Les urines passaient par cette dernière ouverture ; une cicatrice circulaire entourait la verge et bordait tout le contour de la perforation du canal , lorsque nous vîmes le malade pour la première fois. L'ouverture du canal était située devant le scrotum ; elle était assez grande pour permettre le passage de toute la colonne du liquide excrémentitiel , lequel se répandait en entier sur les bourses. Le malade désirait ardemment guérir de cette dégoûtante infirmité : nous ne pûmes lui en donner l'assurance ; mais nous promîmes de faire tous nos efforts.

Notre pensée tomba d'abord sur une application de la rhinoplastique , ou plutôt de ce que nous appellerons volontiers *orthomorphie par greffe animale*. Nous pouvions prendre un lambeau de tégumens dans la région inguinale: là, des rameaux courts , provenant du tronc même de l'artère crurale, parviennent à la peau avec un certain volume , après avoir fourni aux ganglions lymphatiques voisins. Cette région n'était pas éloignée de celle où il fallait transplanter le lambeau. La situation de l'ouverture du canal , immédiatement devant le scrotum , c'est-à-dire , attenant le bassin , rendait les deux points respectivement immobiles ; avantage inappréciable , qui se trouve dans l'opération de la rhinoplastique par le procédé *indien* , et qui , n'exigeant ni attitude insolite et gênante , ni repos difficile , permet de ne pas se hâter et d'ajourner , autant qu'on le juge convenable , la section définitive du pédicule du lambeau. L'urine pouvait être détournée plus ou moins complètement par une sonde à demeure : quelques jours suffisaient pour décider le succès de la suture ; et le lambeau , une fois *enté ,* pouvait acquérir par la suppuration une organisation plus dense dans sa face profonde , qui l'eût rendu capable de supporter l'impression de l'urine. Nous connaissions des exemples de fausse route pratiquée par l'algalie , qui a pu servir dix ans , sans accident, à l'expulsion de l'urine.

Notre plan fut exécuté tel qu'il avait été conçu : un appareil convenable servit à fixer la verge inclinée vers l'aine gauche ; une résection fut pratiquée à la moitié postérieure seulement du contour de la perforation urétrale ; un lambeau fut disséqué dans l'aine gauche , sa pointe fut tournée en dehors , et sa base portée , aussi près que possible, du passage de l'artère crurale. Si la dissection eût été poussée plus loin , nous aurions eu à craindre la section des rameaux artériels qui en proviennent et que nous tenions à conserver. Ce lambeau , que nous n'aurions pu orienter autrement, parce qu'il n'aurait pu être coapté à la verge sans une distension dangereuse, fut renversé et tordu , ce qui le porta sans effort vers le point de sa destination. Trois points de suture faits avec une aiguille à coudre et un fil simple , servirent à fixer et coapter exactement ensemble , le sommet du lambeau et la partie postérieure du contour de la perforation urétrale ; une sonde de gomme élastique fut introduite et fixée à l'appareil qui avait eu une autre destination : cet instrument fut laissé ouvert , plongé dans le goulot d'un urinal coudé, pour éviter sûrement toute contraction de la vessie et tout passage intempestif de l'urine par l'ouverture.

Le malade se prêta avec une grande constance à tous les détails d'une opération minutieuse et difficile , mais dont le succès eût été bien intéressant. Il ne survint point d'accidens : les urines étaient bien détournées , la réunion paraissait réussir , et nous commencions à concevoir l'espérance flatteuse

d'un succès si désirable et tant désiré , lorsque, le troisième jour,
nous vîmes de la gangrène au sommet du lambeau. Quelques
gouttes d'urine étaient venues récemment l'humecter ; et peut-
être le désir de trouver d'autres raisons que la véritable de
l'accident qui survenait , le désir de conserver encore quelque
espoir , nous fit chercher de ce côté la cause de l'événement.
Le malade éprouva une véritable satisfaction , en nous voyant
entreprendre la résection du sommet du lambeau et la coaptation nouvelle de la coupe récente que nous venions d'y
faire : il était évidemment subjugué par le même sentiment
qui nous faisait illusion à nous-même ; la crainte de voir s'éva-
nouir toute espérance.

Cette illusion ne fut pas de longue durée : dès le lendemain
de la seconde opération , il fut évident qu'elle ne réussirait
pas et qu'il fallait tout abandonner , sous peine d'aggraver
le sort du malade. La gangrène se manifesta de nouveau , et
détruisit la totalité du lambeau jusque sur sa base. Nous
profitâmes des surfaces suppurantes que les sutures avaient
laissées au pourtour postérieur de la perforation urétrale, pour
essayer de tirer parti du nitrate d'argent : nous en touchâmes
le contour et la peau voisine , à plusieurs reprises , et ce ne
fut pas sans utilité. Lorsque le malade nous quitta , l'ouverture était resserrée , et une partie de l'urine suivait la
suite du canal : le liquide se partageait en deux parties à
peu près égales.

Le principe de la difficulté est aussi évident dans ce cas
que dans le précédent. Malgré nos soins pour tâcher de profiter d'une circonstance anatomique, celle-ci n'avait rien de
comparable à celle que présente la peau du front , vers la
ligne médiane ; et la peau de l'aine n'a pu supporter le ren-

versement, la torsion, sans lesquels la coaptation méthodique est impraticable. Peut-être dans les cas de cette nature, et malheureusement ils ne sont pas très-rares, serait-il plus convenable de former le lambeau avec la portion des tégumens du scrotum qui répond à l'artère honteuse externe, premier rameau de l'artère crurale: c'est un projet que nous n'avons pas trouvé l'occasion d'éprouver par l'observation, et qui mériterait de l'être; tant il serait intéressant de posséder quelque moyen proprer à guérir, ou rendre plus supportable, une infirmité aussi dégoûtante.

Nous avons proposé, dans nos leçons, il y a plus de quatre ans, la dénomination d'*achyloplastique*, que nous avons eu la satisfaction de voir adopter, non pas pour désigner la translation pure et simple d'un lambeau de peau dans la brèche d'une lèvre qu'il ne saurait remplacer; mais bien la restauration réelle de la lèvre inférieure, avec les propriétés principales dont elle est douée.

L'étude des phénomènes de l'inflammation suppurative, que nous avons exposés ailleurs, nous avait conduit à établir la proposition suivante, à propos de la question qui nous occupe. Toute restauration, autre que celle du nez, ne saurait admettre l'usage d'un lambeau simple de peau, qu'autant qu'on sera libre de provoquer la réunion de toute sa face profonde avec une surface semblable. Alors seulement on pourra espérer que la peau transplantée se maintienne étendue et sans difformité. Dans les cas contraires, toutes les fois que la surface profonde de la peau transplantée est livrée à la suppuration, on peut compter sur un enroulement du lambeau sur cette même surface, et la disposition en forme de bourrelet, de la part de la surface superficielle. Ainsi, dans une opération qui a eu de la célébrité par ses proportions gigantesques, l'ablation d'un scrotum qui laissa les testicules et la verge nus et nécessita la formation d'un scrotum et d'un fourreau nouveaux, en disposant ce dernier, nous avions réservé de quoi simuler le prépuce. Mais cette portion de tégumens transplantés répondant au gland avec lequel elle ne pouvait s'unir, s'enroula d'abord en dessous, et se mortifia ensuite, tandis que tout le reste s'unit rapidement aux surfaces nouvelles de la verge, des testicules, des cordons spermatiques, et avec assez de bonheur pour simuler parfaitement les formes naturelles.

Un homme de 5o ans nous demandait un moyen de remédier à une bridure extrème de la paupière supérieure, produite par une perte de substance, suite d'une pustule maligne. Tout étant d'ailleurs dans l'état naturel, nous donnâmes le conseil de faire une section perpendiculaire dans l'angle interne, en dedans de la commissure, et d'y interposer un lambeau de tégumens pris de la ligne médiane du front. Nous ignorons si cette opération a été pratiquée; mais nous la croyons très-susceptible de succès, surtout à cause du point où l'on pouvait prendre le lambeau.

Nous croyons la chose très-faisable pour les cicatrices difformes des points de la face auxquels un lambeau du front pourrait être conduit : la cicatrice pourrait être enlevée, et remplacée par le lambeau interposé. Les difformités provenant de la coarctation des tissus nouveaux que la cicatrice renferme, la suppression de cette dernière doit les faire cesser sans retour, si toutefois on ne néglige rien pour procurer au lambeau transposé une réunion immédiate, tout-à-fait exempte de suppuration.

L'impossibilité absolue d'empêcher un lambeau de peau disséqué et dont la face profonde est livrée à la suppuration, de se rétracter dans tous les sens dans cette même surface, rend sans utilité la greffe d'un pareil lambeau dans la brèche d'une lèvre ; il n'est pas possible d'éviter que le lambeau greffé s'enroule sur lui-même, qu'il s'attache de très-près à la face externe de l'os maxillaire , et qu'il forme un bourrelet, un demi-cylindre horizontal , couché immédiatement au-dessous des dents , et les tenant à découvert : il arrive même, si l'on a réussi à réunir le lambeau avec quelques restes de la lèvre , que ces derniers sont entraînés dans la crispation du lambeau et participent ainsi à la difformité. Une pareille lèvre n'est point propre à l'articulation de la parole, est incapable de contenir la salive, ne peut servir à favoriser la mastication , etc.

Le seul plan selon lequel on puisse restaurer une lèvre inférieure perdue , résultera de l'exposition des deux faits suivans.

OBSERVATION.

Un homme âgé de 54 ans, doué d'une constitution faible, fut admis à l'hôpital Saint-Éloi dans l'automne de 1823 , portant un cancer ulcéré et ancien , qui avait détruit la presque totalité de la lèvre inférieure. Il n'en restait, dans le sens de la largeur, qu'une petite partie vers les commissures ; et , dans le sens de la hauteur, la destruction s'étendait jusques au menton. L'altération comprenait le tissu des gencives ; mais on pouvait s'assurer par la mobilité de l'espèce de plastron dur qu'elle y formait, que l'os sous-jacent n'était pas intéressé, et qu'il ne serait pas mis à nu par la dissection de ce qui le recouvrait. Il était donc possible , une opération étant la seule ressource à invoquer , d'enlever la totalité de la maladie locale , en conservant l'os maxillaire entier ; il était de même possible de conserver une petite partie du muscle orbiculaire inférieur ou labial, attenant les deux commissures. Cette dernière remarque nous parut d'un grand intérêt ; elle nous rap-

pela la conservation de la moitié externe du muscle palpé-
bral inférieur, et le parti que nous avions pu en tirer, dans
l'enfant dont nous avions réussi à fermer la fosse nasale gauche et abriter le bulbe oculaire. Nous sentîmes que si nous
parvenions à *enter* une partie organisée entre les petits restes latéraux de l'ancienne lèvre inférieure, quelque réduits
qu'ils y fussent, ils suffiraient pour communiquer des mouvemens d'élévation à la nouvelle lèvre, comme les restes de
la paupière inférieure ont communiqué des mouvemens au
lambeau frontal qui en représente la suite. Les glandes salivaires sous-maxillaires, les ganglions lymphatiques de la même
région, étaient exempts d'engorgement. Il n'y avait pas d'organisation cancéreuse secondaire dans l'aire de la mâchoire.
Les tégumens infra-maxillaires étaient sains. Cette portion de
la peau de la face est arrosée par deux artères provenant des
maxillaires externes, et par deux autres fournies par les lin-
guales. Ces quatre rameaux, dont les deux derniers sont un
peu plus profonds, mais dont les premiers sont particulièrement affectés à la peau, sont renfermés dans une aire assez
étroite dans le sens transversal, et qui supérieurement ne
s'étend pas au-delà de la base de l'os maxillaire.

Ces remarques nous conduisaient jusque-là, à trouver l'indication médicale et la source d'une restauration à faire. L'indication consistait évidemment à compléter la mutilation,
en conservant tout ce qui pourrait l'être. Or, l'os maxillaire
étant sain, les commissures étant dans le même cas, ces
trois parties devaient être ménagées. La peau infra-maxillaire
étant saine, elle pouvait être mise à profit pour restaurer
la lèvre : les deux régions sont voisines. La mobilité de la
mâchoire inférieure pouvait être empêchée sans difficulté et
sans gêne pénible; celle du larynx ne se communiquant presque
pas à la peau, ne pouvait être une source d'embarras. La

structure anatomique de ce point présente quelque analogie
avec celle de la région médiane du front. A la face antérieure
du cou et au-dessous de la base de la mâchoire, la peau
jouit d'assez de laxité pour se prêter à une grande perte de
substance et au rapprochement des lèvres de la plaie subséquente, lesquelles peuvent être ramenées d'une grande distance, sans avoir besoin de leur faire de grandes violences.

Mais, quelles formes donner à la lèvre nouvelle; comment
la disposer pour qu'elle fût propre à tous les usages de cette
partie de la face? Elle devrait avoir et conserver deux faces
libres, afin que son bord supérieur conservât toute l'indépendance nécessaire, qu'il pût s'élever au-dessus du niveau des
dents, et former ainsi, tout à la fois, une digue, un voile,
une valvule, une partie du contour de l'ouverture de la
bouche. Rapporter purement et simplement entre les commissures un lambeau de peau emprunté à la région antérieure du cou, n'était pas propre à remplir ces conditions difficiles, et pourtant nécessaires. Il fallait s'attendre, en procédant ainsi, comme l'expérience l'a démontré à d'autres, à la
réunion immédiate de la face profonde de ce lambeau avec
la surface antérieure de l'os maxillaire, si la coaptation était
assez exacte pour cela. Quant au bord le plus élevé de ce
lambeau simple, s'il s'élevait de manière à couvrir les dents,
il devrait périr gangrené, ou bien se recourber sur lui-même,
découvrir les dents, et venir se fixer à la hauteur de leur
collet.

N'était-il pas possible de doubler le lambeau sur lui-même,
dans le sens de sa hauteur, sur sa face celluleuse (1); ne

____

(1) Voyez les trois figures de la planche XXI, à la fin de ce
volume.

pourrait-on pas compter sur la réunion des deux étoffes, en les soutenant par deux points de suture? Le pédicule de ce lambeau doublé, qui serait simple dans sa base seulement, ne se prêterait-il pas ensuite au renversement et à la torsion, comme celui de la région frontale? La coaptation exacte des bords de la partie doublée du lambeau avec les restes de la lèvre, à droite et à gauche, ne promettrait-elle pas une réunion aussi aisée, aussi solide que dans tout autre cas? La section secondaire du pédicule du lambeau ne permettrait-elle pas de fermer complétement le pourtour de la brèche? Le passage de la salive y mettrait-il un obstacle? L'urine et son passage ne permettent-ils pas le plus souvent la clôture progressive et spontanée du col de la vessie, après l'opération de la taille périnéale? Quel dommage résulterait pour la peau du cou, d'être logée dans la bouche, et baignée habituellement par la salive? Nous avons vu la conjonctive renversée, à propos d'une exophthalmie, prendre les caractères de la peau : la chose n'est pas rare au vagin, au rectum, etc. Les fistules urinaires, stercorales, mettent certains points du tégument externe en contact avec les matières excrémentitielles, sans les ulcérer toujours : les matières les plus âcres, distillant à travers le tissu cellulaire, y déterminent une organisation insolite propre à rendre leur contact tolérable. Ces analogies nous servirent de guide, et nous exécutâmes ce plan de la manière suivante.

Le malade fixé sur un siége solide, nous traçâmes avec de l'encre l'étendue de la résection qu'il fallait faire à la lèvre inférieure. Sur cette norme, nous dessinâmes de même l'étendue nécessaire en longueur et en largeur, dans un lambeau des tégumens de la région antérieure du cou, pour l'usage auquel il était destiné : ce lambeau devait commencer à huit lignes au-dessous de la base de l'os maxillaire, s'éten-

dre plus ou moins inférieurement, et se terminer en pointe.
Nos calculs nous conduisirent jusque près de l'extrémité supérieure du sternum, pour cette extrémité inférieure; quant
à sa base, elle ne put être réduite au-dessous de dix-huit
lignes de largeur. A partir de ce point, les deux lignes qui
traçaient la forme des côtés du lambeau, s'écartaient légèrement entre elles pour faire un renflement peu marqué; après
quoi, elles s'inclinaient l'une vers l'autre, de manière à finir
par un angle aigu.

Ces préliminaires remplis, nous enlevâmes le cancer, en le
séparant de la lèvre et de l'os maxillaire, par des sections
placées partout dans les parties saines. L'ablation étant faite,
elles laissaient une brèche demi-circulaire, de toute la largeur
de la bouche. Deux ligatures furent nécessaires, et pratiquées
sur-le-champ, au moyen du *tenaculum*.

Alors, nous fîmes les coupes propres à circonscrire le lambeau, et nous le disséquâmes jusques à la hauteur de sa base,
ayant soin de comprendre dans son épaisseur la plus grande
partie du tissu cellulaire sous-jacent. La pointe de son extrémité inférieure fut retranchée pour l'arrondir.

Aussitôt, le tiers inférieur du lambeau fut doublé sur la face
profonde du tiers ascendant, et ces deux parties furent assujetties entre elles par deux points de suture.

Alors, le tiers supérieur et qui était demeuré simple du
lambeau, fut renversé en haut et tordu d'un côté à l'autre:
par là, une partie de la surface celluleuse de ce même tiers
supérieur qui était demeurée nue, fut mise en contact avec
une partie de l'os maxillaire qui avait été dépouillée, ensanglantée, et mise dans des conditions propres à la réunion immédiate. Les bords du lambeau double furent coaptés à droite
et à gauche, par des points de suture, avec les restes de la
lèvre perdue.

Restait la plaie du cou qui résultait de la dissection du lambeau. Elle montrait à nu une partie du cartilage scutiforme, du cricoïde, du corps thyroïde et des muscles sterno-thyroïdiens. Livrer cette grande surface à la suppuration nous parut imprudent, et nous nous fortifiâmes dans l'idée déjà conçue d'avance, d'en rapprocher les bords par plusieurs points de suture, qui furent pratiqués sur-le-champ.

Cette opération, quoique minutieuse, n'avait pas coûté de trop vives douleurs au malade, et il ne fut pas nécessaire de recourir à l'opium. Le lambeau s'engorgea, devint rouge, chaud, et donna les plus grandes espérances, pendant les quatre premiers jours ; il ne survint point d'accidens, et le malade était dans une quiétude parfaite.

Le quatrième jour, une odeur désagréable nous fit examiner les choses plus attentivement qu'à l'ordinaire : le feuillet interne du double lambeau se trouva mortifié à moitié. Nous étions bien assuré que la chose n'avait pas lieu la veille. Néanmoins, le feuillet extérieur tenait d'une manière assez solide de l'un et de l'autre côté : nous en acquîmes la certitude, en enlevant la plupart des points de suture du lambeau ; nous ne réservâmes que ceux qui répondaient aux commissures.

Le sixième jour encore, tout était dans un état rassurant : nous avions seulement à craindre que le lambeau réduit à un seul feuillet, eût moins d'utilité que nous n'avions pu nous en promettre.

Le septième jour, la gangrène avait entamé le bord supérieur du feuillet antérieur du lambeau, par le côté droit seulement.

Le huitième et le neuvième, les progrès de la mortification s'étendirent vers le côté gauche, et firent les mêmes progrès qu'à droite : là se borna la destruction que la gangrène opéra ; et en coupant le pédicule, nous dûmes conserver la portion

du lambeau qui n'avaient point péri. Elle suffit pour unir les
deux côtés de la brèche labiale ; mais la lèvre ne fut point
remplacée : sa place fut seulement occupée par une portion
de peau simple, laquelle, comme il était aisé de le prévoir,
se crispa sur sa face profonde et découvrit les dents jusqu'à
leur collet.

Quant à la plaie du cou, la réunion s'y opéra dans la plus
grande partie. Quelques points supérieurs suppurèrent ; mais
la cicatrice y fut très-peu apparente.

Nous examinerons tout-à-l'heure la teneur de ce fait : il sera
utile de mettre d'abord en regard l'histoire du suivant.

OBSERVATION.

Un homme âgé de 47 ans, d'une constitution très-débile,
portait à la lèvre inférieure un cancer ulcéré qui en avait
détruit toute la largeur et toute la hauteur. La détérioration
de sa santé était grande ; mais, d'après l'histoire des faits précédens, elle résultait bien plus de plusieurs pneumonies graves, que des progrès de son cancer, qui était bien moins ancien. Cependant, cette affection locale ne pouvait guère s'étendre
encore sans compromettre la vie, soit par les effets directs de
ses progrès, soit par les opérations graves qu'elle pourrait
rendre inévitables, si elle venait à intéresser l'os maxillaire, lequel jusque-là paraissait intact. La poitrine présentait alors un
état rassurant, et bien plus qu'il n'avait été depuis plus de
deux ans : il n'y avait plus d'oppression, ni de toux ; deux symptômes qui avaient subsisté long-temps auparavant. La respiration se faisait entendre partout, quoique avec un peu d'obscurité dans quelques points du côté gauche. Le malade témoigna avec quelque empressement, le désir d'être délivré de sa

maladie , et nous pensâmes que l'*achyloplastique* lui convenait mieux que la résection de l'os maxillaire , laquelle , en outre qu'elle présentait des chances plus graves, ne nous paraissait pas suffisamment justifiée. Mais, nous avions éprouvé un premier revers ; nous avions dû en rechercher les causes ; et le résultat de ces recherches nous avait conduit à cette conséquence : la séparation , l'inflexion , la torsion et le renversement du lambeau sont de trop fortes épreuves pour lui , surtout en les lui imposant toutes ensemble; il serait avantageux d'accoutumer graduellement les parties qui constituent le lambeau , à leurs nouvelles conditions. D'après cette vue , le malade subit l'opération suivante.

Nous traçâmes au-dessous de la base de l'os maxillaire inférieur , deux lignes courbes qui s'étendaient jusque près de l'extrémité supérieure du sternum , et qui s'y terminaient en se réunissant sous un angle très-aigu : ces lignes furent converties en deux incisions comprenant la peau et le tissu cellulaire.

Le lambeau qui en résultait, fut disséqué de bas en haut, jusque près de l'os maxillaire.

La pointe de ce même lambeau fut retranchée horizontalement , par une coupe en arc de cercle.

Le tiers inférieur de ce même lambeau fut replié sur sa face profonde , et assujetti contre le tiers moyen par deux points de suture.

La plaie résultant de la dissection du lambeau fut fermée à l'instant même , par le rapprochement de ses bords , lesquels furent maintenus en cet état par des points de suture.

La surface formée par le champ des sutures fut recouverte d'un plumaceau chargé de cérat ; sur ce plumaceau fut placée une pièce d'amadou , et sur cette dernière fut étalé le lambeau , lequel n'était ainsi ni renversé , ni tordu , mais fut sou-

mis à un léger degré de pression de la part d'un appareil
contentif très-simple , et seulement pour rendre exact et général le contact des deux surfaces opposées de la portion repliée
du lambeau. Le tiers supérieur de la surface profonde de ce
dernier , était appliqué immédiatement sur l'amadou : là il n'y
avait pas de réunion à espérer ; l'inflammation suppurative y
était inévitable.

Les quatre premiers jours se passèrent de la manière la plus
désirable : point d'accidens traumatiques ; point de réaction
fébrile ; la plaie résultant de la dissection du lambeau s'obli-
térait par l'inflammation adhésive , excepté vers le pédicule
de ce même lambeau où nous n'avions pu éviter de la laisser
ouverte. Le lambeau lui-même , se prêtant sans obstacle à la
réunion immédiate de ses deux tiers inférieurs repliés et ap-
pliqués l'un vers l'autre , accoutumait les parties qui le formaient, à se suffire et à subsister par leurs propres ressources :
ces deux couches de peau superposées , confondues par leur tissu
cellulaire commun , formant un angle fort aigu dans le point
de leur inflexion, jouissaient de la vie la plus active , et tout
faisait espérer que le pédicule se prêterait plus tard à la torsion et au renversement, qui devaient le mettre à la place de la
lèvre inférieure perdue.

Nous étions parvenu au seizième jour de l'opération , en
conservant toutes ces espérances ; nous en avions vu réaliser
une partie : les points de suture de la plaie du cou avaient été
retirés au sixième jour , la plaie était cicatrisée et réduite à une
trace linéaire ; ce qui restait de la surface profonde du lambeau suppurait et *se rétractait*. Il était temps de l'adapter
à la place qu'il devait occuper ; nous songions à la préparer
par l'ablation du cancer , et tout semblait promettre le succès
le plus complet.

Le quinzième jour , le malade éprouva un frisson prolongé

suivi d'une forte chaleur et de quelques disparates dans les idées : notre première pensée fut celle du développement prochain d'un érysipèle ; mais il survint de la toux, de l'oppression, une expectoration séro-sanguinolente, et, dès le lendemain, une légère douleur au côté gauche. La respiration étant explorée, il ne resta pas de doute sur l'existence d'une pleuro-pneumonie grave. Cet accident réclamait et obtint toute l'attention, et la maladie nouvelle se termina par une expectoration muqueuse abondante, et par un épanchement pseudo-membraneux qui fut résorbé ; mais il fallut du temps pour accomplir cette solution. Dans cet intervalle, la rétraction du lambeau s'accroissait ; ses dimensions diminuaient ; la destruction opérée par le cancer s'étendait ; et pourtant, la convalescence devait être encore longue, et ne pouvait manquer d'interdire toute entreprise douloureuse, tant que les forces ne seraient pas entièrement rétablies. Enfin, le moment de quitter le service de l'hôpital approchait, et le malade demanda sa sortie.

Comme on vient de le voir, nous n'avons pas pris la résolution de ne raconter que des succès : les lecteurs de ces histoires merveilleuses et toujours heureuses, ne peuvent être dupes qu'autant qu'ils sont jeunes, sans instruction et sans expérience. Nous n'écrivons pas pour notre considération personnelle ; la connaissance de notre caractère suffit à ce besoin. Nous avons en vue le bien de la Science et de l'Art, et nous croyons que l'exposition naïve des faits de toute sorte importe beaucoup à ces deux objets. Les deux observations que nous venons de raconter, nous paraissent d'un grand intérêt : leur résultat doit influer sur les progrès d'une partie importante

de l'Art ; elles sont instructives et dignes de la plus grande
attention.

Dans le premier cas , l'espoir du succès s'est soutenu jusqu'au quatrième jour : la circulation s'est donc faite d'abord ,
et pendant tout cet intervalle, de manière à soutenir la vitalité
du lambeau. Il est probable que cette fonction n'a pas eu lieu ,
au moins d'une manière utile sous le rapport de la nutrition ,
par les bords coaptés du lambeau , bien que leur coaptation
ait été fort exacte, et qu'elle ait même procuré une réunion
immédiate qui paraissait devoir être solide. Cette réunion aurait
eu , sans doute , de plus heureux résultats , si elle avait pu subsister davantage ; mais , quatre jours n'ont pas suffi pour lui
donner l'organisation nécessaire , et produire un appareil vasculaire apte à une nouvelle circulation. Cette dernière se faisait donc encore , uniquement par les vaisseaux artériels sur
lesquels nous avions dû compter, en concevant le plan de
notre opération. Les dispositions anatomiques nous avaient paru
analogues , mais non entièrement identiques avec celles de la
peau du front employée à la rhinoplastique. Nous en avions
bien jugé ; ces ressources vasculaires ont fait subsister un très-
grand lambeau , et lui ont suffi pendant quatre jours entiers.
Mais , la gangrène survenant , elle n'a point envahi d'emblée la
totalité du lambeau ; elle s'est bornée à une petite étendue.
Elle n'a détruit d'abord que le feuillet profond de la peau ;
elle a marché ensuite avec une grande lenteur ; elle a , enfin ,
épargné une grande partie du feuillet superficiel du lambeau.

Les premières limites de la mortification sont d'autant plus
remarquables , qu'elle est ensuite restée stationnaire pendant
un certain temps : l'angle du pli que la peau formait au point
où elle représentait le bord libre de la lèvre inférieure , a été
visiblement un obstacle à la circulation. Le second fait prouve
que cet obstacle n'a pas été le seul dont l'action ait été efficace;

mais son influence se manifeste si hautement par la délimitation passagère de la gangrène , qu'il est impossible de la méconnaître.

Le renversement et la torsion du pédicule du lambeau ont eu , sans doute, une grande part dans l'événement ; mais la conservation d'une partie du feuillet extérieur, prouve clairement aussi, que cette attitude gênante du lambeau a nui moins à sa nutrition, que l'inflexion de son tiers inférieur.

L'expression du second fait conduit clairement à reconnaître que c'est surtout la simultanéité de tous ces changemens , qu'il faut reconnaître comme la véritable cause de l'insuccès dans le premier. Comme nous avions cru pouvoir nous le promettre , en nous bornant à l'inflexion seule du tiers inférieur du lambeau , et nous attachant à l'objet unique de la réunion immédiate des deux feuillets de la peau disséquée, nous avons pleinement réussi : on aura même remarqué , sans doute, que nous avons pu , sans nuire à notre intention , et en la favorisant au contraire , exercer une certaine compression sur ce lambeau doublé sur lui-même. Nous avions l'intention de maintenir ainsi , les deux feuillets de la peau dans un contact très-exact par leurs surfaces celluleuses ; de les maintenir dans un repos parfait ; de prévenir même , jusqu'à un certain point , tout engorgement , comme propre à laisser prendre à l'inflammation un trop grand élan ; et l'on a pu voir que si ce soin n'est pas la véritable cause du succès de la réunion , du moins ne lui a-t-il pas été nuisible. Mais, ce qui est surtout très-remarquable, ce léger degré de compression n'a pas diminué l'activité de la circulation, puisque rien n'a cessé de vivre , même au-delà de l'inflexion du tiers inférieur du lambeau. La circulation artérielle n'a donc pas manqué d'énergie ; les vaisseaux sur lesquels nous avions dû compter , n'avaient donc pas trahi notre espérance.

L'accident qui nous a empêché de poursuivre l'exécution
de notre plan opératoire , est entièrement étranger à l'opération elle-même; et si nous ne pouvons pas compter ce fait
comme un exemple de succès complet, nous n'en sommes
pas moins autorisé à le regarder comme un grand encourage-
ment : car, nous n'hésitons pas à considérer la réunion solide
des deux feuillets de la peau doublée sur elle-même , comme
le point le plus difficile et le plus douteux de l'opération , et tout
à la fois comme le préliminaire le plus important. Assurément ,
le renversement , la torsion du pédicule du lambeau, sont
des conditions défavorables pour la circulation ; mais , cependant , il n'en résulte que quelques changemens de situation
pour les vaisseaux , et qui ont lieu même , là où ces vaisseaux
sont le plus volumineux , et , par conséquent , où ils sont encore
doués de quelque énergie. Il en est bien autrement de l'inflexion du tiers inférieur : cette portion des tégumens , pour être
mise en contact avec la portion contiguë , doit non-seulement
former un angle très-aigu, mais encore être rendue absolument
parallèle. Les vaisseaux y doivent donc subir un changement
total de direction. Ils ne peuvent éviter de former une courbe ,
qui ne peut être moindre que la valeur de la demi-circonfé-
rence d'un cercle très-étroit ; et cette disposition est introduite
là où les vaisseaux contenus dans le lambeau sont le moins
volumineux , là où leurs conditions sont celles de l'appareil capillaire et où ils ont bien moins d'énergie. Une fois la réunion
opérée , une fois les productions organiques de l'inflammation
accomplies et perfectionnées , il se fait une circulation directe
entre le tiers moyen et le tiers inférieur du lambeau réunis
et dans le lieu même de leur réunion ; en sorte que la partie
importante, utile , des vaisseaux propres du lambeau, peut exercer une influence directe , efficace , sur la nutrition du tiers inférieur ; influence qu'il faut considérer comme ajoutée alors , à

celle de la continuité des vaisseaux , telle qu'elle avait lieu avant la dissection.

Nous nous croyons donc autorisé à penser que la réunion mutuelle des deux feuillets du lambeau est le point éminemment difficile , et tout à la fois le plus important de l'opération de l'*achyloplastique*; que ce point , une fois accompli et solidement terminé, le reste ne présentera pas d'autres difficultés. Il faut donc assurer avant tout, le succès de la première partie de l'opération, et n'entreprendre que secondairement , la coaptation du double lambeau. On ne doit donc retrancher le cancer, ainsi que nous l'avions fait dans le second cas , qu'après avoir mis préliminairement le lambeau en état de remplir la brèche. Ce précepte a les inconvéniens, sans doute , d'une opération faite en deux temps , du besoin de rafraîchir de nouveau les bords du double lambeau , au moment de le coapter, ce qui multiplie les douleurs ; mais, si le succès tient à l'accomplissement de ces précautions, le résultat définitif d'une opération aussi intéressante mérite bien le soin de l'assurer, même au prix de la douleur. Nous ne croyons pas que l'on puisse réussir à greffer la peau du cou dans la région labiale inférieure, en faisant subir de suite aux parties propres à former le lambeau , tous les changemens nécessaires; au moins s'expose-t-on ainsi à la gangrène du lambeau, tandis que ce danger peut être évité en procédant avec plus de soin. Quant à la formation d'une lèvre inférieure par un feuillet simple de peau , nous trouvons cette opération tellement vicieuse, que nous ne la croyons nullement indiquée, et que , dans le cas où il ne serait pas possible de pratiquer autrement l'*achyloplastique*, il serait plus médical d'y renoncer et de pratiquer la résection de l'os maxillaire , quand bien même il serait sain. Cet os devrait être retranché, alors , au moins dans une étendue suffisante pour donner

la liberté de ramener les joues l'une vers l'autre, les unir
ensemble par la suture et l'inflammation adhésive, afin
de leur faire tenir lieu de la lèvre inférieure. Le consen-
tement que nous donnerions alors à ce sacrifice, est propre
à donner une idée de la haute importance que nous atta-
chons à la conservation ou à la restauration d'une lèvre inférieure : l'expérience nous a bien appris à considérer comme
absolument impossible, le remplacement de cette partie par
un instrument propre à remplir ses fonctions. On ne peut
réussir qu'à imiter grossièrement les formes ; mais, parler,
mâcher, retenir la salive, sont des fonctions importantes
dont une lèvre artificielle est absolument incapable, et que
l'on peut rétablir seulement par la formation d'une lèvre organique, soit par le moyen de l'*achyloplastique*, telle que
nous venons de l'enseigner, soit en unissant les deux joues
à la suite de la résection de l'os maxillaire.

Ce que nous venons d'exposer touchant l'*achyloplastique*,
est propre à répandre un nouveau jour sur la rhinoplastique
par le procédé italien. Un phénomène identique s'est reproduit
dans l'une et dans l'autre opération, et il paraît raisonnable
d'en chercher une source commune. Lorsque nous avons pris
la peau du bras pour restaurer un nez, lorsque nous avons
emprunté les tégumens du cou pour réparer une lèvre, une
partie du lambeau transplanté a été mortifiée; dans l'un et
dans l'autre cas, la gangrène a détruit environ la moitié du
lambeau. Dans le second cas, la peau déplacée avait subi diverses inflexions qui avaient dû gêner notablement la circulation dans ses propres vaisseaux, et tous les actes de la vie;
l'influence de ces replis se trouve bien clairement démontrée
dans les résultats de la deuxième opération d'*achyloplastique*.

Mais, il y a entre les deux cas de cette dernière opération
et celui de la rhinoplastique par la peau du bras, une diffé-

rence bien notable. Dans ce dernier cas, la mortification n'a
eu lieu que dans le pédicule du lambeau , après la section
complète. Il y a eu d'abord réunion solide du sommet du lambeau ; cette réunion a suffi pour animer tout ce qui l'avait
subie : la gangrène n'a eu lieu que dans les parties qui se
trouvaient isolées par la section du pédicule. Dans le premier
des deux autres cas , la réunion du sommet du lambeau s'est
faite d'abord ; bientôt elle a été détruite par la mortification
de l'un de ses feuillets , celui qui répondait à ce même sommet , tandis que sa base s'est conservée. Il y a donc eu énergie suffisante dans toute l'étendue du lambeau , dans le premier cas ; les organisations nouvelles provenant de l'inflammation , ont été assez avancées pour se prêter à la nutrition ,
puisqu'une partie de ce lambeau , le sommet , qui avait subi
la réunion, a pu subsister : le temps a manqué pour que l'influence vitale de ces communications nouvelles ait pu s'étendre à la base du lambeau; mais il est bien notoire que la
nature de l'événement dans les deux cas, donne la preuve
positive que l'influx vital doit se faire d'abord, de la base au
sommet du lambeau , et secondairement, du sommet vers la
base. Il est donc important que , d'abord , la circulation par
les anciennes voies soit entièrement libre. Il est tout aussi
important que la réunion du sommet du lambeau soit bien
garantie par tous les moyens capables de la favoriser , soit
en assurant une coaptation exacte , fixe, invariable, soit en
maintenant le repos le plus parfait , entre les parties affron-
tées. Il importe enfin beaucoup de retarder, le plus qu'il se
peut , la résection du pédicule du lambeau , afin de laisser
toute la latitude possible au perfectionnement des moyens
d'union , au développement de la vascularité nouvelle , en
sorte que les actes de la vie puissent être bien complets dans
le point même de la réunion.

Or , pour remplir ces trois conditions fondamentales , décisives , il faut s'aider de tout , et bien apprécier toutes les
ressources qui sont à la disposition de l'art.

Il est bien évident d'abord, qu'il faut préférer les dispositions anatomiques les plus favorables , lorsque l'on est assez
heureux pour avoir la liberté du choix : là se trouve l'un des
principaux motifs de préférence du procédé indien sur le
procédé italien. On l'a vu par l'événement du cas où nous
avons tenté l'application de ce dernier, comme par celui du
premier cas d'*achyloplastique* que nous venons de raconter :
dans l'un et dans l'autre, les dispositions anatomiques étaient
moins favorables ; il a fallu compter sur l'influence vitale de
vaisseaux capillaires, et la gangrène est survenue. Il n'est aucune partie du corps disposée commodément pour servir à
de pareils emprunts, et dont la structure soit aussi favorable que la région médiane du front : on dirait que la nature
s'est complue à la douer tout exprès, d'une sorte d'appareil
artériel tout-à-fait distinct. Ainsi, comme on vient de le voir ,
le renversement , la torsion du lambeau , qui ont eu de si
funestes conséquences dans d'autres régions du corps, n'en
ont entraîné aucune en opérant avec la peau du front; jamais
le lambeau tiré de cette région , n'a péri.

Quel que soit le soin que l'on prendra pour coapter exactement les parties mises en rapport , le repos absolu de ces
mêmes parties , condition si importante encore, n'en pourra
jamais résulter , à moins qu'il ne soit lui-même une conséquence inévitable de la structure anatomique des parties sur
lesquelles on opère. Là se trouve encore un autre motif de préférence du procédé indien sur le procédé italien. En effet ,
il ne peut jamais y avoir mouvement, entre le nez et le front :
cette heureuse condition a même pu favoriser des efforts loua-
bles , pour tâcher d'obtenir la réunion du lambeau sans su-

ture; efforts qui , tout estimables qu'ils sont, décèlent l'inexpérience et conduiront à des revers inévitables , mais instructifs. Il est impossible, au contraire , d'assujettir invariablement
la tête et le bras : nous y avons pris de grands soins ; en outre
de celui d'assujettir le poignet sur le sommet de la tète, à
un capuchon qui faisait partie d'un gilet, fixé lui-même par
des sous-cuisses, nous avions arrêté et ramené le coude vers
la face , par une fronde qui se bouclait solidement à la nuque. Il est impossible d'imaginer rien de plus solide. Néanmoins, il y a eu des mouvemens : ils étaient inévitables ,
parce que le lieu où la peau était empruntée et celui qui
la recevait, ne faisaient pas partie d'un même tout, comme à
la tète. La lassitude survient; la gêne de la situation amène
enfin la douleur ; les muscles tombent dans un état convulsif, et les mouvemens deviennent indomptables.

Malgré que tant et de si graves inconvéniens puissent être
éludés en préférant la peau du front, que l'on se tienne pour
bien averti que ce n'est pas trop de toutes les garanties que
l'on peut trouver dans des sutures bien faites, pour assurer
une coaptation exacte, suffisante, et même l'immobilité absolue et nécessaire entre les parties rapprochées. Cette dernière proposition peut avoir l'air d'un paradoxe ; cependant,
il est aisé de sentir, et quiconque opérera après nous en aura
bientôt la preuve , qu'il ne suffit pas que les parties que l'on
a rapprochées , proviennent de points du corps immobiles entre eux ; que le mouvement peut venir d'une autre source.
Si l'on pouvait déployer et coapter toute la surface profonde
du lambeau sur une autre surface semblable, il pourrait ne
se faire que le travail de l'inflammation adhésive, et tout
pourrait s'unir immédiatement sans le moindre déplacement.
Mais , il n'en est pas ainsi : on ne peut coapter que les bords
d'un lambeau plus ou moins large ; toute sa surface profonde

est nécessairement isolée, surtout dans les cas les plus graves, ceux où la mutilation à réparer est le plus étendue. Or, dans cette surface, la suppuration, le gonflement qui la précède, la réduction d'étendue qui la suit, sont inévitables; on ne peut même s'empêcher de compter sur ces changemens pour le but qu'on se propose. La forme du nez que l'on prétend restaurer, ne peut être décidée que par eux; mais, tous ces changemens sont pleins de mouvemens, ces mouvemens tendent à entraîner les bords du lambeau, et les détourneraient, en effet, de leur coaptation, s'ils n'y étaient pas bien assujettis. Que l'on y regarde attentivement et de bonne foi : là où les sutures n'auront pas été employées pour coapter le lambeau, on pourra bien réussir à greffer à la place du nez une portion de la peau du front, on ne reproduira pas dans la greffe les formes naturelles du nez humain: c'est que ces formes ne peuvent résulter que du contraste entre la tendance au raccourcissement, à la coarctation dans tous les sens de la surface profonde et suppurante du lambeau, et la résistance efficace, invincible des bords du même lambeau, assujettis de manière à ne pouvoir être entraînés. Or, ces bords ne peuvent être assujettis avec cette efficacité, avec la solidité suffisante, dès les premiers jours, par la réunion toute récente qu'ils peuvent avoir contractée. Cependant, l'engorgement du lambeau, la suppuration et la crispation de sa face profonde, sont des phénomènes qui commencent immédiatement, et qui se succèdent sans interruption : il est évident que la suture peut seule opposer une résistance suffisante dans les premiers momens, lorsqu'elle serait la plus importante et la plus douteuse de la part de la réunion récente, et en attendant que l'organisation nouvelle ait acquis une solidité suffisante pour résister elle-même. Se fier à autre chose, dans un objet qui réclame autant d'exactitude et de précision, se-

rait une véritable folie ; et nous ne craignons pas de prédire qu'en se conduisant autrement , il doit se faire des déchirures intérieures d'une partie de la réunion qu'on aura pu
obtenir ; que le lambeau prendra des formes bizarres , hideuses ; qu'il se laissera entraîner dans diverses directions , déprimer profondément ; qu'il se désunira dans quelques points ;
qu'il se mortifiera en partie ; etc. On peut donc regarder
comme une indication médicale démontrée , que la suture
est inévitable , dans l'intérêt du repos mutuel des parties que
l'on a rapprochées.

Quant à la nécessité de ne séparer entièrement le lambeau
greffé qu'après avoir laissé à la nature le temps de perfectionner l'organisation de la greffe, au point qu'elle puisse suffire d'abord à la nutrition du lambeau tout entier , il en résulte encore bien évidemment un grand et puissant motif de
préférence dans la rhinoplastique , en faveur du procédé
indien. On l'a vu par l'observation. Dès le huitième jour ,
à la suite du procédé italien , l'attitude était devenue in-
tolérable , et il a fallu s'exposer à un accident trop vraisemblable et qui n'a pu être évité, la mortification de la portion du
lambeau séparée la dernière : l'organisation qui avait réuni le
sommet de ce même lambeau, n'était pas suffisamment avancée pour suffire à la nutrition du tout. Dans les cas où nous
avons opéré suivant le procédé indien , nous avons été libre de retarder la dernière partie de l'opération ; nous avons
consulté et le temps et l'aspect des parties, les témoignages
appréciables de la vie par ses phénomènes communs et par
ses résultats plastiques dans le travail de la réunion ; et ,
lorsque nous avons achevé la séparation , nous n'avons jamais
rien perdu.

D'après tout ce que nous avons été à portée d'observer sur
ce sujet intéressant, nous demeurons convaincu que pour ti-

rer parti du procédé italien, il faudrait en revenir aux précautions indiquées par *Tagliacozi*, avec une perfection qui
décèle clairement un praticien exercé, et même un penseur
supérieur à son siècle. Mais, *Tagliacozi* n'a point connu le
procédé indien : nous doutons que les praticiens et les malades voulussent se soumettre aujourd'hui, à des soins si nombreux et si prolongés, et nous nous tenons pour assuré
que leur résultat définitif se trouverait aussi défectueux que
celui de la rhinoplastique par le procédé indien, accompli
sans le secours des sutures. Une seule réflexion suffira pour
le faire sentir. Dans les procédés de *Tagliacozi*, le lambeau
détaché progressivement du bras, est livré à la suppuration,
tenant encore au membre par une de ses extrémités; on lui
laisse le temps et la liberté de s'*enrouler* sur sa face profonde, avant de le coapter. La séparation progressive de cette
portion de peau, les frictions préparatoires, les topiques stimulans, etc., sont des soins efficaces pour ne pas l'exposer à
la mortification; mais, livré sans opposition à la crispation de
sa surface celluleuse, crispation qui n'est jamais égale dans
tous les points, ce lambeau éprouve, non pas un enroulement régulier, mais une réduction bizarre ; il en résulte,
non pas un demi-*cylindre*, comme on se le promet, mais
une masse irrégulièrement convexe dans la surface cutanée,
et dont les formes peuvent s'éloigner beaucoup de celles que
l'on prétend imiter. Les choses se passent de la même manière et pour les mêmes raisons, dans les cas où des sutures
bien faites n'ont pas assujetti suffisamment les lèvres du lambeau coaptées avec le contour de la brèche : dans l'un et dans
l'autre cas, il y a eu suppuration, crispation de la surface
profonde, sans opposition, du moins suffisante, de la part des
bords du lambeau. N'oublions pas que c'est de cette opposition que doivent résulter les formes qu'il s'agit de reproduire;

c'est cette opposition et l'habileté avec laquelle l'art peut la diriger, qui est la véritable clef du succès, tel qu'on peut le désirer, tel qu'on est tenu aujourd'hui de le rechercher dans cette opération. Cette même opposition ne se retrouve, ni dans le procédé de *Tagliacozi,* ni dans la suppression des sutures : donc, l'un et l'autre doivent être rejetés pour les mêmes raisons.

Nous avons lieu d'espérer que les considérations auxquelles nous nous sommes livré dans ce Mémoire, et les conséquences générales qui en ont découlé, feront, dans l'état présent des choses, les principes du sujet intéressant dont il s'agit. Nous croyons que l'on peut s'en servir pour juger les différentes applications, dont l'occasion pourra se présenter, de l'*ortho-morphie* par greffe animale. Ainsi, d'après ces principes, nous ne croyons pas à la possibilité de la restauration de tout une paupière, du pavillon de l'oreille, etc., choses dont on a parlé, écrit, dont on parle et sur lesquelles on écrit encore, avec une légèreté qui ne serait que comique, si elle n'avait le tort bien grave, de fausser les esprits des jeunes médecins. D'après les mêmes principes, nous n'avons pas cru pouvoir nous prê-ter au dévouement le plus touchant que puisse inspirer la tendresse conjugale, et dont nous placerons ici l'histoire.

OBSERVATION.

Une femme jeune fut atteinte d'une tumeur cérébroïde dans le point central de la glande mammaire gauche. La mollesse de cette masse, la rougeur de la peau correspondante, trom-pèrent, comme il arrive souvent, un homme au moins inex-périmenté : une incision y fut faite, dans l'intention de vider un abcès. Par on ne sait quelle suite d'erreurs bien plus gra-ves, ce misérable divisa profondément toute cette masse, par

deux incisions qui se coupaient crucialement , et qui s'étendaient fort loin dans la peau. Cette enveloppe déjà fatiguée par
la distension que la tumeur lui imposait, participa bientôt à la
lésion organique. Les accidens les plus graves ne tardèrent pas
à éclater , et la malade fut admise à l'hôpital Saint-Éloi, dans
l'état le plus affligeant. Nous gémissions , en entretenant nos disciples de ces déplorables erreurs, de ne pouvoir rien entreprendre pour les réparer : la peau était détruite dans une grande
étendue ; néanmoins, et quelle que fût la gravité des symptômes, il eût été possible, sans ce malheur , de réussir à les arrêter, par la suppression soudaine de leur foyer commun. Le mari
de cette malheureuse femme était , à notre insu , parmi les au-
diteurs: il approche , il questionne , il nous propose enfin ,
sachant que nous avions restauré des nez, de prendre sur son
corps la quantité de peau qui manquait à celui de sa femme,
et nous supplie de la manière la plus naïve et la plus capable
de toucher , *de sauver ainsi sa pauvre femme.* Nous éprouvâmes un instant d'enthousiasme et d'entraînement , tant la
vertu simple est puissante ! Mais notre erreur ne pouvait être
longue : nous aurions eu besoin d'un très-grand lambeau de
peau , nous n'aurions pu le prendre sur le corps de ce géné-
reux époux , sans exposer sa vie ; nous ne pouvions le choisir
dans un lieu dont la structure vasculaire fût suffisamment
favorable : bien que nous pussions placer et lier ensemble les
deux corps dans le même lit , il était impossible de se promettre entre eux le repos suffisant pour une pareille entreprise.
Le succès ne nous paraissait pas absolument impossible ; mais
il était assez improbable et attaché à des chances assez périlleuses , pour devoir nous refuser à l'accomplissement d'un
acte d'ailleurs si vertueux.

Nous terminerons ici ce travail, que l'on trouvera peut-être long, mais dont le sujet nous a paru digne d'être traité avec quelque étendue.

Les précautions que nous avons indiquées, les modifications que nous avons fait subir aux procédés opératoires et que nous avons présentées, pour ainsi dire, en action, nous paraissent d'une grande importance. Ces nouvelles conditions rendent les opérations de la rhinoplastique et de l'*achyloplastique* plus sûres, plus praticables ; et il y a lieu d'espérer que les praticiens en étant moins éloignés, ils en feront un sujet particulier d'étude, ce qui conduira certainement à des perfectionnemens nouveaux. Notre part nous paraîtra belle, si nous pouvons nous flatter de les avoir provoqués.

FIN DU TOME SECOND.

EXPLICATION DES PLANCHES

CONTENUES DANS LE TOME SECOND.

PLANCHE XVII.

ELLE REPRÉSENTE LE CORPS D'AUTIER DANS TOUTE SA HAUTEUR, POUR FAIRE SENTIR LE VOLUME RELATIF DE SA TUMEUR.

On sent la distension de la peau dans la région du pubis et au périnée. On voit l'irrégularité de la surface de la partie inférieure de la tumeur, qui contraste avec les plis de la partie supérieure opérés par le tiraillement. On a copié les formes naturelles et les saillies musculaires, pour donner une idée de la force du sujet.

PLANCHE XVIII.

LE TRAIT SIMPLE DE LA PLANCHE XVII.

On y voit bien plus distinctement et représentés d'une manière beaucoup plus vraie, tous les accidens de la conformation de la tumeur, et de ses rapports avec l'hypogastre et le périnée.

a, a. Rides longitudinales qui descendent de l'abdomen sur la tumeur, et que l'on observait sur tout le contour de son pédicule.

b, b. *Inégalités dures, rouges et comme chagrinées de la peau.*

c, c. *Lieu où commencent ces inégalités et au-dessus duquel la peau était à peu près saine.*

d. *Masse formée par l'extrémité du prépuce, et recouvrant le méat urinaire.*

e. *Méat urinaire.*

PLANCHE XIX.

LE CORPS D'AUTIER VU SOUS L'ASPECT OPPOSÉ A CELUI DE LA PLANCHE XVII.

On y voit encore mieux la distension de la peau de l'hypogastre et du périnée, ainsi que les tumeurs particulières qui marquent l'extrémité du prépuce distendu et qui couvrent le méat urinaire.

PLANCHE XX.

LE TRAIT SIMPLE DE LA PLANCHE XIX.

a, a. *Deux masses qui correspondent à l'extrémité du prépuce et qui cachent le méat urinaire.*

b, b. *Les inégalités qui précèdent ces tumeurs et qui caractérisent la maladie.*

c , c , c. *Les rides qui précèdent les inégalités dures et rouges , et qui semblent former la limite entre la maladie et la distension qu'elle exerce sur la portion saine des tégumens.*

PLANCHE XXI.

ELLE EST TIRÉE D'UNE PRÉPARATION CADAVÉRIQUE REPRÉSENTANT EXACTEMENT L'ÉTAT DES CHOSES, AU MOMENT OU LA TUMEUR D'AUTIER VENAIT D'ÊTRE ABATTUE.

a. *Lambeau formé par la portion saine des tégumens qui recouvraient la partie antérieure du collet de la tumeur. Il est hexagone , en comptant la base pour un côté.*

b , b , b. *Ces trois côtés sont droits ; ils paraissent courbés , à cause de la distension des épingles qui en assujettissent les angles.*

c , c. *Ces deux côtés sont courbes et correspondent au quart antérieur des lambeaux latéraux marqués e , e.*

d. *Pli transversal, formé par le renversement sur l'abdomen du lambeau a , qui est vu de la sorte , par sa face profonde , et tel qu'il fut placé , au moment où il venait d'être fait.*

e , e. *Lambeaux latéraux formés aux dépens de la peau qui recouvrait les côtés du collet de la tumeur. Ils sont demi-circulaires et vus par leur face profonde. Ils commencent à la région inguinale , comme on le voit en 1, 1, et finissent devant l'anus , comme on le voit en g.*

f, f, g. *Les deux extrémités des deux lambeaux latéraux, correspondant à l'anneau inguinal, d'une part ; devant l'anus, de l'autre.*

h, h. *Les deux testicules disséqués, isolés, recouverts de toute la couche du tissu cellulaire sain que l'on a pu conserver, et déposés sur l'abdomen.*

i. *La verge dépouillée et déposée dans l'aine gauche.*

k. *Le ligament suspenseur.*

l, l, l. *Les muscles ischio et bulbo-caverneux.*

m, m. *Couche du tissu cellulaire sain, que l'on a pu conserver devant les os pubis et leur articulation.*

n, n. *L'arcade crurale.*

o, o. *Les muscles de la face interne de la cuisse, qui furent entièrement dénudés.*

PLANCHE XXII.

Elle est tirée de la même préparation cadavérique, représentant exactement l'état des choses, au moment où l'opération venait d'être entièrement terminée.

a, a. *Lambeaux latéraux et demi-circulaires des tégumens, réunis entre eux dans les trois quarts postérieurs, et avec les deux côtés* b, b. *du lambeau antérieur, dans leur quart antérieur.*

d, d. *Le lambeau antérieur roulé autour de la verge,*

formant un nouveau fourreau , et réuni par ses deux bords correspondans.

c. L'extrémité du gland découverte au-delà du nouveau prépuce.

PLANCHE XXIII.

ELLE REPRÉSENTE L'ÉTAT D'AUTIER , LES SUITES DE L'OPÉRATION ÉTANT ENTIÈREMENT TERMINÉES.

Cette planche a la plus parfaite ressemblance avec la pièce en cire moulée sur la nature par M. *Talrich*, et que nous possédons dans notre cabinet. Cette ressemblance a été reconnue par tous ceux qui avaient vu Autier , après sa guérison complète.

On voit une ride profonde qui semble diviser le nouveau scrotum et qui simule le raphé : c'est la cicatrice moyenne des tambeaux latéraux.

D'autres rides transversales déterminées par la crispation de la cicatrice moyenne.

On sent les testicules dans le fond du nouveau scrotum.

On voit , à droite et à gauche , des cicatrices linéaires qui marquent la suite des lambeaux latéraux.

La verge enveloppée d'un fourreau étroit , sans rides , adhérant même sur le côté droit , où il n'est formé en partie que par une cicatrice. Il n'y a point de prépuce , et le gland nu est entouré à sa base par une cicatrice annulaire.

PLANCHE XXIV.

ELLE REPRÉSENTE LA DIFFORMITÉ CONGÉNITALE QUI OUVRAIT LA CA-
VITÉ NASALE GAUCHE.

*On voit une fente qui s'élève jusque dans l'angle in-
terne de l'œil, et qui a isolé l'aileron gauche du nez. L'os
carré et l'apophyse nasale de l'os maxillaire de ce côté,
manquaient totalement.*

*Le côté gauche du nez n'a pas acquis le développement
naturel dans le sens de la longueur, et l'aile du nez se
trouve suspendue bien au-dessus de sa situation naturelle.*

*La moitié interne de la paupière inférieure manque
totalement; on voit la conjonctive à nu, et une membrane
muqueuse continue, d'une part, avec la conjonctive,
d'autre part, avec la membrane interne du nez, tapisse
une sorte de rigole ou gouttière large et superficielle,
sur laquelle les larmes s'écoulaient sans cesse, et d'où elles
se répandaient sur la joue. Dans le fond de cette gouttière
et sous les parties molles qui la formaient, on ne sentait pas de parties dures; ce qui porte à croire que,
non-seulement l'os carré gauche, l'apophyse nasale de
l'os maxillaire correspondant, manquent; mais encore
l'os unguis, le côté correspondant de l'ethmoïde, et peut-
être une portion des parois du sinus maxillaire.*

*A travers la fente du côté gauche du nez, on voit deux
éminences ou surfaces convexes recouvertes de la membrane muqueuse des fosses nasales : nous sommes assuré
qu'elles ne touchent pas à la paroi externe de la fosse
gauche, et qu'elles sont fixées sur la cloison. Elles ont,*

d'ailleurs, une face interne concave ; en un mot, la disposition des cornets moyen et inférieur renversés. Il est vraisemblable que ce sont, en effet, ces mêmes cornets, séparés de la paroi externe et rapprochés de la paroi interne.

PLANCHE XXV.

ELLE REPRÉSENTE L'OPÉRATION PRATIQUÉE POUR GUÉRIR LA DIFFORMITÉ INDIQUÉE DANS LA PLANCHE XXIV.

a, a, a. *Forme de la plaie qui a été faite pour obtenir le lambeau nécessaire.*

b, b. *Lambeau renversé, tordu, et ajusté aux deux côtés de la fosse nasale gauche.*

c. *Un pli que l'on a formé dans le bord interne, devenu externe du lambeau, par l'effet de la torsion, et par lequel on a cherché à simuler l'aile gauche du nez.*

d, d. *Le bord interne de la fente congénitale, que l'on a égalisé par une résection en ligne droite, laquelle a fait disparaître toute trace de l'aile gauche du nez.*

e. *La paupière inférieure, tendue et relevée par l'effet des points de suture du bord externe du lambeau, au point de recouvrir une partie de la cornée transparente; tandis qu'une grande partie de la sclérotique et la conjonctive étaient à nu, par la difformité et l'éraillement qui en résultait.*

On voit que l'extrémité interne de la moitié de la paupière inférieure qui existait, n'a pu être rajustée d'abord exactement avec le point correspondant du bord externe du lambeau, à cause de sa torsion. On sent aussi dans cette planche que, pour la même raison, il en est de même du point le plus voisin de l'angle interne de l'œil et du point correspondant du bord interne du lambeau. C'est ce complément de l'opération qu'il a fallu faire en second lieu.

PLANCHE XXVI.

ELLE INDIQUE L'ÉTAT DES CHOSES APRÈS QUE LES RÉSULTATS DE L'OPÉRA-
TION ONT ÉTÉ TERMINÉS.

On voit la cicatrice encore fraîche et peu apparente, de la plaie formée pour obtenir le lambeau.

Ce lambeau, complètement réuni, et formant une sorte de demi-cylindre sur le côté gauche du nez.

L'extrémité supérieure de ce même lambeau, rajustée exactement, d'une part avec l'angle interne de la paupière supérieure, sous la caroncule lacrymale; d'autre part avec l'extrémité interne de la demi-paupière inférieure, complète cette dernière, et la reporte à peu près au niveau de sa portée naturelle, sur le globe de l'œil. Comme cette extrémité supérieure du lambeau ne tient pas aux parties sous-jacentes et n'est réunie que par ses bords, elle forme une sorte de canal plat et large, par lequel les larmes sont amenées dans le nez. Cette même extrémité supérieure libre, et faisant suite au bord de la paupière inférieure, retient les larmes comme ce dernier; et, agité par les contractions de cette même paupière, ce lambeau, cette espèce de voile a, de la sorte, des mouvemens communiqués, lesquels tiennent lieu d'une force capable de pousser les larmes dans la fosse nasale.

PLANCHE XXVII.

FIGURE I.

ELLE REPRÉSENTE LA COUPE DU LAMBEAU FRONTAL, POUR L'OPÉRATION
DE LA RHINOPLASTIQUE PERFECTIONNÉE.

*Ce lambeau se termine en haut par trois pointes aiguës,
fort prolongées dans le cuir chevelu.*

*La base de ce même lambeau, resserrée d'abord au-des-
sus des sourcils, s'élargit de nouveau au-dessous de cette
même région, et comprend l'extrémité interne des sourcils,
dans une étendue d'environ cinq lignes.*

*On voit la coupe fraîche et sanglante du nez et de la sous-
cloison, prête à recevoir le lambeau.*

(Voyez dans la planche XXVIII, le lambeau renversé.)

FIGURE II.

ELLE REPRÉSENTE LE LAMBEAU FRONTAL RENVERSÉ, TORDU, ADAPTÉ A
LA COUPE DU NEZ PAR DIX POINTS DE SUTURE, DONT DEUX POUR LA
SOUS-CLOISON.

*On voit la coaptation des bords des trois prolongemens
supérieurs de la plaie frontale et de la partie inférieure
de cette même plaie, par dix-huit points de suture. L'angle
inférieur de la plaie, entre les sourcils, est à nu : il est réservé pour la coaptation du pédicule du lambeau, lors de
sa section définitive.*

*On voit l'extrémité interne des sourcils séparée du reste
par les sections latérales qui forment la base du lambeau,
et entraînée en bas avec ce dernier.*

PLANCHE XXVIII.

FIGURE I.

DÉVIATION VARIÉE DES CILS DE LA PAUPIÈRE SUPÉRIEURE PAR DES CICA-
TRICES, COMME ON L'OBSERVE DANS LE TRICHIASIS PROPREMENT DIT.

FIGURE II.

L'OPÉRATION DU TRICHIASIS, TELLE QU'ELLE EST ENSEIGNÉE
DANS LE TEXTE.

*Une pièce de linge mouillée, pliée en plusieurs doubles,
est interposée entre les paupières et le bulbe oculaire.*

*Les paupières rapprochées entre elles, sont tendues vers
la tempe par le pouce de la main droite.*

*La main gauche promène selon la ligne ponctuée, le
long du bord libre de la paupière, attenant les cils, un fer
rouge en langue de carpe.*

FIGURE III.

ELLE SE RAPPORTE AU SUJET DE LA PLANCHE XXVII.

*On voit le lambeau à trois pointes séparé du front et du
cuir chevelu, et renversé, se présentant par sa face interne.
Les lignes ponctuées marquées sur chacune des trois pointes,
indiquent le lieu où elles doivent être retranchées : la section des deux latérales doit être courbe ; celle de la pointe
moyenne doit être horizontale.*

PLANCHE XXVIII bis.

FIGURE I.

ELLE MONTRE LE PROFIL D'UN JEUNE HOMME DONT LE NEZ ÉTAIT DÉTRUIT, AVEC LES RIDES QUE LES CICATRICES PROLONGEAIENT SUR LA FACE.

FIGURE II.

ELLE MONTRE LE MÊME PROFIL APRÈS LA RESTAURATION DU NEZ, ET LES CHANGEMENS TRÈS-REMARQUABLES QUE CETTE RESTAURATION ENTRAÎNE.

Une canule en argent est engagée dans les narines, et maintient ces ouvertures contre leur tendance à la coarctation. Ce soin a été indispensable, parce qu'il a fallu réparer la totalité du nez, y compris les ailes, comme on le voit par la trace de la cicatrice.

PLANCHE XXVIII ter.

ELLE REPRÉSENTE LE PROFIL D'UN HOMME AUQUEL LE NEZ A ÉTÉ RESTAURÉ PAR LA RHINOPLASTIQUE, DANS SA PARTIE SAILLANTE SEULEMENT.

Les ailes du nez et la sous-cloison existaient : aussi, les nouvelles narines n'ont point de tendance à se resserrer, et les canules n'ont pas été nécessaires.

PLANCHE XXX.

FIGURE I.

Autre profil d'un nez perdu en entier. La cicatrice avait tellement resserré les narines, qu'à peine en restait-il quelque trace.

FIGURE II.

Profil de la même face après la restauration entière du nez,
y compris les ailes, comme on le voit par la trace de la
cicatrice.

Les changemens de cette figure sont encore plus grands
que ceux de celle qui fait le sujet de la planche **XXVIII**
bis.

Des rides éloignées, qui provenaient des cicatrices qui
avaient terminé les ulcérations, sont restées ineffaçables.

La tendance des narines au resserrement était encore
plus marquée, et il a fallu user de la canule d'argent.

FIGURES III et IV.

Forme des canules vues sous deux aspects opposés.

L'extrémité olivaire doit être placée à l'intérieur. Le
pavillon de l'extrémité opposée doit affleurer à l'extérieur.
Il suffit de colorer cette dernière partie, pour dissimuler
l'usage de l'instrument. Le collet qui se trouve derrière
le pavillon, est saisi par le contour de l'ouverture, et la canule en est solidement contenue. L'olive de l'extrémité
interne sert à l'introduire commodément. Une petite pince

à épiler suffit pour l'enlever aisément. Il faut la laver
tous les jours , et la remettre en place sur-le-champ.

PLANCHE XXIX.

Elle représente , dans la grande figure , la tumeur d'éléphantiasis observée et opérée sur une femme , par le docteur
Talrich , de Perpignan.

La tumeur recouvre la vulve, et se projette fort bas.
Elle présente une ulcération à sa partie antérieure.
La petite figure représente la restauration des formes naturelles, après la cicatrisation de la plaie faite par l'opérateur.

PLANCHE XXXI.

Elle est toute relative a l'opération de l'Achyloplastique ,
telle qu'elle a été pratiquée la première fois.

FIGURE I.

Représente l'étendue du cancer, et la forme et l'étendue
du lambeau de la peau du cou qui devait remplacer la
lèvre.

FIGURE II.

On y voit le cancer enlevé , en laissant à droite et à
gauche une petite portion de la lèvre, à l'état sain.
La pointe du lambeau est retranchée ; son tiers inférieur

est replié par sa face profonde sur la même surface du tiers moyen. Ce repli est assujetti par deux points de suture.

Le larynx et les muscles sterno-thyroïdiens sont à nu au fond de la plaie.

FIGURE III.

Elle représente le double lambeau coapté aux restes de la lèvre inférieure, et assujetti par huit points de suture. Il est tordu sur sa base, comme le lambeau frontal dans l'opération de la rhinoplastique.

Les bords de la plaie du cou sont rapprochés et tenus coaptés par cinq points de suture.

PLANCHE XXXII.

Elle représente l'intérieur de la base du crane d'un sujet mort des suites d'un kyste séro-muqueux, développé en partie dans l'orbite, en partie dans la cavité cranienne.

On voit la partie supérieure du contour du trou optique, prodigieusement dilatée, et le paraissant plus encore par l'affaissement que l'exsiccation a produit dans la tumeur.

Celle-ci a exercé sur le corps du sphénoïde une pression qui l'a excavé : elle a exercé sur les autres os, un tirage qui les a déplacés et transportés en devant. On en voit les marques dans la fente sphénoïdale qui est fort agrandie, dans le rocher qui s'est avancé, et dans la région condy-loïdienne de l'occipital qui est devenue plus large : autant de preuves que la maladie avait commencé pendant que le sujet était très-jeune.

(Le dessin de cette pièce a été transposé.)

PLANCHE XXXIII.

ELLE REPRÉSENTE AU TRAIT, UNE VUE DE FACE DE LA MÊME PIÈCE ANATOMIQUE.

On peut y faire les mêmes remarques que dans le dessin précédent.

On voit la base de l'orbite prodigieusement agrandie ;

La partie orbitaire du coronal rejetée en haut ;

Tout le côté correspondant de la face entraîné en bas ;

L'os malaire presque effacé ;

La fosse nasale agrandie dans le même sens.

PLANCHE XXXIV.

ELLE EST RELATIVE AU GERME ÉGARÉ QUE NOUS AVONS RETIRÉ DE LA VESSIE

FIGURE I.

Le germe entier vu sous un premier aspect.

On voit à ses deux extrémités les cheveux dont il était couvert.

Ils ne sont couverts de concrétions que dans l'extrémité de droite.

On voit en haut, la dent, enchassée dans la gencive.

FIGURE II.

Le germe entier, vu sous l'aspect opposé.

On voit au milieu de la surface qu'il présente, un point excavé qui marque la déchirure récente de son point d'adhérence.

A l'extrémité de gauche, on voit la trace de poils qui ont été rompus et entraînés.

FIGURE III.

La même pièce, sous l'aspect de la Figure I.

Elle a été disséquée et privée de la dent et de la partie osseuse ; il a été fait une seule coupe régulière, supérieurement, dans le point qu'occupait la dent.

FIGURE IV.

La dent séparée.

C'est une petite molaire. Sa racine est fortement recourbée sur le côté interne : témoignage de la gêne dans laquelle le germe a dû se trouver de bonne heure.

FIGURES VI et VII.

Elles montrent, sous deux aspects différens, la partie osseuse du germe avec la dent en place.

L'extrémité de la racine de la dent est engagée dans un

très-petit alvéole en forme d'entonnoir ; un appareil vasculaire s'y rendait.

La pièce osseuse a un renflement et une arcade qui simule le zygoma.

FIGURE V.

Elle représente la pièce osseuse ouverte dans son renflement ; ce dernier contient le tissu diploïque.

Fin de l'Explication des Planches.

TABLE.

Fin de la Table.

P.L XXVII.
Fig. I.
Fig. II

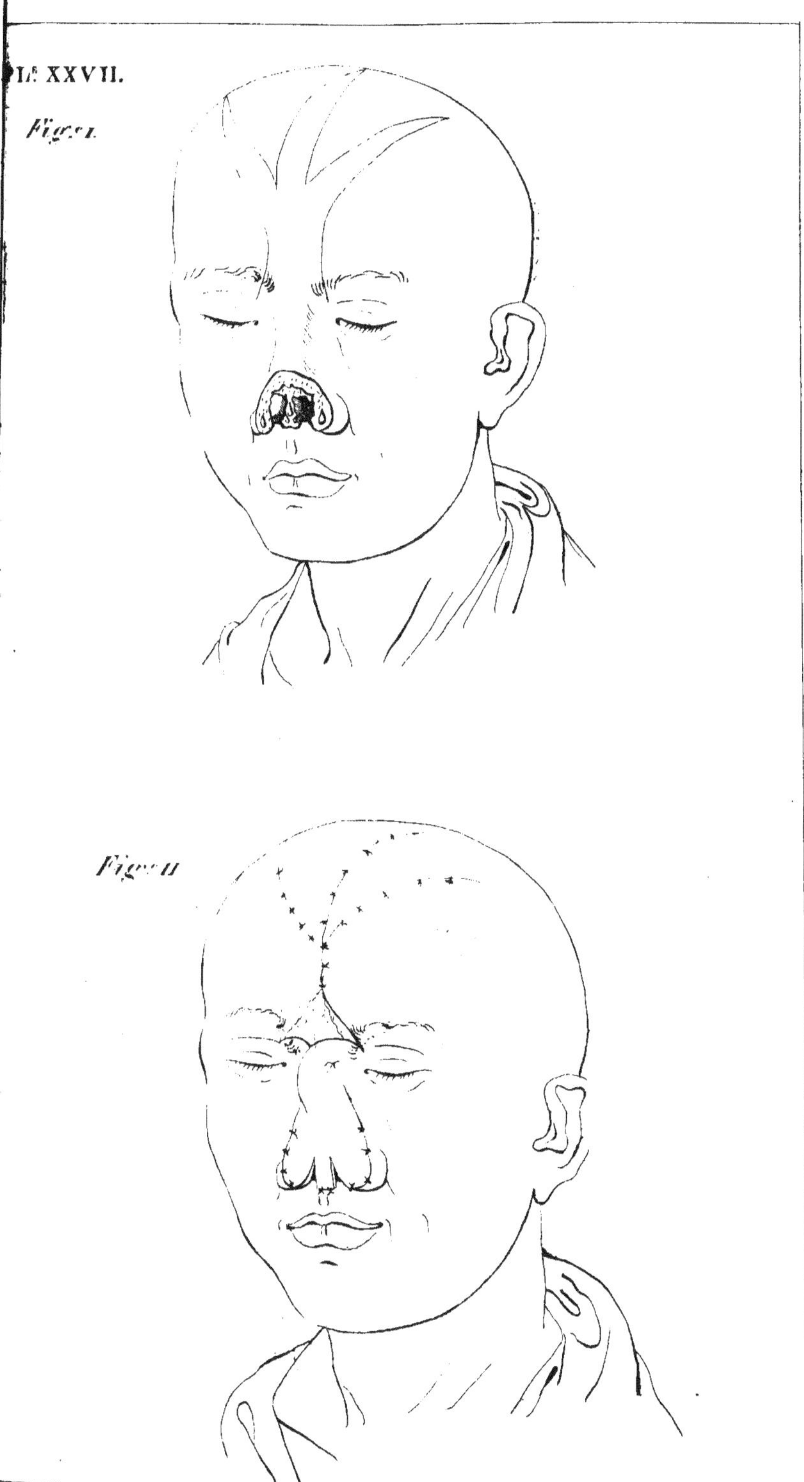

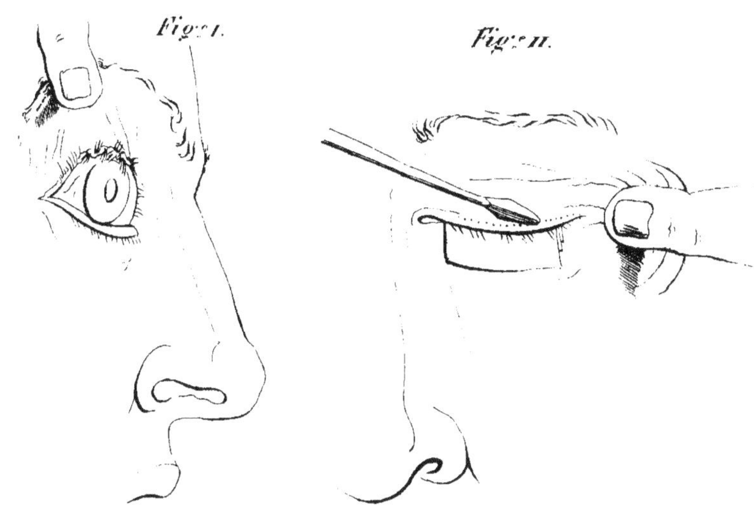

Pl. XXVIII.
Fig. 1.
Fig. 11.

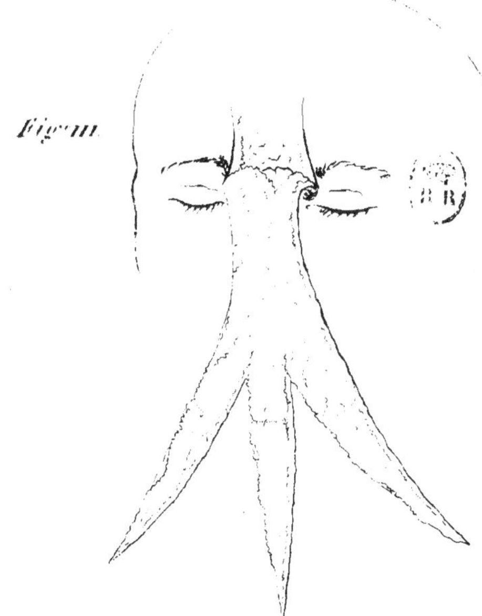

Fig. 111.

Fig. I.
Fig. II.

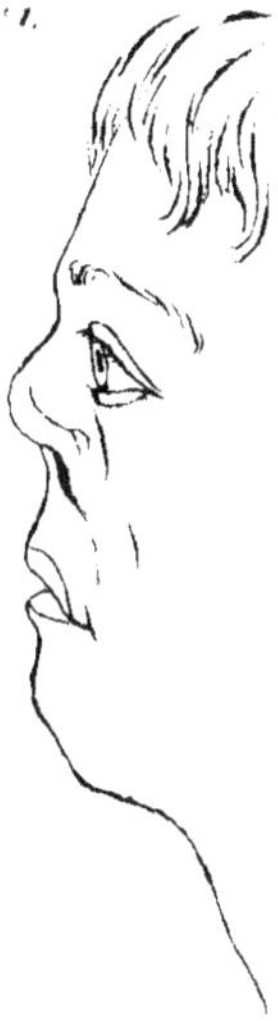

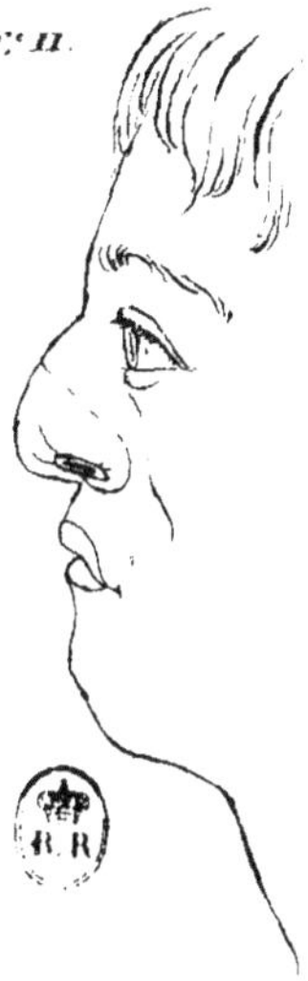

Pl.e XXX.

Fig.e II.

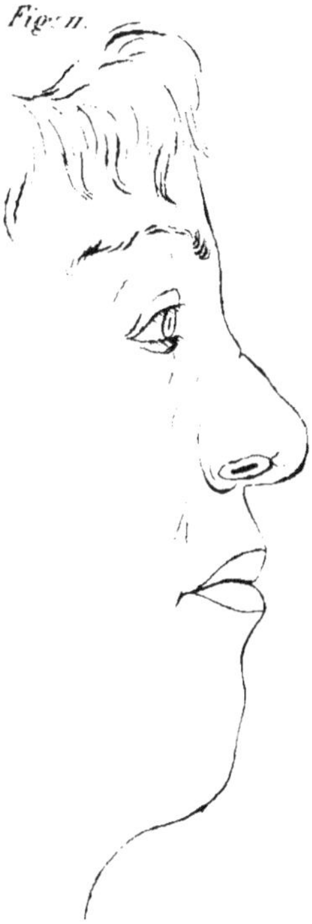

Fig.e I.

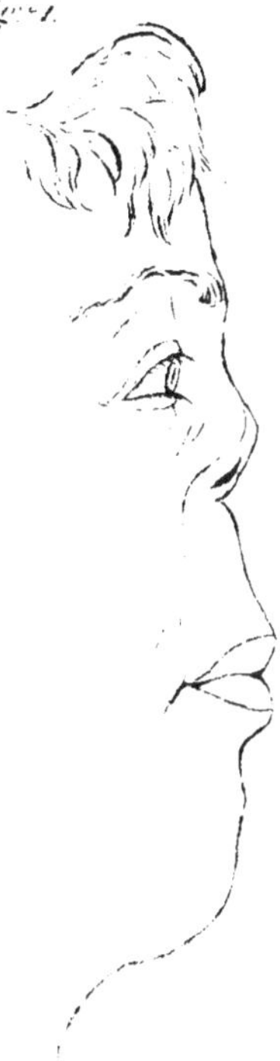

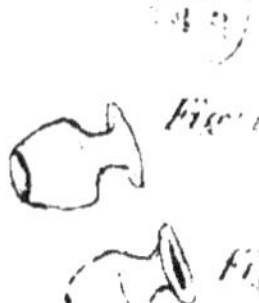

Fig.e III

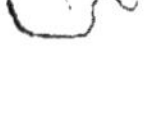

Fig.e IV

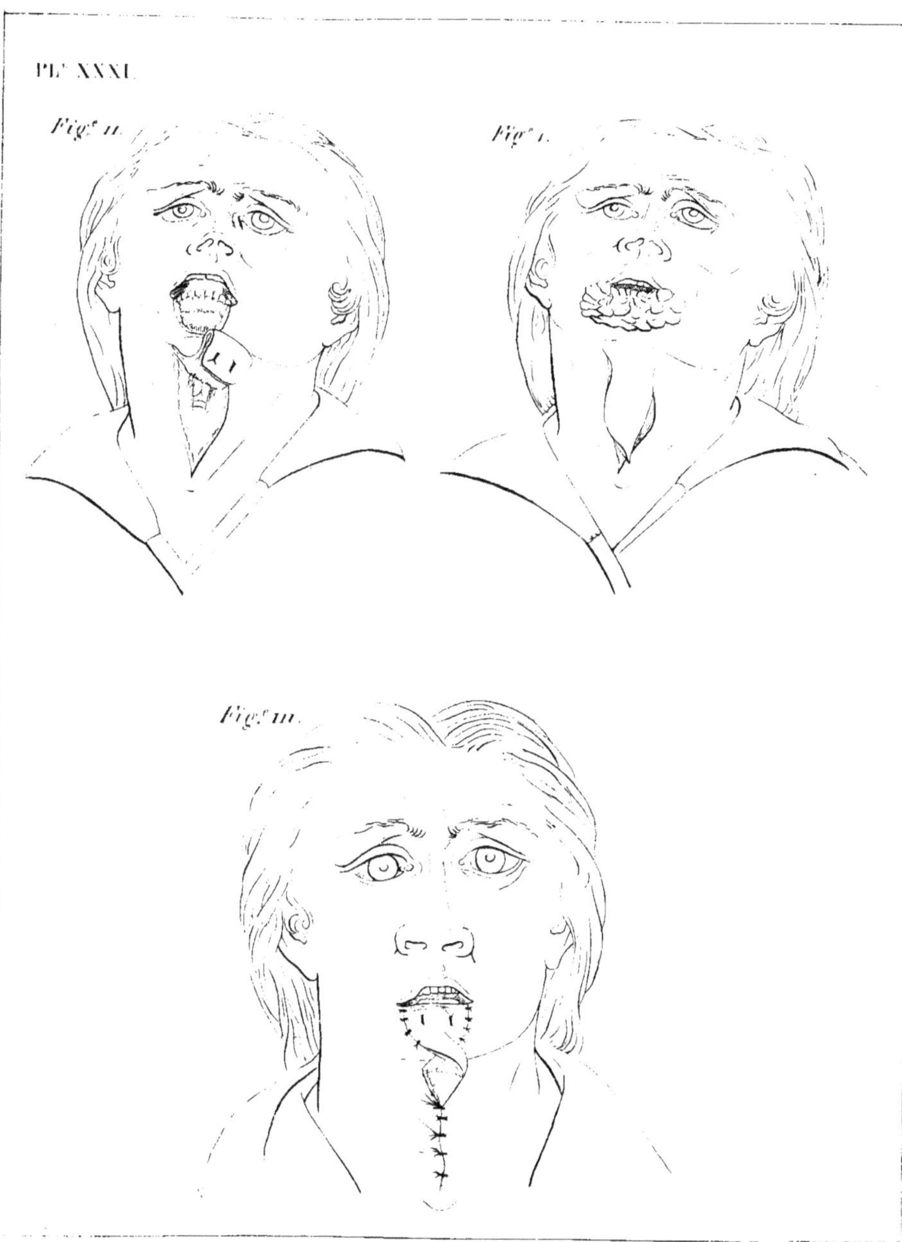

Fig.e II.

Fig.e I.

Fig.e III.

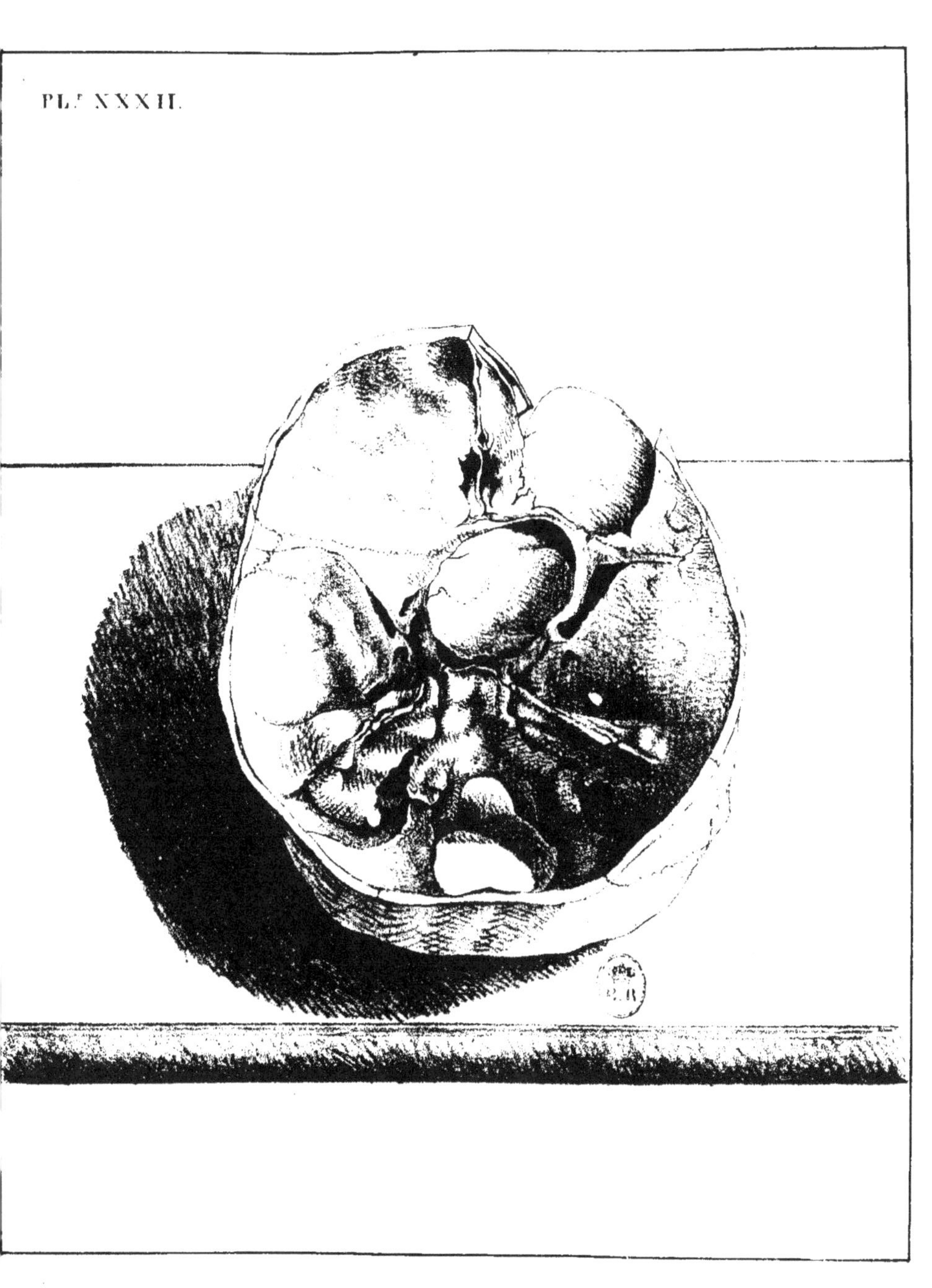

Pl.ᵉ XXXIII.

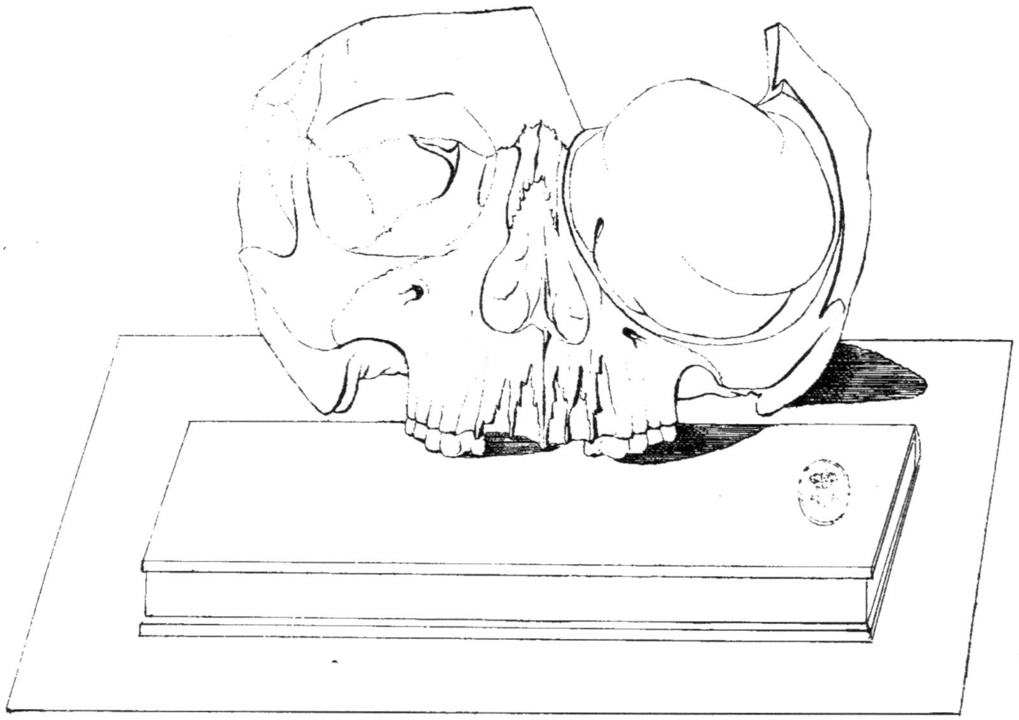

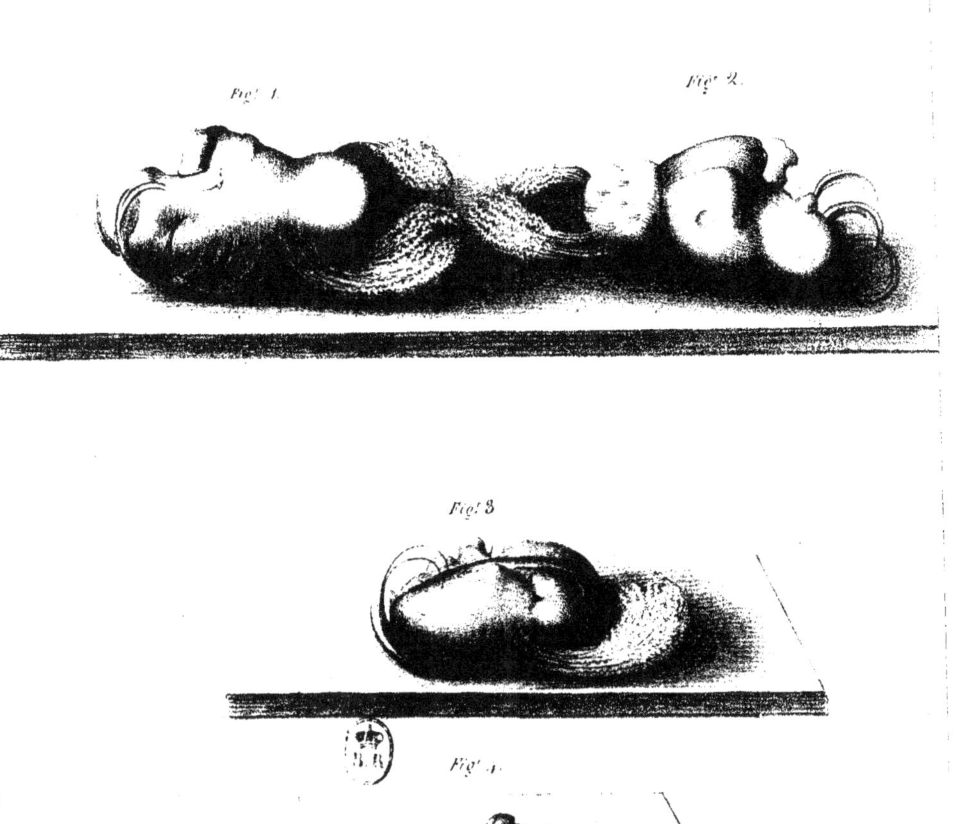

Fig. 1.
Fig. 2.
Fig. 3
Fig. 4.
Fig. 5.
Fig. 6.
Fig. 7.
lith. de F. Moquin et Cie à Montpellier.

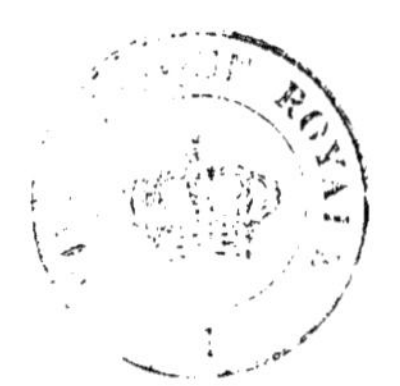